现代医院管理丛书

政府会计制度
——医院会计实务与衔接

主编 徐元元 田立启 陈新平 苏 红

参编 刘 妍 万俊茹 梁云朝 李 青
　　　景 晶 杨 慧

企业管理出版社
ENTERPRISE MANAGEMENT PUBLISHING HOUSE

图书在版编目（CIP）数据

政府会计制度：医院会计实务与衔接/徐元元等主编. --北京：企业管理出版社，2019.1

ISBN 978 – 7 – 5164 – 1863 – 5

Ⅰ.①政… Ⅱ.①徐… Ⅲ.①医院－会计制度－中国 Ⅳ.①R197.322

中国版本图书馆CIP数据核字（2018）第290049号

书　　名：	政府会计制度——医院会计实务与衔接
作　　者：	徐元元　田立启　陈新平　苏　红
责任编辑：	张　平　黄　爽
书　　号：	ISBN 978 – 7 – 5164 – 1863 – 5
出版发行：	企业管理出版社
地　　址：	北京市海淀区紫竹院南路17号　　邮编：100048
网　　址：	http://www.emph.cn
电　　话：	编辑部（010）68701638　发行部（010）68701816
电子信箱：	qyglcbs@emph.cn
印　　刷：	北京大运河印刷有限责任公司
经　　销：	新华书店
规　　格：	185毫米×260毫米　　16开本　　50印张　　973千字
版　　次：	2019年1月第1版　　2019年1月第1次印刷
定　　价：	188.00元

版权所有　翻印必究·印装有误　负责调换

前 言

自 2019 年 1 月 1 日起，全国公立医院统一执行《政府会计制度——行政事业单位会计科目和报表》（财会〔2017〕25 号）和《医院执行〈政府会计制度——行政事业单位会计科目和报表〉的补充规定和衔接规定》（财会〔2018〕24 号）。

本书把上述两个制度统称为《政府会计制度》。

本书编写目的

实施《政府会计制度》，是我国医院会计制度变革史上的一件大事。《政府会计制度》（简称新制度），完全不同于医院以往执行的《医院会计制度》（财会〔2010〕27 号，简称旧制度）。新制度要求在同一会计核算系统中既实现财务会计功能，也实现预算会计功能（即"双功能"）；要求财务会计采用权责发生制，预算会计采用收付实现制（即"双基础"）；要求依据财务会计科目编制财务会计分录，同时依据预算会计科目编制预算会计分录（即"双分录"）；要求财务会计核算形成财务报告，预算会计核算形成决算报告（即"双报告"）。新制度构建了财务会计和预算会计适度分离又相互衔接的会计核算新模式。

新制度是全新的核算体系和核算方法，医院广大会计工作者实施新制度时，尤其在新制度与旧制度转换关头，既面临各行政事业单位所共有的困难，更会遇到医疗卫生行业所特有的困惑，因而急切需要一本能够把新制度在医院系统真正落地的配套操作手册，来给医院会计人员提供全面、规范、实用、及时的学习辅导和执行参照，以帮助他们实现新旧制度的顺利衔接和做好新制度成功实施以后的会计核算。本书就是为满足医院会计工作者的上述需要而专门编写、出版的。

本书主要特点

本书定位于"医院会计人员学好、用好新制度的必备配套工具书"，总篇幅 800 页，总版面 97 万字，具有以下主要特点。

一是严格遵循新制度。本书讲解的新制度核算体系和核算方法，从章到节、从节到条，都严格"死扣"新制度原文和医院相关法律法规制度。本书以财务会计的资产、负债、净资产、收入、费用五大要素和预算会计的预算收入、预算支出、预算结余三大要素为"章"，以各要素涉及的主要一级科目为"节"，以医院发生的经济业务为"条",逐章、逐节、逐条对照新制度的规定进行医院落地讲解,力求在账务处理和报表编制上不误解、不曲解、不漏解新制度。

二是突出医院行业性。本书在全面讲解如何实施新制度之《政府会计制度——行政事业单位会计科目和报表》的共性规定基础上,重点聚焦于新制度之《医院执行〈政府会计制度——行政事业单位会计科目和报表〉的补充规定和衔接规定》,并通过700多个提炼于医院实务中的特色案例,把医院系统在新制度下具有行业特色的账务处理和报表编制讲解得一清二楚。

三是创新账务直观性。针对读者对财务会计与预算会计平行记账面临的困惑,本书在国内首次采取展示双分录记账凭证的方式,直观呈现财务会计与预算会计平行记账的账务处理方法,使读者能一目了然地理解和掌握每笔经济业务在财务会计处理与预算会计处理上的区别与联系,达到事半功倍的学习和实施效果。全书提供双分录记账凭证600余张,涵盖了医院全面的经济业务事项,医院会计人员只要把这些记账凭证认真阅读一遍,从事新制度账务处理就大可胜任了。

四是确保内容精准性。除专业方法和专业表述上严格遵循和精准对接新制度外,本书主编在全书语言表述、标题风格、案例设计、体例统一等方面,先后组织了8次全面完整的会审和统稿修改,力求内容上尽善,形式上尽美,让读者比较放心地参考使用本书。

如何使用本书

本书是供全国公立医院在实施新制度时参照使用的。按照新制度的界定,我国境内各级各类独立核算的公立医院,包括综合医院、中医院、中西医结合医院、民族医院、专科医院、门诊部(所)、疗养院等,约12000家,都是新制度的法定执行者。因此,这些公立医院的广大会计人员都是本书的主要读者对象。

本书可以为读者提供以下四种主要用途。

一是用作医院新旧制度转换的操作指南。帮助医院会计人员扫除新旧制度转换的障碍,是我们编写本书的首要目标。在新旧制度转换阶段,本书堪称医院会计人员的良师。会计人员应围绕实现新旧制度顺利过渡这一重大阶段任务,完整而认真地阅读本书的每一个章节,在分别学好财务会计和预算会计账务处理的基础上,全面掌握新旧制度转换的要求、程序和方法,从而为实施新制度开好头、起好步。

二是用作医院实施新制度以后日常会计工作的常备参考。在新制度日常实施阶段,为医院会计工作者答疑解惑,让读者持续学习而不断受益,是我们编写本书的重要目标。比如,本书后面所附的财务会计科目表和预算会计科目表,是我们在整合新制度各相关文件所规定科目的基础上,结合医院实际的特定需要,按照新制度科目核算与编码规则进行必要的补充和完善的成果，具有精准性和完备性，读者在日常工作中可以随时查阅和参照使用，不至于为科目使用而犯难。

三是用作医院培养双分录记账思维的理想教材。新制度规定一笔业务双分录记账，这种做法是一个新生事物，会计人员从开始接触到变成习惯，需要一个学习和培养的过程。本书考虑到这种需要，不论是在财务会计部分，还是在预算会计部分，都直观展示了医院相关的全套双分录记账凭证及双分录案例解析，完全按照实际场景呈现了新制度账务处理方法，正好满足医院会计人员的这一愿望。

四是用作医院开发新制度会计信息系统的业务需求参考文本。前面总结的三大特点，使本书正好契合医院构建新制度会计信息系统的要求，可以拿来作为业务需求的基础性参考文本。本书第十二章还专门就医院会计信息系统建设提供了解决方案。所附财务会计科目表和预算会计科目表更可作为医院会计信息系统参考使用的科目词典。

在本书编写过程中，我们得到了广大专家、同事和朋友的大力支持和帮助，他们或者向我们无私分享实施新制度的经验和做法，或者参与提供实务案例，或者帮助审校文字和体例，或者对书稿提出完善意见，或者为编写人员提供后勤保障。在此，我们表示衷心的感谢。

由于受时间和水平所限，书中难免还有疏漏和错误之处，欢迎业界专家和广大读者批评指正！

主　编
2018 年 12 月

丛书前言

公立医院作为我国医疗卫生服务的主要供给者,提高其管理水平对于充分利用我国有限医疗资源、不断提升医疗服务质量具有关键性意义。以公立医院改革作为我国医疗卫生体制改革的重要组成部分,对于保障民生,促进社会和谐,建立社会保障体系具有重要意义。我国《关于公立医院改革试点指导意见》明确提出公立医院改革的总体目标:构建公益目标明确、布局合理、规模适当、结构优化、层次分明、功能完善、富有效率的公立医院服务体系,探索建立基层医疗卫生服务体系的分工协作机制,加快形成多元办医格局,形成比较科学规范的公立医院管理体制、补偿机制、运行机制和监管机制,加强公立医院内部管理,促使公立医院切实履行公共服务职能,为群众提供安全、有效、方便、价廉的医疗卫生服务。

要实现我国公立医院改革的目标,除了有赖于政府从宏观层面完善公立医院服务体系,建立有效的医院管理体制和补偿机制外,更有赖于公立医院采用先进的医院管理理论与管理技术,推进医院管理的制度化、规范化和现代化,不断提高管理效率和资源利用效率。为帮助公立医院实现管理科学化、卫生资源利用最大化、医疗服务最优化,我们组织医院财务管理专家编写了这套"现代医院管理丛书"。本套丛书由八本书组成,每本书都立足于我国医院管理的重点和难点问题,在借鉴国内外先进的医院管理理论与实践经验的基础上,进行了深入的理论创新与实践创新,最终形成了医院管理的系统性创新成果。

《医院经济运行精细化管理》,首次将精细化的理念和原则引入医院的经济运行管理,全面科学地对医院的预算管理、资金管理、卫生耗材管理、药品管理、采购招标及合同管理、固定资产管理、收入管理、成本管理、支出管理、投资管理、物价管理、内部审计管理、医疗保险管理、绩效评价管理、财务报告与分析管理等经济运行环节进行了规范化、流程化、工具化的系统设计,并且提供了医院经济运行精细化管理信息系统的解决方案,对于规范医院经济行为、提高医疗服务质量、保证行医安全、降低医疗成本、提高医院运营效率、促进医院健康发展具有较高的创新性理论价值和切实可行的实践指导作用。

《医院全面预算管理》，按照新医改的政策要求，本着实行全面预算管理的宗旨，采取理论与实际紧密结合的方式，详细讲解了医院预算管理全部过程的每一个环节，涉及预算管理体系构建、预算目标、预算编制、预算审核与审批、预算执行与控制、预算报告、预算分析、预算考核、预算审计和预算信息化管理等各环节的操作流程。本书的主要特点是内容涵盖所有医院类型，流程注重严密规范，案例贴近医院实际情景，文字表达通俗易懂，非常适合医院实际工作者理解和对照应用。

《医院会计管理》，立足于会计是一种管理活动的指导思想，遵循医院会计管理的特征和规律及改革创新要求，并依据《医院财务制度》和《医院会计制度》，全方位、全流程地归纳总结了医院会计管理的模块、内容、方法及相关经验。全书包括：医院会计管理的概论、会计预测、会计决策、会计预算、会计记录与报告、会计确认与计量、会计控制、会计分析、会计信息化管理及会计工作组织十大部分，最大的特点是贴近医院实际需要，突出规范性、实用性、可操作性，是医院会计管理人员的案头必备手册。

《医院经济运营内部控制实务》，主要介绍了医院内部控制体系的建设、内部控制评价与内部控制管理的原则和方法，构建了医院内部控制框架模型，对医院各项经济活动的关键环节和关键点位的控制进行了设计，建立了统一规范、易于操作的医院内部控制管理体系。

《医院经济运行分析》，针对医院经济管理决策和经济管理控制的实际需要，借鉴现代经营分析的理论与方法，吸收国内外医院经济运行管理上的领先实务及经验，系统地构建了现代医院经济运行分析的框架、机制和方法体系，并通过大量实际案例具体讲述了医院预算、资源配置与使用、收支、成本、资金、医疗决策、综合分析七大领域的分析要求与分析方法，是一部专门指导医院进行科学化和规范化经济运行分析的优秀工具书。

《政府会计制度——医院会计实务与衔接》，由医院财会领域的领军专家（原卫生部《医院财务与会计实务》一书的主要作者）精心编写，依据财政部2017年10月24日发布的《政府会计制度——行政事业单位会计科目和报表》（财会

〔2017〕25号）及2018年8月27日发布的《关于印发医院执行〈政府会计制度——行政事业单位会计科目和报表〉的补充规定和衔接规定的通知》（财会〔2018〕24号），对医院如何按《政府会计制度》进行账务处理及如何做好新旧会计制度的衔接，进行了全面、深入、详尽的讲解与辅导。针对所有重要的会计处理规定，本书都逐一列示出应该正确填制的记账凭证式样，以直观展示其账务处理方法；同时提供配套的实务案例和解析，以使读者进一步加深对新制度处理规定的理解和掌握。本书是医院会计工作者学好、用好《政府会计制度》的一本理想工具书。

《医院绩效管理》，对医院绩效管理的基础知识和操作方法进行了介绍，结合我国医院的特点，从战略的视角出发，对医院的绩效体系建立、绩效考核方案设计等进行了详细的解构。

《医院成本管理》，参考有关成本管理理论，并结合医院的特点，对医院的成本核算、成本计划、成本控制及成本考核等进行了深入的诠释。

本套丛书定位明确、创新突出、观点新颖、案例丰富，具有理论的系统性与实践的可操作性，对于提升我国医院管理决策水平具有重要的促进作用。本套丛书适合从事医疗卫生机构管理的各级各类人员学习，也适合政府主管部门、医疗保险部门的相关人员阅读参考，还可作为医学院校卫生经济、管理专业的教材。

本套丛书在编写过程中得到了财政部社保司、国家卫生健康委员会财务司、中国总会计师协会卫生健康财会分会、众多医院和北京东软望海科技有限公司的大力支持，在此一并表示衷心的感谢！

虽然我们尽了最大的努力，但由于水平所限，书中难免有一些疏漏和不足之处，敬请广大读者批评指正。

目 录

第一章 政府会计基本理论 ·· 1
　第一节 政府会计的基本概念 ·· 1
　　　一、政府会计概念 ·· 1
　　　二、政府会计主体和会计客体 ·································· 1
　　　三、财务会计和预算会计 ······································ 2
　　　四、政府会计核算和记账基础 ·································· 2
　　　五、政府会计确认与计量 ······································ 3
　　　六、政府会计目标 ·· 5
　第二节 政府会计信息质量要求 ······································ 5
　　　一、可靠性 ·· 6
　　　二、相关性 ·· 6
　　　三、全面性 ·· 7
　　　四、及时性 ·· 7
　　　五、可比性 ·· 8
　　　六、可理解性 ·· 8
　　　七、实质重于形式 ·· 9
　第三节 政府会计要素 ·· 9
　　　一、政府预算会计要素 ·· 9
　　　二、政府财务会计要素 ·· 10
　第四节 《政府会计制度》主要内容 ································ 13
　　　一、《政府会计制度》出台的背景 ······························ 13
　　　二、《政府会计制度》制定遵循的原则 ·························· 14
　　　三、《政府会计制度》体例结构及主要内容 ···················· 15

　　　　四、《政府会计制度》的重大变化与创新 …………………………… 16
　　第五节　医院执行《政府会计制度》的主要变化 ……………………… 19
　　　　一、会计核算模式的变化 …………………………………………… 19
　　　　二、会计科目设置的变化 …………………………………………… 21
　　　　三、会计账务处理的主要变化 ……………………………………… 23
　　　　四、会计报表体系的主要变化 ……………………………………… 26

第二章　资产的会计核算 ………………………………………………………… 27
　　第一节　资产概述 ………………………………………………………… 27
　　　　一、资产的概念和特征 ……………………………………………… 27
　　　　二、资产的分类 ……………………………………………………… 28
　　　　三、资产的确认与计量 ……………………………………………… 28
　　　　四、资产类会计科目设置及变化 …………………………………… 29
　　第二节　货币资金 ………………………………………………………… 31
　　　　一、库存现金 ………………………………………………………… 31
　　　　二、银行存款 ………………………………………………………… 41
　　　　三、零余额账户用款额度 …………………………………………… 52
　　　　四、其他货币资金 …………………………………………………… 59
　　第三节　短期投资 ………………………………………………………… 63
　　　　一、短期投资概述 …………………………………………………… 63
　　　　二、短期投资的会计核算 …………………………………………… 63
　　第四节　应收及预付款项 ………………………………………………… 66
　　　　一、应收及预付款项概述 …………………………………………… 66
　　　　二、财政应返还额度 ………………………………………………… 67
　　　　三、应收票据 ………………………………………………………… 71
　　　　四、应收账款 ………………………………………………………… 76
　　　　五、预付账款 ………………………………………………………… 84
　　　　六、其他应收款 ……………………………………………………… 88

第五节　存货 ·· 92
　　一、存货概述 ······································ 92
　　二、存货的确认与计量 ···························· 92
　　三、存货的发出计价 ······························ 93
　　四、存货的会计核算 ······························ 94

第六节　待摊费用 ······································ 117
　　一、待摊费用概述 ································ 117
　　二、待摊费用的会计核算 ························ 118

第七节　长期股权投资 ································ 119
　　一、长期股权投资概述 ·························· 119
　　二、长期股权投资的会计核算 ·················· 120

第八节　长期债券投资 ································ 129
　　一、长期债券投资概述 ·························· 129
　　二、长期债券投资的会计核算 ·················· 129

第九节　固定资产 ······································ 136
　　一、固定资产概述 ································ 136
　　二、固定资产的确认与计量 ······················ 138
　　三、固定资产的会计核算 ························ 140

第十节　工程物资 ······································ 155
　　一、工程物资概述 ································ 155
　　二、工程物资的会计核算 ························ 155

第十一节　在建工程 ···································· 157
　　一、在建工程概述 ································ 157
　　二、在建工程的会计核算 ························ 157

第十二节　无形资产及研发支出 ···················· 170
　　一、无形资产概述 ································ 170
　　二、无形资产的确认与计量 ······················ 172
　　三、无形资产的会计核算 ························ 173

第十三节 其他资产 ... 185
一、政府储备物资 ... 185
二、公共基础设施 ... 191
三、受托代理资产 ... 197
四、长期待摊费用 ... 202
五、待处理财产损溢 ... 204

第三章 负债的会计核算 ... 211

第一节 负债概述 ... 211
一、负债的概念与特征 ... 211
二、负债的分类 ... 211
三、负债类会计科目设置及变化 ... 212

第二节 短期借款 ... 213
一、短期借款概述 ... 213
二、短期借款的会计核算 ... 214

第三节 应缴财政款 ... 217
一、应缴财政款概述 ... 217
二、应缴财政款的会计核算 ... 217

第四节 应交税费 ... 220
一、应交税费概述 ... 220
二、应交增值税 ... 220
三、其他应交税费 ... 233

第五节 应付职工薪酬 ... 237
一、应付职工薪酬概述 ... 237
二、应付职工薪酬的会计核算 ... 238

第六节 应付票据 ... 243
一、应付票据概述 ... 243
二、应付票据的会计核算 ... 244

第七节 应付账款 ·· 248
一、应付账款概述 ·· 248
二、应付账款的会计核算 ·· 248

第八节 应付利息 ·· 251
一、应付利息概述 ·· 251
二、应付利息的会计核算 ·· 251

第九节 预收账款 ·· 253
一、预收账款概述 ·· 253
二、预收账款的会计核算 ·· 253

第十节 其他应付款 ··· 260
一、其他应付款概述 ··· 260
二、其他应付款的会计核算 ·· 261

第十一节 预提费用 ··· 266
一、预提费用概述 ·· 266
二、预提费用的会计核算 ·· 266

第十二节 长期借款 ··· 269
一、长期借款概述 ·· 269
二、长期借款的会计核算 ·· 269

第十三节 长期应付款 ··· 274
一、长期应付款概述 ··· 274
二、长期应付款的会计核算 ·· 275

第十四节 预计负债 ··· 278
一、预计负债概述 ·· 278
二、预计负债的会计核算 ·· 278

第十五节 受托代理负债 ··· 281
一、受托代理负债概述 ··· 281
二、受托代理负债的会计核算 ······································ 281

第四章　净资产的会计核算 … 282

第一节　净资产概述 … 282
一、净资产的概念及特征 … 282
二、净资产的分类 … 282
三、净资产会计科目设置及变化 … 283

第二节　本期盈余 … 284
一、本期盈余概述 … 284
二、本期盈余的会计核算 … 284

第三节　本年盈余分配 … 291
一、本年盈余分配概述 … 291
二、本年盈余分配的会计核算 … 292

第四节　累计盈余 … 294
一、累计盈余概述 … 294
二、累计盈余的会计核算 … 294

第五节　专用基金 … 298
一、专用基金概述 … 298
二、专用基金的会计核算 … 298

第六节　权益法调整 … 301
一、权益法调整概述 … 301
二、权益法调整的会计核算 … 301

第七节　无偿调拨净资产 … 304
一、无偿调拨净资产概述 … 304
二、无偿调拨净资产的会计核算 … 304

第八节　以前年度盈余调整 … 307
一、以前年度盈余调整概述 … 307
二、以前年度盈余调整的会计核算 … 307

第五章　收入的会计核算 …… 311

第一节　收入概述 …… 311
一、收入的概念与特征 …… 311
二、收入的分类 …… 312
三、收入的确认与计量 …… 313
四、收入会计科目设置及变化 …… 314

第二节　财政拨款收入 …… 315
一、财政拨款收入概述 …… 315
二、财政拨款收入的会计核算 …… 316

第三节　事业收入 …… 323
一、事业收入概述 …… 323
二、事业收入的分类 …… 324
三、事业收入的会计核算 …… 325

第四节　上级补助收入 …… 336
一、上级补助收入概述 …… 336
二、上级补助收入的分类 …… 337
三、上级补助收入的会计核算 …… 337

第五节　附属单位上缴收入 …… 339
一、附属单位上缴收入概述 …… 339
二、附属单位上缴收入的会计核算 …… 339

第六节　非同级财政拨款收入 …… 341
一、非同级财政拨款收入概述 …… 341
二、非同级财政拨款收入的会计核算 …… 341

第七节　投资收益 …… 343
一、投资收益概述 …… 343
二、投资收益的会计核算 …… 344

第八节　其他收入 …… 352
一、捐赠收入 …… 352
二、利息收入 …… 354

　　　　三、租金收入 …………………………………………………… 356
　　　　四、其他收入 …………………………………………………… 360

第六章　费用的会计核算 ……………………………………………… 367
　　第一节　费用概述 …………………………………………………… 367
　　　　一、费用的概念与特征 ………………………………………… 367
　　　　二、费用的分类 ………………………………………………… 368
　　　　三、费用的确认与计量 ………………………………………… 372
　　　　四、费用会计科目设置及变化 ………………………………… 373
　　第二节　业务活动费用 ……………………………………………… 374
　　　　一、业务活动费用概述 ………………………………………… 374
　　　　二、业务活动费用的会计核算 ………………………………… 374
　　第三节　单位管理费用 ……………………………………………… 384
　　　　一、单位管理费用概述 ………………………………………… 384
　　　　二、单位管理费用的会计核算 ………………………………… 384
　　第四节　资产处置费用 ……………………………………………… 395
　　　　一、资产处置费用概述 ………………………………………… 395
　　　　二、资产处置费用的会计核算 ………………………………… 395
　　第五节　上缴上级费用 ……………………………………………… 401
　　　　一、上缴上级费用概述 ………………………………………… 401
　　　　二、上缴上级费用的会计核算 ………………………………… 401
　　第六节　对附属单位补助费用 ……………………………………… 402
　　　　一、对附属单位补助费用概述 ………………………………… 402
　　　　二、对附属单位补助费用的会计核算 ………………………… 403
　　第七节　所得税费用 ………………………………………………… 404
　　　　一、所得税费用概述 …………………………………………… 404
　　　　二、所得税费用的会计核算 …………………………………… 405

第八节　其他费用 …………………………………………………… 406
　　一、其他费用概述 ………………………………………………… 406
　　二、其他费用的会计核算 ………………………………………… 406

第七章　预算收入的会计核算 …………………………………………… 413
　第一节　预算收入概述 …………………………………………… 413
　　一、预算收入的概念与特征 ……………………………………… 413
　　二、预算收入的分类 ……………………………………………… 413
　　三、预算收入的确认 ……………………………………………… 414
　　四、预算收入的管理 ……………………………………………… 415
　第二节　预算收入 ………………………………………………… 415
　　一、财政拨款预算收入 …………………………………………… 415
　　二、非同级财政拨款预算收入 …………………………………… 422
　　三、其他预算收入 ………………………………………………… 425
　第三节　专有预算收入 …………………………………………… 432
　　一、事业预算收入 ………………………………………………… 432
　　二、上级补助预算收入 …………………………………………… 437
　　三、附属单位上缴预算收入 ……………………………………… 439
　　四、债务预算收入 ………………………………………………… 442
　　五、投资预算收益 ………………………………………………… 444

第八章　预算支出的会计核算 …………………………………………… 450
　第一节　预算支出概述 …………………………………………… 450
　　一、预算支出的概念与特征 ……………………………………… 450
　　二、预算支出的分类 ……………………………………………… 450
　　三、预算支出的确认 ……………………………………………… 451
　　四、预算支出的管理 ……………………………………………… 451
　第二节　专有预算支出 …………………………………………… 452
　　一、事业支出 ……………………………………………………… 452

二、上缴上级支出 ································· 461
　　三、对附属单位补助支出 ··························· 463
　　四、投资支出 ····································· 465
　　五、债务还本支出 ································· 469
第三节　其他支出 ······································· 471
　　一、其他支出的概念 ······························· 471
　　二、其他支出的会计核算 ··························· 471

第九章　预算结余的会计核算 ································· 479
第一节　预算结余概述 ··································· 479
　　一、预算结余的概念 ······························· 479
　　二、预算结余的内容 ······························· 479
　　三、预算结余的分类 ······························· 479
第二节　资金结存 ······································· 480
　　一、资金结存概述 ································· 480
　　二、资金结存的会计核算 ··························· 480
第三节　结转结余资金 ··································· 495
　　一、结转结余资金概述 ····························· 495
　　二、财政拨款结转 ································· 496
　　三、财政拨款结余 ································· 505
　　四、非财政拨款结转 ······························· 512
　　五、非财政拨款结余 ······························· 521
第四节　专用结余资金 ··································· 529
　　一、专用结余概述 ································· 529
　　二、专用结余的会计核算 ··························· 529
第五节　其他结余 ······································· 530
　　一、其他结余概述 ································· 530
　　二、其他结余的会计核算 ··························· 530

第六节 非财政拨款结余分配 ·· 533
　　一、非财政拨款结余分配概述 ··· 533
　　二、非财政拨款结余分配的会计核算 ····································· 534

第十章 财务报表和预算会计报表 ·· 537
第一节 报表概述 ·· 537
　　一、报表的作用 ··· 537
　　二、报表的构成 ··· 538
　　三、报表的编制要求 ·· 539
第二节 资产负债表 ··· 540
　　一、资产负债表的内容和格式 ··· 540
　　二、资产负债表的编制方法 ·· 542
　　三、资产负债表的编制案例 ·· 548
第三节 收入费用表 ··· 555
　　一、收入费用表的内容和格式 ··· 555
　　二、收入费用表的编制方法 ·· 556
　　三、收入费用表的编制案例 ·· 560
第四节 净资产变动表 ·· 563
　　一、净资产变动表的内容和格式 ·· 563
　　二、净资产变动表的编制方法 ··· 564
　　三、净资产变动表的编制案例 ··· 565
第五节 现金流量表 ··· 567
　　一、现金流量表的内容和格式 ··· 567
　　二、现金流量表的编制方法 ·· 568
　　三、现金流量表的编制案例 ·· 572
第六节 医疗活动收入费用明细表 ·· 576
　　一、医疗活动收入费用明细表的内容和格式 ·························· 576
　　二、医疗活动收入费用明细表的编制方法 ····························· 577
　　三、医疗活动收入费用明细表的编制案例 ····························· 578

第七节　预算收入支出表 ·· 581
　　一、预算收入支出表的内容和格式 ······························· 581
　　二、预算收入支出表的编制方法 ·································· 583
　　三、预算收入支出表的编制案例 ·································· 586
第八节　预算结转结余变动表 ·· 589
　　一、预算结转结余变动表的内容和格式 ························· 589
　　二、预算结转结余变动表的编制方法 ···························· 590
　　三、预算结转结余变动表的编制案例 ···························· 593
第九节　财政拨款预算收入支出表 ···································· 595
　　一、财政拨款预算收入支出表的内容和格式 ··················· 595
　　二、财政拨款预算收入支出表的编制方法 ······················ 596
　　三、财政拨款预算收入支出表的编制案例 ······················ 597
第十节　成本报表 ·· 600
　　一、成本报表的内容和格式 ······································· 600
　　二、成本报表的编制方法 ·· 602
第十一节　附注 ··· 610
　　一、附注的概念 ··· 610
　　二、附注的主要内容 ··· 610

第十一章　医院新旧会计制度衔接 ·· 624

第一节　执行《政府会计制度》衔接总要求 ························· 624
　　一、新旧制度衔接时间要求 ······································· 624
　　二、新旧制度衔接工作内容和步骤 ······························ 624
第二节　财务会计账户的衔接 ·· 625
　　一、根据原账编制 2018 年 12 月 31 日的科目余额表 ········ 625
　　二、编制原账的部分科目余额明细表 ··························· 627
　　三、设立 2019 年 1 月 1 日新账，将原账科目余额转入
　　　　新账 ··· 629
　　四、将原未入账事项登记新账财务会计科目 ·················· 647

　　　　五、对新账的相关财务会计科目余额按照新制度规定的

　　　　　　会计核算基础进行调整 …………………………………… 647

　　　　六、编制新账科目期初余额表 …………………………………… 650

　　第三节　预算会计账户的衔接 ……………………………………………… 655

　　　　一、编制原账的部分科目余额明细表 …………………………… 655

　　　　二、预算会计科目的新旧衔接 …………………………………… 656

　　第四节　财务会计报表和预算会计报表的衔接 …………………………… 672

　　　　一、财务会计报表的衔接 ………………………………………… 672

　　　　二、预算会计报表的衔接 ………………………………………… 679

第十二章　医院会计信息化应用 …………………………………………………… 682

　　第一节　医院会计业务信息化整体方案 …………………………………… 683

　　　　一、账务处理 ……………………………………………………… 683

　　　　二、现金管理 ……………………………………………………… 688

　　　　三、票据管理 ……………………………………………………… 689

　　　　四、往来管理 ……………………………………………………… 690

　　　　五、财务分析 ……………………………………………………… 691

　　　　六、薪酬发放 ……………………………………………………… 692

　　　　七、固定资产 ……………………………………………………… 693

　　　　八、报表管理 ……………………………………………………… 696

　　　　九、系统管理 ……………………………………………………… 698

　　第二节　医院执行《政府会计制度》信息化业务处理 …………………… 698

　　　　一、平行记账业务处理 …………………………………………… 699

　　　　二、期末结转业务处理 …………………………………………… 701

　　　　三、本期盈余与预算结余差异调节处理 ………………………… 704

　　　　四、备查簿管理 …………………………………………………… 704

　　　　五、待摊费用和预提费用 ………………………………………… 706

　　　　六、科教业务处理 ………………………………………………… 706

    七、财政专项业务处理 …………………………………………… 707
    八、报表体系设计 ………………………………………………… 707
  第三节 医院执行《政府会计制度》的衔接信息化处理 …………… 708

附 录 ……………………………………………………………………… 712
  附录一 医院 2019 年 1 月 1 日起执行的财务会计科目 ……………… 712
  附录二 医院 2019 年 1 月 1 日起执行的预算会计科目 ……………… 755

第一章 政府会计基本理论

第一节 政府会计的基本概念

一、政府会计概念

政府会计是指用于确认、计量、记录和报告政府和事业单位财务收支活动及其受托责任履行情况的会计体系。由于各个国家的政治经济体制和管理体制不同，政府会计的内涵也有一定差别。

我国政府会计是各级政府、各部门、各单位（以下简称政府会计主体）对其自身及行政辖区内发生的经济业务或事项进行会计核算，综合反映政府会计主体预算收支的年度执行结果和公共受托责任履行情况的专业会计。它是以货币为主要计量单位，对各政府会计主体预算收支和财政拨款的活动过程和结果，进行全面、系统、连续的反映和监督，以加强预算、财务管理，提高资金使用效果的专业会计。

二、政府会计主体和会计客体

（一）政府会计主体

会计主体是指会计工作为其服务的特定单位或组织，是会计人员进行会计核算时在空间范围上的界定。政府会计主体是政府会计核算和监督的特定单位或组织，是政府会计确认、计量和报告的空间范围。明确界定会计主体是开展会计计量、核算和报告工作的重要前提。其目的是在空间上对进入一个会计系统的各种经济业务和事项做出界定。根据会计主体这项基本前提，会计实践只为本主体服务，只核算和监督本主体的各项经济业务和事项。换句话说，作为一个会计主体，应至少具备两个特征，一是经济上的独立性，即必须与其他主体或个人的经济关系划分开来，以核算和报告本主体本身的经济活动；二是组织上的统一性，即必须具有统一的组织、目标、权责，以系统地核算和报告该主体的业务活动。

根据《政府会计准则——基本准则》规定，政府会计主体包括各级政府、各部门、各单位。各部门、各单位是指与本级政府财政部门直接或者间接发生预算拨款关系的国家机关、军队、政党组织、社会团体、事业单位和其他单位。已纳入企业财务管理体系的单位和执行《民间非营利组织会计制度》的社会团体，不适用本准则。

（二）政府会计客体

会计客体是会计核算和监督的内容。政府会计客体是指政府会计主体实际发生的经济业务或事项。政府会计核算和监督的对象是预算资金运动，包括资金的取得、使用和结果。政府会计应当以实际发生的经济业务或者事项为依据进行会计核算，如实反映各项会计要素的情况和结果，保证会计信息真实可靠。

三、财务会计和预算会计

政府会计由财务会计和预算会计构成。政府会计主体应当具备财务会计与预算会计的双重功能，财务会计与预算会计适度分离又相互衔接，全面、清晰地反映单位的财务信息和预算执行信息。

（一）财务会计

财务会计是指以权责发生制为基础对政府会计主体发生的各项经济业务或事项进行会计核算，主要反映和监督政府会计主体财务状况、运行情况和现金流量等的会计范畴。

财务会计主要是对政府会计主体的经济活动进行全面、系统、连续的反映和监督，向报告使用者提供政府会计主体的财务状况、运行状况、现金流量等有关信息，反映政府会计主体公共受托责任履行情况，有助于财务报告使用者做出决策或者进行监督和管理。财务会计的要素包括资产、负债、净资产、收入和费用。

（二）预算会计

预算会计是指以收付实现制为基础对政府会计主体预算执行过程中发生的全部收入和全部支出进行会计核算，主要反映和监督预算收支执行情况的会计范畴。

预算会计提供政府会计主体预算执行情况的有关信息。预算会计的要素包括预算收入、预算支出与预算结余。

四、政府会计核算和记账基础

（一）政府会计核算

政府会计核算是指包括确认、计量、记录和报告各个环节，涵盖填制会计凭证、登记会计账簿、编制报告全过程。

按照《政府会计准则——基本准则》的规定，政府会计主体应当对其自身发生的经济业务或事项进行会计核算。政府会计核算应当以政府会计主体持续运行为前提。

政府会计核算应当划分会计期间，分期结算账目，按规定编制决算报告和财务报告。

会计期间至少分为年度和月度。会计年度、月度等会计期间的起讫日期采用公历日期。

政府会计核算应当以人民币作为记账本位币。发生外币业务时，应当将有关外币金额折算为人民币金额计算，同时登记外币金额。

政府会计核算应当采用借贷记账法记账。

（二）记账基础

政府会计的记账基础是指在确认和处理一定会计期间的收入和费用时，选择的处理原则和标准。会计记账基础有两种，即收付实现制和权责发生制。

我国实行适度分离的双体系政府会计，即财务会计采用权责发生制，预算会计采用收付实现制，国务院另有规定的，依照其规定。

1. 收付实现制

收付实现制是指以现金的实际收付为标志来确定本期收入和支出的会计核算基础。凡在当期实际发生的现金收入和支出，均应确认为当期的收入和支出；凡是当期没有发生的现金收入和支出，均不应当确认为当期的收入和支出。

2. 权责发生制

权责发生制是指以取得收取款项的权利或支付款项的义务为标志来确定本期收入和费用的会计核算基础。凡是当期已经实现的收入和已经发生的或应当负担的费用，不论款项是否收付，都应当作为当期的收入和费用；凡是不属于当期的收入和费用，即使款项已在当期收付，也不应当作为当期的收入和费用。

五、政府会计确认与计量

（一）会计确认

会计确认是指会计数据进入会计系统时确定如何进行记录的过程，即将某一会计事项作为资产、负债、净资产、收入、费用、预算收入、预算支出、预算结余等会计要素正式加以记录和列入报表的过程。会计确认是要明确某一经济业务涉及哪个会计要素的问题。某一会计事项一旦被确认，就要同时以文字和数据加以记录，其金额包括在报表总计中。

实务操作中，政府会计主体对发生的经济业务在进行确认时，应按照如下程序。

首先，应辨认该项经济业务是否为会计事项，是否应在会计账簿中加以记录。

其次，对应进行会计记录的经济业务，要确定其通过哪一会计要素，如何在会计账簿中加以分类记录。

再次，根据会计账簿记录，进行编制报表时的要素确认。主要解决应当向组织管理者或报表使用者提供哪些会计核算指标信息，确认已记录和贮存在会计账簿中的会计数据哪些应列示在报表的具体项目中。

最后，进行会计确认，必须以会计确认的标准为依据。会计确认的标准是指会计核算的特定规范要求。政府会计核算的特定规范主要有：会计假设、政府会计准则、政府会计制度，以及有关财经法规等。只有符合这些会计核算特定规范要求的，会计才会予以确认。

(二) 会计计量

会计计量是指在会计确认的基础上，根据一定的计量单位和计量方法，记录并在会计报告中对确认的会计要素确定其金额的过程，即对确认的会计要素量化。

会计计量涉及计量单位和计量属性两个方面。计量单位是会计进行计量时所采用的尺度。《政府会计准则——基本准则》规定政府会计应当以人民币作为记账本位币。计量属性是指被计量的对象所具有的某方面的特征或外在表现形式。一项经济业务或事项可以从多个方面用货币计量，因而具有不同的计量属性，这些计量属性主要有以下几种。

1. 历史成本

历史成本是指资产按照购置时支付的现金或现金等价物的金额，或者按照购置资产时所付出的对价的公允价值计量，负债按照因承担现时义务而实际收到的款项或者资产的金额，或者按照承担现时义务的合同金额，或者按照日常活动中为偿还负债预期需要支付的现金或者现金等价物的金额计量。历史成本是目前我国会计计量的基本方法，它贯穿于财务会计的始终。

2. 重置成本

重置成本是指资产按照现在购买相同或者相似资产所需支付的现金或现金等价物的金额计量，负债按照现在偿还该项债务所需支付的现金或者现金等价物的金额计量。重置成本一般在盘盈固定资产时使用。

3. 现值

现值是指资产按照预计从其持续使用和最终处置中所产生的未来净现金流入量折现的金额计量，负债按照预计期限内需要偿还的未来净现金流出量折现的金额。

4. 公允价值

公允价值是指市场参与者在计量日发生的有序交易中，出售一项资产所能收到或者转移一项负债所需支付的价格计量。

5. 名义金额

名义金额也就是指 1 元人民币。在与资产有关的政府补助中，在实际取得资产并办妥相关手续时公允价值不能可靠计量的，按照名义金额（即 1 元人民币）计量。

六、政府会计目标

会计目标是指会计工作应该达到的目的和要求。会计目标应该包含两个方面的内容：一是为会计信息使用者进行经济决策提供有用信息。二是反映受托责任，如实向委托方报告受托责任履行过程及结果。

政府会计目标是指政府会计系统通过自身功能实现所要达到的最终目的。具体来说，政府会计目标的内容主要包括三个方面：①向谁提供会计信息；②他们需要什么样的信息；③财务报告能够提供什么样的信息。

因此，政府会计的目标应该是提供有助于报表使用者对资源分配做出决策及评价会计主体的财务状况、运行状况和现金流量的有关信息；反映主体对受托责任履行管理责任的情况；提供有助于预测持续经营所需资源、持续经营所产生资源以及风险和不确定性的信息。

具体来说，预算会计的目标是向决算报告使用者提供与政府预算执行情况有关的信息，综合反映政府会计主体预算收支的年度执行结果，有助于决算报告使用者进行监督和管理，并为编制后续年度预算提供参考和依据。政府决算报告使用者包括各级人民代表大会及其常务委员会、各级政府及其有关部门、政府会计主体自身、社会公众和其他利益相关者。财务会计的目标是向财务报告使用者提供政府会计主体的财务状况、运行情况和现金流量等有关信息，反映政府会计主体公共受托责任履行情况，有助于财务报告使用者做出决策或者进行监督和管理。政府财务报告使用者包括各级人民代表大会常务委员会、债权人、各级政府及其有关部门、政府会计主体自身和其他利益相关者。

第二节 政府会计信息质量要求

会计信息质量要求是对政府会计核算所提供会计信息的基本规范，是处理具体会计业务的基本依据。会计信息质量要求是利益相关者选择适用的会计准则、程序和方法的衡量标准，从某种程度上来说是政府会计目标的具体化。按照我国《政府会计准则——基本准则》的规定，会计信息质量标准要求包括可靠性、相关性、全面性、及时性、可比性、可理解性、实质重于形式等。

一、可靠性

可靠性是指政府会计主体应当以实际发生的经济业务或者事项为依据进行会计核算，如实反映各项会计要素的情况和结果，保证会计信息真实可靠。

会计信息要有用，必须以可靠性为基础。如果所提供的会计信息是不可靠的，就会给信息使用者的决策产生误导，甚至造成损失。为了贯彻可靠性要求，政府会计主体应当做到以下三方面。

（1）以实际发生的经济业务或者事项为依据进行确认、计量，将符合会计要素定义及其确认条件的资产、负债、净资产、收入、费用、预算收入、预算支出和预算结余等如实反映在报表中，不得根据虚构的、没有发生的或者尚未发生的经济业务或者事项进行确认、计量和报告。

（2）在符合重要性和成本效益原则的前提下，保证会计信息的完整性，其中包括应当编报的报表及其附注内容等应当保持完整，不能随意遗漏或者减少应予披露的信息，与使用者决策相关的有用信息都应当被充分披露。

（3）在对实际发生的经济业务或者事项进行确认、计量，包括在财务报告、决算报告中的会计信息应当是中立的、无偏的。如果政府会计主体在决算报告、财务报告中为了达到事先设定的结果或效果，通过选择或列示有关会计信息以影响决策和判断的，这样的报告信息就不是中立的。

二、相关性

相关性是指政府会计主体提供的会计信息，应当与反映政府会计主体公共受托责任履行情况以及报告使用者决策或者监督、管理的需要相关，要有助于报告使用者对政府会计主体过去、现在或者未来的情况做出评价或者预测。

相关性要求政府会计主体所提供的会计信息应当与信息使用者的经济决策需要相关，一项信息是否具有相关性取决于预测价值和反馈价值。

（1）预测价值。如果一项信息能帮助决策者对过去、现在和未来事项的可能结果进行预测，则该项信息具有预测价值。决策者可根据预测的结果，做出最佳选择。因此，预测价值是构成相关性的重要因素，具有影响决策者决策的作用。

（2）反馈价值。一项信息如果能有助于决策者验证或修正过去的决策和实施方案，即具有反馈价值。把过去决策所产生的实际结果反馈给决策者，使其与当初的预期结果相比较，验证过去的决策是否正确，总结经验以防止今后再犯同样的错误。反馈价值有助于未来决策。

会计信息质量的相关性要求，需要政府会计主体在确认、计量和报告会计信息的过程中，充分考虑使用者对决策信息的需要。但是，相关性是以可靠性为基础的，两者之间并不矛盾，不应将两者对立起来。也就是说，会计信息在可靠性的前提下，尽可能做到相关性，为国家宏观管理和单位内部管理提供更加有用的信息，满足信息使用者的决策需要。

三、全面性

全面性是指政府会计主体应当将发生的各项经济业务或者事项统一纳入会计核算，确保会计信息能够全面反映政府会计主体预算执行情况和财务状况、运行情况、现金流量等。

全面性要求政府会计主体在符合重要性和成本效益的原则下无论是对其有利还是不利的信息均应进行反映，不能按照主观判断任意取舍，随意遗漏或者减少应该披露的信息。

《政府会计制度》中要求对固定资产、公共基础设施、保障性住房和无形资产计提折旧或摊销，引入坏账准备等减值概念，确认预计负债、待摊费用和预提费用，以及对基建投资按照本制度规定统一进行会计核算等都是会计信息全面性质量要求的体现。

四、及时性

及时性是指政府会计主体对已经发生的经济业务或者事项，应当及时进行会计核算，不得提前或者延后。

会计信息的价值在于帮助使用者做出经济决策，具有时效性。即使是可靠、相关的会计信息，如果不及时提供，就失去了时效性，对使用者的效用就大大降低甚至不再具有实际意义。在会计确认、计量和报告过程中贯彻及时性，一是要求及时收集会计信息，即在经济业务或者事项发生后，及时收集整理各种原始单据或者凭证；二是要求及时处理会计信息，即按照政府会计准则的规定，及时对经济业务或者事项进行确认或者计量，并编制出财务报告；三是要求及时传递会计信息，即按照国家规定的有关时限，及时地将编制的财务报告传递给财务报告使用者，便于其及时使用和决策。

政府会计主体在实务中，为了及时提供会计信息，可能需要在有关经济业务或者事项的信息全部获得之前进行会计处理，这样就满足了会计信息的及时性要求，但可能会影响会计信息的可靠性；反之，如果政府会计主体在经济业务或者有关事项的全部信息获得之后再进行会计处理，这样的信息披露可能会由于时效性问题，对于使用者决策的有用性将大大降低。这就需要在及时性和可靠性之间作相应权衡，以最好地满足财务报告使用者的经济决策需要。

五、可比性

政府会计主体提供的会计信息应当具有可比性。这主要包括两层含义。

（1）同一政府会计主体不同时期发生的相同或者相似的经济业务或者事项，应当采用一致的会计政策，不得随意变更。确需变更的，应当将变更的内容、理由及其影响在附注中予以说明。

（2）不同政府会计主体发生的相同或者相似的经济业务或者事项，应当采用一致的会计政策，确保政府会计信息口径一致，相互可比。

《政府会计制度》有机整合了《行政单位会计制度》《事业单位会计制度》《医院会计制度》《基层医疗卫生机构会计制度》以及高等教育、中小学校、科学事业单位、彩票机构、地勘单位、测绘单位、林业（苗圃）等行业事业单位的会计制度，建立了统一的政府会计制度，使得政府会计主体之间的会计信息在可比性方面有较大的提高。具体表现在：一是在科目设置、科目和报表项目说明方面，一般情况下，不再区分行政和事业单位，也不再区分行业事业单位；二是在核算方面，基本保留了现行各项制度中的通用业务和事项，同时根据改革需要增加各级各类行政事业单位的共性业务和事项；三是在会计政策方面，对同类业务尽可能做出同样的处理规定。

《政府会计制度》的统一，大大提高了政府各部门、各单位会计信息的可比性，为合并单位、部门财务报表和逐级汇总编制部门决算奠定了坚实的制度基础。

六、可理解性

可理解性是指政府会计主体提供的会计信息应当清晰明了，便于报告使用者理解和使用。

政府会计主体编制财务报告、决算报告，提供会计信息的目的在于使用，而要使使用者有效使用会计信息，应当能让其了解会计信息的内涵，弄懂会计信息的内容，这就要求财务报告所提供的会计信息应当清晰明了，易于理解。只有这样，才能提高会计信息的有用性，实现财务报告的目标，满足向财务报告使用者提供决策有用信息的要求。

会计信息毕竟是一种专业性较强的信息产品，在强调会计信息的可理解性要求的同时，还应假定使用者具有一定的有关政府会计主体业务和会计方面的知识。对于某些复杂的信息，如交易本身较为复杂或者会计处理较为复杂，但其与使用者的经济决策相关的，政府会计主体应当在财务报告中予以充分披露。

七、实质重于形式

实质重于形式是指政府会计主体应当按照经济业务或者事项的经济实质进行会计核算，不限于以经济业务或者事项的法律形式为依据。

政府会计主体发生的经济业务或者事项在多数情况下，其经济实质和法律形式是一致的。但在有些情况下，会出现不一致的情况。例如，以融资租赁方式租入的资产虽然从法律形式来讲单位并不拥有其所有权，但是由于租赁合同中规定的租赁期相当长，接近于该资产的使用寿命；租赁期结束时承租单位有优先购买该资产的选择权；在租赁期内承租单位有权支配资产并从中受益等。因此，从其经济实质来看，单位能够控制融资租入资产所创造的未来经济利益，在会计确认、计量和报告上就应当将以融资租赁方式租入的资产视为单位的资产，列入单位的资产负债表。

又如，《政府会计制度》中计提固定资产折旧，将折旧计入成本费用而不是冲减净资产等，也是会计信息实质重于形式质量要求的体现。

第三节 政府会计要素

会计要素是将会计对象分解成若干基本的要素，是会计内容的具体化，是对会计对象的进一步分类。它有利于设置会计科目，对有关核算内容进行确认、计量和报告，也有利于准确设计会计报表的种类、格式和列示方式。

一、政府预算会计要素

根据《政府会计准则——基本准则》的规定，政府预算会计要素包括预算收入、预算支出与预算结余。

（一）预算收入

预算收入是指政府会计主体在预算年度内依法取得的并纳入预算管理的现金流入。

预算收入一般在实际收到时予以确认，以实际收到的金额计量。

（二）预算支出

预算支出是指政府会计主体在预算年度内依法发生并纳入预算管理的现金流出。

预算支出一般在实际支付时予以确认,以实际支付的金额计量。

(三) 预算结余

预算结余是指政府会计主体预算年度内预算收入扣除预算支出后的资金余额,以及历年滚存的资金余额。

预算结余包括结余资金和结转资金。结余资金是指年度预算执行终了,预算收入实际完成数扣除预算支出和结转资金后剩余的资金。结转资金是指预算安排项目的支出年终尚未执行完毕或者因故未执行,且下年需要按原用途继续使用的资金。

符合预算收入、预算支出和预算结余定义及其确认条件的项目应当列入政府决算报表。

二、政府财务会计要素

根据《政府会计准则——基本准则》的规定,政府财务会计要素包括资产、负债、净资产、收入和费用。

(一) 资产

(1) 资产的概念。

资产是指政府会计主体过去的经济业务或者事项形成的,由政府会计主体控制的,预期能够产生服务潜力或者带来经济利益流入的经济资源。

服务潜力是指政府会计主体利用资产提供公共产品和服务以履行政府职能的潜在能力。

经济利益流入表现为现金及现金等价物的流入,或者现金及现金等价物流出的减少。

(2) 资产的分类。

政府会计主体的资产按照流动性,分为流动资产和非流动资产。

流动资产是指预计在一年内(含一年)耗用或者可以变现的资产,包括货币资金、短期投资、应收及预付款项、存货等。

非流动资产是指流动资产以外的资产,包括固定资产、在建工程、无形资产、长期投资、公共基础设施、政府储备资产、文物文化资产、保障性住房和自然资源资产等。

(3) 资产的确认。

符合资产定义的经济资源,在同时满足以下条件时,确认为资产。

①与该经济资源相关的服务潜力很可能实现或者经济利益很可能流入政府会计

主体。

②该经济资源的成本或者价值能够可靠地计量。

（4）资产的计量属性。

资产的计量属性主要包括历史成本、重置成本、现值、公允价值和名义金额。

①在历史成本计量下，资产按照取得时支付的现金金额或者支付对价的公允价值计量。

②在重置成本计量下，资产按照现在购买相同或者相似资产所需支付的现金金额计量。

③在现值计量下，资产按照预计从其持续使用和最终处置中所产生的未来净现金流入量的折现金额计量。

④在公允价值计量下，资产按照市场参与者在计量日发生的有序交易中，出售资产所能收到的价格计量。

⑤无法采用上述计量属性的，采用名义金额（即人民币1元）计量。

（5）政府会计主体在对资产进行计量时，一般应当采用历史成本。采用重置成本、现值、公允价值计量的，应当保证所确定的资产金额能够持续、可靠计量。

（6）符合资产定义和资产确认条件的项目，应当列入资产负债表。

（二）负债

（1）负债的概念。

负债是指政府会计主体过去的经济业务或者事项形成的，预期会导致经济资源流出政府会计主体的现时义务。

现时义务是指政府会计主体在现行条件下已承担的义务。未来发生的经济业务或者事项形成的义务不属于现时义务，不应当确认为负债。

（2）负债的分类。

政府会计主体的负债按照流动性，分为流动负债和非流动负债。

流动负债是指预计在一年内（含一年）偿还的负债，包括应付及预收款项、应付职工薪酬、应缴款项等。

非流动负债是指流动负债以外的负债，包括长期应付款、应付政府债券和政府依法担保形成的债务等。

（3）负债的确认。

符合负债定义的义务，在同时满足以下条件时，确认为负债。

①履行该义务很可能导致含有服务潜力或者经济利益的经济资源流出政府会计主体。

②该义务的金额能够可靠地计量。

(4) 负债的计量属性。

负债的计量属性主要包括历史成本、现值和公允价值。

①在历史成本计量下,负债按照因承担现时义务而实际收到的款项或者资产的金额,或者承担现时义务的合同金额,或者按照为偿还负债预期需要支付的现金计量。

②在现值计量下,负债按照预计期限内需要偿还的未来净现金流出量的折现金额计量。

③在公允价值计量下,负债按照市场参与者在计量日发生的有序交易中,转移负债所需支付的价格计量。

(5) 政府会计主体在对负债进行计量时,一般应当采用历史成本。采用现值、公允价值计量的,应当保证所确定的负债金额能够持续、可靠计量。

(6) 符合负债定义和负债确认条件的项目,应当列入资产负债表。

(三) 净资产

(1) 净资产的概念。

净资产是指政府会计主体资产扣除负债后的净额。

(2) 净资产的计量。

净资产金额取决于资产和负债的计量。政府会计主体净资产增加时,其表现形式为资产增加或负债减少;政府会计主体净资产减少时,其表现形式为资产减少或负债增加。

(3) 净资产项目应当列入资产负债表。

(四) 收入

(1) 收入的概念。

收入是指报告期内导致政府会计主体净资产增加的、含有服务潜力或者经济利益的经济资源的流入。

(2) 收入的确认。

收入的确认应当同时满足以下条件。

①与收入相关的含有服务潜力或者经济利益的经济资源很可能流入政府会计主体。

②含有服务潜力或者经济利益的经济资源流入会导致政府会计主体资产增加或者负债减少。

③流入金额能够可靠地计量。

政府会计主体收入的确认是建立在收付实现制原则和权责发生制原则基础之上的。在收付实现制原则下，政府会计主体只要收到资金，就必须确认收入，而不管该笔资金所依托的经济事项是否发生于当期；在权责发生制下，政府会计主体只要经济事项发生于当期，并符合一定条件，就必须确认该事项所产生的收入，而不管收入所带来的资金是否在当期收到。

（3）符合收入定义和收入确认条件的项目，应当列入收入费用表。

（五）费用

（1）费用的概念。

费用是指报告期内导致政府会计主体净资产减少的、含有服务潜力或者经济利益的经济资源的流出。

（2）费用的确认。

费用的确认应当同时满足以下条件。

①与费用相关的含有服务潜力或者经济利益的经济资源很可能流出政府会计主体。

②含有服务潜力或者经济利益的经济资源流出会导致政府会计主体资产减少或者负债增加。

③流出金额能够可靠地计量。

政府会计主体费用的确认是建立在收付实现制原则和权责发生制原则基础之上的。在收付实现制原则下，政府会计主体只要支付了资金，就必须确认费用，而不管该笔资金所依托的经济事项是否发生于当期；在权责发生制下，政府会计主体只要经济事项发生于当期，并符合一定条件，就必须确认该事项所产生的费用，而不管费用所产生的资金在当期是否支付。

（3）符合费用定义和费用确认条件的项目，应当列入收入费用表。

第四节 《政府会计制度》主要内容

一、《政府会计制度》出台的背景

我国现行政府会计核算标准体系基本上形成于 1998 年前后，主要涵盖财政总预算会计、行政单位会计与事业单位会计，包括《财政总预算会计制度》《行政单位会计制度》《事业单位会计准则》《事业单位会计制度》《医院会计制度》《基层医疗卫生机构会计制度》《高等学校会计制度》《中小学校会计制度》《科学事业单位会计制度》《彩票机构会计制度》等行业事业单位会计制度和国有建设单位会计制度等有关制度。2010年以来，财政部适应公共财政管理的需要，先后对上述部分会计标准进行了修订，基本满足了现行部门预算管理的需要。

党的十八届三中全会提出了"建立权责发生制政府综合财务报告制度"的重大改革举措，2014年新修订的《预算法》对各级政府提出按年度编制以权责发生制为基础的政府综合财务报告的新要求。由于现行政府会计标准体系一般采用收付实现制，主要以提供反映预算收支执行情况的决算报告为目的，无法准确、完整反映政府资产负债"家底"，以及政府的运行成本等情况，难以满足编制权责发生制政府综合财务报告的信息需求。另外，因现行政府会计领域多项制度并存、体系繁杂、内容交叉、核算口径不一，造成不同部门、单位的会计信息可比性不高，通过汇总、调整编制的政府财务报告信息质量较低。因此，在新的形势下，必须对现行政府会计标准体系进行改革。

2015年以来，财政部相继出台了《政府会计准则——基本准则》和存货、投资、固定资产、无形资产、公共基础设施、政府储备物资6项政府会计具体准则，以及固定资产准则应用指南，政府会计准则体系建设取得积极进展。为了加快建立健全政府会计核算标准体系，经反复研究和论证，财政部决定以统一现行各类行政事业单位会计标准、夯实部门和单位编制权责发生制财务报告和全面反映运行成本并同时反映预算执行情况的核算基础为目标，制定适用于各级各类行政事业单位的统一的会计制度。

制定出台《政府会计制度》，对于提高政府会计信息质量、提升行政事业单位财务和预算管理水平、全面实施绩效管理、建立现代财政制度具有重要的政策支撑作用，在我国政府会计发展进程中具有划时代的重要意义。

二、《政府会计制度》制定遵循的原则

在《政府会计制度》制定过程中，主要遵循了以下原则。

（一）归并统一原则

从行政事业单位通用或共性业务会计处理，以及单位财务报告信息和决算报告信息的可比性出发，归并统一现行行政单位、事业单位和各项行业事业单位会计制度。

（二）继承创新原则

立足当前行政事业单位核算现状，充分继承现行制度中合理的、共性的内容。同

时，为满足政府财务会计和预算会计适度分离并相互衔接的核算需要，在会计科目设置和报表体系设计上力求创新。另外，在相关资产科目的核算内容和账务处理说明中，充分吸收2016年以来财政部印发的6项政府会计具体准则的创新与变化。

(三) 充分协调原则

《政府会计制度》依据会计法、预算法和《政府会计准则——基本准则》等法律法规、规章制定，在严格贯彻《权责发生制政府综合财务报告制度改革方案》要求、着力实现改革目标的前提下，力求与现行行政事业单位财务规则、财务制度、部门预决算制度、行政事业单位国有资产管理规定、基本建设财务规则等要求保持协调。

(四) 提升质量原则

从财务报告和决算报告的目标以及信息使用者的需要出发，全面提升会计信息质量。在会计核算内容和范围上着力提高会计信息的可靠性、全面性，在财务会计中全面引入权责发生制，着力提高会计信息的相关性，在会计科目设置、账务处理说明上力求内在一致，着力提高会计信息的可比性，在报表设计及填表说明、附注披露中着力提高会计信息的可理解性。

(五) 务实简化原则

考虑行政事业单位会计工作基础、会计人员接受程度和当前改革所处的阶段，以及核算系统中引入财务会计内容带来的复杂性，在会计科目设置、核算口径和方法、计量标准、账务处理设计、报表设计和填制等方面，力求做到贴近实务、方便操作、简便易行。

(六) 适当借鉴原则

在充分考虑我国政府财政财务管理特点的基础上，适当吸收我国企业会计准则改革的成功经验，适当借鉴国际公共部门会计准则的最新成果以及国外有关国家政府会计改革的先进经验和做法。

三、《政府会计制度》体例结构及主要内容

《政府会计制度》由正文和附录组成，共包括六部分内容。

第一部分为总说明，主要规范《政府会计制度》的制定依据、适用范围、会计核算模式和会计要素、会计科目设置要求、报表编制要求、会计信息化工作要求和施行日期等内容。

第二部分为会计科目名称和编号，主要列出了财务会计和预算会计两类科目表，共计103个一级会计科目，其中，财务会计下资产、负债、净资产、收入和费用五个要素共77个一级科目，预算会计下预算收入、预算支出和预算结余三个要素共26个一级科目。

第三部分为会计科目使用说明，主要对103个一级会计科目的核算内容、明细核算要求、主要账务处理等进行详细规定。本部分内容是《政府会计制度》的核心内容。

第四部分为报表格式，主要规定财务报表和预算会计报表的格式，其中，财务报表包括资产负债表、收入费用表、净资产变动表、现金流量表及报表附注，预算会计报表包括预算收入支出表、预算结转结余变动表和财政拨款预算收入支出表。

第五部分为报表编制说明，主要规定了第四部分列出的7张报表的编制说明，以及报表附注应披露的内容。

附录为主要业务和事项账务处理举例。本部分采用列表方式，以《政府会计制度》第三部分规定的会计科目使用说明为依据，按照会计科目顺序对单位通用业务或共性业务和事项的账务处理进行举例说明。

四、《政府会计制度》的重大变化与创新

《政府会计制度》继承了多年来我国行政事业单位会计改革的有益经验，反映了当前政府会计改革发展的内在需要和发展方向，相对于现行制度有以下重大变化与创新。

（一）重构了政府会计核算模式

在系统总结分析传统单系统预算会计体系的利弊基础上，《政府会计制度》按照《权责发生制政府综合财务报告制度改革方案》和《政府会计准则——基本准则》的要求，构建了"财务会计和预算会计适度分离并相互衔接"的会计核算模式。"适度分离"是指适度分离政府预算会计和财务会计功能、决算报告和财务报告功能，全面反映政府会计主体的预算执行信息和财务信息。主要体现在以下几个方面：一是"双功能"，在同一会计核算系统中实现财务会计和预算会计双重功能，通过资产、负债、净资产、收入、费用五个要素进行财务会计核算，通过预算收入、预算支出和预算结余三个要素进行预算会计核算。二是"双基础"，财务会计采用权责发生制，预算会计采用收付实现制，国务院另有规定的，依照其规定。三是"双报告"，通过财务会计核算形成财务报告，通过预算会计核算形成决算报告。"相互衔接"是指在同一会计核算系统中政府预算会计要素和相关财务会计要

素相互协调，决算报告和财务报告相互补充，共同反映政府会计主体的预算执行信息和财务信息。主要体现在：一是对纳入部门预算管理的现金收支进行"平行记账"。对于纳入部门预算管理的现金收支业务，在进行财务会计核算的同时也应当进行预算会计核算。对于其他业务，仅需要进行财务会计核算。二是财务报表与预算会计报表之间存在钩稽关系。通过编制"本期预算结余与本期盈余差异调节表"并在附注中进行披露，反映单位财务会计和预算会计因核算基础和核算范围不同所产生的本年盈余数（即本期收入与费用之间的差额）与本年预算结余数（本年预算收入与预算支出的差额）之间的差异，从而揭示财务会计和预算会计的内在联系。这种会计核算模式兼顾了现行部门决算报告制度的需要，又能满足部门编制权责发生制财务报告的要求，对于规范政府会计行为，夯实政府会计主体预算和财务管理基础，强化政府绩效管理具有深远的影响。

（二）统一了现行各项单位会计制度

《政府会计制度》有机整合了《行政单位会计制度》《事业单位会计制度》和医院、基层医疗卫生机构、高等学校、中小学校、科学事业单位、彩票机构、地勘单位、测绘单位、林业（苗圃）等行业事业单位会计制度的内容。在科目设置、科目和报表项目说明中，一般情况下，不再区分行政和事业单位，也不再区分行业事业单位；在核算内容方面，基本保留了现行各项制度中的通用业务和事项，同时根据改革需要增加各级各类行政事业单位的共性业务和事项；在会计政策方面，对同类业务尽可能做出同样的处理规定。通过会计制度的统一，大大提高了政府各部门、各单位会计信息的可比性，为合并单位、部门财务报表和逐级汇总编制部门决算奠定了坚实的制度基础。

（三）强化了财务会计功能

《政府会计制度》在财务会计核算中全面引入了权责发生制，在会计科目设置和账务处理说明中着力强化财务会计功能，如增加了收入和费用两个财务会计要素的核算内容，并在原则上要求按照权责发生制进行核算；增加了应收款项和应付款项的核算内容，对长期股权投资采用权益法核算，确认自行开发形成的无形资产的成本，要求对固定资产、公共基础设施、保障性住房和无形资产计提折旧或摊销，引入坏账准备等减值概念，确认预计负债、待摊费用和预提费用等。在政府会计核算中强化财务会计功能，对科学编制权责发生制政府财务报告、准确反映单位财务状况和运行成本等情况具有重要的意义。

（四）扩大了政府资产负债核算范围

《政府会计制度》在现行制度基础上，扩大了资产负债的核算范围。除了按照权责发生制核算原则增加有关往来账款的核算内容外，在资产方面，增加了公共基础设施、政府储备物资、文物文化资产、保障性住房和受托代理资产的核算内容，以全面核算单位控制的各类资产；增加了"研发支出"科目，以准确反映单位自行开发无形资产的成本。在负债方面，增加了预计负债、受托代理负债等核算内容，以全面反映单位所承担的现时义务。此外，为了准确反映单位资产扣除负债之后的净资产状况，《政府会计制度》立足单位会计核算需要、借鉴国际公共部门会计准则相关规定，将净资产按照主要来源分类为累计盈余和专用基金，并根据净资产其他来源设置了权益法调整、无偿调拨净资产等会计科目。资产负债核算范围的扩大，有利于全面规范政府单位各项经济业务和事项的会计处理，准确反映政府"家底"信息，为相关决策提供更加有用的信息。

（五）改进了预算会计功能

根据《权责发生制政府综合财务报告制度改革方案》要求，《政府会计制度》对预算会计科目及其核算内容进行了调整和优化，以进一步完善预算会计功能。在核算内容上，预算会计仅需核算预算收入、预算支出和预算结余。在核算基础上，预算会计除按《预算法》要求的权责发生制事项外，均采用收付实现制核算，有利于避免现在制度下存在的虚列预算收支的问题。在核算范围上，为了体现新《预算法》的精神和部门综合预算的要求，《政府会计制度》将依法纳入部门预算管理的现金收支均纳入预算会计核算范围，如增设了债务预算收入、债务还本支出、投资支出等。调整完善后的预算会计，能够更好地贯彻落实《预算法》的相关规定，更加准确地反映部门和单位预算收支情况，更加满足部门、单位预算和决算管理的需要。

（六）整合了基建会计核算

按照现行制度规定，单位对于基本建设投资的会计核算除遵循相关会计制度规定外，还应当按照国家有关基本建设会计核算的规定单独建账、单独核算，但同时应将基建账相关数据按期并入单位"大账"。《政府会计制度》依据《基本建设财务规则》和相关预算管理规定，在充分吸收《国有建设单位会计制度》合理内容的基础上对单位建设项目会计核算进行了规定。单位对基本建设投资按照本制度规定统一进行会计核算，不再单独建账，大大简化了单位基本建设业务的会计核算，有利于提高单位会计信息的完整性。

(七) 完善了报表体系和结构

《政府会计制度》将报表分为预算会计报表和财务报表两大类。预算会计报表由预算收入表、预算结转结余变动表和财政拨款预算收入支出表组成，是编制部门决算报表的基础。财务报表由会计报表和附注构成，会计报表由资产负债表、收入费用表、净资产变动表和现金流量表组成，其中，单位可自行选择编制现金流量表。此外，《政府会计制度》针对新的核算内容和要求对报表结构进行了调整和优化，对报表附注应当披露的内容进行了细化，对会计报表重要项目说明提供了可参考的披露格式，要求按经济分类披露费用信息，要求披露本年预算结余和本年盈余的差异调节过程等。调整完善后的报表体系，对于全面反映单位财务信息和预算执行信息，提高部门、单位会计信息的透明度和决策有用性具有重要的意义。

(八) 增强了制度的可操作性

《政府会计制度》在附录中采用列表方式，以《政府会计制度》中规定的会计科目使用说明为依据，按照会计科目顺序对单位通用业务或共性业务和事项的账务处理进行了举例说明。在举例说明时，对同一项业务或事项，在表格中列出财务会计分录的同时，平行列出相对应的预算会计分录（如果有）。通过对经济业务和事项举例说明，能够充分反映《政府会计制度》所要求的财务会计和预算会计"平行记账"的核算要求，便于会计人员学习和理解政府会计8要素的记账规则，也有利于单位会计核算信息系统的开发或升级改造。

第五节　医院执行《政府会计制度》的主要变化

一、会计核算模式的变化

《政府会计制度》构建了"财务会计和预算会计适度分离并相互衔接"的会计核算模式。所谓"适度分离"，是指适度分离政府预算会计和财务会计功能、决算报告和财务报告功能，全面反映政府会计主体的预算执行信息和财务信息。所谓"相互衔接"，是指在同一会计核算系统中政府预算会计要素和相关财务会计要素相互协调，决算报告和财务报告相互补充，共同反映政府会计主体的预算执行信息和财务信息。与《医院会计制度》（财会〔2010〕27号）核算模式相比，《政府会计制度》构建的会计核算模式发生了以下变化。

(一)《政府会计制度》提出"双功能"的核算模式

"双功能"是指在同一会计核算系统中实现财务会计和预算会计双重功能，单位的会计核算应当具备财务会计与预算会计双重功能，全面、清晰反映单位财务信息和预算执行信息。

《医院会计制度》在会计核算时，只对医院的经济业务和事项进行财务会计核算，提供医院财务状况、运行状况和现金流量等财务会计信息。

(二)《政府会计制度》包括预算会计和财务会计

《政府会计制度》所构建的会计核算体系包括预算会计和财务会计。预算会计是以收付实现制为基础对政府会计主体预算执行过程中发生的全部收入和全部支出进行会计核算，主要反映和监督预算收支执行情况。财务会计是以权责发生制为基础对政府会计主体发生的各项经济业务或者事项进行会计核算，主要反映和监督政府会计主体财务状况、运行情况和现金流量等。

《医院会计制度》主要是财务会计核算体系，向报表使用者提供医院的财务状况、运行状况、现金流量等有关信息。而对预算执行方面的信息没有专门的核算体系加以反映。

(三) 增加预算会计要素

《政府会计制度》中预算会计的要素包括预算收入、预算支出与预算结余。预算会计通过预算收入、预算支出和预算结余三个要素进行预算会计核算。

《医院会计制度》只设置资产、负债、净资产、收入、费用五个财务会计要素，仅对医院的这五个要素进行确认和计量。

(四) 采用"双基础"核算

《政府会计制度》规定会计核算采用"双基础"，即财务会计采用权责发生制，预算会计采用收付实现制。国务院另有规定的，依照其规定。

《医院会计制度》规定采用修正的权责发生制，即对医院提供的医疗服务及发生的其他业务采用权责发生制核算，对财政补助、科教项目经费核算实行收付实现制原则。

(五) 实行"双分录"记账

《政府会计制度》规定会计核算实行"双分录"，即一项经济业务发生之后，需要依据财务会计科目与要求编制财务会计分录,同时依据预算会计科目与规则编制预算会计分录。

《医院会计制度》规定对一项经济业务发生后,只需根据财务会计科目与要求编制单一的财务会计分录。

(六) 编制"双报告"

《政府会计制度》规定通过预算会计核算形成决算报告,通过财务会计核算形成财务报告。决算报告向使用者提供与政府预算执行情况有关的信息,综合反映政府会计主体预算收支的年度执行结果,有助于决算报告使用者进行监督和管理,并为编制后续年度预算提供参考和依据。财务报告向使用者提供与政府财务状况、运行情况和现金流量等有关的信息,反映政府会计主体公共受托责任履行情况,有助于财务报告使用者做出决策或者进行监督和管理。决算报告和财务报告相互补充,共同反映政府会计主体的预算执行信息和财务信息。

《医院会计制度》以财务会计为主线进行核算,医院编制的预算报表依附其财务会计报表体系中,未形成独立的预算执行报告。

二、会计科目设置的变化

(一) 会计科目总体设置变化

《医院会计制度》按照五大要素,设置了 52 个科目,其中,资产类科目 23 个,负债类科目 13 个,净资产类科目 7 个,收入类科目 4 个,费用类科目 5 个。在会计科目使用说明中,逐一对 52 个科目的核算内容、明细科目设置、确认计量原则和主要账务处理进行了详细说明。

《政府会计制度》按照八大会计要素,设置了 103 个科目,其中财务会计科目 77 个,预算会计科目 26 个。财务会计中,资产类科目 35 个,负债类科目 16 个,净资产类科目 7 个,收入类科目 11 个,费用类科目 8 个。预算会计中,预算收入类科目 9 个,预算支出类科目 8 个,预算结余类科目 9 个。

政府会计科目设置不再区分行政和事业单位,也不再区分各行业事业单位,并通过双体系设置两套平行的会计科目,实现财务会计与预算会计的双重功能。

(二) 资产类会计科目的主要变化

与《医院会计制度》相比,《政府会计制度》在资产类科目设置方面的变化较大。《政府会计制度》在资产类会计科目中取消了"应收医疗款""应收在院病人医疗款"科目,将这两个科目核算的内容在"应收账款"明细科目中核算;增加了"应收票据"科目,核算单位因开展经营活动而收到的商业汇票;增加了"应收股利""应收利息"科目核算股利、利息的内容,以准确反映单位当期投资收益;增加了"在途物资"科目,在实际成本法下,真实准确地反映单位所持有的资产;增加了"长期股权投资""长期债券投资"科目来核算医院的长期对外投资;增加了"研发支出"科目,以准确反映单位自行开发无形资产的成本;增加了"工程物资"科目,核算为在建工程准备的各种物资,并且在总说明中明确规定单位不再单独对基建工程建账,不再按项目单独核算;增加了公共基础设施、政府储备物资、文物文化资产、保障性住房和受托代理资产的核算内容,以全面核算单位控制的各类资产。

(三) 负债类会计科目的主要变化

与《医院会计制度》相比,《政府会计制度》在负债类科目设置方面的变化较大。政府会计增加了预计负债、受托代理负债等核算内容,以全面反映单位所承担的现时义务;对原有的"应交税费"拆分为"应交增值税""其他应交税费",以适应营改增政策后的税费结构反映模式;将原有的"应缴款项"分设为"应缴财政款"和"应付财政补贴款",更清晰地反映应缴款项的对象及功能;与资产类相适应,增加了"应付利息"科目,对筹资成本进行核算;取消了"应付福利费""应付社会保障费"科目,将"应付社会保障费"科目核算内容并入"应付职工薪酬"科目。

(四) 净资产类会计科目的主要变化

与《医院会计制度》相比,《政府会计制度》在净资产类科目设置方面的调整变化较大。增设"累计盈余"科目,取消"事业基金"科目,"累计盈余"科目核算历年实现的盈余和扣除盈余分配后滚存的金额,以及因无偿调入调出资产产生的净资产变动额;"医疗风险基金"可以根据医疗行业特殊性保留使用;取消了"待冲基金"科目,将原来通过这一科目反映的用财政资金形成的固定资产计提折旧、无形资产摊销,直接在累计折旧、累计摊销及费用科目中进行反映;增加"权益法调整"科目,核算权益法下的长期股权投资因价值变动而计入净资产的金额;按用途增加"无偿调拨净资产""以前年度盈余调整"科目,使净资产核算更清晰。

(五) 收入类会计科目的主要变化

与《医院会计制度》相比,《政府会计制度》在收入类科目设置方面有较大变化。《医院会计制度》中会计科目设置"财政补助收入""医疗收入""科教项目收入""其他收入"四个科目核算医院的收入。《政府会计制度》下则设置"财政拨款收入""事业收入""上级补助收入""附属单位上缴收入""经营收入""非同级财政拨款收入""投资收益""捐赠收入""利息收入""租金收入""其他收入"十一个科目核算收入。这样的设置使医院的收入核算较原有制度进一步细化。

《政府会计制度》取消"医疗收入""科教项目收入"科目，采用统一的适合所有行业的"事业收入"科目。为了使医院的会计核算能够顺利衔接，在"事业收入"科目下设"医疗收入""科教收入"明细科目核算医院的医疗业务及科教项目收入。医院收入类会计科目中的"其他收入"科目核算财政补助收入、医疗收入、科教项目收入之外的所有收入，所核算的内容包罗万象。医院执行《政府会计制度》后，将《医院会计制度》中的"其他收入"核算的内容按照收入的特征分设科目，使医院收入的核算得到进一步细化和具体化。

（六）费用类会计科目的主要变化

与《医院会计制度》相比，《政府会计制度》在费用类科目设置方面也有较大变化。《政府会计制度》取消"医疗业务成本""财政专项补助支出""科教项目支出"科目，设置"业务活动费用"科目，按照经费性质（财政基本拨款经费、财政项目拨款经费、科教经费、其他经费）进行明细核算，将医院开展医教研及其辅助活动发生的费用统一在"业务活动费用"科目核算；设置"单位管理费用"科目，核算医院发生的行政及后勤管理部门为组织、管理医疗、科研、教学业务活动所发生的各项费用；增设了"经营费用""资产处置费用""上缴上级费用""对附属单位补助费用""所得税费用"科目。《政府会计制度》下，医院"其他费用"核算的范围减少，而在《医院会计制度》中，上述科目核算的内容大多在"其他费用"科目核算。

（七）增设预算会计科目

《政府会计制度》增设了预算会计核算内容，通过预算收入类科目、预算支出类科目、预算结余类科目来反映单位预算执行情况。

三、会计账务处理的主要变化

《政府会计制度》规定对纳入部门预算的现金收支进行"平行记账"。对纳入部门预算管理的现金收支业务，在进行财务会计核算的同时应当进行预算会计核算，对其他业务仅需进行财务会计核算。而《医院会计制度》采用"单一记账"，在同一会计核算系统中只对所有业务进行财务会计核算。与《医院会计制度》相比，《政府会计制度》的主要变化还表现在以下方面。

(一) 资产类账务处理的主要变化

(1) 基建会计核算的变化。

《医院会计制度》规定,医院对基本建设投资的会计核算除遵循制度规定外,还应当按照国家有关基本建设会计核算的规定单独建账、单独核算,但同时应将基建账相关数据按期并入医院"大账"。《政府会计制度》则依据《基本建设财务规则》和相关预算管理规定,在充分吸收《国有建设单位会计制度》合理内容的基础上,要求单位对基本建设投资按照《政府会计制度》规定统一进行会计核算,不再单独建账。

(2) 固定资产折旧时点的变化。

《医院会计制度》规定对当月增加的固定资产,下月起计提折旧;当月减少的固定资产,下月停止计提折旧。《政府会计制度》规定,固定资产应当按月计提折旧,当月增加的固定资产,当月开始计提折旧;当月减少的固定资产,当月不再计提折旧。《政府会计制度》对固定资产折旧计提在当月反映,更具时效性。

(3) 对不同资金渠道购置资产账务处理的变化。

《医院会计制度》将财政资金和非财政资金形成的资产区分开来,将利用财政补助购建的固定资产、无形资产在计提折旧、摊销时,将财政拨入资金购置的资产冲减"待冲基金",而不计入当期的医疗业务成本。《政府会计制度》规定财政资金购置的固定资产、无形资产在计提折旧时,直接记入"业务活动费用""单位管理费用"等科目。

(4) 单位自行研发项目账务处理的变化。

《政府会计制度》规定设置"研发支出"科目,核算单位自行研究开发项目研究阶段和开发阶段发生的各项支出,并应分开("研究支出""开发支出")进行明细核算。对于自行研究开发项目研究阶段的支出,应当先在本科目核算,期(月)末转入当期费用科目。对于自行研究开发项目开发阶段的支出,先通过本科目核算,项目开发完成,达到预定用途形成无形资产的,记入"无形资产"科目。《医院会计制度》对于自行研发项目的账务处理通过"管理费用""医疗业务成本"等科目核算。

(二) 负债类账务处理的主要变化

(1) 增设预计负债、受托代理负债账务处理内容。

在负债方面,《政府会计制度》增加了预计负债、受托代理负债等核算内容,核算对因或有事项所产生的现时义务而确认的负债,如对未决诉讼等确认的负债,以全面反映单位所承担的现时义务。

(2)将原有的"应交税费"科目拆分为"应交增值税""其他应交税费"科目,以适应营改增政策后的税费结构反映模式;将原有的"应缴款项"科目分设为"应缴财政款"和"应付财政补贴款"科目,更清晰地反映应缴款项的对象及功能。

(3)增加了"应付利息"科目,对筹资成本进行核算;取消了"应付福利费""应付社会保障费"科目,将"应付社会保障费"科目核算内容并入"应付职工薪酬"科目。

(三)净资产类账务处理的主要变化

(1)取消"待冲基金"账务处理。

《政府会计制度》取消了"待冲基金"科目,将原来通过这一科目反映的用财政资金形成的固定资产、无形资产在计提固定资产折旧、无形资产摊销时不再冲减"待冲基金"科目,而是直接在相关费用科目中进行反映。

(2)专用基金账务处理变化。

《政府会计制度》规定"专用基金"科目下设"职工福利基金""医疗风险基金"明细科目。

(3)增加"权益法调整"科目账务处理。

《医院会计制度》对长期投资采取成本法核算,投资收益按收付实现制基础核算。《政府会计制度》规定单位持有的长期股权投资采用权益法核算时,长期投资价值变动金额计入净资产下"权益法调整"科目,更能真实地体现单位对外投资的价值。

(四)收入类账务处理的主要变化

(1)《政府会计制度》取消"医疗收入""科教项目收入"科目,采用统一的适合所有行业的"事业收入"科目。为了使得医院的会计核算能够顺利衔接,在"事业收入"科目下设"医疗收入""科教收入"明细科目核算医院的医疗及科教收入。

(2)《医院会计制度》中的"其他收入"科目核算财政补助收入、医疗收入、科教项目收入之外的所有收入,所核算的内容包罗万象。医院执行《政府会计制度》后,将《医院会计制度》中的"其他收入"核算的内容按照收入的特征分设科目,使得医院的收入核算进一步细化和具体。

(五)费用类账务处理的主要变化

(1)《政府会计制度》取消"财政专项补助支出""科教项目支出"科目,医院开展医教研及其辅助活动发生的费用统一在"业务活动费用"科目核算。

（2）医院发生的行政及后勤管理部门为组织、管理医疗、科研、教学业务活动所发生的各项费用在"单位管理费用"科目核算。在《政府会计制度》中，医院"单位管理费用"科目核算的内容减少。如利息费用、坏账损失不再在"单位管理费用"科目核算，而在"其他费用"科目中核算。

（3）执行《政府会计制度》后，医院发生的营业税、城市维护建设税、教育费、附加费、印花税等分别在"业务活动费用""单位管理费用""经营费用""其他费用"等科目核算。

四、会计报表体系的主要变化

在《医院会计制度》中，会计报表包括资产负债表、收入费用表、医疗收入费用明细表、财政补助收支情况表、现金流量表、会计报表附注、成本报表等。而《政府会计制度》将报表分为预算会计报表和财务报表两大类。预算会计报表由预算收入表、预算结转结余变动表和财政拨款预算收入支出表组成，是编制部门决算报表的基础。财务报表由会计报表和附注构成，会计报表由资产负债表、收入费用表、净资产变动表和现金流量表组成，其中，单位可自行选择编制现金流量表。此外，《政府会计制度》针对新的核算内容和要求，对报表结构进行了调整和优化，对报表附注应当披露的内容进行了细化，对会计报表重要项目说明提供了可参考的披露格式，要求按经济分类披露费用信息，要求披露本年预算结余和本年盈余的差异调整过程等。

相对于《医院会计制度》的报表体系，《政府会计制度》的报表体系对于全面反映单位财务信息和预算执行信息，提高部门、单位会计信息的透明度和决策有用性更加具有重要的意义。

第二章 资产的会计核算

第一节 资产概述

一、资产的概念和特征

(一) 医院资产的概念

资产是指医院过去的经济业务或者事项形成的,由医院控制的,预期能够产生服务潜力或者带来经济利益流入的经济资源。

服务潜力是医院利用资产提供公共产品和服务以履行政府职能的潜在能力。

经济利益流入表现为现金及现金等价物的流入。

(二) 医院资产的特征

1. 资产是由过去的经济业务或事项形成的

资产必须是现时的资产,而不能是预期的资产。只有过去的交易或者事项才能增加或减少医院的资产,预期未来发生的交易或者事项不形成资产,比如,医院购买医疗设备、自行建造住院楼、自行研制生产药品等,已经发生的购买、自行建造、生产等交易或者事项即为过去的交易或者事项。而医院有购买计划但尚未发生的购买交易则不会形成医院的资产。

2. 资产是医院所拥有或者控制的

医院拥有资产,就能排他性地从资产中获取经济利益或服务潜力。有些资产虽不为医院拥有,但是医院能够支配这些资产,并排他性地从资产中获取经济利益或服务潜力。比如,以融资租赁方式租入的固定资产,虽然医院并不拥有其所有权,但是由于租赁合同规定的租赁期相当长,接近于该资产的使用寿命;租赁期满,承租医院一般有优先购买该资产的选择权;在租赁期内,承租医院有权支配资产并从中受益或者向病人提供服务。所以,以融资租赁方式租入的固定资产应视为医院的资产。而以经营租赁方式租入的固定资产,由于医院不能控制它,不应视同为医院的资产。

3. 资产预期会给医院带来经济利益或者服务潜力

资产预期会给医院带来经济利益或者服务潜力,是资产的本质特征。这里所指的"服务潜力"是指医院从事宗旨所规定的活动,向公众提供医疗服务的能力。资产预期会给医院带来经济利益,是指资产预期会直接或间接导致现金或现金等价物流入医院。例如,医院的应收医疗款在债务人偿付时可以直接为医院带来现金流入;医院采购的药品、卫生材料,购置的固定资产等,可以单独或组合起来用于提供医疗服务,并按照相关标准取得收入。

二、资产的分类

资产可以按照不同的标志进行分类。

按照流动性分为流动资产和非流动资产。流动资产是指可以在一年内(含一年)变现或耗用的资产,主要包括货币资金、短期投资、应收及预付款项、存货等。除流动资产以外的其他资产,统称为非流动资产,包括长期投资、固定资产、在建工程、无形资产等。

按照有无实物形态对资产进行分类,可以分为有形资产和无形资产。有形资产通常具有物质实体,如存货、固定资产等;无形资产通常表现为某种法定权利或技术,如专利权、商标权等。

三、资产的确认与计量

(一)资产的确认

符合资产定义的经济资源,同时满足以下条件时,确认为资产,一是与该经济资源相关的服务潜力很可能实现或者经济利益很可能流入医院;二是该经济资源的成本或者价值能够可靠地计量。

(二)资产的计量

1. 资产的初始计量

资产的初始计量,是指资产初始确认时入账金额的确定。医院在确认资产时,通常按照取得资产或自制资产所发生的实际成本予以计量。对于接受捐赠、无偿划拨的非现金资产,其成本比照同类或类似物资的市场价格或有关凭据注明的金额加以确定。对于无偿调入的长期股权投资,因其同类或类似投资的市场价格难以确定,其成本应以调出单位的原账面价值为基础确定。资产的计量属性主要包括历史成本、重置成本、现值、公允价值和名义金额。

2. 资产的后续计量

资产的后续计量,是指在资产存续期间内的各个会计期末,资产账面金额的确定。出于会计信息有用性和会计谨慎性原则的考虑,医院应在每年年度终了时,对应收款项进行全面检查，对预计可能发生的坏账损失计提坏账准备并计入当期费用；对于固定资产和无形资产，要求按月计提折旧和摊销，以如实反映资产在期末真实的折余或摊余价值。医院的其他资产，除非新增或减少，期末一般不调整其账面金额。

四、资产类会计科目设置及变化

（一）医院执行《政府会计制度》资产类会计科目对照（如表 2-1 所示）

表 2-1 医院执行《政府会计制度》资产类科目对照

政府会计制度会计科目			医院会计制度会计科目		
序号	编号	名称	序号	编号	名称
1	1001	库存现金	1	1001	库存现金
2	1002	银行存款	2	1002	银行存款
3	1011	零余额账户用款额度	3	1003	零余额账户用款额度
4	1021	其他货币资金	4	1004	其他货币资金
5	1101	短期投资	5	1101	短期投资
6	1201	财政应返还额度	6	1201	财政应返还额度
7	1211	应收票据	9	1215	其他应收款
			8	1212	应收医疗款
8	1212	应收账款	7	1211	应收在院病人医疗款
			8	1212	应收医疗款
9	1214	预付账款	11	1231	预付账款
10	1215	应收股利	9	1215	其他应收款
11	1216	应收利息			
12	1218	其他应收款			
13	1219	坏账准备	10	1221	坏账准备
14	1301	在途物品	11	1231	预付账款
15	1302	库存物品	12	1301	库存物资
16	1303	加工物品	13	1302	在加工物资
17	1401	待摊费用	14	1401	待摊费用
18	1501	长期股权投资	15	1501	长期投资
19	1502	长期债券投资			
20	1601	固定资产	16	1601	固定资产
21	1602	固定资产累计折旧	17	1602	累计折旧

续表

政府会计制度会计科目			医院会计制度会计科目		
序号	编号	名称	序号	编号	名称
22	1611	工程物资	18	1611	在建工程
23	1613	在建工程			
24	1701	无形资产	20	1701	无形资产
25	1702	无形资产累计摊销	21	1702	累计摊销
26	1703	研发支出	14	1401	待摊费用
27	1801	公共基础设施			
28	1802	公共基础设施累计折旧（摊销）			
29	1811	政府储备物资	12	1301	库存物资
30	1821	文物文化资产			
31	1831	保障性住房			
32	1832	保障性住房累计折旧			
33	1891	受托代理资产	12	1301	库存物资
34	1901	长期待摊费用	22	1801	长期待摊费用
35	1902	待处理财产损溢	19	1621	固定资产清理
			23	1901	待处理财产损溢

（二）医院执行《政府会计制度》资产核算主要变化

执行《政府会计制度》后，医院资产核算上主要有以下变化。

（1）"库存现金""银行存款"科目下增加了"受托代理资产"核算内容。

（2）增加了"应收账款"科目，并在该科目下设置了"应收在院病人医疗款""应收医疗款"和"其他应收账款"明细科目。取消"应收在院病人医疗款""应收医疗款"科目。

（3）增加了"应收票据""应收利息""应收股利"科目，调整了"其他应收款"科目核算内容。《医院会计制度》中"其他应收款"科目中核算的应收长期股权投资的股利，《政府会计制度》在"应收股利"科目核算；《医院会计制度》中"其他应收款"科目中核算的应收长期债券投资的利息，《政府会计制度》在"应收利息"科目核算；《医院会计制度》"其他应收款"科目中核算的出租资产、出售物资等应收取的款项，《政府会计制度》在"应收账款"科目核算；《医院会计制度》"其他应收款"科目中核算的已经付款或开出商业汇票、尚未收到物资的金额，《政府会计制度》在"在途物品"科目核算。

（4）存货的核算进一步细化，《医院会计制度》中"库存物品"科目余额中属于医院受托存储保管的物资和受托转赠的物资，新制度在"受托代理资产"科目核算；属于为在建工程购买和使用的材料物资，新制度在"工程物资"科目核算；其余在新制度"库存物品"科目核算。增加了"在途物品"科目。

（5）增加了"长期股权投资"和"长期债券投资"科目，取消了《医院会计制度》中的"长期投资"科目。

（6）增加了"工程物资"科目，核算为在建工程准备的各种物资的成本。

（7）取消了《医院会计制度》"固定资产清理"科目，相关内容《政府会计制度》在"待处理财产损溢"科目核算。

（8）增加了"研发支出"科目，核算医院自行研究开发项目研究阶段和开发阶段发生的各项支出。

（9）增加了"受托代理资产"科目，核算医院接受委托方委托管理的各项资产。

第二节 货币资金

医院的货币资金包括库存现金、银行存款、零余额账户用款额度和其他货币资金。

一、库存现金

（一）库存现金概述

医院的库存现金，是指存于医院内部用于日常零星开支的货币资金。医院应当严格遵循《现金管理暂行条例》等有关现金管理的规定，建立健全库存现金内部控制制度，对库存现金进行严密的管理和控制，保证库存现金使用的合法性和合理性，保护库存现金的安全与完整。

1. 遵循现金库存限额

库存现金的限额，指的是为了保证医院日常零星开支的需要，允许医院保留的库存现金的最高金额。限额一般由医院的开户银行根据医院业务的实际需要，按照《现金管理暂行条例》核定。

库存现金限额一经核定，医院应当按核定的限额控制库存现金，超过库存限额部分的现金须及时解交开户银行，以保证现金的安全。需要增加或减少库存现金限额的医院，需向开户银行提出申请，由其重新核定。

2. 控制现金使用范围

根据国家现金结算制度的规定，医院收支的各种款项必须按照国务院颁布的《现金管理暂行条例》的规定办理。医院与其他单位或个人的经济往来，除在规定范围内可以使用现金外，其他收付款均须通过银行转账结算。

根据《现金管理暂行条例》的规定，现金的使用范围如下。

（1）职工工资、津贴。

（2）个人劳务报酬。包括稿费、讲课费及其他专门工作报酬。

（3）支付给个人的奖金，包括根据国家制度条例的规定，颁发给个人的科学技术、文化艺术、体育等方面的各种奖金。

（4）各种劳保、福利费用及国家规定的对个人的其他现金支出。

（5）收购单位向个人收购农副产品和其他物资的价款，如金银、工艺品、废旧物资的价款。

（6）出差人员必需随身携带的差旅费。

（7）结算起点（1000元人民币）以下的零星支出。超过结算起点的应实行银行转账结算，结算起点的调整由中国人民银行确定报国务院备案。

（8）中国人民银行确定需要用现金支付的其他支出。如采购地点不确定，交换不便，抢险救灾及其他特殊情况，办理转账结算不够方便，必须使用现金的支出。对于这类支出，现金支取单位应向开户银行提出书面申请，由本单位财会部门负责人签字盖章，开户银行审查批准后予以支付现金。

目前，医院的职工工资和各种津贴、补贴等人员支出可以采用财政直接支付或授权方式支付，或采用银行直接转账个人银行账户，使用现金的范围已经越来越小。

3. 不得"坐支"现金

医院不得"坐支"现金。"坐支"即以医院的现金收入直接支付现金支出。按照《现金管理暂行条例》及其实施细则的规定，开户单位支付现金，可以从本单位的现金库存中支付或者从开户银行提取，不得从本单位的现金收入中直接支出（即"坐支"）。因特殊需要确实需要"坐支"现金的，须按规定报经有关部门批准并在核定的范围和限额内开支。

4. 完善库存现金内部控制

医院应当在严格遵守国家现金管理制度的同时，建立并不断完善现金内部控制制度，强化对关键环节的风险控制。至少需要做到以下几点。

第一，会计、出纳岗位要分设，不能一人兼任。出纳工作应由专人负责，库存现金由出纳人员保管。

第二，定期或不定期对库存现金进行盘点，确保现金账面余额与实际库存金额相符。若有不符，应及时查明原因，做出相应处理。

第三，不得私立"小金库"，违反国家财经纪律。

（二）库存现金的会计核算

1. 库存现金的科目设置

医院应当设置"库存现金"科目，核算医院的库存现金。应当设置"受托代理资产"明细科目，核算单位受托代理、代管的现金。该科目属于资产类科目，借方登记库存现金的增加，贷方登记库存现金的减少，期末借方余额反映医院实际持有的库存现金。

医院应当设置"现金日记账"，根据审核无误的收付款凭证，按业务发生顺序逐笔登记。每日终了，应当计算当日的现金收入合计数、现金支出合计数和结余数，并将结余数与实际库存数核对，做到账款相符。每日账款核对中发现现金溢余或短缺的，应当及时进行处理。

2. 库存现金的账务处理

（1）从银行等金融机构提取现金，按照实际提取的金额，借记本科目，贷记"银行存款"科目，如图2-1所示。

记 账 凭 证

凭证号：××　　　　　　　日期：201×年×月×日　　　　　　　附单据：×张

摘要	财务会计			预算会计		
	科目	借方金额	贷方金额	科目	借方金额	贷方金额
×××	库存现金	×××				
×××	银行存款		×××			
	合计	×××	×××	合计		

图2-1　从银行提取现金应填制的记账凭证

（2）将现金存入银行等金融机构，按照实际存入金额，借记"银行存款"科目，贷记本科目，如图2-2所示。

记 账 凭 证

凭证号：××　　　　　　　日期：201×年×月×日　　　　　　　附单据：×张

摘要	财务会计			预算会计		
	科目	借方金额	贷方金额	科目	借方金额	贷方金额
×××	银行存款	×××				
×××	库存现金		×××			
	合计	×××	×××	合计		

图 2-2　将现金存入银行应填制的记账凭证

【例 2-1】201×年 1 月 10 日，某医院开出现金支票从银行提取现金 50000 元。

财会部门根据有关凭证，应编制会计分录如下。

财务会计：

借：库存现金　　　　　　　　　　　　　　　　　　　　　　50000

　　贷：银行存款　　　　　　　　　　　　　　　　　　　　　　50000

【例 2-2】201×年 1 月 12 日，某医院将现金 100000 元存入银行。

财会部门根据有关凭证，应编制会计分录如下。

财务会计：

借：银行存款　　　　　　　　　　　　　　　　　　　　　　100000

　　贷：库存现金　　　　　　　　　　　　　　　　　　　　　　100000

（3）根据规定从单位零余额账户提取现金，按照实际提取的金额，借记本科目，贷记"零余额账户用款额度"科目，如图 2-3 所示。

记 账 凭 证

凭证号：××　　　　　　　日期：201×年×月×日　　　　　　　附单据：×张

摘要	财务会计			预算会计		
	科目	借方金额	贷方金额	科目	借方金额	贷方金额
×××	库存现金	×××		资金结存——货币资金	×××	
×××	零余额账户用款额度		×××	资金结存——零余额账户用款额度		×××
	合计	×××	×××	合计	×××	×××

图 2-3　从零余额账户提取现金应填制的记账凭证

（4）将现金退回单位零余额账户，按照实际退回的金额，借记"零余额账户用款额度"科目，贷记本科目，如图 2-4 所示。

記 账 凭 证

凭证号：×× 　　　　　　　日期：201×年×月×日　　　　　　　附单据：×张

摘要	财务会计			预算会计		
	科目	借方金额	贷方金额	科目	借方金额	贷方金额
×××	零余额账户用款额度	×××		资金结存——零余额账户用款额度	×××	
×××	库存现金		×××	资金结存——货币资金		×××
	合计	×××	×××	合计	×××	×××

图2-4　现金退回零余额账户应填制的记账凭证

【例2-3】201×年1月13日，某医院从零余额账户中支取现金500元。

财会部门根据有关凭证，应编制会计分录如下。

财务会计：

借：库存现金　　　　　　　　　　　　　　　　　　　　　　　500

　　贷：零余额账户用款额度　　　　　　　　　　　　　　　　　　500

预算会计：

借：资金结存——货币资金　　　　　　　　　　　　　　　　　　500

　　贷：资金结存——零余额账户用款额度　　　　　　　　　　　　500

【例2-4】201×年1月20日，某医院将现金300元退回零余额账户。

财会部门根据有关凭证，应编制会计分录如下。

财务会计：

借：零余额账户用款额度　　　　　　　　　　　　　　　　　　　300

　　贷：库存现金　　　　　　　　　　　　　　　　　　　　　　　300

预算会计：

借：资金结存——零余额账户用款额度　　　　　　　　　　　　　300

　　贷：资金结存——货币资金　　　　　　　　　　　　　　　　　300

（5）因内部职工出差等原因借出的现金，按照实际借出的现金金额，借记"其他应收款"科目，贷记本科目，如图2-5所示。

记 账 凭 证

凭证号：×× 　　　　　　　　　日期：201×年×月×日　　　　　　　　　附单据：×张

摘要	财务会计			预算会计		
	科目	借方金额	贷方金额	科目	借方金额	贷方金额
×××	其他应收款	×××				
×××	库存现金		×××			
	合计	×××	×××	合计		

图2-5　职工出差借支差旅费应填制的记账凭证

（6）出差人员报销差旅费时，按照实际报销的金额，借记"业务活动费用""单位管理费用"等科目，按照实际借出的现金金额，贷记"其他应收款"科目，按照其差额，借记或贷记本科目，如图2-6所示。

记 账 凭 证

凭证号：×× 　　　　　　　　　日期：201×年×月×日　　　　　　　　　附单据：×张

摘要	财务会计			预算会计		
	科目	借方金额	贷方金额	科目	借方金额	贷方金额
×××	业务活动费用/单位管理费用/库存现金（实际报销金额小于借款的差额）	×××		事业支出（实际报销金额）	×××	
×××	其他应收款/库存现金（实际报销金额大于借款金额的差额）		×××	资金结存——货币资金		×××
	合计	×××	×××	合计	×××	×××

图2-6　职工报销差旅费应填制的记账凭证

【例2-5】201×年1月12日，某医院院办张某出差预支现金2000元。2月18日，张某报销差旅费1800元，退回现金200元。

财会部门根据有关凭证，应编制会计分录如下。

201×年1月12日预支现金，

财务会计：

　　借：其他应收款——张某　　　　　　　　　　　　　　2000

　　　　贷：库存现金　　　　　　　　　　　　　　　　　　　　2000

201×年2月18日报销差旅费，

财务会计：

借：库存现金 200

　　单位管理费用 1800

　　　贷：其他应收款——张某 2000

预算会计：

借：事业支出 1800

　　贷：资金结存——货币资金 1800

(7) 因提供服务、物品或者其他事项收到现金，按照实际收到的金额，借记本科目，贷记"事业收入"等相关科目，如图 2-7 所示。

涉及增值税业务的，相关账务处理参见"应交增值税"科目。

记 账 凭 证

凭证号：×× 　　　　　日期：201×年×月×日 　　　　　附单据：×张

摘要	财务会计			预算会计		
	科目	借方金额	贷方金额	科目	借方金额	贷方金额
×××	库存现金	×××		资金结存——货币资金	×××	
×××	事业收入		×××	事业预算收入		×××
	合计	×××	×××	合计	×××	×××

图 2-7　发生事业收入收到现金应填制的记账凭证

(8) 因购买服务、物品或者其他事项支付现金，按照实际支付的金额，借记"业务活动费用""单位管理费用""库存物品"等相关科目，贷记本科目，如图 2-8 所示。涉及增值税业务的，相关账务处理参见"应交增值税"科目。

记 账 凭 证

凭证号：×× 　　　　　日期：201×年×月×日 　　　　　附单据：×张

摘要	财务会计			预算会计		
	科目	借方金额	贷方金额	科目	借方金额	贷方金额
×××	业务活动费用/单位管理费用/库存物品	×××		事业支出/其他支出	×××	
×××	库存现金		×××	资金结存——货币资金		×××
	合计	×××	×××	合计	×××	×××

图 2-8　以现金购买服务或物品应填制的记账凭证

【例 2-6】201×年 1 月 13 日，某医院收到当日门诊病人以现金交纳的医疗收费共计 1500000 元。

财会部门根据有关凭证，应编制会计分录如下。

财务会计：

借：库存现金　　　　　　　　　　　　　　　　　　1500000
　　贷：事业收入——医疗收入——门急诊收入　　　　1500000

预算会计：

借：资金结存——货币资金　　　　　　　　　　　　1500000
　　贷：事业预算收入——医疗预算收入——门急诊预算收入　1500000

【例 2-7】201×年 2 月 8 日，用库存现金 300 元购买办公用品。

财会部门根据有关凭证，应编制会计分录如下。

财务会计：

借：库存物品——其他材料　　　　　　　　　　　　300
　　贷：库存现金　　　　　　　　　　　　　　　　300

预算会计：

借：事业支出　　　　　　　　　　　　　　　　　　300
　　贷：资金结存——货币资金　　　　　　　　　　300

（9）以库存现金对外捐赠，按照实际捐出的金额，借记"其他费用"科目，贷记本科目，如图 2-9 所示。

记　账　凭　证

凭证号：××　　　　　　日期：201×年×月×日　　　　　　附单据：×张

摘要	财务会计			预算会计		
	科目	借方金额	贷方金额	科目	借方金额	贷方金额
×××	其他费用	×××		其他支出	×××	
×××	库存现金		×××	资金结存——货币资金		×××
	合计	×××	×××	合计	×××	×××

图 2-9　以现金对外捐赠应填制的记账凭证

【例 2-8】201×年 2 月 20 日，医院经上级批准向某乡镇卫生院捐赠现金 1000 元。

财会部门根据有关凭证，应编制会计分录如下。

财务会计：

借：其他费用　　　　　　　　　　　　　　　　　　1000
　　贷：库存现金　　　　　　　　　　　　　　　　1000

预算会计：

借：其他支出　　　　　　　　　　　　　　　　　　　　　　　　　1000
　　贷：资金结存——货币资金　　　　　　　　　　　　　　　　　　　1000

（10）收到受托代理、代管的现金，按照实际收到的金额，借记本科目（——受托代理资产），贷记"受托代理负债"科目，如图2-10所示。

记　账　凭　证

凭证号：××　　　　　　　　日期：201×年×月×日　　　　　　　附单据：×张

摘要	财务会计			预算会计		
	科目	借方金额	贷方金额	科目	借方金额	贷方金额
×××	库存现金——受托代理资产	×××				
×××	受托代理负债		×××			
	合计	×××	×××	合计		

图2-10　收到受托代理、代管的现金应填制的记账凭证

（11）支付受托代理、代管的现金，按照实际支付的金额，借记"受托代理负债"科目，贷记本科目（——受托代理资产），如图2-11所示。

记　账　凭　证

凭证号：××　　　　　　　　日期：201×年×月×日　　　　　　　附单据：×张

摘要	财务会计			预算会计		
	科目	借方金额	贷方金额	科目	借方金额	贷方金额
×××	受托代理负债	×××				
×××	库存现金——受托代理资产		×××			
	合计	×××	×××	合计		

图2-11　支付受托代理、代管的现金应填制的记账凭证

【例2-9】201×年4月6日，医院收到×公司受托代理捐赠现金50000元。财会部门根据有关凭证，应编制会计分录如下。

收到时，

财务会计：

借：库存现金——受托代理资产　　　　　　　　　　　　　　　　　50000
　　贷：受托代理负债　　　　　　　　　　　　　　　　　　　　　　　50000

使用时，

财务会计：

借：受托代理负债　　　　　　　　　　　　　　　　　　　　　50000

　　贷：库存现金——受托代理资产　　　　　　　　　　　　　　50000

（12）每日账款核对中发现有待查明原因的现金短缺或溢余的，应当通过"待处理财产损溢"科目核算。属于现金溢余，应当按照实际溢余的金额，借记本科目，贷记"待处理财产损溢"科目；属于现金短缺，应当按照实际短缺的金额，借记"待处理财产损溢"科目，贷记本科目。待查明原因后及时进行账务处理，具体内容参见"待处理财产损溢"科目。

①发生现金溢余应填制的记账凭证，如图2-12所示。

记 账 凭 证

凭证号：××　　　　　　日期：201×年×月×日　　　　　　附单据：×张

摘要	财务会计			预算会计		
	科目	借方金额	贷方金额	科目	借方金额	贷方金额
×××	库存现金	×××		资金结存——货币资金	×××	
×××	待处理财产损溢		×××	其他预算收入		×××
	合计	×××	×××	合计	×××	×××

图2-12　发生现金溢余应填制的记账凭证

②发生现金短缺应填制的记账凭证，如图2-13所示。

记 账 凭 证

凭证号：××　　　　　　日期：201×年×月×日　　　　　　附单据：×张

摘要	财务会计			预算会计		
	科目	借方金额	贷方金额	科目	借方金额	贷方金额
×××	待处理财产损溢	×××		其他支出	×××	
×××	库存现金		×××	资金结存——货币资金		×××
	合计	×××	×××	合计	×××	×××

图2-13　发生现金短缺应填制的记账凭证

【例2-10】201×年1月25日，某医院盘点库存现金时发现现金溢余50元。财会部门根据有关凭证，应编制会计分录如下。

财务会计：
借：库存现金　　　　　　　　　　　　　　　　　　50
　　贷：待处理财产损溢　　　　　　　　　　　　　　　50
预算会计：
借：资金结存——货币资金　　　　　　　　　　　　50
　　贷：其他预算收入　　　　　　　　　　　　　　　　50
无法查明原因，经批准后，
财务会计：
借：待处理财产损溢　　　　　　　　　　　　　　　50
　　贷：其他收入　　　　　　　　　　　　　　　　　　50

【例2-11】201×年1月31日，某医院盘点库存现金时发现现金短缺80元。财会部门根据有关凭证，应编制会计分录如下。

财务会计：
借：待处理财产损溢　　　　　　　　　　　　　　　80
　　贷：库存现金　　　　　　　　　　　　　　　　　　80
预算会计：
借：其他支出　　　　　　　　　　　　　　　　　　80
　　贷：资金结存——货币资金　　　　　　　　　　　　80
无法查明原因，经批准后，
财务会计：
借：资产处置费用　　　　　　　　　　　　　　　　80
　　贷：待处理财产损溢　　　　　　　　　　　　　　　80

二、银行存款

（一）银行存款概述

1. 银行账户的管理

银行存款是医院存放在开户银行的货币资金。医院的货币资金，除保留库存限额内的少量现金外，其余必须存入开户银行。医院应当按照相关规定，加强银行存款账户的管理，遵守银行结算纪律。

一家医院只能开立一个基本存款账户，用于办理日常的转账结算和现金收付。为了加强对基本存款账户的管理，单位开立基本存款账户，要实行开户许可证制度，必须凭中国人民银行当地分支机构核发的开户许可证办理，单位不得为还贷、还债和套取现金而多头开立基本存款账户；不得出租、出借银行存款账户；不得违反规定为了在异地存款和贷款而开立账户。任何单位和个人不得将单位的资金以个人名义开立账户存储。

2. 银行存款的结算方式

中国人民银行总行发布的《支付结算办法》规定，现行结算方式有支票、银行汇票、银行本票、商业汇票、汇兑、委托收款、托收承付七种结算方式。医院发生的大量资金收付业务，可根据《支付结算办法》的规定，通过上述七种结算方式进行结算。

（1）支票结算方式。

支票是出票人签发的，委托办理支票存款业务的银行在见票时无条件支付确定的金额给收款人或持票人的票据，分为现金支票和转账支票。支票的提示付款期限为自出票日起 10 天。

采用支票方式的，收款单位应将收到的支票，连同填制好的两联进账单一并送到银行，根据银行盖章退回的进账单第一联和有关的原始凭证，编制收款凭证；付款单位向银行提交支票时，要同时填制三联进账单，并根据银行盖章退回的进账单（回单）第一联和有关原始凭证，编制付款凭证。

（2）银行汇票结算方式。

银行汇票是由单位或个人将款项交存开户银行，由银行签发给其持往异地采购商品时办理结算或支取现金的票据。

单位使用银行汇票，应向银行提交银行汇票申请书，详细填明申请人名称、申请人账号或住址、用途、汇票金额、收款人名称、收款人账号或住址、代理付款行等项内容，并将款项交存银行。单位收到银行签发的银行汇票和解讫通知后，根据"银行汇票申请书（存根）"联编制付款凭证。如有多余款项，应根据多余款项收账通知，编制收款凭证；申请人由于汇票超过付款期限或其他原因要求退款时，应交回汇票和解讫通知，并按照支付结算办法的规定提交证明或身份证件，根据银行退回并加盖了转讫章的多余款收账通知，编制收款凭证。

收款单位应将汇票、解讫通知和进账单交付银行，根据银行退回并加盖了转讫章的进账单和有关原始凭证，编制收款凭证。

（3）银行本票结算方式。

银行本票是银行签发的，承诺自己在见票时无条件支付确定金额给收款人或者持票人的票据。银行本票的提示付款期限为自出票日起最长不得超过 2 个月。

采用银行本票方式的，收款单位应将收到的银行本票连同进账单送交银行办理转账，根据银行盖章退回的进账单第一联和有关原始凭证，编制收款凭证。付款单位在填送"银行本票申请书"并将款项交存银行，收到银行签发的银行本票后，根据申请书存根联编制付款凭证。

申请人因本票超过提示付款期限或其他原因要求退款时，应填制一式两联进账单连同本票交给出票行，并按照支付结算办法的规定提交证明或身份证件，根据银行审核盖章后退回的进账单第一联，作为收账通知，编制收款凭证。

(4) 商业汇票结算方式。

商业汇票是出票人签发的，委托付款人在指定日期无条件支付确定的金额给收款人或者持票人的票据。商业汇票的付款期限最长不得超过6个月。

采用商业承兑汇票方式的，收款单位应将到期的商业承兑汇票连同填制的邮划或电划委托收款凭证，一并送交银行办理收款，在收到银行的收账通知时，编制收款凭证；付款单位在收到银行的付款通知时，编制付款凭证。

采用银行承兑汇票方式的，收款单位将要到期的银行承兑汇票连同填制的邮划或电划委托收款凭证，一并送交银行办理收款，在收到银行的收账通知时，编制收款凭证；付款单位在收到银行的付款通知时，编制付款凭证。

收款单位将未到期的商业汇票向银行申请贴现时，应根据汇票填制贴现凭证，在贴现凭证第一联上按照规定签章后，连同汇票一并送交银行，根据银行退回并加盖转讫章的贴现凭证第四联（收账通知），编制收款凭证。

(5) 汇兑结算方式。

汇兑是汇款人委托银行将其款项支付给收款人的结算方式。

采用汇兑结算方式的，付款单位委托银行办理信汇时，应向银行填制一式四联信汇凭证，第一联回单，第二联借方凭证，第三联贷方凭证，第四联收账通知或代取款凭证，根据银行盖章退回的第一联信汇凭证，编制付款凭证。收款单位对于通过信汇的方式汇入的款项，应在收到银行的收账通知时，编制收款凭证。

付款单位委托银行办理电汇时，应向银行填制一式三联电汇凭证，第一联回单，第二联借方凭证，第三联发电依据，根据银行盖章退回的第一联电汇凭证，编制付款凭证。收款单位对于通过电汇的方式汇入的款项，应在收到银行的收账通知时，编制收款凭证。

(6) 委托收款结算方式。

委托收款是收款人委托银行向付款人收取款项的结算方式。委托收款方式只适用于单位和个人已承兑商业汇票、债券、存单等付款人债务证明办理款项的结算。

采用委托收款结算方式的，收款人办理委托收款时，采取邮寄划款的，应填制邮划委托收款凭证。邮划委托收款凭证一式五联，第一联回单，第二联贷方凭证，第三联借方凭证，第四联收账通知，第五联付款通知。采取电报划款的，应填制电划委托收款凭证。电划委托收款凭证一式五联,第一联回单,第二联贷方凭证,第三联借方凭证,第四联发电依据,第五联付款通知。收款人在第二联委托收款凭证上签章后,将有关委托收款凭证和债务证明提交开户银行,在收到银行转来的收账通知时,编制收款凭证。付款单位根据收到的委托收款凭证和有关债务证明,编制付款凭证。

(7) 托收承付结算方式。

托收承付是根据购销合同由收款人发货后委托银行向异地付款人收取款项,由付款人向银行承认付款的结算方式。

采用托收承付结算方式的,收款人办理托收时,采取邮寄划款的,应填制邮划托收承付凭证。邮划托收承付凭证一式五联,第一联回单,第二联贷方凭证,第三联借方凭证,第四联收账通知,第五联付款通知。采取电报划款的,应填制电划托收承付凭证。电划托收承付凭证一式五联,第一联回单,第二联贷方凭证,第三联借方凭证,第四联发电依据,第五联付款通知。收款人在第二联托收凭证上签章后,将有关托收凭证和有关单证提交开户银行,在收到银行转来的收账通知时,编制收款凭证。付款单位根据收到的托收承付凭证的承付付款通知和有关交易单证,编制付款凭证。

(二) 银行存款的会计核算

1. 银行存款的科目设置

医院应当设置"银行存款"科目,核算单位存入银行或者其他金融机构的各种存款。本科目应当设置"受托代理资产"明细科目,核算医院受托代理、代管的银行存款。该科目属于资产类科目,借方登记银行存款的增加,贷方登记银行存款的减少,期末借方余额反映医院实际存放在银行的款项。

医院应当按开户银行、存款种类及币种等,分别设置"银行存款日记账",根据收付款凭证、业务的发生顺序逐笔登记,每日终了应结出余额。

医院的外埠存款、银行本票存款、银行汇票存款、信用卡存款等在"其他货币资金"科目核算,不在"银行存款"科目核算。

2. 银行存款的账务处理

(1) 将款项存入银行或者其他金融机构,按照实际存入的金额,借记本科目,贷记"库存现金""应收账款""事业收入""经营收入""其他收入"等相关科目,如图2-14所示。涉及增值税业务的,相关账务处理参见"应交增值税"科目。

收到银行存款利息,按照实际收到的金额,借记本科目,贷记"利息收入"科目。

记 账 凭 证

凭证号：×× 　　　　　　　　日期：201×年×月×日　　　　　　　　附单据：×张

摘要	财务会计			预算会计		
	科目	借方金额	贷方金额	科目	借方金额	贷方金额
×××	银行存款	×××		资金结存——货币资金	×××	
×××	库存现金/应收账款/事业收入/经营收入/其他收入等		×××	事业预算收入/其他预算收入等		×××
	合计	×××	×××	合计	×××	×××

图 2-14　将款项存入银行应填制的记账凭证

【例 2-12】201×年 1 月 5 日，某医院收到以银行转账方式拨付的科研项目拨款 100000 元。

财会部门根据有关凭证，应编制会计分录如下。

财务会计：

借：银行存款　　　　　　　　　　　　　　　　　　　　100000

　　贷：事业收入——科教收入——科研收入　　　　　　　　100000

预算会计：

借：资金结存——货币资金　　　　　　　　　　　　　　100000

　　贷：事业预算收入——科教预算收入——科研项目预算收入　100000

【例 2-13】201×年 2 月 5 日，某医院收到支票为 20000 元的无条件捐赠，并于当日终了将款项存入银行。

财会部门根据有关凭证，应编制会计分录如下。

财务会计：

借：银行存款　　　　　　　　　　　　　　　　　　　　20000

　　贷：捐赠收入　　　　　　　　　　　　　　　　　　　　20000

预算会计：

借：资金结存——货币资金　　　　　　　　　　　　　　20000

　　贷：其他预算收入　　　　　　　　　　　　　　　　　　20000

（2）从银行等金融机构提取现金，按照实际提取的金额，借记"库存现金"科目，贷记本科目，如图 2-15 所示。

记 账 凭 证

凭证号：×× 　　　　　　　　日期：201×年×月×日 　　　　　　　　附单据：×张

摘要	财务会计			预算会计		
	科目	借方金额	贷方金额	科目	借方金额	贷方金额
×××	库存现金	×××				
×××	银行存款		×××			
	合计	×××	×××	合计		

图2-15　从银行账户提取现金应填制的记账凭证

【例2-14】201×年2月10日，某医院从银行提取现金30000元。

财会部门根据有关凭证，应编制会计分录如下。

财务会计：

借：库存现金　　　　　　　　　　　　　　　　　　　30000
　　贷：银行存款　　　　　　　　　　　　　　　　　　　30000

（3）以银行存款支付相关费用，按照实际支付的金额，借记"业务活动费用""单位管理费用""其他费用"等相关科目，贷记本科目，如图2-16所示。涉及增值税业务的，相关账务处理参见"应交增值税"科目。

以银行存款对外捐赠，按照实际捐出的金额，借记"其他费用"科目，贷记本科目。

记 账 凭 证

凭证号：×× 　　　　　　　　日期：201×年×月×日 　　　　　　　　附单据：×张

摘要	财务会计			预算会计		
	科目	借方金额	贷方金额	科目	借方金额	贷方金额
×××	业务活动费用/单位管理费用/其他费用等	×××		事业支出/其他支出	×××	
×××	银行存款		×××	资金结存——货币资金		×××
	合计	×××	×××	合计	×××	×××

图2-16　从银行账户支付购买服务或物品的费用应填制的记账凭证

【例2-15】201×年2月10日，某医院购买了一批急需药品，以银行存款实际支付购买价款150000元，当日经验收入库。

财会部门根据有关凭证，应编制会计分录如下。

财务会计：

借：库存物品——药品　　　　　　　　　　　　　150000
　　贷：银行存款　　　　　　　　　　　　　　　　　　150000

预算会计：

借：事业支出　　　　　　　　　　　　　　　　　150000
　　贷：资金结存——货币资金　　　　　　　　　　　　150000

【例2-16】201×年3月25日，某医院支付电费900000元，其中，临床科室应负担300800元，医疗技术科室应负担210400元，医疗辅助科室应负担190000元，行政后勤科室应负担198800元。

财会部门根据有关凭证，应编制会计分录如下。

财务会计：

借：业务活动费用　　　　　　　　　　　　　　　701200
　　单位管理费用　　　　　　　　　　　　　　　198800
　　贷：银行存款　　　　　　　　　　　　　　　　　　900000

预算会计：

借：事业支出　　　　　　　　　　　　　　　　　900000
　　贷：资金结存——货币资金　　　　　　　　　　　　900000

（4）收到受托代理、代管的银行存款，按照实际收到的金额，借记本科目（——受托代理资产），贷记"受托代理负债"科目，如图2-17所示；支付受托代理、代管的银行存款，按照实际支付的金额，借记"受托代理负债"科目，贷记本科目（——受托代理资产）。

记　账　凭　证

凭证号：××　　　　　　日期：201×年×月×日　　　　　　附单据：×张

摘要	财务会计			预算会计		
	科目	借方金额	贷方金额	科目	借方金额	贷方金额
×××	银行存款——受托代理资产	×××				
×××	受托代理负债		×××			
	合计	×××	×××	合计		

图2-17　收到受托代理、代管的银行存款应填制的记账凭证

（5）医院发生外币业务的，应当按照业务发生当日（或当期期初）的即期汇率，将外币金额折算为人民币记账，并登记外币金额和汇率。

期末，各种外币账户的期末余额，应当按照期末的即期汇率折算为人民币，作为外币账户期末人民币余额。调整后的各种外币账户人民币余额与原账面余额的差额，作为汇兑损益计入当期费用。

①以外币购买物资、设备等，按照购入当日的即期汇率将支付的外币或应支付的外币折算为人民币金额，借记"库存物品"等科目，贷记本科目、"应付账款"等科目的外币账户，如图2-18所示。涉及增值税业务的，相关账务处理参见"应交增值税"科目。

记 账 凭 证

凭证号：×× 　　　　　　　日期：201×年×月×日　　　　　　　附单据：×张

摘要	财务会计			预算会计		
	科目	借方金额	贷方金额	科目	借方金额	贷方金额
×××	库存物品	×××		事业支出	×××	
×××	银行存款等		×××	资金结存——货币资金		×××
	合计	×××	×××	合计	×××	×××

图2-18　以外币购买物资、设备（按购入当日汇率折算为人民币金额）应填制的记账凭证

②销售物品、提供服务以外币收取相关款项等，按照收入确认当日的即期汇率将收取的外币或应收取的外币折算为人民币金额，借记本科目、"应收账款"等科目的外币账户，贷记"事业收入"等相关科目，如图2-19所示。

记 账 凭 证

凭证号：×× 　　　　　　　日期：201×年×月×日　　　　　　　附单据：×张

摘要	财务会计			预算会计		
	科目	借方金额	贷方金额	科目	借方金额	贷方金额
×××	银行存款等	×××		资金结存——货币资金	×××	
×××	事业收入		×××	事业预算收入		×××
	合计	×××	×××	合计	×××	×××

图2-19　销售物品或提供服务收取外币（按收入确认当日汇率折算为人民币金额）应填制的记账凭证

③期末，根据各外币银行存款账户按照期末汇率调整后的人民币余额与原账面人民币余额的差额，作为汇兑损益，借记或贷记本科目，贷记或借记"业务活动费用""单位管理费用"等科目，如图2-20（a）、图2-20（b）所示。

"应收账款""应付账款"等科目有关外币账户期末汇率调整业务的账务处理参

照本科目。

记 账 凭 证

凭证号：×× 日期：201×年×月×日 附单据：×张

摘要	财务会计			预算会计		
	科目	借方金额	贷方金额	科目	借方金额	贷方金额
×××	银行存款	×××		资金结存	×××	
×××	业务活动费用/单位管理费用等		×××	事业支出		×××
	合计	×××	×××	合计	×××	×××

图2-20（a） 期末外币银行存款账户余额产生汇兑损益（按期末汇率调整后的人民币余额大于原账面人民币余额）应填制的记账凭证

记 账 凭 证

凭证号：×× 日期：201×年×月×日 附单据：×张

摘要	财务会计			预算会计		
	科目	借方金额	贷方金额	科目	借方金额	贷方金额
×××	业务活动费用/单位管理费用等	×××		事业支出	×××	
×××	银行存款		×××	资金结存		×××
	合计	×××	×××	合计	×××	×××

图2-20（b） 期末外币银行存款账户余额产生汇兑损益（按期末汇率调整后的人民币余额小于原账面人民币余额）应填制的记账凭证

【例2-17】201×年1月1日，某医院银行存款（美元户）账户余额为52000美元，当日汇率为1美元＝6.58元人民币。201×年1月25日，从该账户中支出3500美元用于购买外科设备，当日汇率为1美元＝6.54元人民币。1月31日汇率为1美元＝6.49元人民币。

财会部门根据有关凭证，应编制会计分录如下。

1月25日从银行存款（美元户）支付3500美元购买设备，折算人民币金额为22890元，

财务会计：
借：固定资产 22890
　　贷：银行存款——外币户（3500美元） 22890

预算会计：

借：事业支出　　　　　　　　　　　　　　　　　　　22890
　　贷：资金结存——货币资金　　　　　　　　　　　　　　22890

1月31日计算汇兑损益如下。

1月1日，银行存款（美元户）美元余额折算人民币余额 = 52000 × 6.58 = 342160（元）。

1月31日，银行存款（美元户）美元余额 = 52000 - 3500 = 48500（美元）。

1月31日，银行存款（美元户）美元余额按当日汇率折算人民币余额 = 48500 × 6.49 = 314765（元）。

1月31日，汇兑差额 = 314765 - (342160 - 22890) = -4505（元）（汇兑损失）。

1月31日确认汇兑损益，

财务会计：

借：单位管理费用　　　　　　　　　　　　　　　　　　4505
　　贷：银行存款——外币户　　　　　　　　　　　　　　　4505

预算会计：

借：事业支出　　　　　　　　　　　　　　　　　　　　4505
　　贷：资金结存——货币资金　　　　　　　　　　　　　　4505

3. 银行存款的对账

银行存款的对账主要包括三点内容：一是银行存款日记账与银行存款收款、付款凭证相核对，做到账证相符；二是银行存款日记账与银行存款总账相核对，做到账账相符；三是银行存款日记账与银行存款对账单相核对，做到账实相符。

"银行存款日记账"的记录与银行开出的"银行存款对账单"的记录若有差额，一般有以下两种原因：一是双方记账发生错误，如漏记、重记、串户等，这种情况下应及时查明原因，予以更正。二是单位与银行之间存在"未达账项"。"未达账项"是指由于期末银行结算凭证传递时间的差异，而造成的银行与开户单位之间一方入账，另一方尚未入账的账项。产生未达账项有以下四种原因：①银行已收款入账，而单位尚未收款入账；②银行已付款入账，而单位尚未付款入账；③单位已付款入账，而银行尚未付款入账；④单位已收款入账，而银行尚未收款入账。在有未达账项的情况下，应编制"银行存款余额调节表"进行调节，使银行存款日记账与银行对账单的金额相符。

银行存款余额调节表是在银行对账单余额与单位银行存款账面余额相核对的基础上，各自加上对方已收而本单位未收的未达账项数额，减去对方已付而本单位未付的未达账项数额，以调整两者余额使其相符，计算公式如下。

（1）医院银行存款账面余额＝银行对账单存款余额＋医院已收而银行未收款项－医院已付而银行未付款项＋银行已付而医院未付款项－银行已收而医院未收款项。

（2）银行对账单存款余额＝医院银行存款账面余额＋医院已付而银行未付款项－医院已收而银行未收款项＋银行已收而医院未收款项－银行已付而医院未付款项。

（3）银行对账单存款余额＋医院已收而银行未收款项－医院已付而银行未付款项＝医院银行存款账面余额＋银行已收而医院未收款项－银行已付而医院未付款项。

"银行存款日记账"应定期与"银行对账单"核对，至少每月核对一次。若核对相符，通常说明本单位和银行双方账簿记录是正确的。若核对不符，则先要检查本单位账簿记录是否有错误，存在错误的，要及时更正；不存在错误或更正后仍不相符的，应当编制"银行存款余额调节表"调整未达账项。调整未达账项后仍未调节相符的，可能是未达账项未全部查出，可能是一方或双方记账仍有差错，需要进一步查明原因，加以调节或更正。

需要注意的是，对于银行已入账但医院尚未入账的未达账项，须待银行结算凭证到达后，才能据以入账，不能以"银行存款调节表"作为记账依据。

【例2-18】201×年2月初，某医院收到银行送来的银行对账单，核对医院1月份银行存款，1月末银行对账单余额为55400元，银行存款日记账余额为53000元。经审核，未发现记账差错。经逐笔核对，发现以下未达账项。

①1月6日，某医院收到支票1张，金额为3000元，某医院已入账而银行尚未入账。

②1月10日，银行代某医院支付水电费840元，某医院尚未收到结算凭证和水电费缴款收据，银行已入账而某医院尚未入账。

③1月12日，银行代收退回的采购款2800元，某医院尚未收到银行通知单，银行已入账而某医院尚未入账。

④1月20日，某医院已签发转账支票1张，金额为3440元，持票单位尚未到银行办理转账手续，某医院已入账而银行尚未入账。

根据以上资料，编制银行存款余额调节表如表2-2所示。

表 2-2　银行存款余额调节表

单位名称：某医院（××银行）　　　　　　　　　　　　　　　　　201×年1月31日

单位：元

银行对账单余额		55400	银行存款日记账账面余额		53000
加：银行未收单位已收	内容	金额	加：银行已收单位未收	内容	金额
	收到支票1张	3000		代收退回的采购款	2800
	小计	3000		小计	2800
减：银行未付单位已付	内容	金额	减：银行已付单位未付	内容	金额
	签发转账支票1张	3440		代付水电费	840
	小计	3440		小计	840
调整后余额		54960	调整后余额		54960

三、零余额账户用款额度

（一）零余额账户用款额度概述

1. 零余额账户用款额度的概念

零余额账户用款额度是指用于核算实行国库集中支付的医院根据财政部门批复的用款计划收到的零余额账户用款额度。该账户每日发生的支付，于当日营业终了前由代理银行在财政部门批准的用款额度内与国库单一账户清算。财政授权的转账业务一律通过医院零余额账户办理。

2. 零余额账户的管理

零余额账户需由同级财政部门批准开立，并出具证明文件，由开户银行报经中国人民银行核准后核发开户许可证。

（1）医院新开立零余额账户的，财政部门在批准开户时，应在相关证明文件中明确账户性质。零余额账户的变更、合并与撤销，须经同级财政部门批准，并按照财政国库管理制度规定的程序和要求办理。

（2）医院因特殊管理需要（如存在异地办公并独立核算的非法人机构等情形），需开立一个以上账户的，应当通过主管部门向同级财政部门提出申请，经同级财政部门批准后开立。

(3) 医院零余额账户印鉴卡必须按规定的格式和要求填写,印鉴卡内容如有变动,应当及时向同级财政部门提出变更申请,办理印鉴卡更换手续。

(4) 医院零余额账户的用款额度具有与人民币存款相同的支付结算功能,可办理转账、汇兑、委托收款和提取现金等支付结算业务。可以向本单位按账户管理规定保留的相应账户划拨工会经费、住房公积金及提租补贴,以及划拨经财政部门批准的特殊款项。

(5) 医院应建立全面的对账制度,在认真处理各项财政资金支付账务的基础上,定期、及时地核对账务。

(二) 零余额账户用款额度的会计核算

1. 零余额账户用款额度的科目设置

医院应当设置"零余额账户用款额度"科目,核算实行国库集中支付的单位根据财政部门批复的用款计划收到和支用的零余额账户用款额度。该科目属于资产类科目,借方登记收到授权支付到账额度,贷方登记支用的零余额账户用款额度,本科目期末借方余额,反映医院尚未支用的零余额账户用款额度。本科目年末应无余额。

2. 零余额账户用款额度的账务处理

(1) 收到额度。

医院收到"财政授权支付到账通知书"时,根据通知书所列金额,借记本科目,贷记"财政拨款收入"科目,如图 2-21 所示。

记 账 凭 证

凭证号:×× 日期:201×年×月×日 附单据:×张

摘要	财务会计			预算会计		
	科目	借方金额	贷方金额	科目	借方金额	贷方金额
×××	零余额账户用款额度	×××		资金结存——零余额账户用款额度	×××	
×××	财政拨款收入		×××	财政拨款预算收入		×××
	合计	×××	×××	合计	×××	×××

图 2-21 收到零余额账户用款额度应填制的记账凭证

【例 2-19】201×年 1 月×日某医院收到财政部门批复的分月用款计划及代理银行盖章的财政授权支付额度到账通知书,金额为 50000 元。

财会部门根据有关凭证,应编制会计分录如下。

财务会计:
借:零余额账户用款额度　　　　　　　　　　　　　　　　50000
　　贷:财政拨款收入　　　　　　　　　　　　　　　　　　50000
预算会计:
借:资金结存——零余额账户用款额度　　　　　　　　　　50000
　　贷:财政拨款预算收入　　　　　　　　　　　　　　　　50000

(2) 支用额度。

①支付日常活动费用时,按照支付的金额,借记"业务活动费用""单位管理费用"等科目,贷记本科目,如图2-22所示。

记 账 凭 证

凭证号:××　　　　　　　日期:201×年×月×日　　　　　　附单据:×张

摘要	财务会计			预算会计		
	科目	借方金额	贷方金额	科目	借方金额	贷方金额
×××	业务活动费用/单位管理费用等	×××		事业支出	×××	
×××	零余额账户用款额度		×××	资金结存——零余额账户用款额度		×××
	合计	×××	×××	合计	×××	×××

图2-22　支用零余额账户用款额度应填制的记账凭证

②购买库存物品或购建固定资产,按照实际发生的成本,借记"库存物品""固定资产""在建工程"等科目,按照实际支付或应付的金额,贷记本科目、"应付账款"等科目,如图2-23所示。涉及增值税业务的,相关账务处理参见"应交增值税"科目。

记 账 凭 证

凭证号:××　　　　　　　日期:201×年×月×日　　　　　　附单据:×张

摘要	财务会计			预算会计		
	科目	借方金额	贷方金额	科目	借方金额	贷方金额
×××	库存物品/固定资产/在建工程等	×××		事业支出	×××	
×××	零余额账户用款额度等		×××	资金结存——零余额账户用款额度		×××
	合计	×××	×××	合计	×××	×××

图2-23　零余额账户购买物品或购建固定资产应填制的记账凭证

③从零余额账户提取现金时,按照实际提取的金额,借记"库存现金"科目,贷记本科目,如图 2-24 所示。

记 账 凭 证

凭证号:××　　　　　　　　日期:201×年×月×日　　　　　　　附单据:×张

摘要	财务会计			预算会计		
	科目	借方金额	贷方金额	科目	借方金额	贷方金额
×××	库存现金	×××		资金结存——货币资金	×××	
×××	零余额账户用款额度		×××	资金结存——零余额账户用款额度		×××
	合计	×××	×××	合计	×××	×××

图 2-24　从零余额账户提取现金应填制的记账凭证

【例 2-20】201×年 3 月 2 日,某医院根据财政部门审定的医疗业务部门统发工资清单,合计金额 4000000 元,送代理银行办理资金支付。

财会部门根据有关凭证,应编制会计分录如下。

财务会计:

借:业务活动费用　　　　　　　　　　　　　　　　　　　　　4000000

　　贷:零余额账户用款额度　　　　　　　　　　　　　　　　　　4000000

预算会计:

借:事业支出　　　　　　　　　　　　　　　　　　　　　　　4000000

　　贷:资金结存——零余额账户用款额度　　　　　　　　　　　　4000000

【例 2-21】201×年 4 月 5 日,某医院用零余额账户用款额度 50000 元购买一批物品。

财会部门根据有关凭证,应编制会计分录如下。

财务会计:

借:库存物品　　　　　　　　　　　　　　　　　　　　　　　50000

　　贷:零余额账户用款额度　　　　　　　　　　　　　　　　　　50000

预算会计:

借:事业支出　　　　　　　　　　　　　　　　　　　　　　　50000

　　贷:资金结存——零余额账户用款额度　　　　　　　　　　　　50000

【例 2-22】201×年 3 月 11 日,某医院从零余额账户用款额度提取现金 20000 元,用于支付某项目受试者的劳务费。

财会部门根据有关凭证,应编制会计分录如下。

财务会计：

借：库存现金 20000

　　贷：零余额账户用款额度 20000

预算会计：

借：资金结存——货币资金 20000

　　贷：资金结存——零余额账户用款额度 20000

（3）因购货退回等发生财政授权支付额度退回的，属于以前年度支付的款项，按照退回的金额，借记本科目，贷记"以前年度盈余调整""库存物品"等科目；属于本年度支付的款项，按照退回金额，借记本科目，贷记"库存物品"等科目。

①属于以前年度支付的款项，如图 2-25 所示。

记 账 凭 证

凭证号：×× 　　　　　　日期：201×年×月×日 　　　　　　附单据：×张

摘要	财务会计			预算会计		
	科目	借方金额	贷方金额	科目	借方金额	贷方金额
×××	零余额账户用款额度	×××		资金结存——零余额账户用款额度	×××	
×××	以前年度盈余调整等		×××	财政拨款结余		×××
	合计	×××	×××	合计	×××	×××

图 2-25　收到退回的以前年度财政授权支付款项应填制的记账凭证

②属于本年度支付的款项，如图 2-26 所示。

记 账 凭 证

凭证号：×× 　　　　　　日期：201×年×月×日 　　　　　　附单据：×张

摘要	财务会计			预算会计		
	科目	借方金额	贷方金额	科目	借方金额	贷方金额
×××	零余额账户用款额度	×××		资金结存——零余额账户用款额度	×××	
×××	库存物品等		×××	事业支出		×××
	合计	×××	×××	合计	×××	×××

图 2-26　收到退回的本年度财政授权支付款项应填制的记账凭证

【例 2-23】201×年 5 月 11 日，当年 4 月使用零余额账户用款额度购买的存货，价值 50000 元，因质量问题，全额退货。

财会部门根据有关凭证，应编制会计分录如下。

财务会计：

借：零余额账户用款额度　　　　　　　　　　　　　　　　50000

　　贷：库存物品　　　　　　　　　　　　　　　　　　　　　50000

预算会计：

借：资金结存——零余额账户用款额度　　　　　　　　　　50000

　　贷：事业支出　　　　　　　　　　　　　　　　　　　　　50000

【例2-24】201×年1月11日，上年12月使用零余额账户用款额度购买的存货，价值10000元，因质量问题，全额退货。

财会部门根据有关凭证，应编制会计分录如下。

财务会计：

借：零余额账户用款额度　　　　　　　　　　　　　　　　10000

　　贷：库存物品　　　　　　　　　　　　　　　　　　　　　10000

预算会计：

借：资金结存——零余额账户用款额度　　　　　　　　　　10000

　　贷：财政拨款结余——年初余额调整　　　　　　　　　　10000

（4）年末账务处理。

①年末，根据代理银行提供的对账单作注销额度的相关账务处理，借记"财政应返还额度——财政授权支付"科目，贷记本科目，如图2-27所示。

记　账　凭　证

凭证号：××　　　　　　　　　日期：201×年×月×日　　　　　　　　　附单据：×张

摘要	财务会计			预算会计		
	科目	借方金额	贷方金额	科目	借方金额	贷方金额
×××	财政应返还额度——财政授权支付	×××		资金结存——财政应返还额度	×××	
×××	零余额账户用款额度		×××	资金结存——零余额账户用款额度		×××
	合计	×××	×××	合计	×××	×××

图2-27　年末注销零余额账户用款额度应填制的记账凭证

②年末，单位本年度财政授权支付预算指标数大于零余额账户用款额度下达数的，根据未下达的用款额度，借记"财政应返还额度——财政授权支付"科目，贷记"财政拨款收入"科目，如图2-28所示。

记 账 凭 证

凭证号：×× 　　　　　　日期：201×年×月×日 　　　　　　附单据：×张

摘要	财务会计			预算会计		
	科目	借方金额	贷方金额	科目	借方金额	贷方金额
×××	财政应返还额度——财政授权支付	×××		资金结存——财政应返还额度	×××	
×××	财政拨款收入		×××	财政拨款预算收入		×××
	合计	×××	×××	合计	×××	×××

图2-28　年末确认零余额账户未下达用款额度应填制的记账凭证

③下年年初，单位根据代理银行提供的上年度注销额度恢复到账通知书作恢复额度的相关账务处理，借记本科目，贷记"财政应返还额度——财政授权支付"科目。单位收到财政部门批复的上年未下达零余额账户用款额度，借记本科目，贷记"财政应返还额度——财政授权支付"科目。账务处理如图2-29所示。

记 账 凭 证

凭证号：×× 　　　　　　日期：201×年×月×日 　　　　　　附单据：×张

摘要	财务会计			预算会计		
	科目	借方金额	贷方金额	科目	借方金额	贷方金额
×××	零余额账户用款额度	×××		资金结存——零余额账户用款额度	×××	
×××	财政应返还额度——财政授权支付		×××	资金结存——财政应返还额度		×××
	合计	×××	×××	合计	×××	×××

图2-29　下年年初恢复上年年末已注销的零余额账户用款额度应填制的记账凭证

【例2-25】年度终了，医院经与代理银行提供的对账单核对无误后，将9500000元零余额账户用款额度予以注销。

财会部门根据有关凭证，应编制会计分录如下。

财务会计：
借：财政应返还额度——财政授权支付　　　　　　　　9500000
　　贷：零余额账户用款额度　　　　　　　　　　　　9500000
预算会计：
借：资金结存——财政应返还额度　　　　　　　　　　9500000
　　贷：资金结存——零余额账户用款额度　　　　　　9500000

【例2-26】年度终了，本年度财政授权支付预算指标数大于零余额账户用款额度下达数8000000元。

财会部门根据有关凭证，应编制会计分录如下。

财务会计：

借：财政应返还额度——财政授权支付　　　　　　　　　　8000000
　　贷：财政拨款收入　　　　　　　　　　　　　　　　　　　　8000000

预算会计：

借：资金结存——财政应返还额度　　　　　　　　　　　　　8000000
　　贷：财政拨款预算收入　　　　　　　　　　　　　　　　　　8000000

【例2-27】承【例2-25】和【例2-26】，下年年初恢复用款额度。

财会部门根据有关凭证，应编制会计分录如下。

财务会计：

借：零余额账户用款额度　　　　　　　　　　　　　　　　　17500000
　　贷：财政应返还额度——财政授权支付　　　　　　　　　　17500000

预算会计：

借：资金结存——零余额账户用款额度　　　　　　　　　　　17500000
　　贷：资金结存——财政应返还额度　　　　　　　　　　　　17500000

四、其他货币资金

（一）其他货币资金概述

医院的其他货币资金是指医院除库存现金、银行存款之外的外埠存款、银行本票存款、银行汇票存款、信用卡存款等货币资金。

其中，外埠存款是指医院到外地进行临时或零星采购或业务时，汇往异地银行开立采购专户的款项。

银行本票存款是指医院为取得银行本票按规定存入银行的款项。

银行汇票存款是指医院为取得银行汇票按规定存入银行的款项。

信用卡存款是指医院为取得信用卡按照规定存入银行的款项。

医院应加强对其他货币资金的管理，及时办理结算，对于逾期尚未办理结算的银行汇票、银行本票等，应按规定及时转回，并按规定进行处理。

(二) 其他货币资金的会计核算

1. 其他货币资金的科目设置

医院应当设置"其他货币资金"科目,核算单位的外埠存款、银行本票存款、银行汇票存款、信用卡存款等各种其他货币资金。本科目应当设置"外埠存款""银行本票存款""银行汇票存款""信用卡存款"等明细科目,进行明细核算。该科目属于资产类科目,借方登记其他货币资金的增加,贷方登记其他货币资金的减少,期末借方余额反映医院实际持有的其他货币资金。

2. 其他货币资金的账务处理

(1) 医院按照有关规定需要在异地开立银行账户,将款项委托本地银行汇往异地开立账户时,借记本科目,贷记"银行存款"科目。收到采购员交来供应单位发票账单等报销凭证时,借记"库存物品"等科目,贷记本科目。将多余的外埠存款转回本地银行时,根据银行的收账通知,借记"银行存款"科目,贷记本科目。

①单位按照有关规定需要在异地开立银行账户,将款项委托本地银行汇往异地开立账户,如图 2-30 所示。

记 账 凭 证

凭证号:××　　　　　　日期:201×年×月×日　　　　　　附单据:×张

摘要	财务会计			预算会计		
	科目	借方金额	贷方金额	科目	借方金额	贷方金额
×××	其他货币资金——外埠存款	×××				
×××	银行存款		×××			
	合计	×××	×××	合计		

图 2-30　从本地存款账户向异地开立存款账户汇款应填制的记账凭证

②使用其他货币资金购物或支付费用,如图 2-31 所示。

记 账 凭 证

凭证号：×× 　　　　　　日期：201×年×月×日　　　　　　附单据：×张

摘要	财务会计			预算会计		
	科目	借方金额	贷方金额	科目	借方金额	贷方金额
×××	库存物品/业务活动费用/单位管理费用	×××		事业支出	×××	
×××	其他货币资金——外埠存款		×××	资金结存——货币资金		×××
	合计	×××	×××	合计	×××	×××

图 2-31 使用异地存款账户购物或付费应填制的记账凭证

③将多余的外埠存款转回本地银行，如图 2-32 所示。

记 账 凭 证

凭证号：×× 　　　　　　日期：201×年×月×日　　　　　　附单据：×张

摘要	财务会计			预算会计		
	科目	借方金额	贷方金额	科目	借方金额	贷方金额
×××	银行存款	×××				
×××	其他货币资金——外埠存款		×××			
	合计	×××	×××	合计		

图 2-32 异地存款转回本地银行账户应填制的记账凭证

（2）将款项交存银行取得银行本票、银行汇票，按照取得的银行本票、银行汇票金额，借记本科目，贷记"银行存款"科目。使用银行本票、银行汇票购买库存物品等资产时，按照实际支付金额，借记"库存物品"等科目，贷记本科目。如有余款或因本票、汇票超过付款期等原因而退回款项，按照退款金额，借记"银行存款"科目，贷记本科目。

【例 2-28】201×年 1 月 6 日，某医院向银行填交"银行本票申请书"，将 5000 元银行存款转作银行本票存款，当日取得金额为 5000 元的银行本票。1 月 8 日，用银行本票购买办公用品 5000 元。

财会部门根据有关凭证，应编制会计分录如下。

201×年 1 月 6 日，取得银行本票，

财务会计：

借：其他货币资金——银行本票存款　　　　　　　　　　5000

　　　　贷：银行存款　　　　　　　　　　　　　　　　　　　　　5000

201×年1月8日，以银行本票购买商品，

财务会计：

　　借：库存物品　　　　　　　　　　　　　　　　　　　　　　5000

　　　　贷：其他货币资金——银行本票存款　　　　　　　　　　5000

预算会计：

　　借：事业支出　　　　　　　　　　　　　　　　　　　　　　5000

　　　　贷：资金结存　　　　　　　　　　　　　　　　　　　　5000

【例2-29】201×年1月10日，某医院开出票面金额为15000元的银行汇票，用于购买医疗耗材。1月12日，医疗耗材经验收入库，实际支付的价款为14000元。1月13日，根据银行的收款通知，余款1000元退回开户银行。

财会部门根据有关凭证，应编制会计分录如下。

201×年1月10日，办理银行汇票，

财务会计：

　　借：其他货币资金——银行汇票存款　　　　　　　　　　　15000

　　　　贷：银行存款　　　　　　　　　　　　　　　　　　　15000

201×年1月12日，结算付款/耗材验收入库，

财务会计：

　　借：库存物品　　　　　　　　　　　　　　　　　　　　　14000

　　　　贷：其他货币资金——银行汇票存款　　　　　　　　　14000

预算会计：

　　借：事业支出　　　　　　　　　　　　　　　　　　　　　14000

　　　　贷：资金结存——货币资金——其他货币资金　　　　　14000

201×年1月13日，余款退回开户银行，

财务会计：

　　借：银行存款　　　　　　　　　　　　　　　　　　　　　1000

　　　　贷：其他货币资金——银行汇票存款　　　　　　　　　1000

（3）将款项交存银行取得信用卡，按照交存金额，借记本科目，贷记"银行存款"科目。用信用卡购物或支付有关费用，按照实际支付金额，借记"单位管理费用""库存物品"等科目，贷记本科目。单位信用卡在使用过程中，需向其账户续存资金的，按照续存金额，借记本科目，贷记"银行存款"科目。

【例2-30】201×年1月20日，某医院向银行申领信用卡，以银行存款交存信用卡存款50000元。3月5日，某医院以信用卡向某饭店支付会议费25000元。

财会部门根据有关凭证,应编制会计分录如下。

201×年1月20日,申领信用卡,

财务会计:

借:其他货币资金——信用卡存款　　　　　　　　　　　50000
　　贷:银行存款　　　　　　　　　　　　　　　　　　　　50000

201×年3月5日,以信用卡支付会议费,

财务会计:

借:业务活动费用　　　　　　　　　　　　　　　　　　25000
　　贷:其他货币资金——信用卡存款　　　　　　　　　　　25000

预算会计:

借:事业支出　　　　　　　　　　　　　　　　　　　　25000
　　贷:资金结存——货币资金——其他货币资金　　　　　　25000

第三节　短期投资

一、短期投资概述

(一) 短期投资的概念

短期投资是指医院将暂时闲置的资金购买各种能随时变现的、持有时间不超过一年的有价证券,以及不超过一年的其他投资,主要指短期国债。

(二) 短期投资的特征

短期投资相对于长期债券投资和长期股权投资,通常具有以下特征。

(1) 持有时间短,不超过一年。

(2) 容易变现。

医院应当严格遵守国家法律、行政法规,以及财政部门、主管部门关于对外投资的有关规定,对短期投资按照国债投资的种类等进行明细核算。

二、短期投资的会计核算

(一) 短期投资的科目设置

医院应当设置"短期投资"科目,核算医院按照规定取得的、持有时间不超过

一年（含一年）的投资。本科目应当按照投资的种类等进行明细核算。该科目属于资产类科目，借方反映医院短期投资成本的增加，贷方反映出售短期投资或到期收回短期债券本息时投资成本的减少，期末借方余额，反映医院持有的短期投资的实际成本。

（二）短期投资的账务处理

（1）取得短期投资时，按照确定的投资成本，借记本科目，贷记"银行存款"等科目，如图2-33所示。

记 账 凭 证

凭证号：×× 日期：201×年×月×日 附单据：×张

摘要	财务会计			预算会计		
	科目	借方金额	贷方金额	科目	借方金额	贷方金额
×××	短期投资	×××		投资支出	×××	
×××	银行存款等		×××	资金结存——货币资金		×××
	合计	×××	×××	合计	×××	×××

图2-33 以存款进行短期投资应填制的记账凭证

收到取得投资时实际支付价款中包含的已到付息期但尚未领取的利息，按照实际收到的金额，借记"银行存款"科目，贷记本科目，如图2-34所示。

记 账 凭 证

凭证号：×× 日期：201×年×月×日 附单据：×张

摘要	财务会计			预算会计		
	科目	借方金额	贷方金额	科目	借方金额	贷方金额
×××	银行存款	×××		资金结存——货币资金	×××	
×××	短期投资		×××	投资支出		×××
	合计	×××	×××	合计	×××	×××

图2-34 收到短期投资支出中包含利息应填制的记账凭证

（2）收到短期投资持有期间的利息，按照实际收到的金额，借记"银行存款"科目，贷记"投资收益"科目，如图2-35所示。

记 账 凭 证

凭证号：×× 日期：201×年×月×日 附单据：×张

摘要	财务会计			预算会计		
	科目	借方金额	贷方金额	科目	借方金额	贷方金额
×××	银行存款	×××		资金结存——货币资金	×××	
×××	投资收益		×××	投资预算收益		×××
	合计	×××	×××	合计	×××	×××

图 2-35 收到短期投资持有期间的利息应填制的记账凭证

（3）出售短期投资或到期收回短期投资本息，按照实际收到的金额，借记"银行存款"科目，按照出售或收回短期投资的账面余额，贷记本科目，按照其差额，借记或贷记"投资收益"科目，如图 2-36 和图 2-37 所示。涉及增值税业务的，相关账务处理参见"应交增值税"科目。

记 账 凭 证

凭证号：×× 日期：201×年×月×日 附单据：×张

摘要	财务会计			预算会计		
	科目	借方金额	贷方金额	科目	借方金额	贷方金额
×××	银行存款	×××		资金结存——货币资金	×××	
×××	投资收益（借差）	×××		投资预算收益	×××	
×××	短期投资		×××	投资支出		×××
	合计	×××	×××	合计	×××	×××

图 2-36 收回短期投资并产生投资损失应填制的记账凭证

记 账 凭 证

凭证号：×× 日期：201×年×月×日 附单据：×张

摘要	财务会计			预算会计		
	科目	借方金额	贷方金额	科目	借方金额	贷方金额
×××	银行存款	×××		资金结存—货币资金	×××	
×××	短期投资		×××	投资支出		×××
×××	投资收益（贷差）		×××	投资预算收益		×××
	合计	×××	×××	合计	×××	×××

图 2-37 收回短期投资并产生投资收益应填制的记账凭证

【例2-31】201×年1月1日某医院购入一年期国债，购买金额为100000元。该国债票面利率为4%，利息每半年支付一次，第一次于当年6月30日支付，第二次于债券到期还本时支付。

财会部门根据有关凭证，应编制会计分录如下。

购买国债时，

财务会计：

借：短期投资——国债　　　　　　　　　　　　　　100000
　　贷：银行存款　　　　　　　　　　　　　　　　　　　100000

预算会计：

借：投资支出——国债　　　　　　　　　　　　　　100000
　　贷：资金结存——货币资金　　　　　　　　　　　　　100000

持有期间收到利息时，

财务会计：

借：银行存款　　　　　　　　　　　　　　　　　　　2000
　　贷：投资收益　　　　　　　　　　　　　　　　　　　　2000

预算会计：

借：资金结存——货币资金　　　　　　　　　　　　　2000
　　贷：投资预算收益　　　　　　　　　　　　　　　　　　2000

到期收回国债本金和剩余利息，

财务会计：

借：银行存款　　　　　　　　　　　　　　　　　　　102000
　　贷：短期投资——国债　　　　　　　　　　　　　　　100000
　　　　投资收益　　　　　　　　　　　　　　　　　　　　2000

预算会计：

借：资金结存——货币资金　　　　　　　　　　　　　102000
　　贷：投资支出——国债　　　　　　　　　　　　　　　100000
　　　　投资预算收益　　　　　　　　　　　　　　　　　　2000

第四节　应收及预付款项

一、应收及预付款项概述

应收及预付款项是指医院在开展业务活动和其他活动过程中形成的各项债权，包括财政应返还额度、应收票据、应收账款、预付账款、应收股利、应收利息、其他应收款等。

（1）财政应返还额度。是核算国库集中支付的医院应收财政返还的资金额度。财政直接支付方式下记录本年度财政直接支付预算指标数与财政直接支付实际支出数的差额；财政授权支付方式下记录本年度预算指标数大于零余额账户用款额度下达数以及记录年度终了零余额账户注销额度数。

（2）应收票据。是指医院提供有偿服务活动收到的商业票据，包括商业承兑汇票、银行承兑汇票。

（3）应收账款。指医院提供有偿服务、销售药品等应收取的款项，以及因出租资产、出售物资等应收取的款项。包括应收在院病人医疗款、应收医疗款、其他应收账款。

（4）预付账款。是指医院按照购货、服务合同或协议的规定，预付给供应单位（或个人）的款项，以及按照合同规定向承包工程的施工企业预付的备料款和工程款。

（5）应收股利。医院持有长期股权投资应当收取的现金股利或应当分得的利润。

（6）应收利息。医院长期债券投资应当收取的利息。

（7）其他应收款。是指除财政应返还额度、应收票据、应收账款、预付账款、应收股利、应收利息以外的其他各项应收及暂付款项。包括备用金、职工预借的差旅费、可以收回的订金或押金、已经偿还银行尚未报销的职工医院公务卡欠款、应收的上级补助和附属单位上缴款项等。

医院在开展医疗服务过程中，必然要同政府部门、其他单位和个人发生一定的经济往来，而产生待结未结的应收、预付款项，是往来单位在结算过程中占用的流动资产，属于医院的短期债权。

二、财政应返还额度

（一）财政应返还额度的概念

财政应返还额度是指实行国库集中支付的医院，年度终了应收财政下年度返还的资金额度，即反映结转下年使用的用款额度。

（二）财政应返还额度的会计核算

1. 财政应返还额度的科目设置

医院应当设置"财政应返还额度"科目，核算实行国库集中支付的单位应收财政返还的资金额度,包括可以使用的以前年度财政直接支付资金额度和财政应返还的财政授权支付资金额度。本科目应当设置"财政直接支付""财政授权支付"两个明细科目进行明细核算。本科目属于资产类科目,借方登记财政应返还额度增加数,贷方登记财政应返还额度减少数,期末借方余额,反映医院应收财政下年度返还的资金额度。

2. 财政应返还额度的账务处理

(1) 财政直接支付。

①年末,医院根据本年度财政直接支付预算指标数大于当年财政直接支付实际发生数的差额,借记本科目(——财政直接支付),贷记"财政拨款收入"科目,如图2-38所示。

记 账 凭 证

凭证号:×× 日期:201×年×月×日 附单据:×张

摘要	财务会计			预算会计		
	科目	借方金额	贷方金额	科目	借方金额	贷方金额
×××	财政应返还额度——财政直接支付	×××		资金结存	×××	
×××	财政拨款收入		×××	财政拨款预算收入		×××
	合计	×××	×××	合计	×××	×××

图2-38 年末确认本年度财政直接支付预算数大于实际发生数的差额应填制的记账凭证

②医院使用以前年度财政直接支付额度支付款项时,借记"业务活动费用""单位管理费用"等科目,贷记本科目(——财政直接支付),如图2-39所示。

记 账 凭 证

凭证号:×× 日期:201×年×月×日 附单据:×张

摘要	财务会计			预算会计		
	科目	借方金额	贷方金额	科目	借方金额	贷方金额
×××	业务活动费用/单位管理费用等	×××		事业支出	×××	
×××	财政应返还额度——财政直接支付		×××	资金结存——财政应返还额度		×××
	合计	×××	×××	合计	×××	×××

图2-39 使用以前年度财政直接支付额度支付款项应填制的记账凭证

【例 2-32】某医院 201×年度购买一台 CT 设备，财政直接支付的预算指标数为 10000000 元，按合同约定当年财政直接支付实际支出数为 6000000 元，为 CT 设备预付款。

财会部门根据有关凭证，应编制会计分录如下。

支付设备预付款时，

财务会计：

借：预付账款　　　　　　　　　　　　　　　　　6000000
　　贷：财政拨款收入　　　　　　　　　　　　　　　　6000000

预算会计：

借：事业支出　　　　　　　　　　　　　　　　　　6000000
　　贷：财政拨款预算收入　　　　　　　　　　　　　　6000000

年末，

财务会计：

借：财政应返还额度——财政直接支付　　　　　　4000000
　　贷：财政拨款收入　　　　　　　　　　　　　　　　4000000

预算会计：

借：资金结存——财政应返还额度　　　　　　　　4000000
　　贷：财政拨款预算收入　　　　　　　　　　　　　　4000000

【例 2-33】承【例 2-32】，次年年初，CT 设备到货，安装调试验收合格，办理入库手续后，财政直接支付 CT 余款 4000000 元（属于上年预算指标）。

财会部门根据有关凭证，应编制会计分录如下。

财务会计：

借：固定资产　　　　　　　　　　　　　　　　　10000000
　　贷：预付账款　　　　　　　　　　　　　　　　　　6000000
　　　　财政应返还额度——财政直接支付　　　　　　4000000

预算会计：

借：事业支出　　　　　　　　　　　　　　　　　　4000000
　　贷：资金结存——财政应返还额度　　　　　　　　4000000

（2）财政授权支付。

①年末，根据代理银行提供的对账单做注销额度的相关账务处理，借记本科目（——财政授权支付），贷记"零余额账户用款额度"科目，如图 2-40 所示。

记 账 凭 证

凭证号：×× 　　　　　日期：201×年×月×日 　　　　　附单据：×张

摘要	财务会计			预算会计		
	科目	借方金额	贷方金额	科目	借方金额	贷方金额
×××	财政应返还额度——财政授权支付	×××		资金结存——财政应返还额度	×××	
×××	零余额账户用款额度		×××	资金结存——零余额账户用款额度		×××
	合计	×××	×××	合计	×××	×××

图2-40　年末注销零余额账户用款额度应填制的记账凭证

②年末，医院本年度财政授权支付预算指标数大于零余额账户用款额度下达数的，根据未下达的用款额度，借记本科目（——财政授权支付），贷记"财政拨款收入"科目，如图2-41所示。

记 账 凭 证

凭证号：×× 　　　　　日期：201×年×月×日 　　　　　附单据：×张

摘要	财务会计			预算会计		
	科目	借方金额	贷方金额	科目	借方金额	贷方金额
×××	财政应返还额度——财政授权支付	×××		资金结存——财政应返还额度	×××	
×××	财政拨款收入		×××	财政拨款预算收入		×××
	合计	×××	×××	合计	×××	×××

图2-41　年末确认零余额账户的未下达用款额度应填制的记账凭证

③下年年初，医院根据代理银行提供的上年度注销额度恢复到账通知书做恢复额度的相关账务处理，借记"零余额账户用款额度"科目，贷记本科目（——财政授权支付），如图2-42所示。

医院收到财政部门批复的上年未下达零余额账户用款额度，借记"零余额账户用款额度"科目，贷记本科目（——财政授权支付）。

记 账 凭 证

凭证号：×× 日期：201×年×月×日 附单据：×张

摘要	财务会计			预算会计		
	科目	借方金额	贷方金额	科目	借方金额	贷方金额
×××	零余额账户用款额度	×××		资金结存——零余额账户用款额度	×××	
×××	财政应返还额度——财政授权支付		×××	资金结存——财政应返还额度		×××
	合计	×××	×××	合计	×××	×××

图2-42 下年年初恢复上年年末已注销的零余额账户用款额度应填制的记账凭证

【例2-34】年终，某医院根据代理银行提供的对账单中的注销额度，将某财政授权支付项目"信息化建设"的注销额度3000000元转入财政应返还额度。

财会部门根据有关凭证，应编制会计分录如下。

财务会计：

借：财政应返还额度——财政授权支付 3000000
　　贷：零余额账户用款额度 3000000

预算会计：

借：资金结存——财政应返还额度 3000000
　　贷：资金结存——零余额账户用款额度 3000000

【例2-35】下年年初医院收到恢复上年度财政授权支付额度3000000元的通知。

财会部门根据有关凭证，应编制会计分录如下。

财务会计：

借：零余额账户用款额度 3000000
　　贷：财政应返还额度——财政授权支付 3000000

预算会计：

借：资金结存——零余额账户用款额度 3000000
　　贷：资金结存——财政应返还额度 3000000

三、应收票据

（一）应收票据的概念

应收票据是指医院提供有偿服务活动收到的商业票据。商业票据是一种载有付款日期、付款地点、付款金额和付款人的无条件支付的流通证券，也是一种可以由持票人转让给他人的债权凭证。

1. 按照承兑人，商业票据可以分为商业承兑汇票和银行承兑汇票

商业承兑汇票是由收款人签发，经付款人承兑，或由付款人签发并承兑的票据。银行承兑汇票是由收款人或承兑申请人签发，并由承兑申请人向银行申请，由银行审查并承兑的票据。

2. 按照是否计息，商业票据可分为带息票据和不带息票据

带息票据是指注明利率及付息日期的票据，短期票据可在票据到期时一次付息。不带息票据是指到期只按面额支付，无须支付利息的票据。

（二）应收票据的会计核算

1. 应收票据的科目设置

医院应当设置"应收票据"科目，核算单位因开展业务活动提供有偿服务等而收到的商业汇票，包括银行承兑汇票和商业承兑汇票。本科目应当按照开出、承兑商业汇票的单位等进行明细核算。本科目期末借方余额，反映医院持有的商业汇票票面金额。

医院应当设置"应收票据备查簿"，逐笔登记每一应收票据的种类、编号、出票日期、到期日、票面金额、交易合同号和付款人、承兑人、背书人姓名或单位名称、背书转让日、贴现日期、贴现率和贴现净额、收款日期、收回金额和退票情况等。应收票据到期结清票款或退票后，应当在备查簿内逐笔注销。

2. 应收票据的账务处理

（1）因提供医疗有偿服务等收到商业汇票，按照商业汇票的票面金额，借记本科目，按照确认的收入金额，贷记"事业收入"等科目，如图 2-43 所示。涉及增值税业务的，相关账务处理参见"应交增值税"科目。

记 账 凭 证

凭证号：×× 　　　　　　　　日期：201×年×月×日　　　　　　　　附单据：×张

摘要	财务会计			预算会计		
	科目	借方金额	贷方金额	科目	借方金额	贷方金额
×××	应收票据	×××				
×××	事业收入等		×××			
	合计	×××	×××	合计		

图 2-43 提供医疗有偿服务收到商业汇票应填制的记账凭证

（2）持未到期的商业汇票向银行贴现，按照实际收到的金额（即扣除贴现息后的净额），借记"银行存款"科目，按照贴现息金额，借记"其他费用"等科目，按照商业汇票的票面金额，贷记本科目（无追索权）或"短期借款"科目（有追索

权)。附追索权的商业汇票到期未发生追索事项的,按照商业汇票的票面金额,借记"短期借款"科目,贷记本科目。

①无追索权票据贴现,如图2-44所示。

记 账 凭 证

凭证号:××　　　　　　日期:201×年×月×日　　　　　　附单据:×张

摘要	财务会计			预算会计		
	科目	借方金额	贷方金额	科目	借方金额	贷方金额
×××	银行存款	×××		资金结存	×××	
×××	其他费用等	×××		其他预算收入		×××
×××	应收票据		×××			
	合计	×××	×××	合计	×××	×××

图2-44　持未到期的无追索权商业汇票向银行贴现应填制的记账凭证

②有追索权票据贴现,如图2-45所示。

记 账 凭 证

凭证号:××　　　　　　日期:201×年×月×日　　　　　　附单据:×张

摘要	财务会计			预算会计		
	科目	借方金额	贷方金额	科目	借方金额	贷方金额
×××	银行存款	×××		资金结存	×××	
×××	其他费用等	×××		其他预算收入		×××
×××	短期借款		×××			
	合计	×××	×××	合计	×××	×××

图2-45　持未到期的有追索权商业汇票向银行贴现应填制的记账凭证

③票据到期未发生追索事项,如图2-46所示。

记 账 凭 证

凭证号:××　　　　　　日期:201×年×月×日　　　　　　附单据:×张

摘要	财务会计			预算会计		
	科目	借方金额	贷方金额	科目	借方金额	贷方金额
×××	短期借款	×××				
×××	应收票据		×××			
	合计	×××	×××	合计		

图2-46　商业汇票到期未发生追索事项应填制的记账凭证

医院持有的应收票据,在到期前可以用背书形式转让给银行。银行同意接收时,要预扣自贴现日至到期日的利息,将其余额即贴现净值支付给医院。这种利用票据向银行融资的做法,被称为应收票据贴现。银行所预扣的利息,称贴现息。计算贴现息的利率,称贴现率。

计算贴现净值的步骤如下。

计算到期值:

票据到期值 = 面值 × (1 + 利率 × 期限)

对于无息票据来说,到期值就是其面值。

计算贴现息:

贴现息 = 票据到期值 × 银行贴现率 × 贴现期限

贴现期限 = 票据有效天数 - 医院持有天数

计算贴现净值:

贴现净值 = 票据到期值 - 贴现息

(3) 将持有的商业汇票背书转让以取得所需物资时,按照取得物资的成本,借记"库存物品"等科目,按照商业汇票的票面金额,贷记本科目,如有差额,借记或贷记"银行存款"等科目,如图2-47 (a)、图2-47 (b) 所示。涉及增值税业务的,相关账务处理参见"应交增值税"科目。

记 账 凭 证

凭证号:××　　　　　　　　　日期:201×年×月×日　　　　　　　　　附单据:×张

摘要	财务会计			预算会计		
	科目	借方金额	贷方金额	科目	借方金额	贷方金额
×××	库存物品等	×××		资金结存——货币资金	×××	
×××	银行存款等(差额)	×××		事业支出		×××
×××	应收票据		×××			
	合计	×××	×××	合计	×××	×××

图2-47 (a)　将商业汇票背书转让取得物品的成本小于商业汇票的票面金额应填制的记账凭证

记 账 凭 证

凭证号：×× 　　　　　　　　日期：201×年×月×日　　　　　　　　附单据：×张

摘要	财务会计			预算会计		
	科目	借方金额	贷方金额	科目	借方金额	贷方金额
×××	库存物品等	×××		事业支出	×××	
×××	应收票据		×××	资金结存——货币资金		×××
×××	银行存款等（差额）		×××			
	合计	×××	×××	合计	×××	×××

图 2-47（b）　将商业汇票背书转让取得物品的成本大于商业汇票的票面金额应填制的记账凭证

（4）商业汇票到期时，应当分别按以下情况处理。

①收回票款时，按照实际收到的商业汇票票面金额，借记"银行存款"科目，贷记本科目，如图 2-48 所示。

记 账 凭 证

凭证号：×× 　　　　　　　　日期：201×年×月×日　　　　　　　　附单据：×张

摘要	财务会计			预算会计		
	科目	借方金额	贷方金额	科目	借方金额	贷方金额
×××	银行存款	×××		资金结存	×××	
×××	应收票据		×××	其他预算收入		×××
	合计	×××	×××	合计	×××	×××

图 2-48　到期收回商业汇票票款应填制的记账凭证

②因付款人无力支付票款，收到银行退回的商业承兑汇票、委托收款凭证、未付票款通知书或拒付款证明等，按照商业汇票的票面金额，借记"应收账款"科目，贷记本科目，如图 2-49 所示。

记 账 凭 证

凭证号：×× 　　　　　　　　日期：201×年×月×日　　　　　　　　附单据：×张

摘要	财务会计			预算会计		
	科目	借方金额	贷方金额	科目	借方金额	贷方金额
×××	应收账款	×××				
×××	应收票据		×××			
	合计	×××	×××	合计		

图 2-49　商业汇票付款人到期无力支付票款应填制的记账凭证

四、应收账款

(一) 应收账款的概念

应收账款是指医院提供有偿服务、销售药品等应收取的款项,以及因出租资产、出售物资等应收取的款项。包括应收在院病人医疗款、应收医疗款、其他应收账款。不包括借出款、备用金、应向职工收取的各种垫付款项等。

(二) 应收账款的会计核算

医院应当设置"应收账款"科目,核算医院提供服务、销售产品等应收取的款项,以及医院出租资产、出售物资等应收取的款项。本科目应当设置应收在院病人医疗款、应收医疗款、其他应收账款明细科目核算。

1. 应收在院病人医疗款

医院应当设置"应收账款——应收在院病人医疗款"科目,核算医院因提供医疗服务而应向住院病人收取的医疗款;并在该科目下按照住院病人进行明细核算。该科目属于资产类科目,借方登记应收在院病人医疗款的增加,贷方登记应收在院病人医疗款的减少,期末借方余额反映医院尚未结算的应收在院病人医疗款。

(1) 发生应收在院病人医疗款时,按照应收未收金额,借记"应收账款——应收在院病人医疗款"科目,贷记"事业收入"科目,如图 2-50 所示。

记 账 凭 证

凭证号:××　　　　　　　　日期:201×年×月×日　　　　　　　附单据:×张

摘要	财务会计			预算会计		
	科目	借方金额	贷方金额	科目	借方金额	贷方金额
×××	应收账款——应收在院病人医疗款	×××				
×××	事业收入		×××			
	合计	×××	×××	合计		

图 2-50　发生应收住院病人医疗款应填制的记账凭证

【例 2-36】201×年 1 月 10 日,某医院住院部向财务处报来在院病人收入日报表,在院病人医疗收入 3800000 元。

财会部门根据有关凭证,应编制会计分录如下。

财务会计：

借：应收账款——应收在院病人医疗款 3800000
　　贷：事业收入——医疗收入——住院收入 3800000

(2) 住院病人办理出院手续，结算医疗费时，如病人应付的医疗款金额大于其预交金额，应按病人补付金额，借记"库存现金""银行存款"等科目，按病人预交金额，借记"预收医疗款"科目，按病人应付的医疗款金额，贷记"应收在院病人医疗款"科目；如病人应付的医疗款金额小于其预交金额，应按病人预交金额，借记"预收账款——预收医疗款"科目，按病人应付的医疗款金额，贷记"应收账款——应收在院病人医疗款"科目，按退还给病人的差额，贷记"库存现金""银行存款"等科目。结转住院病人自付部分以外的应收医疗款或结转病人结算欠费，按应收在院病人医疗款总额中扣除病人自付部分以外的金额，或病人结算欠费金额，借记"应收账款——应收医疗款"科目，贷记"应收账款——应收在院病人医疗款"科目。

【例2-37】201×年12月15日，某医院财务部门收到住院处报来住院病人医药费结算汇总日报表，当天共结算病人医药费用326000元，其中冲减预交金230000元，收补交金93000元（其中现金85000元，银行存款8000元），出院病人应收未收款3000元。

财会部门根据有关凭证，应编制会计分录如下。

财务会计：

借：应收账款——应收在院病人医疗款 326000
　　贷：事业收入——医疗收入——住院收入 326000
借：库存现金 85000
　　银行存款 8000
　　预收账款——预收医疗款 230000
　　应收账款——应收医疗款 3000
　　贷：应收账款——应收在院病人医疗款 326000

预算会计：

借：资金结存——货币资金 93000
　　贷：事业预算收入——医疗预算收入——住院预算收入 93000

【例2-38】201×年12月18日，某医院财务部门收到住院处报来出院病人日报表，出院病人医药费用80000元，原预交金100000元，出院结算退回预交金（现金）20000元。

财会部门根据有关凭证，应编制会计分录如下。

入院收到预交金，

财务会计：

借：库存现金　　　　　　　　　　　　　　　　　　　　　　100000
　　　贷：预收账款——预收医疗款　　　　　　　　　　　　　　100000

预算会计：

借：资金结存——货币资金　　　　　　　　　　　　　　　　100000
　　　贷：事业预算收入——医疗预算收入——住院预算收入　　100000

出院办理结算，

财务会计：

借：预收账款——预收医疗款　　　　　　　　　　　　　　　100000
　　　贷：库存现金　　　　　　　　　　　　　　　　　　　　　20000
　　　　　应收账款——应收在院病人医疗款　　　　　　　　　80000

借：应收账款——应收在院病人医疗款　　　　　　　　　　　80000
　　　贷：事业收入——医疗收入——住院收入　　　　　　　　80000

预算会计：

借：事业预算收入——医疗预算收入——住院预算收入　　　20000
　　　贷：资金结存——货币资金　　　　　　　　　　　　　　20000

2. 应收医疗款

医院应当设置"应收账款——应收医疗款"科目，核算医院因提供医疗服务而应向门诊病人、出院病人、医疗保险机构等收取的医疗款；并在该科目下按照门诊病人、出院病人、医疗保险机构等设置明细账，进行明细核算。该科目属于资产类科目，借方登记应收医疗款的增加，贷方登记应收医疗款的减少，期末借方余额反映医院尚未收回的应收医疗款。

（1）结算门诊病人医疗费时，发生病人欠费的，按应收未收金额，借记"应收账款——应收医疗款——门急诊病人欠费"科目，贷记"事业收入"科目。

门诊病人发生的医疗费中应由医疗保险机构等负担的部分，借记"应收账款——应收医疗款——应收医保款"科目，贷记"事业收入"科目。

门诊病人结算医疗费应填制的记账凭证，如图2-51所示。

记 账 凭 证

凭证号：×× 日期：201×年×月×日 附单据：×张

摘要	财务会计			预算会计		
	科目	借方金额	贷方金额	科目	借方金额	贷方金额
×××	库存现金/应收账款 ——应收医疗款	×××		资金结存——货币资金	×××	
×××	事业收入		×××	事业预算收入		×××
	合计	×××	×××	合计	×××	×××

图 2-51 门诊病人结算医疗费应填制的记账凭证

【例 2-39】201×年1月5日，某医院门诊收费处报来门诊收入日报表，取得医疗收入1500000元，其中收取现金800000元，应由基本医疗保险负担700000元。

财会部门根据有关凭证，应编制会计分录如下。

财务会计：

借：库存现金　　　　　　　　　　　　　　　　　　　　800000
　　应收账款——应收医疗款——应收医保款　　　　　　700000
　　贷：事业收入——医疗收入——门急诊收入　　　　　1500000

预算会计：

借：资金结存——货币资金　　　　　　　　　　　　　　800000
　　贷：事业预算收入——医疗预算收入——门急诊预算收入　800000

【例 2-40】201×年2月1日，某医院收到开户银行转来的收入凭证，医疗保险机构拨付201×年1月医疗款700000元。

财会部门根据有关凭证，应编制会计分录如下。

财务会计：

借：银行存款　　　　　　　　　　　　　　　　　　　　700000
　　贷：应收账款——应收医疗款——应收医保款　　　　700000

预算会计：

借：资金结存——货币资金　　　　　　　　　　　　　　700000
　　贷：事业预算收入——医疗预算收入　　　　　　　　700000

（2）住院病人办理出院手续结算医疗费时，结转出院病人自付部分以外的应收医疗款或结转出院病人结算欠费，按应收在院病人医疗款总额中扣除病人自付部分以外的金额，或病人结算欠费金额，借记"应收账款——应收医疗款"科目，贷记"应收账款——应收在院病人医疗款"科目，如图 2-52 所示。

记 账 凭 证

凭证号：×× 日期：201×年×月×日 附单据：×张

摘要	财务会计			预算会计		
	科目	借方金额	贷方金额	科目	借方金额	贷方金额
×××	应收账款——应收医疗款	×××				
×××	应收账款——应收在院病人医疗款		×××			
	合计	×××	×××	合计		

图2-52 住院病人出院结算医疗费应填制的记账凭证

【例2-41】 201×年1月20日，某医院住院部向财务处上报病人乙某欠费3000元，该病人应由基本医疗保险机构负担1000元。

财会部门根据有关凭证，应编制会计分录如下。

财务会计：

借：应收账款——应收医疗款——应收医保款　　　　　　　　　　1000

　　应收账款——应收医疗款——出院病人欠费　　　　　　　　　3000

　　贷：应收账款——应收在院病人医疗款　　　　　　　　　　　4000

(3) 收到病人交来的医疗欠费时，按照实际收到的金额，借记"银行存款""库存现金"等科目，贷记"应收账款——应收医疗款"科目，如图2-53所示。

记 账 凭 证

凭证号：×× 日期：201×年×月×日 附单据：×张

摘要	财务会计			预算会计		
	科目	借方金额	贷方金额	科目	借方金额	贷方金额
×××	银行存款/库存现金	×××		资金结存	×××	
×××	应收账款——应收医疗款		×××	事业预算收入		×××
	合计	×××	×××	合计	×××	×××

图2-53 病人交来医疗欠费应填制的记账凭证

【例2-42】 201×年5月10日，某医院收到门诊病人甲某交来的医疗欠费1000元现金。

财会部门根据有关凭证，应编制会计分录如下。

财务会计：

借：库存现金　　　　　　　　　　　　　　　　　　　　　　　　1000

　　贷：应收账款——应收医疗款——门急诊病人欠费　　　　　　1000

预算会计：

借：资金结存——货币资金　　　　　　　　　　　　　　　1000
　　贷：事业预算收入——医疗预算收入——门急诊预算收入　　1000

(4) 向医疗保险机构结算应收医疗款时，按照实际收到的金额，借记"银行存款"科目，按照医院因违规治疗等管理不善原因被医疗保险机构拒付的金额，借记"坏账准备"科目，按照应收医疗保险机构的金额，贷记"应收账款——应收医疗款——应收医保款"科目，按照借贷之间的差额，借记或贷记"事业收入——医疗收入——门急诊收入、住院收入（结算差额）"科目，如图 2-54 (a)、图 2-54 (b) 所示。

记　账　凭　证

凭证号：××　　　　　日期：201×年×月×日　　　　　附单据：×张

摘要	财务会计			预算会计		
	科目	借方金额	贷方金额	科目	借方金额	贷方金额
×××	银行存款	×××		资金结存	×××	
×××	坏账准备	×××		事业预算收入		×××
×××	应收账款——应收医疗款		×××			
×××	事业收入		×××			
	合计	×××	×××	合计	×××	×××

图 2-54 (a)　收到医疗保险机构支付的医疗款小于应收医保款应填制的记账凭证

记　账　凭　证

凭证号：××　　　　　日期：201×年×月×日　　　　　附单据：×张

摘要	财务会计			预算会计		
	科目	借方金额	贷方金额	科目	借方金额	贷方金额
×××	银行存款	×××		资金结存	×××	
×××	坏账准备	×××		事业预算收入		×××
×××	应收账款——应收医疗款		×××			
×××	事业收入		×××			
	合计	×××	×××	合计	×××	×××

图 2-54 (b)　收到医疗保险机构支付的医疗款大于应收医保款应填制的记账凭证

【例 2-43】201×年 2 月 5 日，某医院收到基本医疗保险机构银行转账 4800 元（系住院病人发生），因医疗保险机构采用单病种收费计算方式实际支付金额比医院记账金额少 200 元，因违规治疗医疗保险机构拒付 500 元。

财会部门根据有关凭证，应编制会计分录如下。

财务会计：

借：银行存款　　　　　　　　　　　　　　　　　　　　4800
　　事业收入——医疗收入——结算差额　　　　　　　　　200
　　坏账准备　　　　　　　　　　　　　　　　　　　　　500
　　贷：应收账款——应收医疗款——应收医保款　　　　5500

预算会计：

借：资金结存——货币资金　　　　　　　　　　　　　　4800
　　贷：事业预算收入——医疗预算收入——住院预算收入　4800

（5）医院应当于每年年度终了，对应收医疗款进行全面检查，计提坏账准备。对于账龄超过规定年限、确认无法收回的应收医疗款，应当按照有关规定报经批准后，按照无法收回的应收医疗款金额，借记"坏账准备"科目，贷记"应收账款——应收医疗款"科目。

①计提坏账准备，如图 2-55 所示。

记 账 凭 证

凭证号：××　　　　　　日期：201×年×月×日　　　　　　附单据：×张

摘要	财务会计			预算会计		
	科目	借方金额	贷方金额	科目	借方金额	贷方金额
×××	其他费用	×××				
×××	坏账准备		×××			
	合计	×××	×××	合计		

图 2-55　年终对应收医疗款计提坏账准备应填制的记账凭证

②对于账龄超过规定年限、确认无法收回的应收医疗款，如图 2-56 所示。

第二章 资产的会计核算

记 账 凭 证

凭证号：××　　　　　　　　日期：201×年×月×日　　　　　　　　附单据：×张

摘要	财务会计			预算会计		
	科目	借方金额	贷方金额	科目	借方金额	贷方金额
×××	坏账准备	×××				
×××	应收账款——应收医疗款		×××			
	合计	×××	×××	合计		

图 2-56　经批准冲销无法收回的应收医疗款应填制的记账凭证

如果已转销的应收医疗款在以后期间又收回，应按实际收回的金额，借记"应收账款——应收医疗款"科目，贷记"坏账准备"科目；同时，借记"银行存款"等科目，贷记本科目，如图 2-57 和图 2-58 所示。

记 账 凭 证

凭证号：××　　　　　　　　日期：201×年×月×日　　　　　　　　附单据：×张

摘要	财务会计			预算会计		
	科目	借方金额	贷方金额	科目	借方金额	贷方金额
×××	应收账款——应收医疗款	×××				
×××	坏账准备		×××			
	合计	×××	×××	合计		

图 2-57　收回已经冲销的应收医疗款应填制的记账凭证（恢复应收账款）

记 账 凭 证

凭证号：××　　　　　　　　日期：201×年×月×日　　　　　　　　附单据：×张

摘要	财务会计			预算会计		
	科目	借方金额	贷方金额	科目	借方金额	贷方金额
×××	银行存款	×××		资金结存	×××	
×××	应收账款——应收医疗款		×××	事业预算收入		×××
	合计	×××	×××	合计	×××	×××

图 2-58　收回已经冲销的应收医疗款应填制的记账凭证（结转应收账款）

【例 2-44】201×年 12 月 31 日，某医院对应收医疗款进行了全面检查，根据相关规定，确定按应收医疗款余额的4%计提坏账准备。12月31日，该医院应收医疗款余额为60000元，坏账准备余额为2000元。

财会部门根据有关凭证，应编制会计分录如下。

该医院应计提坏账准备 = 60000 × 4% = 2400（元）

该医院已计提坏账准备2000元

该医院应补提坏账准备 = 2400 - 2000 = 400（元）

财务会计：

借：其他费用   400

　　贷：坏账准备   400

【例2-45】201×年12月31日，某医院对应收医疗款进行了全面检查，发现乙某欠住院医疗费4000元，已逾期三年未能偿还，乙某表示因经济困难确实无力偿还。报经批准后，某医院将这笔欠费确认为坏账，准予转销。

财会部门根据有关凭证，应编制会计分录如下。

借：坏账准备   4000

　　贷：应收账款——应收医疗款   4000

【例2-46】201×年10月5日，乙某经济情况好转，偿还某医院所欠医疗费4000元现金。

财会部门根据有关凭证，应编制会计分录如下。

财务会计：

借：应收账款——应收医疗款   4000

　　贷：坏账准备   4000

借：库存现金   4000

　　贷：应收账款——应收医疗款   4000

预算会计：

借：资金结存——货币资金   4000

　　贷：事业预算收入——医疗预算收入   4000

五、预付账款

（一）预付账款的概念

预付账款是指医院按照购货、服务合同或协议规定预付给供应单位（或个人）的款项，以及按照合同规定向承包工程的施工企业预付的备料款和工程款。由于预付货款额度一般较大，且需要一定时间才能结束业务，因此，医院在预付货款时应持谨慎、稳健的原则，全面了解供货方的资质、信誉、物资保证和可靠程度等，并根据《合同法》的规定，与供货方签订有效合同或协议，将风险降至最低。对于已发生的预付账款要及时登记，设置相应的明细账，指定专人管理，可采取函证、对账等形式与债务人核对，保证款项的真实性和完整性。同时应建立预付账款催收、清理制度，严格审批，及时清理。

预付账款与应收账款都属于流动资产，两者的主要区别是：预付账款是由购货引起的，反映医院处于购买方的债权地位；应收账款是由提供服务或销售药品等引起的，反映医院处于供货方的债权地位。

（二）预付账款的会计核算

1. 预付账款的科目设置

医院应当设置"预付账款"科目，核算医院按照购货、服务合同或协议规定预付给供应单位（或个人）的款项，以及按照合同规定向承包工程的施工企业预付的备料款和工程款；应当按照供应单位（或个人）及具体项目进行明细核算；对于基本建设项目发生的预付账款，还应当在本科目所属基建项目明细科目下设置"预付备料款""预付工程款""其他预付款"等明细科目，进行明细核算。该科目属于资产类科目，借方登记预付账款的增加，贷方登记预付账款的减少，期末借方余额反映医院实际预付尚未结算的款项。

2. 预付账款的账务处理

（1）根据购货、服务合同或协议规定预付款项时，按照预付金额，借记本科目，贷记"银行存款""财政拨款收入""零余额账户用款额度"等科目，如图 2-59 所示。

记 账 凭 证

凭证号：×× 　　　　　日期：201×年×月×日 　　　　　附单据：×张

摘要	财务会计			预算会计		
	科目	借方金额	贷方金额	科目	借方金额	贷方金额
×××	预付账款	×××		事业支出	×××	
×××	银行存款/财政拨款收入/零余额账户用款额度等		×××	资金结存		×××
	合计	×××	×××	合计	×××	×××

图 2-59　发生预付款项应填制的记账凭证

【例 2-47】201×年 12 月 15 日，某医院购买一台 CT 机，价值 2500000 元。合同签订后，预付 30%。

财会部门根据有关凭证，应编制会计分录如下。

财务会计：

借：预付账款——供货单位　　　　　　　　　　　　　750000
　　贷：银行存款　　　　　　　　　　　　　　　　　　　750000

预算会计：

借：事业支出　　　　　　　　　　　　　　　　　　　　750000
　　贷：资金结存——货币资金　　　　　　　　　　　　　750000

(2) 收到所购资产或服务时，按照购入资产或服务的成本，借记"库存物品""固定资产""无形资产""业务活动费用"等相关科目，按照相关预付账款的账面余额，贷记本科目，按照实际补付的金额，贷记"财政拨款收入""零余额账户用款额度""银行存款"等科目，如图 2-60 所示。涉及增值税业务的，相关账务处理参见"应交增值税"科目。

记　账　凭　证

凭证号：×× 　　　　　　　日期：201×年×月×日　　　　　　　附单据：×张

摘要	财务会计			预算会计		
	科目	借方金额	贷方金额	科目	借方金额	贷方金额
×××	库存物品/固定资产/无形资产/业务活动费用等	×××				
×××	预付账款		×××			
	合计	×××	×××	合计		

图 2-60　收到预付账款项下所购资产或服务应填制的记账凭证

【例 2-48】承【例 2-47】，该 CT 机安装调试完毕，验收入库，医院再支付 65%。留取 5% 作为质保金，设备正常运行 10 个月后支付。

财会部门根据有关凭证，应编制会计分录如下。

设备验收合格，医院支付 65% 货款，

财务会计：

借：固定资产　　　　　　　　　　　　　　　　　　　2500000
　　贷：银行存款　　　　　　　　　　　　　　　　　　　1625000
　　　　预付账款——供货单位　　　　　　　　　　　　　750000
　　　　其他应付款　　　　　　　　　　　　　　　　　　125000

预算会计：

借：事业支出 1625000

  贷：资金结存——货币资金 1625000

设备正常运行 10 个月后，医院支付 5% 质保金，

财务会计：

借：其他应付款 125000

  贷：银行存款 125000

预算会计：

借：事业支出 125000

  贷：资金结存——货币资金 125000

（3）根据工程进度结算工程价款及备料款时，按照结算金额，借记"在建工程"科目，按照相关预付账款的账面余额，贷记本科目，按照实际补付的金额，贷记"财政拨款收入""零余额账户用款额度""银行存款"等科目，如图 2-61 所示。

记 账 凭 证

凭证号：××   日期：201×年×月×日   附单据：×张

摘要	财务会计			预算会计		
	科目	借方金额	贷方金额	科目	借方金额	贷方金额
×××	在建工程	×××				
×××	预付账款		×××			
	合计	×××	×××	合计		

图 2-61 按工程进度结算工程价款及备料款应填制的记账凭证

（4）发生预付账款退回的，按照实际退回金额，借记"财政拨款收入"（本年直接支付）、"财政应返还额度"（以前年度直接支付）、"零余额账户用款额度""银行存款"等科目，贷记本科目，如图 2-62 所示。

记 账 凭 证

凭证号：×× 　　　　　　　日期：201×年×月×日　　　　　　　附单据：×张

摘要	财务会计			预算会计		
	科目	借方金额	贷方金额	科目	借方金额	贷方金额
×××	财政拨款收入/财政应返还额度/零余额账户用款额度/银行存款等	×××		财政拨款预算收入/资金结存	×××	
×××	预付账款		×××	财政拨款结余/财政拨款结转/事业支出		×××
	合计	×××	×××	合计	×××	×××

图 2-62　发生预付账款退回应填制的记账凭证

六、其他应收款

（一）其他应收款的概念

其他应收款，是指单位除财政应返还额度、应收票据、应收账款、预付账款、应收股利、应收利息以外的其他各项应收及暂付款项，如职工预借的差旅费、已经偿还银行尚未报销的本单位公务卡欠款、拨付给内部有关部门的备用金、应向职工收取的各种垫付款项、支付的可以收回的订金或押金、应收的上级补助和附属单位上缴款项等。

（二）其他应收款的会计核算

1. 其他应收款的科目设置

医院应当设置"其他应收款"科目，核算除财政应返还额度、应收票据、应收账款、预付账款、应收股利、应收利息、应收在院病人医疗款、应收医疗款以外的其他各项应收及暂付款项，如因提供科研教学等服务、按合同约定应向接受服务单位收取的款项、职工预借的差旅费、已经偿还银行尚未报销的本单位公务卡欠款、拨付给内部有关部门的备用金、应向职工收取的各种垫付款项、支付的可以收回的订金或押金、应收的上级补助和附属单位上缴款项等。应当按照其他应收款的类别以及债务单位（或个人）进行明细核算。

该科目属于资产类科目，借方登记其他应收款的增加，贷方登记其他应收款的减少，期末借方余额，反映尚未收回的其他应收款。

2. 其他应收款的账务处理

(1) 发生其他各种应收及暂付款项时,按照实际发生金额,借记本科目,贷记"零余额账户用款额度""银行存款""库存现金""上级补助收入""附属单位上缴收入"等科目,如图2-63所示。涉及增值税业务的,相关账务处理参见"应交增值税"科目。

记 账 凭 证

凭证号:×× 日期:201×年×月×日 附单据:×张

摘要	财务会计			预算会计		
	科目	借方金额	贷方金额	科目	借方金额	贷方金额
×××	其他应收款	×××				
×××	零余额账户用款额度/ 银行存款/库存现金/ 上级补助收入/附属 单位上缴收入等		×××			
	合计	×××	×××	合计		

图2-63 发生其他应收及暂付款项应填制的记账凭证

(2) 收回其他各种应收及暂付款项时,按照收回的金额,借记"库存现金""银行存款"等科目,贷记本科目,如图2-64所示。

记 账 凭 证

凭证号:×× 日期:201×年×月×日 附单据:×张

摘要	财务会计			预算会计		
	科目	借方金额	贷方金额	科目	借方金额	贷方金额
×××	库存现金/银行存款等	×××				
×××	其他应收款		×××			
	合计	×××	×××	合计		

图2-64 收回其他应收及暂付款项应填制的记账凭证

(3) 单位内部实行备用金制度的,有关部门使用备用金以后应当及时到财务部门报销并补足备用金。财务部门核定并发放备用金时,按照实际发放金额,借记本科目,贷记"库存现金"等科目。根据报销金额用现金补足备用金定额时,借记"业务活动费用""单位管理费用"等科目,贷记"库存现金"等科目,报销数和拨补数都不再通过本科目核算,如图2-65所示。

记 账 凭 证

凭证号：××　　　　　　日期：201×年×月×日　　　　　　附单据：×张

摘要	财务会计			预算会计		
	科目	借方金额	贷方金额	科目	借方金额	贷方金额
×××	其他应收款	×××				
×××	库存现金等		×××			
	合计	×××	×××	合计		

图2-65　向内部有关部门发放备用金应填制的记账凭证

（4）偿还尚未报销的本单位公务卡欠款时，按照偿还的款项，借记本科目，贷记"零余额账户用款额度""银行存款"等科目，如图2-66所示。

记 账 凭 证

凭证号：××　　　　　　日期：201×年×月×日　　　　　　附单据：×张

摘要	财务会计			预算会计		
	科目	借方金额	贷方金额	科目	借方金额	贷方金额
×××	其他应收款	×××				
×××	零余额账户用款额度/银行存款等		×××			
	合计	×××	×××	合计		

图2-66　偿还尚未报销的本单位公务卡欠款应填制的记账凭证

持卡人报销时，按照报销金额，借记"业务活动费用""单位管理费用"等科目，贷记本科目，如图2-67所示。

记 账 凭 证

凭证号：××　　　　　　日期：201×年×月×日　　　　　　附单据：×张

摘要	财务会计			预算会计		
	科目	借方金额	贷方金额	科目	借方金额	贷方金额
×××	业务活动费用/单位管理费用等	×××		事业支出	×××	
×××	其他应收款		×××	资金结存		×××
	合计	×××	×××	合计	×××	×××

图2-67　公务卡持卡人报销公务费用应填制的记账凭证

（5）将预付账款账面余额转入其他应收款时，借记本科目，贷记"预付账款"科目，如图2-68所示。

记 账 凭 证

凭证号：×× 日期：201×年×月×日 附单据：×张

摘要	财务会计			预算会计		
	科目	借方金额	贷方金额	科目	借方金额	贷方金额
×××	其他应收款	×××				
×××	预付账款		×××			
	合计	×××	×××	合计		

图2-68 预付账款账面余额转入其他应收款应填制的记账凭证

【例2-49】医院为职工垫付停车费5000元，之后从应付工资中扣除代垫款项。

财会部门根据有关凭证，应编制会计分录如下。

①代垫停车费时，

财务会计：

借：其他应收款　　　　　　　　　　　　　　　　　　5000
　　贷：银行存款　　　　　　　　　　　　　　　　　　　5000

②从应付工资中扣除代垫费用时，

财务会计：

借：应付职工薪酬　　　　　　　　　　　　　　　　　5000
　　贷：其他应收款　　　　　　　　　　　　　　　　　　5000

预算会计：

借：事业支出　　　　　　　　　　　　　　　　　　　5000
　　贷：资金结存——货币资金　　　　　　　　　　　　5000

【例2-50】201×年12月20日，某医院新增收费员一名，向财务部门借备用金500元。

财会部门根据有关凭证，应编制会计分录如下。

财务会计：

借：其他应收款　　　　　　　　　　　　　　　　　　500
　　贷：库存现金　　　　　　　　　　　　　　　　　　　500

【例2-51】201×年12月15日，某医院办公室赵某赴北京参加会议，借款3000元。

财会部门根据有关凭证，应编制会计分录如下。

财务会计：

借：其他应收款　　　　　　　　　　　　　　　　　　3000
　　贷：库存现金　　　　　　　　　　　　　　　　　　　3000

【例 2-52】201×年 12 月 20 日，某医院办公室赵某北京出差回来报账，发生差旅费 2500 元，交回现金 500 元。

财会部门根据有关凭证，应编制会计分录如下。

财务会计：

借：单位管理费用　　　　　　　　　　　　　　　　　2500

　　库存现金　　　　　　　　　　　　　　　　　　　　500

　　贷：其他应收款　　　　　　　　　　　　　　　　3000

预算会计：

借：事业支出　　　　　　　　　　　　　　　　　　　2500

　　贷：资金结存——货币资金　　　　　　　　　　　2500

第五节　存货

一、存货概述

存货是指医院为开展医疗服务及其他活动而储存的低值易耗品、卫生材料、药品、其他材料、加工物品等。

医院的存货主要有以下特征。

（1）医院持有存货是为了出售给病人用于治疗，或者在从事医疗服务及其他活动中加以耗用，它既不是为了投资增值，也不是为了长期持有，往往会在短期内被使用或者流出医院。

（2）医院存货的状态是多样的，它有可能是药品、卫生材料或者其他外购物资，可以直接出售给病人或者直接用于提供医疗服务及其辅助活动；它有可能是购入的可以直接耗用的或者尚需加工的材料等；它也有可能是尚处于生产过程但尚未制成产成品的加工物品等。

二、存货的确认与计量

（一）存货的确认条件

存货同时满足下列条件的，应予以确认。

（1）与该存货相关的服务潜力很可能实现或者经济利益很可能流入医院。

（2）该存货的成本或者价值能够可靠地计量。

（二）存货的初始计量

存货在取得时应当按照实际成本进行初始计量。存货的成本包括采购成本、加工成本和使存货达到目前场所和状态所发生的其他成本三个部分组成。取得存货单独发生的运杂费，能够直接计入业务活动费用的，计入业务活动费用；不能直接计入业务活动费用的，计入单位管理费用。

存货按照不同的取得方式，其初始成本的确定可分为以下几种情况。

（1）外购的存货，其成本包括在采购过程中所发生的支出，主要包括购买价款、相关税费和采购费用。购买价款是指所购货物发票账单上列明的价款。相关税费是指按规定应当计入存货采购成本的税金，包括进口关税、消费税、增值税等。采购费用是指在存货采购过程中所发生的各项费用，包括运输费、装卸费、保险费、包装费、运输途中的合理损耗、入库前的挑选整理费用等。

（2）自制的库存物品加工完成并验收入库，按照所发生的实际成本确认，包括耗用的直接材料费用、发生的直接人工费用和分配的间接费用。

（3）委托外单位加工收回的库存物品，按照所发生的实际成本确认，包括加工前发出物资的成本和支付的加工费。

（4）接受捐赠的库存物品，其成本比照同类或类似物资的市场价格或有关凭据注明的金额确定。

（5）通过置换取得的存货，其成本按照换出资产的评估价值，加上支付的补价或减去收到的补价，加上为换入存货发生的其他相关支出确定。

（6）盘盈的存货，按规定经过资产评估的，其成本按照评估价值确定；未经资产评估的，其成本按照重置成本确定。

三、存货的发出计价

医院发出库存物品的计价方法，可以根据医院管理的需要，采用先进先出法、加权平均法或个别认定法计算确定。医院发出库存物品的计价方法一经确定，不得随意变更。

（1）先进先出法。

先进先出法是以先入库的物资先发出的库存实物流转假设为前提，对发出物资进行计价的方法。采用这种方法，先入库的物资成本在后入库的物资成本之前转出，据此确定发出物资和结存物资的成本。

例如，假设 A 卫生材料月初库存为零，1 日购入 100 个，单价 2 元；3 日购入 50 个，单价 3 元；5 日销售发出 50 个。发出单价为 2 元，发出 A 卫生材料成本为 100

元，月末结存的 A 卫生材料的成本为 50×2+50×3=250 元。

（2）加权平均法。

加权平均法是指以月初库存物品的数量加上本月采购物资的数量为权数，与月初库存物品成本加上本月购入物资成本相除，计算出本月库存物品的加权平均单位成本，以此为基础确定本月发出物资成本和月末结存库存物品成本的一种方法，计算公式如下：

$$加权平均单位成本 = \frac{月初库存物资成本 + 本月购入物资成本}{月初库存物资数量 + 本月购入物资数量}$$

本月发出物资成本 = 本月发出物资数量 × 加权平均单位成本

月末结存物资成本 = 月末结存物资数量 × 加权平均单位成本

（3）个别计价法。

个别计价法是逐一辨认各批次发出物资和期末结存物资所属的购入批别，分别按其购入时所确定的单位成本，计算出作为确定各批次发出物资成本和期末结存物资成本的方法。

四、存货的会计核算

（一）在途物品

1. 在途物品的概念

在途物品，指医院采购材料等物资时货款已付或已开出商业汇票但尚未验收入库的物品。

2. 在途物品的会计核算

（1）在途物品的科目设置。

医院应设置"在途物品"科目，核算医院采购材料等物资时货款已付或已开出商业汇票但尚未验收入库的在途物品的采购成本。本科目可按照供应单位和物品种类进行明细核算。本科目期末借方余额，反映单位在途物品的采购成本。

（2）在途物品的账务处理。

①医院购买材料等物品，按照确定的物品采购成本的金额，借记本科目，按照实际支付的金额，贷记"财政拨款收入""零余额账户用款额度""银行存款"等科目。涉及增值税业务的，相关账务处理参见"应交增值税"科目。

②所购材料等物品到达验收入库，按照确定的库存物品成本金额，借记"库存物品"科目，按照物品采购成本金额，贷记本科目，按照使入库物品达到目前场所和状态所发生的其他支出，贷记"银行存款"等科目。

【例 2-53】201×年 12 月 15 日，医院购买一批卫生材料 50000 元，货款已付，尚未验收入库，12 月 20 日验收入库。

财会部门根据有关凭证，应编制会计分录如下。

12 月 15 日，支付货款，

财务会计：

借：在途物品　　　　　　　　　　　　　　　　　　　50000
　　贷：银行存款　　　　　　　　　　　　　　　　　　　50000

预算会计：

借：事业支出　　　　　　　　　　　　　　　　　　　50000
　　贷：资金结存——货币资金　　　　　　　　　　　　 50000

12 月 20 日，验收入库，

财务会计：

借：库存物品　　　　　　　　　　　　　　　　　　　50000
　　贷：在途物品　　　　　　　　　　　　　　　　　　　50000

（二）库存物品

1. 库存物品的概念

库存物品是指医院为了开展医疗服务及其辅助活动而储存的药品、卫生材料、低值易耗品和其他材料。

2. 库存物品的会计核算

（1）库存物品的科目设置。

医院应当设置"库存物品"科目，核算医院为了开展医疗服务及其辅助活动而储存的药品、卫生材料、低值易耗品、其他材料的实际成本。该科目应当按照库存物品的类别，设置"药品""卫生材料""低值易耗品""其他材料"和"成本差异"一级明细科目。

该科目属于资产类科目，借方登记库存物品的增加，贷方登记库存物品的减少，期末借方余额，反映医院库存物品的实际成本。

医院随买随用的零星办公用品，可以在购进时直接列作费用，不通过本科目核算。医院控制的政府储备物资，应当通过"政府储备物资"科目核算，不通过本科目核算。医院受托存储保管的物资和受托转赠的物资，应当通过"受托代理资产"科目核算，不通过本科目核算。医院为在建工程购买和使用的材料物资，应当通过"工程物资"科目核算，不通过本科目核算。

医院物资管理等部门应当在本科目明细账下，按品名、规格设置数量金额明细账,仓库应设置实物收、发、存数量明细账。

(2) 库存物品的账务处理。

①取得的库存物品,应当按照其取得时的成本入账。

外购的库存物品验收入库,按照确定的成本,借记本科目,贷记"财政拨款收入""零余额账户用款额度""银行存款""应付账款""在途物品"等科目。涉及增值税业务的,相关账务处理参见"应交增值税"科目。

自制的库存物品加工完成并验收入库,按照确定的成本,借记本科目,贷记"加工物品——自制物品"科目。

委托外单位加工收回的库存物品验收入库,按照确定的成本,借记本科目,贷记"加工物品——委托加工物品"等科目。

接受捐赠的库存物品验收入库,按照确定的成本,借记本科目,按照发生的相关税费、运输费等,贷记"银行存款"等科目,按照其差额,贷记"捐赠收入"科目。

接受捐赠的库存物品按照名义金额入账的,按照名义金额,借记本科目,贷记"捐赠收入"科目;同时,按照发生的相关税费、运输费等,借记"其他费用"科目,贷记"银行存款"等科目。

无偿调入的库存物品验收入库,按照确定的成本,借记本科目,按照发生的相关税费、运输费等,贷记"银行存款"等科目,按照其差额,贷记"无偿调拨净资产"科目。

置换换入的库存物品验收入库,按照确定的成本,借记本科目,按照换出资产的账面余额,贷记相关资产科目(换出资产为固定资产、无形资产的,还应当借记"固定资产累计折旧""无形资产累计摊销"科目),按照置换过程中发生的其他相关支出,贷记"银行存款"等科目,按照借贷方差额,借记"资产处置费用"科目或贷记"其他收入"科目。涉及补价的,分别按以下情况处理。

支付补价的,按照确定的成本,借记本科目,按照换出资产的账面余额,贷记相关资产科目(换出资产为固定资产、无形资产的,还应当借记"固定资产累计折旧""无形资产累计摊销"科目),按照支付的补价和置换过程中发生的其他相关支出,贷记"银行存款"等科目,按照借贷方差额,借记"资产处置费用"科目或贷记"其他收入"科目。

收到补价的,按照确定的成本,借记本科目,按照收到的补价,借记"银行存款"等科目,按照换出资产的账面余额,贷记相关资产科目(换出资产为固定资产、无形资产的,还应当借记"固定资产累计折旧""无形资产累计摊销"科目),按照置换过程中发生的其他相关支出,贷记"银行存款"等科目,按照补价扣减其他相关支出后的净收入,贷记"应缴财政款"科目,按照借贷方差额,借记"资产处置费用"科目或贷记"其他收入"科目。

②库存物品在发出时,分别按以下情况处理。

单位开展业务活动等领用、按照规定自主出售发出或加工发出库存物品,按照领用、出售等发出物品的实际成本,借记"业务活动费用""单位管理费用""经营费用""加工物品"等科目,贷记本科目。

采用一次转销法摊销低值易耗品、包装物的,在首次领用时将其账面余额一次性摊销计入有关成本费用,借记有关科目,贷记本科目。

采用五五摊销法摊销低值易耗品、包装物的,首次领用时,将其账面余额的50%摊销计入有关成本费用,借记有关科目,贷记本科目;使用完时,将剩余的账面余额转销计入有关成本费用,借记有关科目,贷记本科目。

经批准对外出售的库存物品(不含可自主出售的库存物品)发出时,按照库存物品的账面余额,借记"资产处置费用"科目,贷记本科目;同时,按照收到的价款,借记"银行存款"等科目,按照处置过程中发生的相关费用,贷记"银行存款"等科目,按照其差额,贷记"应缴财政款"科目。

经批准对外捐赠的库存物品发出时,按照库存物品的账面余额和对外捐赠过程中发生的归属于捐出方的相关费用合计数,借记"资产处置费用"科目,按照库存物品账面余额,贷记本科目,按照对外捐赠过程中发生的归属于捐出方的相关费用,贷记"银行存款"等科目。

经批准无偿调出的库存物品发出时,按照库存物品的账面余额,借记"无偿调拨净资产"科目,贷记本科目;同时,按照无偿调出过程中发生的归属于调出方的相关费用,借记"资产处置费用"科目,贷记"银行存款"等科目。

经批准置换换出的库存物品,参照本科目有关置换换入库存物品的规定进行账务处理。

③医院应当定期对库存物品进行清查盘点,每年至少盘点一次。对于发生的库存物品盘盈、盘亏或者报废、毁损,应当先计入"待处理财产损溢"科目,按照规定报经批准后及时进行后续账务处理。

盘盈的库存物品,其成本按照有关凭据注明的金额确定;没有相关凭据,但按照规定经过资产评估的,其成本按照评估价值确定;没有相关凭据,也未经过评估的,其成本按照重置成本确定。如无法采用上述方法确定盘盈的库存物品成本的,按照名义金额入账。

盘盈的库存物品,按照确定的入账成本,借记本科目,贷记"待处理财产损溢"科目。

盘亏或者毁损、报废的库存物品,按照待处理库存物品的账面余额,借记"待处理财产损溢"科目，贷记本科目。

属于增值税一般纳税人的单位，若因非正常原因导致的库存物品盘亏或毁损，还应当将与该库存物品相关的增值税进项税额转出，按照其增值税进项税额，借记"待处理财产损溢"科目，贷记"应交增值税——应交税金（进项税额转出）"科目。

【例2-54】201×年9月15日，医院购入一批卫生材料60000元，使用银行存款支付，当日收到材料并验收合格入库。9月25日，某临床科室领用该材料30000元。

财会部门根据有关凭证，应编制会计分录如下。

购入材料时，

财务会计：

借：库存物品　　　　　　　　　　　　　　　　60000
　　贷：银行存款　　　　　　　　　　　　　　　　　60000

预算会计：

借：事业支出　　　　　　　　　　　　　　　　60000
　　贷：资金结存——货币资金　　　　　　　　　　　60000

领用材料时，

财务会计：

借：业务活动费用　　　　　　　　　　　　　　30000
　　贷：库存物品　　　　　　　　　　　　　　　　　30000

（3）药品的核算

为了核算、反映医院的药品购入、领用、销售，医院应在"库存物品"科目下设置一级明细科目"库存物品——药品"，并按药库、药房设置二级明细科目，在二级明细科目下，按西药、中成药和中草药设置三级明细科目，进行明细核算。

①外购及接受捐赠的核算，如图2-69所示。

记 账 凭 证

凭证号：×× 　　　　　日期：201×年×月×日　　　　　附单据：×张

摘要	财务会计			预算会计		
	科目	借方金额	贷方金额	科目	借方金额	贷方金额
×××	库存物品——药品	×××		事业支出	×××	
×××	银行存款/应付账款/捐赠收入等		×××	财政拨款预算收入/资金结存——货币资金等		×××
	合计	×××	×××	合计	×××	×××

图2-69　发生药品外购及接受药品捐赠应填制的记账凭证

【例 2-55】201×年 12 月 18 日，某医院向市医药公司订购的西药到货，验收入库，价款 250000 元，原已预付 50000 元，后医院补付 200000 元，已通过银行汇出。

财会部门根据有关凭证，应编制会计分录如下。

财务会计：

借：库存物品——药品　　　　　　　　　　　　　　　　250000
　　贷：预付账款　　　　　　　　　　　　　　　　　　　　50000
　　　　银行存款　　　　　　　　　　　　　　　　　　　　200000

预算会计：

借：事业支出　　　　　　　　　　　　　　　　　　　　200000
　　贷：资金结存——货币资金　　　　　　　　　　　　　　200000

【例 2-56】201×年 12 月 20 日，某医院接受当地中华慈善总会捐赠的一批西药，该批药品的价格为 60000 元，已验收入库。

财会部门根据有关凭证，应编制会计分录如下。

财务会计：

借：库存物品——药品　　　　　　　　　　　　　　　　60000
　　贷：捐赠收入　　　　　　　　　　　　　　　　　　　　60000

②药品领用及对外捐赠的核算，如图 2-70 所示。

记　账　凭　证

凭证号：××　　　　　　　日期：201×年×月×日　　　　　　　附单据：×张

摘要	财务会计			预算会计		
	科目	借方金额	贷方金额	科目	借方金额	贷方金额
×××	库存物品——药品——药房/资产处置费用	×××				
×××	库存物品——药品——药库		×××			
	合计	×××	×××	合计		

图 2-70　发生药品领用或对外捐赠应填制的记账凭证

【例 2-57】201×年 10 月 15 日，某医院药品部门报来门诊药房领用西药 130000 元，住院药房领用西药 160000 元。

财会部门根据有关凭证，应编制会计分录如下。

财务会计：

借：库存物品——药品——门诊药房——西药　　　　　　130000

库存物品——药品——住院药房——西药　　　　　　　160000
　　　贷：库存物品——药品——药库——西药　　　　　　　　　290000

【例2-58】201×年12月17日，某医院应上级要求向对口帮扶医院捐赠一批西药，价值30000元。

财会部门根据有关凭证，应编制会计分录如下。

财务会计：

借：资产处置费用　　　　　　　　　　　　　　　　　　30000
　　　贷：库存物品——药品——药库——西药　　　　　　　　　30000

③药房药品退回药库的核算，如图2-71所示。

记 账 凭 证

凭证号：××　　　　　　　日期：201×年×月×日　　　　　　　附单据：×张

摘要	财务会计			预算会计		
	科目	借方金额	贷方金额	科目	借方金额	贷方金额
×××	库存物品——药品——药库	×××				
×××	库存物品——药品——药房		×××			
	合计	×××	×××	合计		

图2-71　药房药品退回药库应填制的记账凭证

【例2-59】201×年12月20日，某医院年终盘点时发现门诊药房一批西药质量不符合要求，退回到药库，价值6000元。

财会部门根据有关凭证，应编制会计分录如下。

财务会计：

借：库存物品——药品——药库——西药　　　　　　　　6000
　　　贷：库存物品——药品——门诊药房——西药　　　　　　　6000

④药房药品结转成本的核算，如图2-72所示。

记 账 凭 证

凭证号：×× 　　　　　　　　日期：201×年×月×日　　　　　　　　附单据：×张

摘要	财务会计			预算会计		
	科目	借方金额	贷方金额	科目	借方金额	贷方金额
×××	业务活动费用	×××				
×××	库存物品——药品——药房		×××			
	合计	×××	×××	合计		

图 2-72　结转药房药品成本应填制的记账凭证

药品销售成本的计算方法有以下两种。

第一种是直接法，即直接从药房应用软件系统中统计或人工对处方数统计当月各药房销售成本。

第二种是倒挤法，即首先月底医院应对各药房进行盘点，盘出各药房库存数，其次，计算当月药房药品销售成本，计算公式如下：

当月药房药品销售成本＝上月末药房药品库存数＋本期药房药品领用数－本月盘点药房药品库存数

【例 2-60】201×年 12 月 31 日，某医院药品部门根据计算机系统统计当月药品销售数据，门诊药房销售西药 4000000 元，中成药 600000 元，中草药 300000 元。住院药房销售西药 5000000 元，中成药 300000 元，中草药 200000 元。

财会部门根据有关凭证，应编制会计分录如下。

财务会计：

借：业务活动费用　　　　　　　　　　　　　　　　　　　10400000
　　贷：库存物品——药品——门诊药房——西药　　　　　　4000000
　　　　库存物品——药品——门诊药房——中成药　　　　　600000
　　　　库存物品——药品——门诊药房——中草药　　　　　300000
　　　　库存物品——药品——住院药房——西药　　　　　　5000000
　　　　库存物品——药品——住院药房——中成药　　　　　300000
　　　　库存物品——药品——住院药房——中草药　　　　　200000

⑤药品清查盘点的核算。

医院存放在药库及药房尚未使用的药品，应当定期进行清查盘点。对于发生的库存物品盘盈、盘亏或者变质、毁损等，应当先记入"待处理财产损溢"科目，并及时查明原因，根据管理权限按照规定报经批准后及时进行后续账务处理。

a. 盘盈的药品，如图 2-73 所示。

记 账 凭 证

凭证号：×× 　　　　　　　　　日期：201×年×月×日 　　　　　　　　附单据：×张

摘要	财务会计			预算会计		
	科目	借方金额	贷方金额	科目	借方金额	贷方金额
×××	库存物品——药品	×××				
×××	待处理财产损溢		×××			
	合计	×××	×××	合计		

图 2-73　药品盘盈应填制的记账凭证

b. 盘亏、变质、毁损的库存物品，如图 2-74 所示。

记 账 凭 证

凭证号：×× 　　　　　　　　　日期：201×年×月×日 　　　　　　　　附单据：×张

摘要	财务会计			预算会计		
	科目	借方金额	贷方金额	科目	借方金额	贷方金额
×××	待处理财产损溢	×××				
×××	库存物品——药品		×××			
	合计	×××	×××	合计		

图 2-74　药品盘亏、变质、毁损应填制的记账凭证

【例 2-61】201×年 12 月 31 日，某医院药品部门报来药库药品盘点表，盘亏西药 1500 元，属正常盘亏。

财会部门根据有关凭证，应编制会计分录如下。

财务会计：

借：待处理财产损溢　　　　　　　　　　　　　　　　　　　1500
　　贷：库存物品——药品——药库——西药　　　　　　　　　　1500

（4）卫生材料的核算。

医院应在"库存物品"科目下设置一级明细科目"库存物品——卫生材料"，并按卫生材料的种类设置二级明细科目，进行明细核算。

①外购及接受捐赠的核算，如图 2-75 所示。

记 账 凭 证

凭证号：××　　　　　　　　日期：201×年×月×日　　　　　　　附单据：×张

摘要	财务会计			预算会计		
	科目	借方金额	贷方金额	科目	借方金额	贷方金额
×××	库存物品——卫生材料	×××		事业支出	×××	
×××	银行存款/应付账款/捐赠收入等		×××	财政拨款预算收入/资金结存——货币资金等		×××
	合计	×××	×××	合计	×××	×××

图2-75　卫生材料外购及接受捐赠应填制的记账凭证

【例2-62】201×年12月15日，某医院购入医用×胶片一批，价款300000元，发生运输费500元，已验收入库，款项转账支票支付。

财会部门根据有关凭证，应编制会计分录如下。

财务会计：

借：库存物品——卫生材料　　　　　　　　　　　　　300000
　　业务活动费用　　　　　　　　　　　　　　　　　　　500
　　贷：银行存款　　　　　　　　　　　　　　　　　　300500

预算会计：

借：事业支出　　　　　　　　　　　　　　　　　　　300500
　　贷：资金结存——货币资金　　　　　　　　　　　　300500

【例2-63】201×年12月18日，某医院向某医疗器械有限公司订购手术吻合器一批，到货验收入库，价款56000元，原已预付11200元，后医院补付44800元，已通过银行汇出。

财会部门根据有关凭证，应编制会计分录如下。

财务会计：

借：库存物品——卫生材料　　　　　　　　　　　　　56000
　　贷：预付账款　　　　　　　　　　　　　　　　　　11200
　　　　银行存款　　　　　　　　　　　　　　　　　　44800

预算会计：

借：事业支出　　　　　　　　　　　　　　　　　　　44800
　　贷：资金结存——货币资金　　　　　　　　　　　　44800

【例2-64】201×年12月20日，某医院接受当地红十字会捐赠的一批卫生材料，该批卫生材料的价格为50000元，已验收入库。

财会部门根据有关凭证,应编制会计分录如下。

借:库存物品——卫生材料　　　　　　　　　　　　　　50000
　　贷:捐赠收入　　　　　　　　　　　　　　　　　　　　50000

②卫生材料领用及对外捐赠的核算,如图2-76所示。

记 账 凭 证

凭证号:×× 　　　　　　　日期:201×年×月×日　　　　　　　附单据:×张

摘要	财务会计			预算会计		
	科目	借方金额	贷方金额	科目	借方金额	贷方金额
×××	业务活动费用/资产处置费用	×××				
×××	库存物品——卫生材料		×××			
	合计	×××	×××	合计		

图2-76　卫生材料领用及对外捐赠应填制的记账凭证

【例2-65】201×年12月15日,某医院器械部门报来各科室卫生材料领用报表,总计90000元。

财会部门根据有关凭证,应编制会计分录如下。

财务会计:

借:业务活动费用　　　　　　　　　　　　　　　　　　90000
　　贷:库存物品——卫生材料　　　　　　　　　　　　　　90000

【例2-66】201×年12月17日,某医院向对口帮扶医院捐赠一批卫生材料,价款30000元。

财会部门根据有关凭证,应编制会计分录如下。

财务会计:

借:资产处置费用　　　　　　　　　　　　　　　　　　30000
　　贷:库存物品——卫生材料　　　　　　　　　　　　　　30000

③卫生材料清查盘点的核算。

医院库存的卫生材料,应当定期进行清查盘点。对于发生的卫生材料盘盈、盘亏或者变质、毁损等,应当先记入"待处理财产损溢"科目,并及时查明原因,根据管理权限按照规定报经批准后及时进行账务处理。

a. 盘盈的卫生材料,如图2-77所示。

第二章 资产的会计核算

记 账 凭 证

凭证号：×× 日期：201×年×月×日 附单据：×张

摘要	财务会计			预算会计		
	科目	借方金额	贷方金额	科目	借方金额	贷方金额
×××	库存物品——卫生材料	×××				
×××	待处理财产损溢		×××			
	合计	×××	×××	合计		

图2-77 卫生材料盘盈应填制的记账凭证

b. 盘亏、变质、毁损的卫生材料，如图2-78所示。

记 账 凭 证

凭证号：×× 日期：201×年×月×日 附单据：×张

摘要	财务会计			预算会计		
	科目	借方金额	贷方金额	科目	借方金额	贷方金额
×××	待处理财产损溢	×××				
×××	库存物品——卫生材料		×××			
	合计	×××	×××	合计		

图2-78 卫生材料盘亏、变质、毁损应填制的记账凭证

【例2-67】201×年12月31日，某医院器械部门报来卫生材料盘点表，盘盈卫生材料3000元，属正常盘盈。

财会部门根据有关凭证，应编制会计分录如下。

财务会计：

借：库存物品——卫生材料　　　　　　　　　　　　　　　3000

　　贷：待处理财产损溢　　　　　　　　　　　　　　　　　3000

【例2-68】201×年12月31日，某医院器械部门报来卫生材料盘点表，盘亏卫生材料600元，属正常盘亏。

财会部门根据有关凭证，应编制会计分录如下。

财务会计：

借：待处理财产损溢　　　　　　　　　　　　　　　　　　600

　　贷：库存物品——卫生材料　　　　　　　　　　　　　　600

（5）低值易耗品的核算。

医院应在"库存物品"科目下设置一级明细科目"库存物品——低值易耗品"，

并按低值易耗品的种类及使用状态设置二级明细科目,进行明细核算。

①外购及接受捐赠的核算,如图2-79所示。

记 账 凭 证

凭证号:×× 日期:201×年×月×日 附单据:×张

摘要	财务会计			预算会计		
	科目	借方金额	贷方金额	科目	借方金额	贷方金额
×××	库存物品——低值易耗品	×××		事业支出	×××	
×××	银行存款/应付账款/捐赠收入等		×××	财政拨款预算收入/资金结存——货币资金等		×××
	合计	×××	×××	合计	×××	×××

图2-79 低值易耗品外购及接受捐赠应填制的记账凭证

【例2-69】201×年12月15日,某医院向省医疗器械公司购入手术器械一批,价款70000元,已验收入库,款项用转账支票支付。

财会部门根据有关凭证,应编制会计分录如下。

财务会计:

借:库存物品——低值易耗品　　　　　　　　　　　　　　70000

　　贷:银行存款　　　　　　　　　　　　　　　　　　　　70000

预算会计:

借:事业支出　　　　　　　　　　　　　　　　　　　　　70000

　　贷:资金结存——货币资金　　　　　　　　　　　　　　70000

②低值易耗品领用及摊销的核算。

医院的低值易耗品,应当于内部领用时一次性摊销,对于个别价值较高或领用报废相对集中的,可采用五五摊销法。按照低值易耗品的成本,借记"业务活动费用"科目,贷记"库存物品——低值易耗品"科目。

a. 一次性摊销的账务处理。

采用一次摊销法,低值易耗品在领用时将其成本一次计入成本费用,如图2-80所示。

记 账 凭 证

凭证号：×× 日期：201×年×月×日 附单据：×张

摘要	财务会计			预算会计		
	科目	借方金额	贷方金额	科目	借方金额	贷方金额
×××	业务活动费用	×××				
×××	库存物品——低值易耗品		×××			
	合计	×××	×××	合计		

图 2-80　一次性摊销低值易耗品成本应填制的记账凭证

【例 2-70】201×年 12 月 15 日，某医院器械部门报来普外科领用一套手术器械，款项 15000 元。采用一次性摊销。

财会部门根据有关凭证，应编制会计分录如下。

财务会计：

借：业务活动费用　　　　　　　　　　　　　　　15000

　　贷：库存物品——低值易耗品　　　　　　　　　　　15000

b. 五五摊销法的账务处理。

采用五五摊销法，低值易耗品在领用时摊销其成本的 50%，在处置（报废）时摊销其成本的 50%。

开展业务活动领用低值易耗品时，如图 2-81 和图 2-82 所示。

记 账 凭 证

凭证号：×× 日期：201×年×月×日 附单据：×张

摘要	财务会计			预算会计		
	科目	借方金额	贷方金额	科目	借方金额	贷方金额
×××	库存物品——低值易耗品——在用	×××				
×××	库存物品——低值易耗品——在库		×××			
	合计	×××	×××	合计		

图 2-81　低值易耗品由在库变为在用应填制的记账凭证

记 账 凭 证

凭证号：×× 日期：201×年×月×日 附单据：×张

摘要	财务会计			预算会计		
	科目	借方金额	贷方金额	科目	借方金额	贷方金额
×××	业务活动费用	×××/2				
×××	库存物品——低值易耗品——摊销		×××/2			
	合计	×××	×××	合计		

图2-82 低值易耗品在领用时先摊销50%成本应填制的记账凭证

低值易耗品报废摊销50%成本时，如图2-83和图2-84所示。

记 账 凭 证

凭证号：×× 日期：201×年×月×日 附单据：×张

摘要	财务会计			预算会计		
	科目	借方金额	贷方金额	科目	借方金额	贷方金额
×××	业务活动费用	×××/2				
×××	库存物品——低值易耗品——摊销		×××/2			
	合计	×××	×××	合计		

图2-83 低值易耗品在报废时再摊销50%成本应填制的记账凭证

记 账 凭 证

凭证号：×× 日期：201×年×月×日 附单据：×张

摘要	财务会计			预算会计		
	科目	借方金额	贷方金额	科目	借方金额	贷方金额
×××	库存物品——低值易耗品——摊销	×××				
×××	库存物品——低值易耗品——在用		×××			
	合计	×××	×××	合计		

图2-84 冲销在用低值易耗品应填制的记账凭证

【例2-71】201×年12月20日，某医院器械部门报来耳鼻喉科领用一套手术器械，款项120000元。采用五五摊销法。

财会部门根据有关凭证，应编制会计分录如下。

领用时,

财务会计:

借:库存物品——低值易耗品——在用　　　　　　　　　120000

　　贷:库存物品——低值易耗品——在库　　　　　　　　　120000

同时摊销50%成本,

财务会计:

借:业务活动费用　　　　　　　　　　　　　　　　　　　60000

　　贷:库存物品——低值易耗品——摊销　　　　　　　　　60000

报废时再摊销50%成本,

财务会计:

借:业务活动费用　　　　　　　　　　　　　　　　　　　60000

　　贷:库存物品——低值易耗品——摊销　　　　　　　　　60000

同时结转在用物品,

财务会计:

借:库存物品——低值易耗品——摊销　　　　　　　　　120000

　　贷:库存物品——低值易耗品——在用　　　　　　　　　120000

③低值易耗品对外捐赠的核算,如图2-85所示。

记 账 凭 证

凭证号:××　　　　　　　日期:201×年×月×日　　　　　　附单据:×张

摘要	财务会计			预算会计		
	科目	借方金额	贷方金额	科目	借方金额	贷方金额
×××	资产处置费用	×××				
×××	库存物品——低值易耗品		×××			
	合计	×××	×××	合计		

图2-85　对外捐赠低值易耗品应填制的记账凭证

【例2-72】201×年12月21日,某医院向对口帮扶医院捐赠一批血压计,价款20000元。

财会部门根据有关凭证,应编制会计分录如下。

财务会计:

借:资产处置费用　　　　　　　　　　　　　　　　　　　20000

　　贷:库存物品——低值易耗品　　　　　　　　　　　　　20000

④低值易耗品清查盘点的核算。

医院库存的低值易耗品，应当定期进行清查盘点。对于发生的低值易耗品盘盈、盘亏以及变质、毁损等，应当先记入"待处理财产损溢"科目，并及时查明原因，根据管理权限按照规定报经批准后及时进行账务处理。

a. 盘盈的低值易耗品，如图2-86所示。

记 账 凭 证

凭证号：××　　　　　　　日期：201×年×月×日　　　　　　　附单据：×张

摘要	财务会计			预算会计		
	科目	借方金额	贷方金额	科目	借方金额	贷方金额
×××	库存物品——低值易耗品	×××				
×××	待处理财产损溢		×××			
	合计	×××	×××	合计		

图2-86　低值易耗品盘盈应填制的记账凭证

b. 盘亏、变质、毁损的低值易耗品，如图2-87所示。

记 账 凭 证

凭证号：××　　　　　　　日期：201×年×月×日　　　　　　　附单据：×张

摘要	财务会计			预算会计		
	科目	借方金额	贷方金额	科目	借方金额	贷方金额
×××	待处理财产损溢	×××				
×××	库存物品——低值易耗品		×××			
	合计	×××	×××	合计		

图2-87　低值易耗品盘亏、变质、毁损应填制的记账凭证

【例2-73】201×年12月31日，某医院器械部门报来低值易耗品盘点表，盘盈低值易耗品3000元，属正常盘盈。

财会部门根据有关凭证，应编制会计分录如下。

财务会计：

借：库存物品——低值易耗品　　　　　　　　　　　　　　　　3000
　　贷：待处理财产损溢　　　　　　　　　　　　　　　　　　　　3000

【例2-74】201×年12月31日，某医院器械部门报来低值易耗品盘点表，盘亏低值易耗品700元，属正常盘亏。

财会部门根据有关凭证,应编制会计分录如下。

财务会计:

借:待处理财产损溢   700

  贷:库存物品——低值易耗品   700

(三) 加工物品的会计核算

1. 加工物品的概念

加工物品,指医院自制或委托外单位加工的各种物品。

2. 加工物品的会计核算

(1) 加工物品的科目设置。

医院应当设置"加工物品"科目,核算医院自制或委托外单位加工的各种物品的实际成本。本科目应当设置"自制物品""委托加工物品"两个一级明细科目,并按照物品类别、品种、项目等设置明细账,进行明细核算。

本科目"自制物品"一级明细科目下应当设置"直接材料""直接人工""其他直接费用"等二级明细科目归集自制物品发生的直接材料、直接人工(专门从事物品制造人员的人工费)等直接费用;对于自制物品发生的间接费用,应当在本科目"自制物品"一级明细科目下单独设置"间接费用"二级明细科目予以归集,期末,再按照一定的分配标准和方法,分配计入有关物品的成本。

该科目属于资产类科目,借方登记加工物品的增加,贷方登记加工物品的减少,期末借方余额反映医院自制或委托外单位加工但尚未完工的各种物品的实际成本。

(2) 加工物品的账务处理。

① 自制物品。

为自制物品领用材料等,按照材料成本,借记本科目(——自制物品——直接材料),贷记"库存物品"科目,如图 2-88 所示。

记 账 凭 证

凭证号:××   日期:201×年×月×日   附单据:×张

摘要	财务会计			预算会计		
	科目	借方金额	贷方金额	科目	借方金额	贷方金额
×××	加工物品——自制物品——直接材料	×××				
×××	库存物品		×××			
	合计	×××	×××	合计		

图 2-88 为自制物品领用材料应填制的记账凭证

【例2-75】201×年12月20日,某医院制剂室为生产"×××口服液"从药库领用西药35624元。

财会部门根据有关凭证,应编制会计分录如下。

财务会计：

借：加工物品——自制物品——直接材料　　　　　　　　35624
　　贷：库存物品——药品——药库——西药　　　　　　　　35624

【例2-76】201×年12月25日,某医院制剂室用于"×××口服液"包装,从中心库房领用易拉罐等消耗材料18384元。

财会部门根据有关凭证,应编制会计分录如下。

财务会计：

借：加工物品——自制物品——直接材料　　　　　　　　18384
　　贷：库存物品——卫生材料　　　　　　　　　　　　　　18384

【例2-77】201×年12月26日,某医院制剂室从中心库房领用"×××口服液"瓶签600元。

财会部门根据有关凭证,应编制会计分录如下。

财务会计：

借：加工物品——自制物品——直接材料　　　　　　　　　　600
　　贷：库存物品——其他材料　　　　　　　　　　　　　　　600

专门从事物品制造的人员发生的直接人工费用,按照实际发生的金额,借记本科目（——自制物品——直接人工）,贷记"应付职工薪酬"科目,如图2-89所示。

记 账 凭 证

凭证号：×× 　　　　　　日期：201×年×月×日　　　　　　附单据：×张

摘要	财务会计			预算会计		
	科目	借方金额	贷方金额	科目	借方金额	贷方金额
×××	加工物品——自制物品——直接人工	×××				
×××	应付职工薪酬		×××			
	合计	×××	×××	合计		

图2-89　专门从事物品制造人员发生直接人工费用应填制的记账凭证

【例2-78】201×年12月27日,某医院支付直接生产"×××口服液"制剂人员工资奖金等共计6679.30元,财务部门根据工资分配表明细组成（基本工资3570元,津贴补贴420元,伙食补助费500元,奖金2092元,其他工资福利支出97.30

元）发放。

财会部门根据有关凭证，应编制会计分录如下。

财务会计：

借：加工物品——自制物品——直接人工　　　　　　　　　6679.30
　　贷：应付职工薪酬　　　　　　　　　　　　　　　　　6679.30

为自制物品发生的其他直接费用，按照实际发生的金额，借记本科目（——自制物品——其他直接费用），贷记"零余额账户用款额度""银行存款"等科目，如图 2-90 所示。

记 账 凭 证

凭证号：××　　　　　　日期：201×年×月×日　　　　　　附单据：×张

摘要	财务会计			预算会计		
	科目	借方金额	贷方金额	科目	借方金额	贷方金额
×××	加工物品——自制物品——其他直接费用	×××		事业支出	×××	
×××	零余额账户用款额度/银行存款等		×××	资金结存		×××
	合计	×××	×××	合计	×××	×××

图 2-90　自制物品发生其他直接费用应填制的记账凭证

【例 2-79】201×年 12 月 27 日，某医院中药房发出某中药 100 公斤委托切片加工，医院用银行存款支付切片加工费 300 元。

财会部门根据有关凭证，应编制会计分录如下。

财务会计：

借：加工物品——自制物品——其他直接费用　　　　　　　300
　　贷：银行存款　　　　　　　　　　　　　　　　　　　300

预算会计：

借：事业支出　　　　　　　　　　　　　　　　　　　　　300
　　贷：资金结存——货币资金　　　　　　　　　　　　　300

为自制物品发生的间接费用，按照实际发生的金额，借记本科目（——自制物品——间接费用），贷记"零余额账户用款额度""银行存款""应付职工薪酬""固定资产累计折旧""无形资产累计摊销"等科目，如图 2-91 所示。

记 账 凭 证

凭证号：×× 日期：201×年×月×日 附单据：×张

摘要	财务会计			预算会计		
	科目	借方金额	贷方金额	科目	借方金额	贷方金额
×××	加工物品——自制物品——间接费用	×××		事业支出	×××	
×××	零余额账户用款额度/银行存款/应付职工薪酬/固定资产累计折旧/无形资产累计摊销等		×××	资金结存		×××
	合计	×××	×××	合计	×××	×××

图 2-91　自制物品发生间接费用应填制的记账凭证

间接费用一般按照生产人员工资、生产人员工时、机器工时、耗用材料的数量或成本、直接费用（直接材料和直接人工）或产品产量等进行分配。单位可根据具体情况自行选择间接费用的分配方法。分配方法一经确定，不得随意变更。

【例2-80】201×年12月31日，某医院将应付职工薪酬进行分摊，其中，制剂室自制药品人员应分摊500元。

财会部门根据有关凭证，应编制会计分录如下。

财务会计：

借：加工物品——自制物品——间接费用　　　　　　　　　500
　　贷：应付职工薪酬　　　　　　　　　　　　　　　　　　500

已经制造完成并验收入库的物品，按照所发生的实际成本（包括耗用的直接材料费用、直接人工费用、其他直接费用和分配的间接费用），借记"库存物品"科目，贷记本科目（——自制物品），如图2-92所示。

记 账 凭 证

凭证号：×× 日期：201×年×月×日 附单据：×张

摘要	财务会计			预算会计		
	科目	借方金额	贷方金额	科目	借方金额	贷方金额
×××	库存物品	×××				
×××	加工物品——自制物品		×××			
	合计	×××	×××	合计		

图 2-92　结转自制物品成本应填制的记账凭证

【例 2 - 81】201×年 12 月 31 日，某医院自制"×××口服液"和自制"×××滴鼻剂"完工数量分别为 3000 瓶和 7000 瓶，按规定自制的人工费用按照自制物资当月完工数量进行分摊。

财会部门根据有关凭证，应编制会计分录如下。

财务会计：

借：加工物品——自制物品——"×××口服液"　　　　　　150

　　500×3000/（7000+3000）=150

　　加工物品——自制物品——"×××滴鼻剂"　　　　　　350

　　500×7000/（7000+3000）=350

　贷：加工物品——自制物品——间接费用　　　　　　　　500

【例 2 - 82】201×年 12 月 31 日，某医院制剂室将自制"×××口服液"验收入库。

财会部门根据有关凭证，应编制会计分录如下。

财务会计：

借：库存物品——药品——药库——西药　　　　　　　61437.30

　贷：加工物品——自制物品——"×××口服液"　　　　61437.30

　　35624+18384+600+6679.30+150=61437.30

②委托加工物品。

发给外单位加工的材料等，按照其实际成本，借记本科目（——委托加工物品），贷记"库存物品"科目，如图 2 - 93 所示。

记 账 凭 证

凭证号：××　　　　　　日期：201×年×月×日　　　　　　附单据：×张

摘要	财务会计			预算会计		
	科目	借方金额	贷方金额	科目	借方金额	贷方金额
×××	加工物品——委托加工物品	×××				
×××	库存物品		×××			
	合计	×××	×××	合计		

图 2 - 93　委托加工物品耗用库存物品应填制的记账凭证

【例 2 - 83】201×年 11 月 20 日，某医院委托某药厂代为加工药品，所需要的其他材料从医院库房直接调拨，其他材料成本为 30000 元。

财会部门根据有关凭证，应编制会计分录如下。

财务会计：

借：加工物品——委托加工物品——药品　　　　　　　　30000
　　贷：库存物品——其他材料　　　　　　　　　　　　　　　　30000

支付加工费、运输费等费用，按照实际支付的金额，借记本科目（——委托加工物品），贷记"零余额账户用款额度""银行存款"等科目，如图2-94所示。涉及增值税业务的，相关账务处理参见"应交增值税"科目。

记 账 凭 证

凭证号：×× 　　　　　　　日期：201×年×月×日　　　　　　　附单据：×张

摘要	财务会计			预算会计		
	科目	借方金额	贷方金额	科目	借方金额	贷方金额
×××	加工物品——委托加工物品	×××		事业支出	×××	
×××	零余额账户用款额度/银行存款等		×××	资金结存		×××
	合计	×××	×××	合计	×××	×××

图2-94　支付委托加工物品发生的加工费等应填制的记账凭证

【例2-84】承【例2-83】，201×年11月23日，某医院支付加工费用为5000元，用银行存款支付。

财会部门根据有关凭证，应编制会计分录如下。

财务会计：

借：加工物品——委托加工物品——药品　　　　　　　　5000
　　贷：银行存款　　　　　　　　　　　　　　　　　　　　　　5000

预算会计：

借：事业支出　　　　　　　　　　　　　　　　　　　　5000
　　贷：资金结存——货币资金　　　　　　　　　　　　　　　　5000

委托加工完成的材料等验收入库，按照加工前发出材料的成本和加工、运输成本等，借记"库存物品"等科目，贷记本科目（——委托加工物品），如图2-95所示。

记 账 凭 证

凭证号：×× 日期：201×年×月×日 附单据：×张

摘要	财务会计			预算会计		
	科目	借方金额	贷方金额	科目	借方金额	贷方金额
×××	库存物品等	×××				
×××	加工物品——委托加工物品		×××			
	合计	×××	×××	合计		

图2-95 结转委托加工物品成本应填制的记账凭证

【例2-85】承【例2-84】201×年12月25日，药品加工完成后验收入库。

财务会计：

借：库存物品——药品　　　　　　　　　　　　　35000
　　贷：加工物品——委托加工物品——药品　　　　　　35000

第六节　待摊费用

一、待摊费用概述

（一）待摊费用的概念

待摊费用，是指医院已经支出，但应当由本期和以后各期分别负担的分摊期在一年以内（含一年）的各项费用，如预付保险费、预付租金等。

医院的待摊费用应当在其受益期限内分期平均摊销，计入当期费用。如果某项待摊费用已经不能使医院受益，应当将其摊余金额一次全部转入当期费用。

（二）待摊费用和预提费用的区别

待摊费用和预提费用受益期都在一年以内，都具有流动性质。待摊费用与预提费用的区别有以下几点。

（1）两种费用的发生和计入受益期的时间不一致。待摊费用是发生或支付在先，摊销受益期在后；预提费用则是将费用先计入各受益期，支付在后。

（2）两种费用的性质不同。由于待摊费用是先支付后摊销，所以它占用了医院的资产，构成了医院的一项资产；预提费用则是预先提取，该支付而尚未支付，构成了医院的一项负债。

(3) 待摊费用是按实际数支付，按平均数在以后受益期摊销；预提费用则是按预计的平均数在受益期内摊销，在以后按实际数支付。

二、待摊费用的会计核算

（一）待摊费用的科目设置

医院应当设置"待摊费用"科目，核算医院已经支出，但应当由本期和以后各期分别负担的分摊期在一年以内（含一年）的各项费用。该科目应当按照摊销费用种类设置明细账，进行明细核算。

该科目属于资产类科目，借方登记待摊费用的增加，贷方登记待摊费用的减少，期末借方余额，反映医院各种已支付但尚未摊销的分摊期在一年以内（含一年）的费用。

（二）待摊费用的账务处理

(1) 发生待摊费用时，按照实际预付的金额，借记本科目，贷记"财政拨款收入""零余额账户用款额度""银行存款"等科目，如图 2-96 所示。

记 账 凭 证

凭证号：×× 日期：201×年×月×日 附单据：×张

摘要	财务会计			预算会计		
	科目	借方金额	贷方金额	科目	借方金额	贷方金额
×××	待摊费用	×××		事业支出	×××	
×××	财政拨款收入/零余额账户用款额度/银行存款等		×××	财政拨款预算收入/资金结存		×××
	合计	×××	×××	合计	×××	×××

图 2-96 发生待摊费用应填制的记账凭证

(2) 按照受益期限分期平均摊销时，按照摊销金额，借记"业务活动费用""单位管理费用"等科目，贷记本科目。

(3) 如果某项待摊费用已经不能使单位受益，应当将其摊余金额一次全部转入当期费用。按照剩余摊销金额，借记"业务活动费用""单位管理费用"等科目，贷记本科目，如图 2-97 所示。

记 账 凭 证

凭证号：×× 日期：201×年×月×日 附单据：×张

摘要	财务会计			预算会计		
	科目	借方金额	贷方金额	科目	借方金额	贷方金额
×××	业务活动费用/单位管理费用等	×××				
×××	待摊费用		×××			
	合计	×××	×××	合计		

图 2-97 分摊待摊费用应填制的记账凭证

【例 2-86】201×年 12 月，某医院向邮政局订阅了下一年度报纸杂志，共计支出 12000 元。

财会部门根据有关凭证，应编制会计分录如下。

201×年 12 月，支付订阅款，

财务会计：

借：待摊费用　　　　　　　　　　　　　　　　　　　　12000
　　贷：银行存款　　　　　　　　　　　　　　　　　　　　12000

预算会计：

借：事业支出　　　　　　　　　　　　　　　　　　　　12000
　　贷：资金结存——货币资金　　　　　　　　　　　　　　12000

次年，每月分摊订阅费 = 12000/12 = 1000（元），

财务会计：

借：单位管理费用　　　　　　　　　　　　　　　　　　1000
　　贷：待摊费用　　　　　　　　　　　　　　　　　　　　1000

第七节　长期股权投资

一、长期股权投资概述

长期股权投资是指医院按照规定取得的，持有时间超过一年（不含一年）的股权性质的投资。

二、长期股权投资的会计核算

(一) 长期股权投资的科目设置

医院应当设置"长期股权投资"科目,核算事业单位按照规定取得的、持有时间超过一年(不含一年)的股权性质的投资。

本科目应当按照被投资单位和长期股权投资取得方式等进行明细核算。

长期股权投资采用权益法核算的,还应当按照"成本""损益调整""其他权益变动"设置明细科目,进行明细核算。

(二) 长期股权投资的账务处理

1. 长期股权投资在取得时,应当按照其实际成本作为初始投资成本

(1) 以现金取得的长期股权投资,按照确定的投资成本,借记本科目或本科目(——成本),按照支付的价款中包含的已宣告但尚未发放的现金股利,借记"应收股利"科目,按照实际支付的全部价款,贷记"银行存款"等科目,如图2-98所示。

记 账 凭 证

凭证号:×× 日期:201×年×月×日 附单据:×张

摘要	财务会计			预算会计		
	科目	借方金额	贷方金额	科目	借方金额	贷方金额
×××	长期股权投资	×××		投资支出	×××	
×××	应收股利	×××		资金结存		×××
×××	银行存款		×××			
	合计	×××	×××	合计	×××	×××

图2-98 以现金取得长期股权投资应填制的记账凭证

实际收到取得投资时所支付价款中包含的已宣告但尚未发放的现金股利时,借记"银行存款"科目,贷记"应收股利"科目,如图2-99所示。

记 账 凭 证

凭证号：××　　　　　　　　　日期：201×年×月×日　　　　　　　　附单据：×张

摘要	财务会计			预算会计		
	科目	借方金额	贷方金额	科目	借方金额	贷方金额
×××	银行存款	×××		资金结存	×××	
×××	应收股利		×××	投资支出		×××
	合计	×××	×××	合计	×××	×××

图2-99　收到长期投资价款中包含的已宣告但尚未发放的现金股利应填制的记账凭证

【例2-87】201×年12月16日，经上级主管部门批准，某医院与A公司合资成立一所医院，医院以银行存款转账支付出资2000000元，占20%的股份。

财会部门根据有关凭证，应编制会计分录如下。

财务会计：

借：长期股权投资　　　　　　　　　　　　　2000000

　　贷：银行存款　　　　　　　　　　　　　　　　2000000

预算会计：

借：投资支出　　　　　　　　　　　　　　　2000000

　　贷：资金结存——货币资金　　　　　　　　　　2000000

（2）以现金以外的其他资产置换取得的长期股权投资，参照"库存物品"科目中置换取得库存物品的相关规定进行账务处理，如图2-100所示。

记 账 凭 证

凭证号：××　　　　　　　　　日期：201×年×月×日　　　　　　　　附单据：×张

摘要	财务会计			预算会计		
	科目	借方金额	贷方金额	科目	借方金额	贷方金额
×××	长期股权投资	×××		其他支出（支付的相关税费）	×××	
×××	固定资产累计折旧/无形资产累计摊销	×××		资金结存		×××
×××	资产处置费用	×××（借差）				
×××	固定资产/库存物品/无形资产		×××			
×××	银行存款		×××			
×××	其他收入		×××（贷差）			
	合计	×××	×××	合计	×××	×××

图2-100　以现金以外的其他资产置换取得长期股权投资应填制的记账凭证

【例 2-88】 201×年 12 月 17 日，某医院经上级主管部门批准，以 2 台超声诊断仪投资某健康体检中心，取得该体检中心 20% 的股份。该超声诊断仪单台原价为 1600000 元，已提取折旧 500000 元，单台设备评估价为 1300000 元。

财会部门根据有关凭证，应编制会计分录如下。

财务会计：

借：长期股权投资　　　　　　　　　　　　　　2600000
　　固定资产累计折旧　　　　　　　　　　　　1000000
　贷：固定资产　　　　　　　　　　　　　　　3200000
　　　其他收入　　　　　　　　　　　　　　　 400000

（3）以未入账的无形资产取得的长期股权投资，按照评估价值加相关税费作为投资成本，借记本科目，按照发生的相关税费，贷记"银行存款""其他应交税费"等科目，按其差额，贷记"其他收入"科目，如图 2-101 所示。

记 账 凭 证

凭证号：×× 　　　　　　日期：201×年×月×日　　　　　　附单据：×张

摘要	财务会计			预算会计		
	科目	借方金额	贷方金额	科目	借方金额	贷方金额
×××	长期股权投资	×××		其他支出（支付的相关税费）	×××	
×××	银行存款		×××	资金结存		×××
×××	其他应交税费		×××			
×××	其他收入		×××			
	合计	×××	×××	合计	×××	×××

图 2-101　以未入账无形资产取得长期股权投资应填制的记账凭证

（4）接受捐赠的长期股权投资，按照确定的投资成本，借记本科目或本科目（——成本），按照发生的相关税费，贷记"银行存款"等科目，按照其差额，贷记"捐赠收入"科目，如图 2-102 所示。

记 账 凭 证

凭证号：×× 　　　　　　日期：201×年×月×日　　　　　　附单据：×张

摘要	财务会计			预算会计		
	科目	借方金额	贷方金额	科目	借方金额	贷方金额
×××	长期股权投资	×××		其他支出	×××	
×××	银行存款		×××	资金结存		×××
×××	捐赠收入		×××			
	合计	×××	×××	合计	×××	×××

图 2-102　接受捐赠的长期股权投资应填制的记账凭证

（5）无偿调入的长期股权投资，按照确定的投资成本，借记本科目或本科目（——成本），按照发生的相关税费，贷记"银行存款"等科目，按照其差额，贷记"无偿调拨净资产"科目，如图 2 - 103 所示。

记 账 凭 证

凭证号：××　　　　　　日期：201×年×月×日　　　　　　附单据：×张

摘要	财务会计			预算会计		
	科目	借方金额	贷方金额	科目	借方金额	贷方金额
×××	长期股权投资	×××		其他支出	×××	
×××	银行存款等		×××	资金结存		×××
×××	无偿调拨净资产		×××			
	合计	×××	×××	合计	×××	×××

图 2 - 103　无偿调入的长期股权投资应填制的记账凭证

【例 2 - 89】201×年 12 月 20 日，某医院经上级有关部门批准，将上级无偿调入的一台设备投资于 B 健康体检中心，取得该体检中心 5% 的股权。该设备的原账面价值为 2000000 元。

财会部门根据有关凭证，应编制会计分录如下。

财务会计：

借：长期股权投资　　　　　　　　　　　　　　2000000
　　贷：无偿调拨净资产　　　　　　　　　　　　　　2000000

2. 长期股权投资持有期间，应当按照规定采用成本法或权益法进行核算

（1）采用成本法核算。

成本法是指投资按照成本计量的方法。医院无权决定被投资单位的财务和经营政策或无权参与被投资单位的财务或经营决策的，应当采用成本法进行核算。

①被投资单位宣告发放现金股利或利润时，按照应收的金额，借记"应收股利"科目，贷记"投资收益"科目，如图 2 - 104 所示。

记 账 凭 证

凭证号：××　　　　　　日期：201×年×月×日　　　　　　附单据：×张

摘要	财务会计			预算会计		
	科目	借方金额	贷方金额	科目	借方金额	贷方金额
×××	应收股利	×××				
×××	投资收益		×××			
	合计	×××	×××	合计		

图 2 - 104　成本法下被投资单位宣告发放现金股利或利润时应填制的记账凭证

②收到现金股利或利润时,按照实际收到的金额,借记"银行存款"等科目,贷记"应收股利"科目,如图2-105所示。

记 账 凭 证

凭证号:×× 日期:201×年×月×日 附单据:×张

摘要	财务会计			预算会计		
	科目	借方金额	贷方金额	科目	借方金额	贷方金额
×××	银行存款等	×××		资金结存	×××	
×××	应收股利		×××	投资预算收益		×××
	合计	×××	×××	合计	×××	×××

图2-105 成本法下收到现金股利或分配利润应填制的记账凭证

(2)采用权益法核算。

医院自主决定被投资单位的财务和经营政策或参与被投资单位的财务和经营决策的,应当采用权益法核算。长期投资采用权益法核算的,还应当按照"成本""损益调整""其他权益变动"设置明细科目,进行明细核算。

①被投资单位实现净利润的,按照应享有的份额,借记本科目(——损益调整),贷记"投资收益"科目,如图2-106所示。

记 账 凭 证

凭证号:×× 日期:201×年×月×日 附单据:×张

摘要	财务会计			预算会计		
	科目	借方金额	贷方金额	科目	借方金额	贷方金额
×××	长期股权投资——损益调整	×××				
×××	投资收益		×××			
	合计	×××	×××	合计		

图2-106 权益法下被投资单位实现净利润时确认应享有份额应填制的记账凭证

被投资单位发生净亏损的,按照应分担的份额,借记"投资收益"科目,贷记本科目(——损益调整),但以本科目的账面余额减记至零为限。发生亏损的被投资单位以后年度又实现净利润的,按照收益分享额弥补未确认的亏损分担额等后的金额,借记本科目(——损益调整),贷记"投资收益"科目,如图2-107所示。

记 账 凭 证

凭证号：××　　　　　　　日期：201×年×月×日　　　　　　　附单据：×张

摘要	财务会计			预算会计		
	科目	借方金额	贷方金额	科目	借方金额	贷方金额
×××	投资收益	×××				
×××	长期股权投资——损益调整		×××			
	合计	×××	×××	合计		

图 2-107　权益法下被投资单位发生净亏损时确认应分担份额应填制的记账凭证

②被投资单位宣告分派现金股利或利润的，按照应享有的份额，借记"应收股利"科目，贷记本科目（——损益调整），如图 2-108 所示。

记 账 凭 证

凭证号：××　　　　　　　日期：201×年×月×日　　　　　　　附单据：×张

摘要	财务会计			预算会计		
	科目	借方金额	贷方金额	科目	借方金额	贷方金额
×××	应收股利	×××				
×××	长期股权投资——损益调整		×××			
	合计	×××	×××	合计		

图 2-108　权益法下被投资单位宣告分派现金股利或利润时确认应享有份额应填制的记账凭证

③被投资单位发生除净损益和利润分配以外的所有者权益变动的，按照应享有或应分担的份额，借记或贷记本科目（——其他权益变动），贷记或借记"权益法调整"科目。

（3）成本法与权益法的转换。

①医院因处置部分长期股权投资等原因而对处置后的剩余股权投资由权益法改按成本法核算的，应当按照权益法下本科目账面余额作为成本法下本科目账面余额（成本）。其后，被投资单位宣告分派现金股利或利润时，属于单位已计入投资账面余额的部分，按照应分得的现金股利或利润份额，借记"应收股利"科目，贷记本科目。

②医院因追加投资等原因对长期股权投资的核算从成本法改为权益法的，应当按照成本法下本科目账面余额与追加投资成本的合计金额，借记本科目（成本），按照

成本法下本科目账面余额，贷记本科目，按照追加投资的成本，贷记"银行存款"等科目。

【例2-90】承【例2-89】次年2月1日，健康体检中心宣告分派利润，其中属于医院应享有的份额20000元。次年3月10日，该利润划归医院开户银行。

财会部门根据有关凭证，应编制会计分录如下。

次年2月1日，健康体检中心宣告分派利润时，

财务会计：

借：应收股利   20000
  贷：投资收益   20000

次年3月10日，实际收到分派利润时，

财务会计：

借：银行存款   20000
  贷：应收股利   20000

预算会计：

借：资金结存——货币资金   20000
  贷：投资预算收益   20000

3. 按照规定报经批准处置长期股权投资

（1）按照规定报经批准出售（转让）长期股权投资时，应当区分长期股权投资取得方式分别进行处理。

①处置以现金取得的长期股权投资，按照实际取得的价款，借记"银行存款"等科目，按照被处置长期股权投资的账面余额，贷记本科目，按照尚未领取的现金股利或利润，贷记"应收股利"科目，按照发生的相关税费等支出，贷记"银行存款"等科目，按照借贷方差额，借记或贷记"投资收益"科目，如图2-109（a）、图2-109（b）所示。

第二章 资产的会计核算

记 账 凭 证

凭证号：×× 日期：201×年×月×日 附单据：×张

摘要	财务会计			预算会计		
	科目	借方金额	贷方金额	科目	借方金额	贷方金额
×××	银行存款等（实际取得价款）	×××		资金结存	×××	
×××	长期股权投资		×××	投资预算收益		×××
×××	应收股利		×××	投资支出/其他结余		×××
×××	银行存款等（支付相关税费）		×××			
×××	投资收益		×××			
	合计	×××	×××	合计	×××	×××

图2-109（a） 处置以现金取得的长期股权投资并产生投资收益应填制的记账凭证

记 账 凭 证

凭证号：×× 日期：201×年×月×日 附单据：×张

摘要	财务会计			预算会计		
	科目	借方金额	贷方金额	科目	借方金额	贷方金额
×××	银行存款等（实际取得价款）	×××		资金结存	×××	
×××	长期股权投资		×××	投资预算收益		×××
×××	应收股利		×××	投资支出/其他结余		×××
×××	银行存款等（支付相关税费）		×××			
×××	投资收益	×××				
	合计	×××	×××	合计	×××	×××

图2-109（b） 处置以现金取得的长期股权投资并产生投资损失应填制的记账凭证

②处置以现金以外的其他资产取得的长期股权投资，按照被处置长期股权投资的账面余额，借记"资产处置费用"科目，贷记本科目；同时，按照实际取得的价款，借记"银行存款"等科目，按照尚未领取的现金股利或利润，贷记"应收股利"科目，按照发生的相关税费等支出，贷记"银行存款"等科目，按照贷方差额，贷记"应缴财政款"科目。按照规定将处置时取得的投资收益纳入本单位预算管理的，应当按照所取得价款大于被处置长期股权投资账面余额、应收股利账面余额和相关税费支出合计的差额，贷记"投资收益"科目。账务处理如图2-110所示。

记 账 凭 证

凭证号：×× 日期：201×年×月×日 附单据：×张

摘要	财务会计			预算会计		
	科目	借方金额	贷方金额	科目	借方金额	贷方金额
×××	资产处置费用	×××		资金结存	×××	
×××	长期股权投资		×××	投资预算收益		×××
×××	银行存款等（实际取得价款）	×××				
×××	应收股利		×××			
×××	银行存款等（支付相关税费）		×××			
×××	应缴财政款		×××			
×××	投资收益		×××			
	合计	×××	×××	合计	×××	×××

图2-110 处置以现金以外资产取得的长期股权投资应填制的记账凭证

（2）因被投资单位破产清算等原因，有确凿证据表明长期股权投资发生损失，按照规定报经批准后予以核销时，按照予以核销的长期股权投资的账面余额，借记"资产处置费用"科目，贷记本科目，如图2-111所示。

记 账 凭 证

凭证号：×× 日期：201×年×月×日 附单据：×张

摘要	财务会计			预算会计		
	科目	借方金额	贷方金额	科目	借方金额	贷方金额
×××	资产处置费用	×××				
×××	长期股权投资		×××			
	合计	×××	×××	合计		

图2-111 按规定核销长期股权投资应填制的记账凭证

（3）报经批准置换转出长期股权投资时，参照"库存物品"科目中置换换入库存物品的规定进行账务处理。

（4）采用权益法核算的长期股权投资的处置，除进行上述账务处理外，还应结转原直接计入净资产的相关金额，借记或贷记"权益法调整"科目，贷记或借记"投资收益"科目。

【例2-91】次年4月15日，该医院将合资医院的股份出售给A公司，价款为2200000元，款项银行已收。假设不考虑相关税费。

财会部门根据有关凭证，应编制会计分录如下。

财务会计：

借：银行存款　　　　　　　　　　　　　　　　　　　　2200000
　　贷：长期股权投资　　　　　　　　　　　　　　　　　　2000000
　　　　投资收益　　　　　　　　　　　　　　　　　　　　 200000

预算会计：

借：资金结存——货币资金　　　　　　　　　　　　　　　2200000
　　贷：投资支出　　　　　　　　　　　　　　　　　　　　2000000
　　　　投资预算收益　　　　　　　　　　　　　　　　　　 200000

第八节　长期债券投资

一、长期债券投资概述

长期债券投资是指医院按照规定取得的，持有时间超过一年（不含一年）的债券投资。

二、长期债券投资的会计核算

（一）长期债券投资的科目设置

医院应当设置"长期债券投资"科目，核算事业单位按照规定取得的，持有时间超过一年（不含一年）的债券投资。本科目应当设置"成本"和"应计利息"明细科目，并按照债券投资的种类进行明细核算。

（二）长期债券投资的账务处理

（1）长期债券投资在取得时，应当按照其实际成本作为投资成本。

①取得的长期债券投资，按照确定的投资成本，借记本科目（成本），按照支付的价款中包含的已到付息期但尚未领取的利息，借记"应收利息"科目，按照实际支付的金额，贷记"银行存款"等科目，如图2-112所示。

记 账 凭 证

凭证号：×× 　　　　　　　日期：201×年×月×日 　　　　　　　附单据：×张

摘要	财务会计			预算会计		
	科目	借方金额	贷方金额	科目	借方金额	贷方金额
×××	长期债券投资	×××		投资支出	×××	
×××	应收利息	×××		资金结存		×××
×××	银行存款等		×××			
	合计	×××	×××	合计	×××	×××

图2-112　取得长期债券投资应填制的记账凭证

②实际收到取得债券时所支付价款中包含的已到付息期但尚未领取的利息时，借记"银行存款"科目，贷记"应收利息"科目，如图2-113所示。

记 账 凭 证

凭证号：×× 　　　　　　　日期：201×年×月×日 　　　　　　　附单据：×张

摘要	财务会计			预算会计		
	科目	借方金额	贷方金额	科目	借方金额	贷方金额
×××	银行存款	×××		资金结存	×××	
×××	应收利息		×××	投资支出		×××
	合计	×××	×××	合计	×××	×××

图2-113　收到取得债券时所支付价款中包含的已到付息期但尚未领取的利息应填制的记账凭证

【例2-92】201×年12月20日，某医院以银行存款160000元的价格购入当日发行的5年期国债（到期还本付息），年利率为8%，面值为150000元，并支付相关的税费为300元。

财会部门根据有关凭证，应编制会计分录如下。

财务会计：

借：长期债券投资——国债　　　　　　　　　　　　160300

　　贷：银行存款　　　　　　　　　　　　　　　　　　　160300

预算会计：

借：投资支出　　　　　　　　　　　　　　　　　　160300

　　贷：资金结存——货币资金　　　　　　　　　　　　　160300

（2）长期债券投资持有期间，按期以债券票面金额与票面利率计算确认利息收入时，如为到期一次还本付息的债券投资，借记本科目（——应计利息），贷记"投资收益"科目;如为分期付息、到期一次还本的债券投资,借记"应收利息"科目,贷记"投资收益"科目。

①到期一次还本付息的债券投资,如图2-114所示。

记 账 凭 证

凭证号:×× 日期:201×年×月×日 附单据:×张

摘要	财务会计			预算会计		
	科目	借方金额	贷方金额	科目	借方金额	贷方金额
×××	长期债券投资——应计利息	×××				
×××	投资收益		×××			
	合计	×××	×××	合计		

图2-114 到期一次还本付息的债券投资持有期间确认利息收入应填制的记账凭证

②分期付息、到期一次还本的债券投资,如图2-115所示。

记 账 凭 证

凭证号:×× 日期:201×年×月×日 附单据:×张

摘要	财务会计			预算会计		
	科目	借方金额	贷方金额	科目	借方金额	贷方金额
×××	应收利息	×××				
×××	投资收益		×××			
	合计	×××	×××	合计		

图2-115 分期付息、到期一次还本的债券投资持有期间确认利息收入应填制的记账凭证

③收到分期支付的利息时,按照实收的金额,借记"银行存款"等科目,贷记"应收利息"科目,如图2-116所示。

记 账 凭 证

凭证号：××　　　　　日期：201×年×月×日　　　　　附单据：×张

摘要	财务会计			预算会计		
	科目	借方金额	贷方金额	科目	借方金额	贷方金额
×××	银行存款等	×××		资金结存	×××	
×××	应收利息		×××	投资预算收益		×××
	合计	×××	×××	合计	×××	×××

图 2-116　收到分期支付的债券投资利息应填制的记账凭证

【例 2-93】201×年 7 月 1 日，某医院购入 5 年期国债 150000 元，款项通过银行转账支付，年利率为 3%，到期一次还本付息。假设于每年 12 月底和到期时计息。

财会部门根据有关凭证，应编制会计分录如下。

201×年 7 月 1 日，购入国债，

财务会计：

借：长期债券投资——国债　　　　　　　　　150000
　　贷：银行存款　　　　　　　　　　　　　　　　150000

预算会计：

借：投资支出　　　　　　　　　　　　　　　150000
　　贷：资金结存——货币资金　　　　　　　　　　150000

201×年 12 月 31 日，计息和确认利息收入为 2250 元（150000×3%/2），

财务会计：

借：长期债券投资——应计利息　　　　　　　2250
　　贷：投资收益　　　　　　　　　　　　　　　　2250

第二年~第四年，每年年末计息和确认利息收入为 4500 元（150000×3%），

财务会计：

借：长期债券投资——应计利息　　　　　　　4500
　　贷：投资收益　　　　　　　　　　　　　　　　4500

第五年 6 月 30 日，计息和确认利息收入为 2250 元（150000×3%/2），

财务会计：

借：长期债券投资——应计利息　　　　　　　2250
　　贷：投资收益　　　　　　　　　　　　　　　　2250

【例 2-94】201×年 7 月 1 日，某医院购入 5 年期国债 200000 元，款项通过银行转账支付，年利率为 3%，分期付息、到期还本。假设于每年 6 月底和 12 月底计

息，每年7月1日付息。

财会部门根据有关凭证，应编制会计分录如下。

201×年7月1日，购入国债，

财务会计：

借：长期债券投资——成本　　　　　　　　　　　200000
　　贷：银行存款　　　　　　　　　　　　　　　　　　200000

预算会计：

借：投资支出　　　　　　　　　　　　　　　　　200000
　　贷：资金结存——货币资金　　　　　　　　　　　200000

201×年12月31日，计息和确认利息收入为3000元（200000×3%/2），

财务会计：

借：应收利息　　　　　　　　　　　　　　　　　　3000
　　贷：投资收益　　　　　　　　　　　　　　　　　　3000

第二年6月30日，计息和确认利息收入为3000元（200000×3%/2），

财务会计：

借：应收利息　　　　　　　　　　　　　　　　　　3000
　　贷：投资收益　　　　　　　　　　　　　　　　　　3000

第二年7月1日，收到第一次付息，

利息收入=200000×3%=6000（元）。

财务会计：

借：银行存款　　　　　　　　　　　　　　　　　　6000
　　贷：应收利息　　　　　　　　　　　　　　　　　　6000

预算会计：

借：资金结存——货币资金　　　　　　　　　　　　6000
　　贷：投资预算收益　　　　　　　　　　　　　　　　6000

第二年~第五年，每年12月底计息和确认利息收入为3000元（200000×3%/2），

财务会计：

借：应收利息　　　　　　　　　　　　　　　　　　3000
　　贷：投资收益　　　　　　　　　　　　　　　　　　3000

第三年~第六年，每年6月底计息和确认利息收入为3000元（200000×3%/2），

财务会计：

借：应收利息　　　　　　　　　　　　　　　　　　3000
　　贷：投资收益　　　　　　　　　　　　　　　　　　3000

第三年~第六年，每年7月1日分别收到第二次至第五次付息，

利息收入 = 200000 × 3% = 6000（元）。

财务会计：

借：银行存款　　　　　　　　　　　　　　　　　　　6000
　　贷：应收利息　　　　　　　　　　　　　　　　　　　　6000

预算会计：

借：资金结存——货币资金　　　　　　　　　　　　　6000
　　贷：投资预算收益　　　　　　　　　　　　　　　　　　6000

（3）到期收回长期债券投资，按照实际收到的金额，借记"银行存款"科目，按照长期债券投资的账面余额，贷记本科目，按照相关应收利息金额，贷记"应收利息"科目，按照其差额，贷记"投资收益"科目，如图2-117所示。

记 账 凭 证

凭证号：××　　　　　　　日期：201×年×月×日　　　　　　　附单据：×张

摘要	财务会计			预算会计		
	科目	借方金额	贷方金额	科目	借方金额	贷方金额
×××	银行存款	×××		资金结存	×××	
×××	应收利息		×××	投资预算收益		×××
×××	长期债券投资		×××			
×××	投资收益		×××			
	合计	×××	×××	合计	×××	×××

图2-117　到期收回长期债券投资应填制的记账凭证

【例2-95】承【例2-93】，第五年6月30日，某医院购买的国债到期。7月1日，收到国债本息共计172500元。

财会部门根据有关凭证，应编制会计分录如下。

财务会计：

借：银行存款　　　　　　　　　　　　　　　　　　172500
　　贷：长期债券投资——成本　　　　　　　　　　　　150000
　　　　长期债券投资——应收利息　　　　　　　　　　22500

预算会计：

借：资金结存——货币资金　　　　　　　　　　　　172500
　　贷：投资支出　　　　　　　　　　　　　　　　　　150000
　　　　投资预算收益　　　　　　　　　　　　　　　　22500

(4) 对外出售长期债券投资，按照实际收到的金额，借记"银行存款"科目，按照长期债券投资的账面余额，贷记本科目，按照已记入"应收利息"科目但尚未收取的金额，贷记"应收利息"科目，按照其差额，贷记或借记"投资收益"科目，如图 2-118（a）、图 2-118（b）所示。涉及增值税业务的，相关账务处理参见"应交增值税"科目。

记 账 凭 证

凭证号：×× 　　　　　　　日期：201×年×月×日　　　　　　　附单据：×张

摘要	财务会计			预算会计		
	科目	借方金额	贷方金额	科目	借方金额	贷方金额
×××	银行存款	×××		资金结存	×××	
×××	长期债券投资		×××	投资支出/其他结余		×××
×××	应收利息		×××	投资预算收益		×××
×××	投资收益		×××	其他预算收入		×××
	合计	×××	×××	合计	×××	×××

图 2-118（a） 对外出售长期债券投资产生投资收益应填制的记账凭证

记 账 凭 证

凭证号：×× 　　　　　　　日期：201×年×月×日　　　　　　　附单据：×张

摘要	财务会计			预算会计		
	科目	借方金额	贷方金额	科目	借方金额	贷方金额
×××	银行存款	×××		资金结存	×××	
×××	长期债券投资		×××	投资支出/其他结余		×××
×××	应收利息		×××	投资预算收益		×××
×××	投资收益	×××		其他预算收入		×××
	合计	×××	×××	合计	×××	×××

图 2-118（b） 对外出售长期债券投资产生投资损失应填制的记账凭证

【例 2-96】承【例 2-94】，假设第四年 12 月 1 日，某医院出售了这笔国债，实际收到价款 210000 元，其中，应收利息 3000 元，投资收益 7000 元。

财会部门根据有关凭证，应编制会计分录如下。

财务会计：

借：银行存款　　　　　　　　　　　　　　　　　210000

　　贷：长期债券投资——成本　　　　　　　　　　　200000

应收利息	3000
投资收益	7000

预算会计：
借：资金结存——货币资金	210000
贷：其他结余	200000
其他预算收入——利息预算收入	3000
投资预算收益	7000

第九节　固定资产

一、固定资产概述

（一）固定资产的界定

固定资产是指单位价值在 1000 元以上（其中，专用设备单位价值在 1500 元以上），使用期限在一年以上（不含一年），并在使用过程中基本保持原有物质形态的资产。单位价值虽未达到规定标准，但耐用时间在一年以上（不含一年）的大批同类物资，应作为固定资产管理。

固定资产一般分为六类：房屋及构筑物；专用设备；通用设备；文物和陈列品；图书、档案；家具、用具、装具及动植物。

固定资产具有以下特征：

（1）固定资产是为医疗、教学、科研活动或维持医疗运营活动开展而持有的。这意味着医院持有固定资产是为医疗、教学、科研服务，作为为病人服务的工具或手段，而不是直接用于出售的产品。

（2）固定资产的使用寿命超过一个会计年度。表明医院固定资产属于长期资产，随着使用和磨损，通过折旧方式逐步减少账面价值。对固定资产计提折旧，是对固定资产进行后续计量的重要内容。

（3）固定资产具有实物特征。这一特征将固定资产与无形资产区别开来，有些无形资产可能同时符合固定资产的其他特征，但由于其没有实物形态，所以不属于固定资产。

（二）固定资产的分类

医院的固定资产种类很多，根据不同的分类标准，可以分成不同的类别。医院应当选择适当的分类标准,将固定资产进行分类,以满足经营管理的需要。

1. 按照固定资产使用部门分类

按固定资产使用部门分类,医院的固定资产可分为临床服务用固定资产、医疗技术用固定资产、医疗辅助用固定资产和行政后勤用固定资产。

(1) 临床服务用固定资产,指医院直接用于临床服务科室的各种固定资产。如门诊诊室、住院病房、病床及有关医疗设备等。

(2) 医疗技术用固定资产,指医院直接用于医疗检查技术类科室的固定资产。如放射诊断设备、检验、病理等医疗设备。

(3) 医疗辅助用固定资产,指医院直接用于医疗辅助类科室的固定资产。

(4) 行政后勤用固定资产,指医院直接用于行政后勤需要的各种固定资产。如行政办公房屋、车辆、办公家具、办公设备等。

2. 按照使用情况分类

医院的固定资产按照使用情况可分为使用中固定资产、未使用固定资产和不需用固定资产。

(1) 使用中固定资产,是指正在使用的医疗和非医疗类固定资产。由于季节性或大修理等原因,暂时停止使用的固定资产仍属于医院使用中的固定资产;医院出租(经营性租赁)给其他单位使用的固定资产和内部替换使用的固定资产也属于使用中固定资产。

(2) 未使用固定资产,是指已完工或已购建的尚未正式使用的新增固定资产,以及因进行改建、扩建等原因暂停使用的固定资产。如医院购建的尚未正式使用的固定资产、工作任务变更停止使用的固定资产,以及主要的备用设备等。

(3) 不需用固定资产,是指本医院多余或不适用的固定资产。

按照固定资产使用情况分类,有利于反映医院固定资产的使用情况及其比例关系,便于分析固定资产的利用效率,挖掘固定资产的使用潜力,促使医院合理地使用固定资产。

3. 按照固定资产自然属性分类

按照固定资产的自然属性,医院的固定资产分为房屋及构筑物、专用设备、一般设备和其他固定资产。

(1) 房屋及构筑物,指医院拥有或控制的房屋和建筑物及其附属设施。其中,房屋包括门诊、病房、影像室、制剂室等医疗服务用房、库房、职工宿舍、职工食堂、锅炉房等;建筑物包括道路、围墙、水塔等;附属设施包括房屋和建筑物内的电梯、通信线路、输电线路、水气管道等。

(2) 专用设备,指医院根据业务工作的实际需要购置的具有专门性能和专门用途的设备,如核磁共振、CT、化验检验设备等。

(3) 一般设备,指医院持有的通用性设备,如办公家具、交通工具等。

(4) 其他固定资产,指以上各类未包含的固定资产,包括图书等。

4. 固定资产按照资金来源分类

固定资产按照其资金来源可分为财政资金形成的固定资产、科教项目资金形成的固定资产、其他资金形成的固定资产。

(1) 财政资金形成的固定资产,是指医院利用政府财政专项资金购买的固定资产。

(2) 科教项目资金形成的固定资产,是指利用科研、教学专项资金购买的固定资产。

(3) 其他资金形成的固定资产,是指医院在向病人提供医疗服务过程中,利用其他资金购买的固定资产。

医院应该按照财务会计制度的规定,详细登记医院固定资产的资金来源,以便进行固定资产的核算。

5. 医院的固定资产按照所有权分类

医院的固定资产按照所有权分类可分为自有固定资产和租入固定资产。

(1) 自有固定资产,是指医院利用财政资金、科教项目资金、医院自有资金购买的可供医院自由支配使用的固定资产。

(2) 租入固定资产,是指医院采用租赁方式从其他单位租入的固定资产。

二、固定资产的确认与计量

(一) 固定资产的确认

某个项目如要作为固定资产加以确认,除符合固定资产的定义外,同时还要符合以下条件。

(1) 与固定资产有关的经济利益很有可能流入医院。如果与该项固定资产有关的经济利益很有可能流入医院,并同时满足固定资产确认的其他条件,那么,医院应将其确认为固定资产;否则,就不应将其确认为固定资产。

(2) 该项固定资产的成本能够可靠计量。成本能够可靠计量是资产确认的一项基本条件。但是,有时需要根据所获得的最新资料,对固定资产成本进行合理的估计。如医院对于已达到预定可使用状态但尚未办理竣工决算的固定资产,需要根据工程预算、工程造价或者工程实际发生的成本等资料,按估计价值确定成本,暂估入账,待固定资产办理竣工决算后,再按照实际成本调整原来的暂估价值。

(二) 固定资产的计量

通常情况下，购入、换入、接受捐赠、无偿调入不需安装的固定资产，在固定资产验收合格时确认计量；购入、换入、接受捐赠、无偿调入需要安装的固定资产，在固定资产安装完成交付使用时确认计量；自行建造、改建、扩建的固定资产，在建造完成交付使用时确认计量。

1. 固定资产的初始计量

固定资产初始计量的基本原则是采用实际成本原则，即固定资产在取得时，应当按取得时的实际成本入账。取得时的实际成本应当包括买价、包装费、运输费、交纳的有关税金等相关费用，以及为使固定资产达到预定可使用状态前所必要的支出。在实务中，固定资产初始成本的确定因其取得方式的不同而有所不同。

（1）外购固定资产，按照实际支付的购买价款、相关税费、使固定资产达到预定可使用状态前所发生的可归属于该项资产的运输费、装卸费、安装费和专业人员服务费等相关支出作为成本。

以一笔款项购入多项没有单独标价的固定资产，按照同类或类似资产价格的比例对购置成本进行分配，分别确定各项固定资产的成本。

（2）自行建造的固定资产，按照国家有关规定计算成本。

（3）融资租入的固定资产，按照租赁协议或者合同确定的价款、运输费、运输保险费、安装调试费等作为成本。

（4）无偿取得（如无偿调入或接受捐赠）的固定资产，其成本比照同类资产的市场价格或有关凭据注明的金额加上相关税费确定。

2. 固定资产的后续计量

医院的固定资产投入使用后，为了维护或提高固定资产的使用效能或延长使用寿命等，往往需要对现有固定资产进行维护、改建、扩建或者改良，为此所发生的支出即为固定资产的后续支出。固定资产在使用过程中发生的后续支出，符合确认条件的，应当计入固定资产成本；不符合确认条件的，应当在发生时计入当期费用或者相关资产成本。将发生的固定资产后续支出计入固定资产成本的，应当同时从固定资产账面价值中扣除被替换部分的账面价值。

与固定资产有关的更新改造等后续支出，分为资本化的后续支出和费用化的后续支出。

（1）资本化的后续支出。

与固定资产有关的后续支出，如果使可能流入医院的经济效益或者社会效益超过了原先的估计，如延长了固定资产的使用寿命，或者使服务质量实质性提高，或者使商品成本实质性降低，则应当计入固定资产账面价值，但其增加后的金额不应当超过该固定资产的可收回金额。

为增加固定资产的使用效能或延长其使用寿命而发生的改建、扩建或大型修缮等后续支出，属于资本化的后续支出，应当计入固定资产账面价值。

（2）费用化的后续支出。

一般情况下，固定资产投入使用之后，由于固定资产磨损、各组成部分耐用程度不同，可能导致固定资产的局部损坏，为了维护固定资产的正常运转和使用，充分发挥其使用效能，医院将对固定资产进行必要的维护。发生固定资产维护支出只是确保固定资产的正常工作状况，它并不导致固定资产性能的改变或固定资产未来经济效益的增加。因此，应在发生时一次性直接计入当期费用。

为了维护固定资产的正常使用而发生的修理费等后续支出，属于费用化的后续支出，应当计入当期费用，不计入固定资产账面价值。

3. 固定资产核算时，应当考虑以下情况

（1）购入需要安装的固定资产，应当先通过"在建工程"科目核算，安装完毕交付使用时再转入本科目核算。

（2）以借入、经营租赁租入方式取得的固定资产，不通过本科目核算，应当设置备查簿进行登记。

（3）采用融资租入方式取得的固定资产，通过本科目核算，并在本科目下设置"融资租入固定资产"明细科目。

（4）经批准在境外购买具有所有权的土地，作为固定资产，通过本科目核算；单位应当在本科目下设置"——境外土地"明细科目，进行相应明细核算。

三、固定资产的会计核算

（一）固定资产的科目设置

医院应当设置"固定资产"科目，核算医院固定资产的原价。该科目按照形成固定资产的经费性质（财政项目拨款经费、科教经费、其他经费）进行明细核算。该科目属于资产类科目，借方登记固定资产的增加，贷方登记固定资产的减少，期末借方余额，反映医院期末固定资产的账面原值。

（二）固定资产的账务处理

1. 固定资产在取得时，应当按照成本进行初始计量

（1）购入不需安装的固定资产验收合格时，按照确定的固定资产成本，借记本

科目，贷记"财政拨款收入""零余额账户用款额度""应付账款""银行存款"等科目，如图 2-119 所示。

记 账 凭 证

凭证号：×× 日期：201×年×月×日 附单据：×张

摘要	财务会计			预算会计		
	科目	借方金额	贷方金额	科目	借方金额	贷方金额
×××	固定资产	×××		事业支出	×××	
×××	财政拨款收入/零余额账户用款额度/应付账款/银行存款等		×××	财政拨款预算收入/投资支出		×××
	合计	×××	×××	合计	×××	×××

图 2-119 购入不需要安装的固定资产验收合格应填制的记账凭证

购入需要安装的固定资产，在安装完毕交付使用前通过"在建工程"科目核算，安装完毕交付使用时再转入本科目，如图 2-120 所示。

记 账 凭 证

凭证号：×× 日期：201×年×月×日 附单据：×张

摘要	财务会计			预算会计		
	科目	借方金额	贷方金额	科目	借方金额	贷方金额
×××	在建工程	×××		事业支出	×××	
×××	财政拨款收入/零余额账户用款额度/应付账款/银行存款等		×××	财政拨款预算收入/投资支出		×××
	合计	×××	×××	合计	×××	×××

图 2-120 购入需要安装的固定资产投入安装应填制的记账凭证

购入固定资产扣留质量保证金的，应当在取得固定资产时，按照确定的固定资产成本，借记本科目（不需安装）或"在建工程"科目（需要安装），按照实际支付或应付的金额，贷记"财政拨款收入""零余额账户用款额度""应付账款"（不含质量保证金）"银行存款"等科目，按照扣留的质量保证金数额，贷记"其他应付款"[扣留期在一年以内（含一年）]或"长期应付款"（扣留期超过一年）科目。

质保期满支付质量保证金时，借记"其他应付款""长期应付款"科目，贷记"财政拨款收入""零余额账户用款额度""银行存款"等科目。

【例2-97】201×年12月3日,某医院购入一台进口彩色多普勒超声诊断仪,通过银行转账支付货款1680000元。

财会部门根据有关凭证,应编制会计分录如下。

财务会计:

借:固定资产　　　　　　　　　　　　　　　　　　　1680000
　　贷:银行存款　　　　　　　　　　　　　　　　　　　　1680000

预算会计:

借:事业支出　　　　　　　　　　　　　　　　　　　　1680000
　　贷:资金结存——货币资金　　　　　　　　　　　　　　1680000

【例2-98】201×年12月10日,某医院购入需要安装的电梯一部,电梯价格为700000元,发生运费100000元,扣留质保金35000元,约定如无质量问题6个月后退还。全部价款使用财政直接支付方式。

财会部门根据有关凭证,应编制会计分录如下。

购入需要安装的设备,

财务会计:

借:在建工程　　　　　　　　　　　　　　　　　　　　800000
　　贷:财政拨款收入　　　　　　　　　　　　　　　　　　765000
　　　　其他应付款　　　　　　　　　　　　　　　　　　　35000

预算会计:

借:事业支出　　　　　　　　　　　　　　　　　　　　765000
　　贷:财政拨款预算收入　　　　　　　　　　　　　　　　765000

电梯安装完成时,

财务会计:

借:固定资产　　　　　　　　　　　　　　　　　　　　800000
　　贷:在建工程　　　　　　　　　　　　　　　　　　　　800000

支付质保金时,

财务会计:

借:其他应付款　　　　　　　　　　　　　　　　　　　　35000
　　贷:财政拨款收入　　　　　　　　　　　　　　　　　　35000

预算会计:

借:事业支出　　　　　　　　　　　　　　　　　　　　　35000
　　贷:财政拨款预算收入　　　　　　　　　　　　　　　　35000

(2) 自行建造的固定资产交付使用时,按照在建工程成本,借记本科目,贷记

"在建工程"科目，如图 2-121 所示。

已交付使用但尚未办理竣工决算手续的固定资产，按照估计价值入账，待办理竣工决算后再按照实际成本调整原来的暂估价值。

记 账 凭 证

凭证号：××　　　　　　　　日期：201×年×月×日　　　　　　　　附单据：×张

摘要	财务会计			预算会计		
	科目	借方金额	贷方金额	科目	借方金额	贷方金额
×××	固定资产	×××				
×××	在建工程		×××			
	合计	×××	×××	合计		

图 2-121　自行建造的固定资产交付使用应填制的记账凭证

【例 2-99】201×年 12 月 20 日，某医院为自行建造一幢药品仓库购入一批工程物资，价款为 235000 元，款项以银行存款支付，物资全部投入工程建设。工程需要向医院中心库房领用原材料一批，价值为 30000 元。另外，应支付人员工资 50000 元，由银行打入职工工资卡内。次年 1 月末，工程完工并交付使用。

财会部门根据有关凭证，应编制会计分录如下。

购入工程物资，

财务会计：

借：在建工程　　　　　　　　　　　　　　　　　　235000

　　贷：银行存款　　　　　　　　　　　　　　　　　　235000

预算会计：

借：事业支出　　　　　　　　　　　　　　　　　　235000

　　贷：资金结存——货币资金　　　　　　　　　　　　235000

向医院中心库房领用原材料，

财务会计：

借：在建工程　　　　　　　　　　　　　　　　　　30000

　　贷：库存物品　　　　　　　　　　　　　　　　　　30000

支付人员工资，

财务会计：

借：在建工程　　　　　　　　　　　　　　　　　　50000

　　贷：应付职工薪酬　　　　　　　　　　　　　　　　50000

同时，

```
借：应付职工薪酬          50000
    贷：银行存款                50000
预算会计：
借：事业支出              50000
    贷：资金结存——货币资金       50000
```

工程完工，交付使用：

财务会计：
```
借：固定资产              315000
    贷：在建工程               315000
```

（3）融资租赁取得的固定资产，其成本按照租赁协议或者合同确定的租赁价款、相关税费，以及固定资产交付使用前所发生的可归属于该项资产的运输费、途中保险费、安装调试费等确定。

融资租入的固定资产，按照确定的成本，借记本科目（不需安装）或"在建工程"科目（需安装），按照租赁协议或者合同确定的租赁付款额，贷记"长期应付款"科目，按照支付的运输费、途中保险费、安装调试费等金额，贷记"财政拨款收入""零余额账户用款额度""银行存款"等科目，如图2－122所示。

记 账 凭 证

凭证号：×× 　　　　　　　　日期：201×年×月×日　　　　　　　　附单据：×张

摘要	财务会计			预算会计		
	科目	借方金额	贷方金额	科目	借方金额	贷方金额
×××	在建工程/固定资产	×××		事业支出	×××	
×××	长期应付款		×××	财政拨款预算收入/资金结存		×××
×××	财政拨款收入/零余额账户用款额度/银行存款等		×××			
	合计	×××	×××	合计	×××	×××

图2－122 融资租入固定资产并发生相关费用应填制的记账凭证

定期支付租金时，按照实际支付金额，借记"长期应付款"科目，贷记"财政拨款收入""零余额账户用款额度""银行存款"等科目，如图2－123所示。

记 账 凭 证

凭证号：××　　　　　　　　日期：201×年×月×日　　　　　　　　附单据：×张

摘要	财务会计			预算会计		
	科目	借方金额	贷方金额	科目	借方金额	贷方金额
×××	长期应付款	×××		事业支出	×××	
×××	财政拨款收入/零余额账户用款额度/银行存款等		×××	财政拨款预算收入/资金结存		×××
	合计	×××	×××	合计	×××	×××

图2-123　按期支付融资租赁租金应填制的记账凭证

【例2-100】201×年12月30日，某医院由于资金困难向一家企业以融资租赁的方式租入自动血球计数仪一台，双方协议其租赁费为300000元，分5年于每年年末等额付费，以银行存款支付运费4500元，调试费用3000元。

财会部门根据有关凭证，应编制会计分录如下。

融资租入时，

财务会计：

借：固定资产　　　　　　　　　　　　　307500

　　贷：银行存款　　　　　　　　　　　　　　7500

　　　　长期应付款　　　　　　　　　　　　300000

预算会计：

借：事业支出　　　　　　　　　　　　　　7500

　　贷：资金结存——货币资金　　　　　　　　7500

每年末支付租赁费，

财务会计：

借：长期应付款　　　　　　　　　　　　60000

　　贷：银行存款　　　　　　　　　　　　　60000

预算会计：

借：事业支出　　　　　　　　　　　　　60000

　　贷：资金结存——货币资金　　　　　　　60000

（4）按照规定跨年度分期付款购入固定资产的账务处理，参照融资租入固定资产。

（5）接受捐赠的固定资产，分情况进行账务处理。

①按照确定的固定资产成本，借记本科目（不需安装）或"在建工程"科目

（需安装），按照发生的相关税费、运输费等，贷记"零余额账户用款额度""银行存款"等科目，按照其差额，贷记"捐赠收入"科目，如图2-124所示。

记 账 凭 证

凭证号：×× 日期：201×年×月×日 附单据：×张

摘要	财务会计			预算会计		
	科目	借方金额	贷方金额	科目	借方金额	贷方金额
×××	固定资产/在建工程	×××		其他支出	×××	
×××	零余额账户用款额度/银行存款		×××	资金结存		×××
×××	捐赠收入		×××			
	合计	×××	×××	合计	×××	×××

图2-124 按照确定的固定资产成本核算接受捐赠的固定资产应填制的记账凭证

②按照固定资产的名义金额，借记本科目，贷记"捐赠收入"科目；按照发生的相关税费、运输费等，借记"其他费用"科目，贷记"零余额账户用款额度""银行存款"等科目，如图2-125所示。

记 账 凭 证

凭证号：×× 日期：201×年×月×日 附单据：×张

摘要	财务会计			预算会计		
	科目	借方金额	贷方金额	科目	借方金额	贷方金额
×××	固定资产	×××		其他支出	×××	
×××	捐赠收入		×××	资金结存		×××
×××	其他费用	×××				
×××	零余额账户用款额度/银行存款等		×××			
	合计	×××	×××	合计	×××	×××

图2-125 按照名义金额核算接受捐赠的固定资产应填制的记账凭证

【例2-101】201×年12月10日，某医院接受当地慈善机构捐赠的一台新生儿呼吸机，价值351000元，设备运到医院后，通过银行支付运杂费、包装材料费3000元。

财会部门根据有关凭证，应编制会计分录如下。

财务会计：

借：固定资产 354000

　　贷：捐赠收入 351000

　　　　银行存款 3000

预算会计：

借：其他支出 3000

　　贷：资金结存——货币资金 3000

（6）无偿调入的固定资产，按照确定的固定资产成本，借记本科目（不需安装）或"在建工程"科目（需安装），按照发生的相关税费、运输费等，贷记"零余额账户用款额度""银行存款"等科目，按照其差额，贷记"无偿调拨净资产"科目，如图2-126所示。

记　账　凭　证

凭证号：××　　　　　　　　日期：201×年×月×日　　　　　　　　附单据：×张

摘要	财务会计			预算会计		
	科目	借方金额	贷方金额	科目	借方金额	贷方金额
×××	固定资产/在建工程	×××		其他支出	×××	
×××	零余额账户用款额度/银行存款等		×××	资金结存		×××
×××	无偿调拨净资产		×××			
	合计	×××	×××	合计	×××	×××

图2-126　无偿调入固定资产应填制的记账凭证

【例2-102】201×年12月11日，某医院收到主管部门无偿调入超声诊断仪一台，价值70000元；医院以银行存款支付运杂费、装卸费4000元；支付设备安装费7000元，超声诊断仪安装、调试完毕交付使用。

财会部门根据有关凭证，应编制会计分录如下。

无偿调入需要安装的设备，

财务会计：

借：在建工程 70000

　　贷：无偿调拨净资产 70000

支付运杂费、装卸费和设备安装费，

财务会计：

借：在建工程 11000

　　　　贷：银行存款　　　　　　　　　　　　　　　　　　　　11000

预算会计：

　　借：其他支出　　　　　　　　　　　　　　　　　　　　　　11000

　　　　贷：资金结存——货币资金　　　　　　　　　　　　　　11000

设备安装完毕交付使用，

财务会计：

　　借：固定资产　　　　　　　　　　　　　　　　　　　　　　81000

　　　　贷：在建工程　　　　　　　　　　　　　　　　　　　　81000

　　(7) 置换取得的固定资产，参照"库存物品"科目中置换取得库存物品的相关规定进行账务处理。

　　固定资产取得时涉及增值税业务的，相关账务处理参见"应交增值税"科目。

2. 与固定资产有关的后续支出

(1) 符合固定资产确认条件的后续支出。

①通常情况下，将固定资产转入改建、扩建时，按照固定资产的账面价值，借记"在建工程"科目，按照固定资产已计提折旧，借记"固定资产累计折旧"科目，按照固定资产的账面余额，贷记本科目，如图2-127所示。

记　账　凭　证

凭证号：××　　　　　　　　日期：201×年×月×日　　　　　　附单据：×张

摘要	财务会计			预算会计		
	科目	借方金额	贷方金额	科目	借方金额	贷方金额
×××	在建工程	×××				
×××	固定资产累计折旧	×××				
×××	固定资产		×××			
	合计	×××	×××	合计		

图2-127　固定资产转入在建工程应填制的记账凭证

　　②为增加固定资产使用效能或延长其使用年限而发生的改建、扩建等后续支出，借记"在建工程"科目，贷记"财政拨款收入""零余额账户用款额度""银行存款"等科目，如图2-128所示。

记 账 凭 证

凭证号：×× 日期：201×年×月×日 附单据：×张

摘要	财务会计			预算会计		
	科目	借方金额	贷方金额	科目	借方金额	贷方金额
×××	在建工程	×××		事业支出	×××	
×××	财政拨款收入/零余额账户用款额度/银行存款等		×××	财政拨款预算收入/资金结存		×××
	合计	×××	×××	合计	×××	×××

图2-128 固定资产发生改建、扩建等后续支出应填制的记账凭证

③固定资产改建、扩建等完成交付使用时，按照在建工程成本，借记本科目，贷记"在建工程"科目，如图2-129所示。

记 账 凭 证

凭证号：×× 日期：201×年×月×日 附单据：×张

摘要	财务会计			预算会计		
	科目	借方金额	贷方金额	科目	借方金额	贷方金额
×××	固定资产	×××				
×××	在建工程		×××			
	合计	×××	×××	合计		

图2-129 固定资产改建、扩建完成交付使用时结转在建工程成本应填制的记账凭证

【例2-103】201×年10月1日至12月31日，某医院经过3个月的改建、扩建，完成了对医院车库的改建、扩建工程，共发生支出80000元，全部由银行存款支付。

财会部门根据有关凭证，应编制会计分录如下。

财务会计：

借：在建工程　　　　　　　　　　　　　　　　　　　　　　80000

　　贷：银行存款　　　　　　　　　　　　　　　　　　　　　　80000

预算会计：

借：事业支出　　　　　　　　　　　　　　　　　　　　　　80000

　　贷：资金结存——货币资金　　　　　　　　　　　　　　　80000

（2）不符合固定资产确认条件的后续支出。

为保证固定资产正常使用发生的日常维修等支出，借记"业务活动费用""单位管理费用"等科目，贷记"财政拨款收入""零余额账户用款额度""银行存款"等

科目,如图 2-130 所示。

记 账 凭 证

凭证号:×× 　　　　　　　日期:201×年×月×日　　　　　　　附单据:×张

摘要	财务会计			预算会计		
	科目	借方金额	贷方金额	科目	借方金额	贷方金额
×××	业务活动费用/单位管理费用等	×××		事业支出	×××	
×××	财政拨款收入/零余额账户用款额度/银行存款等		×××	财政拨款预算收入/资金结存		×××
	合计	×××	×××	合计	×××	×××

图 2-130　固定资产发生日常维修支出应填制的记账凭证

【例 2-104】201×年 12 月 16 日,某医院通过银行转账支付医疗及行政用固定资产维修费 40000 元,其中,医疗部门 25000 元,行政管理部门 15000 元。

财会部门根据有关凭证,应编制会计分录如下。

财务会计:

借:业务活动费用　　　　　　　　　　　　　　　　　　　25000

　　单位管理费用　　　　　　　　　　　　　　　　　　　15000

　　　贷:银行存款　　　　　　　　　　　　　　　　　　　　　40000

预算会计:

借:事业支出　　　　　　　　　　　　　　　　　　　　　40000

　　　贷:资金结存——货币资金　　　　　　　　　　　　　　　40000

3. 按照规定报经批准处置固定资产

(1)报经批准出售、转让固定资产,按照被出售、转让固定资产的账面价值,借记"资产处置费用"科目,按照固定资产已计提的折旧,借记"固定资产累计折旧"科目,按照固定资产账面余额,贷记本科目;同时,按照收到的价款,借记"银行存款"等科目,按照处置过程中发生的相关费用,贷记"银行存款"等科目,按照其差额,贷记"应缴财政款"科目。账务处理如图 2-131 所示。

记 账 凭 证

凭证号：×× 　　　　　　　日期：201×年×月×日 　　　　　　　附单据：×张

摘要	财务会计			预算会计		
	科目	借方金额	贷方金额	科目	借方金额	贷方金额
×××	资产处置费用	×××				
×××	固定资产累计折旧	×××				
×××	固定资产		×××			
×××	银行存款等（收到的价款）	×××				
×××	应缴财政款		×××			
×××	银行存款等（支付相关费用）		×××			
	合计	×××	×××	合计		

图2-131　经批准出售、转让固定资产应填制的记账凭证

（2）报经批准对外捐赠固定资产，按照固定资产已计提的折旧，借记"固定资产累计折旧"科目，按照被处置固定资产账面余额，贷记本科目，按照捐赠过程中发生的归属于捐出方的相关费用，贷记"银行存款"等科目，按照其差额，借记"资产处置费用"科目，如图2-132所示。

记 账 凭 证

凭证号：×× 　　　　　　　日期：201×年×月×日 　　　　　　　附单据：×张

摘要	财务会计			预算会计		
	科目	借方金额	贷方金额	科目	借方金额	贷方金额
×××	资产处置费用	×××		其他支出	×××	
×××	固定资产累计折旧	×××		资金结存		×××
×××	固定资产		×××			
×××	银行存款等		×××			
	合计	×××	×××	合计	×××	×××

图2-132　经批准对外捐赠固定资产应填制的记账凭证

（3）报经批准无偿调出固定资产，按照固定资产已计提的折旧，借记"固定资产累计折旧"科目，按照被处置固定资产账面余额，贷记本科目，按照其差额，借记"无偿调拨净资产"科目；同时，按照无偿调出过程中发生的归属于调出方的相关费用，借记"资产处置费用"科目，贷记"银行存款"等科目。账务处理如图2-133所示。

记 账 凭 证

凭证号：×× 　　　　　　日期：201×年×月×日 　　　　　　附单据：×张

摘要	财务会计			预算会计		
	科目	借方金额	贷方金额	科目	借方金额	贷方金额
×××	无偿调拨净资产	×××		其他支出	×××	
×××	固定资产累计折旧	×××		资金结存		×××
×××	固定资产		×××			
×××	资产处置费用	×××				
×××	银行存款等		×××			
	合计	×××	×××	合计	×××	×××

图 2-133　经批准无偿调出固定资产应填制的记账凭证

（4）报经批准置换换出固定资产，参照"库存物品"中置换换入库存物品的规定进行账务处理。

固定资产处置时涉及增值税业务的，相关账务处理参见"应交增值税"科目。

【例 2-105】201×年12月12日，某医院出售霉菌培养箱一台，原价9600元，已提折旧2800元，双方协商作价5500元，财务部门收取购货单位转账支票并存入银行。

财会部门根据有关凭证，应编制会计分录如下。

出售霉菌培养箱，转入固定资产清理，

财务会计：

借：资产处置费用　　　　　　　　　　　　　　　　　　　　6800
　　固定资产累计折旧　　　　　　　　　　　　　　　　　　2800
　　贷：固定资产　　　　　　　　　　　　　　　　　　　　　　9600

收到款项时，

财务会计：

借：银行存款　　　　　　　　　　　　　　　　　　　　　　5500
　　贷：应缴财政款　　　　　　　　　　　　　　　　　　　　　5500

【例 2-106】201×年12月11日，某医院向贫困地区捐赠呼吸机一台，该设备由政府财政专项拨款购买，原账面价值160000元，已提折旧70000元。

财会部门根据有关凭证，应编制会计分录如下。

财务会计：

借：资产处置费用　　　　　　　　　　　　　　　　　　　90000
　　固定资产累计折旧　　　　　　　　　　　　　　　　　70000
　　贷：固定资产　　　　　　　　　　　　　　　　　　　　　160000

4. 固定资产的盘盈、盘亏、毁损、报废

单位应当定期对固定资产进行清查盘点,每年至少盘点一次。对于发生的固定资产盘盈、盘亏或毁损、报废,应当先记入"待处理财产损溢"科目,按照规定报经批准后及时进行后续账务处理。

(1) 盘盈的固定资产,其成本按照有关凭据注明的金额确定;没有相关凭据、但按照规定经过资产评估的,其成本按照评估价值确定;没有相关凭据、也未经过评估的,其成本按照重置成本确定。如无法采用上述方法确定盘盈固定资产成本的,按照名义金额(人民币1元)入账。

盘盈的固定资产,按照确定的入账成本,借记本科目,贷记"待处理财产损溢"科目,如图 2-134 所示。

记 账 凭 证

凭证号:×× 日期:201×年×月×日 附单据:×张

摘要	财务会计			预算会计		
	科目	借方金额	贷方金额	科目	借方金额	贷方金额
×××	固定资产	×××				
×××	待处理财产损溢		×××			
	合计	×××	×××	合计		

图 2-134 固定资产盘盈应填制的记账凭证

(2) 盘亏、毁损或报废的固定资产,按照待处理固定资产的账面价值,借记"待处理财产损溢"科目,按照已计提折旧,借记"固定资产累计折旧"科目,按照固定资产的账面余额,贷记本科目,如图 2-135 所示。

记 账 凭 证

凭证号:×× 日期:201×年×月×日 附单据:×张

摘要	财务会计			预算会计		
	科目	借方金额	贷方金额	科目	借方金额	贷方金额
×××	待处理财产损溢	×××				
×××	固定资产累计折旧	×××				
×××	固定资产		×××			
	合计	×××	×××	合计		

图 2-135 固定资产盘亏、毁损或报废应填制的记账凭证

【例2-107】201×年12月11日，某医院在财产清查中，盘盈HP-1505打印机一台，按同类产品市场价格及打印机的新旧程度估价为1500元，次月经批准作为盘盈处理。

财会部门根据有关凭证，应编制会计分录如下。

财务会计：

借：固定资产　　　　　　　　　　　　　　　　　　　　　　　1500
　　贷：待处理财产损溢　　　　　　　　　　　　　　　　　　　1500

【例2-108】201×年12月12日，某医院在财产清查中，盘亏照相机镜头一架，原账面价值为5500元，累计折旧为3000元。

财会部门根据有关凭证，应编制会计分录如下。

财务会计：

借：待处理财产损溢　　　　　　　　　　　　　　　　　　　　2500
　　固定资产累计折旧　　　　　　　　　　　　　　　　　　　　3000
　　贷：固定资产　　　　　　　　　　　　　　　　　　　　　　5500

5. 固定资产折旧

按月计提固定资产折旧时，按照应计提折旧金额，借记"业务活动费用""单位管理费用"等科目，贷记"固定资产累计折旧"，如图2-136所示。

记 账 凭 证

凭证号：×× 　　　　　　　日期：201×年×月×日　　　　　　　附单据：×张

摘要	财务会计			预算会计		
	科目	借方金额	贷方金额	科目	借方金额	贷方金额
×××	业务活动费用/单位管理费用等	×××				
×××	固定资产累计折旧		×××			
	合计	×××	×××	合计		

图2-136　计提固定资产折旧应填制的记账凭证

【例2-109】201×年12月30日，某医院设备部门报来当月固定资产折旧提取表，提取固定资产折旧总额80000元，其中，医疗及医技科室用固定资产计提折旧为65000元，行政管理部门固定资产计提折旧为15000元。

财会部门根据有关凭证，应编制会计分录如下。

财务会计：

借：业务活动费用　　　　　　　　　　　　　　　　　　　　　65000

　　　　单位管理费用　　　　　　　　　　　　　　　　　15000
　　贷：固定资产累计折旧　　　　　　　　　　　　　　　80000

第十节　工程物资

一、工程物资概述

工程物资，指医院为在建工程准备的各类物资，包括工程用材料、设备等。

二、工程物资的会计核算

（一）工程物资的科目设置

医院应设置"工程物资"科目，核算医院为在建工程准备的各种物资成本，包括工程用材料、设备等。本科目可按照"库存材料""库存设备"等工程物资类别进行明细核算。本科目期末借方余额，反映单位为在建工程准备的各种物资的成本。

（二）工程物资的账务处理

（1）购入为工程准备的物资，按照确定的物资成本，借记本科目，贷记"财政拨款收入""零余额账户用款额度""银行存款""应付账款"等科目，如图2-137所示。

记　账　凭　证

凭证号：××　　　　　　日期：201×年×月×日　　　　　　附单据：×张

摘要	财务会计			预算会计		
	科目	借方金额	贷方金额	科目	借方金额	贷方金额
×××	工程物资	×××		事业支出	×××	
×××	财政拨款收入/零余额账户用款额度/银行存款/应付账款等		×××	财政拨款预算收入/资金结存		×××
	合计	×××	×××	合计	×××	×××

图2-137　购入工程物资应填制的记账凭证

（2）领用工程物资，按照物资成本，借记"在建工程"科目，贷记本科目。工程完工后将领出的剩余物资退库时做相反的会计分录,如图 2-138 所示。

记 账 凭 证

凭证号:××   日期:201×年×月×日   附单据:×张

摘要	财务会计			预算会计		
	科目	借方金额	贷方金额	科目	借方金额	贷方金额
×××	在建工程	×××				
×××	工程物资		×××			
	合计	×××	×××	合计		

图 2-138 领用工程物资应填制的记账凭证

(3) 工程完工后将剩余的工程物资转作本单位存货等的,按照物资成本,借记"库存物品"等科目,贷记本科目,如图 2-139 所示。

记 账 凭 证

凭证号:××   日期:201×年×月×日   附单据:×张

摘要	财务会计			预算会计		
	科目	借方金额	贷方金额	科目	借方金额	贷方金额
×××	库存物品等	×××				
×××	工程物资		×××			
	合计	×××	×××	合计		

图 2-139 剩余工程物资转作库存物品应填制的记账凭证

【例 2-110】201×年 6 月 30 日,某医院为装修病房楼购进了一批工程物资价值 500000 元,用银行存款支付。7 月 12 日领用了价值 450000 元的该批物资。12 月 20 日,工程结束,剩余工程物资转入本单位库存物品。

财会部门根据有关凭证,应编制会计分录如下。

6 月 30 日,

财务会计:

借:工程物资   500000

    贷:银行存款   500000

预算会计:

借:事业支出   500000

    贷:资金结存——货币资金   500000

7月12日，

财务会计：

借：在建工程　　　　　　　　　　　　　　　　　450000

　　贷：工程物资　　　　　　　　　　　　　　　　　　450000

12月20日，

财务会计：

借：库存物品　　　　　　　　　　　　　　　　　50000

　　贷：工程物资　　　　　　　　　　　　　　　　　　50000

第十一节　在建工程

一、在建工程概述

在建工程是指医院已经发生必要支出，但按规定尚未达到交付使用状态的建设工程。医院工程项目包括医疗、教学、科研、办公业务用房；职工食堂、职工活动场所、职工浴室等用房；道路、围墙、水塔和污水处理等公用设施的新建、改建、扩建、装修和修缮工程，以及大型设备的安装、修理等。

二、在建工程的会计核算

（一）在建工程的科目设置

医院应设置"在建工程"科目，核算医院建造、改建、扩建、修缮固定资产、安装设备而进行的各项建筑、安装工程，以及在建的信息系统项目工程所发生的实际成本。本科目应当设置"建筑安装工程投资""设备投资""待摊投资""其他投资""待核销基建支出""基建转出投资"等明细科目，并按照具体项目进行明细核算。

（1）"建筑安装工程投资"明细科目，核算医院发生的构成建设项目实际支出的建筑工程和安装工程的实际成本，不包括被安装设备本身的价值以及按照合同规定支付给施工单位的预付备料款和预付工程款。本明细科目应当设置"建筑工程"和"安装工程"两个明细科目进行明细核算。

（2）"设备投资"明细科目，核算医院发生的构成建设项目实际支出的各种设备的实际成本。

（3）"待摊投资"明细科目，核算医院发生的构成建设项目实际支出的、按照规定应当分摊计入有关工程成本和设备成本的各项间接费用和税费支出。本明细科目的具体核算内容包括以下9方面。

①勘察费、设计费、研究试验费、可行性研究费及项目其他前期费用。

②土地征用及迁移补偿费、土地复垦及补偿费、森林植被恢复费及其他为取得土地使用权、租用权而发生的费用。

③土地使用税、耕地占用税、契税、车船税、印花税及按照规定交纳的其他税费。

④项目建设管理费、代建管理费、临时设施费、监理费、招投标费、社会中介审计（审查）费及其他管理性质的费用。

项目建设管理费是指项目建设单位从项目筹建之日起至办理竣工财务决算之日止发生的管理性质的支出，包括不在原单位发工资的工作人员工资及相关费用、办公费、办公场地租用费、差旅交通费、劳动保护费、工具用具使用费、固定资产使用费、招募生产工人费、技术图书资料费（含软件）、业务招待费、施工现场津贴、竣工验收费等。

⑤项目建设期间发生的各类专门借款利息支出或融资费用。

⑥工程检测费、设备检验费、负荷联合试车费及其他检验检测费用。

⑦固定资产损失、器材处理亏损、设备盘亏及毁损、单项工程或单位工程报废、毁损净损失及其他损失。

⑧系统集成等信息工程的费用支出。

⑨其他待摊性质支出。

本明细科目应当按照上述费用项目进行明细核算，其中有些费用（如项目建设管理费等），还应当按照更为具体的费用项目进行明细核算。

(4)"其他投资"明细科目，核算医院发生的构成建设项目实际支出的房屋购置支出，基本畜禽、林木等购置、饲养、培育支出，办公生活用家具、器具购置支出，软件研发和不能计入设备投资的软件购置等支出。医院为进行可行性研究而购置的固定资产，以及取得土地使用权支付的土地出让金，也通过本明细科目核算。本明细科目应当设置"房屋购置""办公生活用家具、器具购置""可行性研究固定资产购置""无形资产"等明细科目。

(5)"待核销基建支出"明细科目，核算建设项目发生的江河清障、航道清淤、飞播造林、补助群众造林、水土保持、城市绿化、取消项目的可行性研究费，以及项目整体报废等不能形成资产部分的基建投资支出。本明细科目应按照待核销基建支出的类别进行明细核算。

(6)"基建转出投资"明细科目，核算为建设项目配套而建成的、产权不归属本单位的专用设施的实际成本。本明细科目应按照转出投资的类别进行明细核算。

该科目属于资产类科目,借方登记在建工程的增加,贷方登记在建工程的减少。本科目期末借方余额,反映医院尚未完工的建设项目工程发生的实际成本。

(二) 在建工程的账务处理

1. 建筑安装工程投资

(1) 将固定资产等资产转入改建、扩建等时,按照固定资产等资产的账面价值,借记本科目(——建筑安装工程投资),按照已计提的折旧或摊销,借记"固定资产累计折旧"等科目,按照固定资产等资产的原值,贷记"固定资产"等科目,如图2-140所示。

记 账 凭 证

凭证号:××　　　　　　　　日期:201×年×月×日　　　　　　　　附单据:×张

摘要	财务会计			预算会计		
	科目	借方金额	贷方金额	科目	借方金额	贷方金额
×××	在建工程——建筑安装工程投资	×××				
×××	固定资产累计折旧等	×××				
×××	固定资产等		×××			
	合计	×××	×××	合计		

图2-140　固定资产转入改建、扩建等应填制的记账凭证

固定资产等资产改建、扩建过程中涉及替换(或拆除)原资产的某些组成部分的,按照被替换(或拆除)部分的账面价值,借记"待处理财产损溢"科目,贷记本科目(——建筑安装工程投资),如图2-141所示。

记 账 凭 证

凭证号:××　　　　　　　　日期:201×年×月×日　　　　　　　　附单据:×张

摘要	财务会计			预算会计		
	科目	借方金额	贷方金额	科目	借方金额	贷方金额
×××	待处理财产损溢	×××				
×××	在建工程——建筑安装工程投资		×××			
	合计	×××	×××	合计		

图2-141　在建工程中替换(或拆除)部分资产应填制的记账凭证

(2) 医院对于发包建筑安装工程,根据建筑安装工程价款结算账单与施工企业

结算工程价款时,按照应承付的工程价款,借记本科目(——建筑安装工程投资),按照预付工程款余额,贷记"预付账款"科目,按照其差额,贷记"财政拨款收入""零余额账户用款额度""银行存款""应付账款"等科目,如图2-142所示。

记 账 凭 证

凭证号:××　　　　　　　　　日期:201×年×月×日　　　　　　　　附单据:×张

摘要	财务会计			预算会计		
	科目	借方金额	贷方金额	科目	借方金额	贷方金额
×××	在建工程——建筑安装工程投资	×××		事业支出	×××	
×××	预付账款		×××	财政拨款预算收入/资金结存		×××
×××	财政拨款收入/零余额账户用款额度/银行存款/应付账款等		×××			
	合计	×××	×××	合计	×××	×××

图2-142　向施工企业结算发包工程价款应填制的记账凭证

(3) 医院自行施工的小型建筑安装工程,按照发生的各项支出金额,借记本科目(——建筑安装工程投资),贷记"工程物资""零余额账户用款额度""银行存款""应付职工薪酬"等科目,如图2-143所示。

记 账 凭 证

凭证号:××　　　　　　　　　日期:201×年×月×日　　　　　　　　附单据:×张

摘要	财务会计			预算会计		
	科目	借方金额	贷方金额	科目	借方金额	贷方金额
×××	在建工程——建筑安装工程投资	×××		事业支出	×××	
×××	工程物资/零余额账户用款额度/银行存款/应付职工薪酬等		×××	财政拨款预算收入/资金结存		×××
	合计	×××	×××	合计	×××	×××

图2-143　自行施工的工程发生工程支出应填制的记账凭证

(4) 工程竣工,办妥竣工验收交接手续交付使用时,按照建筑安装工程成本(含应分摊的待摊投资),借记"固定资产"等科目,贷记本科目(——建筑安装工程投资),如图2-144所示。

记 账 凭 证

凭证号：×× 日期：201×年×月×日 附单据：×张

摘要	财务会计			预算会计		
	科目	借方金额	贷方金额	科目	借方金额	贷方金额
×××	固定资产等	×××				
×××	在建工程——建筑安装工程投资		×××			
	合计	×××	×××	合计		

图2-144　工程竣工验收交付使用、结转工程成本应填制的记账凭证

2. 设备投资

（1）购入设备时，按照购入成本，借记本科目（——设备投资），贷记"财政拨款收入""零余额账户用款额度""银行存款"等科目，如图2-145所示；采用预付款方式购入设备的，有关预付款的账务处理参照本科目有关"建筑安装工程投资"明细科目的规定。

记 账 凭 证

凭证号：×× 日期：201×年×月×日 附单据：×张

摘要	财务会计			预算会计		
	科目	借方金额	贷方金额	科目	借方金额	贷方金额
×××	在建工程——设备投资	×××		事业支出	×××	
×××	财政拨款收入/零余额账户用款额度/银行存款/应付账款		×××	财政拨款预算收入/资金结存		×××
	合计	×××	×××	合计	×××	×××

图2-145　购入设备应填制的记账凭证

（2）设备安装完毕，办妥竣工验收交接手续交付使用时，按照设备投资成本（含设备安装工程成本和分摊的待摊投资），借记"固定资产"等科目，贷记本科目（——设备投资，或——建筑安装工程投资——安装工程）。

将不需要安装的设备和达不到固定资产标准的工具、器具交付使用时，按照相关设备、工具、器具的实际成本，借记"固定资产""库存物品"科目，贷记本科目（——设备投资）。

账务处理如图2-146所示。

记 账 凭 证

凭证号：×× 日期：201×年×月×日 附单据：×张

摘要	财务会计			预算会计		
	科目	借方金额	贷方金额	科目	借方金额	贷方金额
×××	固定资产/库存物品	×××				
×××	在建工程——设备投资/在建工程——建筑安装工程投资——安装工程		×××			
	合计	×××	×××	合计		

图2-146 设备安装竣工验收交付使用（或不需要安装的设备和达不到固定资产标准的工具、器具交付使用）应填制的记账凭证

3. 待摊投资

建设工程发生的构成建设项目实际支出的、按照规定应当分摊计入有关工程成本和设备成本的各项间接费用和税费支出，先在本明细科目中归集；建设工程办妥竣工验收手续交付使用时，按照合理的分配方法，摊入相关工程成本、在安装设备成本等。

（1）发生的构成待摊投资的各类费用，按照实际发生金额，借记本科目（——待摊投资），贷记"财政拨款收入""零余额账户用款额度""银行存款""应付利息""长期借款""其他应交税费""固定资产累计折旧""无形资产累计摊销"等科目，如图2-147所示。

记 账 凭 证

凭证号：×× 日期：201×年×月×日 附单据：×张

摘要	财务会计			预算会计		
	科目	借方金额	贷方金额	科目	借方金额	贷方金额
×××	在建工程——待摊投资	×××		事业支出	×××	
×××	财政拨款收入/零余额账户用款额度/银行存款/应付利息/长期借款/其他应交税费/固定资产累计折旧/无形资产累计摊销等		×××	财政拨款预算收入/资金结存		×××
	合计	×××	×××	合计	×××	×××

图2-147 发生待摊投资应填制的记账凭证

（2）对于建设过程中试生产、设备调试等产生的收入，按照取得的收入金额，

借记"银行存款"等科目,依据有关规定应当冲减建设工程成本的部分,贷记本科目(——待摊投资),按照其差额贷记"应缴财政款"或"其他收入"科目,如图2-148所示。

记 账 凭 证

凭证号:××   日期:201×年×月×日   附单据:×张

摘要	财务会计			预算会计		
	科目	借方金额	贷方金额	科目	借方金额	贷方金额
×××	银行存款等	×××		资金结存	×××	
×××	在建工程——待摊投资		×××	其他预算收入		×××
×××	应缴财政款/其他收入		×××			
	合计	×××	×××	合计	×××	×××

图2-148 建设过程中试生产、设备调试等产生收入应填制的记账凭证

(3) 由于自然灾害、管理不善等原因造成的医院工程报废或毁损,扣除残料价值和过失人或保险公司等赔款后的净损失,报经批准后计入继续施工的工程成本的,按照工程成本扣除残料价值和过失人或保险公司等赔款后的净损失,借记本科目(——待摊投资),按照残料变价收入、过失人或保险公司赔款等,借记"银行存款""其他应收款"等科目,按照报废或毁损的工程成本,贷记本科目(——建筑安装工程投资),如图2-149所示。

记 账 凭 证

凭证号:××   日期:201×年×月×日   附单据:×张

摘要	财务会计			预算会计		
	科目	借方金额	贷方金额	科目	借方金额	贷方金额
×××	在建工程——待摊投资	×××		资金结存	×××	
×××	银行存款/其他应收款等	×××		其他预算收入		×××
×××	在建工程——建筑安装工程投资		×××			
	合计	×××	×××	合计	×××	×××

图2-149 工程报废或毁损产生净损失应填制的记账凭证

(4) 工程交付使用时,按照合理的分配方法分配待摊投资,借记本科目(——建筑安装工程投资、设备投资),贷记本科目(——待摊投资),如图2-150所示。

记 账 凭 证

凭证号：×× 　　　　　　　　日期：201×年×月×日　　　　　　　　附单据：×张

摘要	财务会计			预算会计		
	科目	借方金额	贷方金额	科目	借方金额	贷方金额
×××	在建工程——建筑安装工程投资、设备投资	×××				
×××	在建工程——待摊投资		×××			
	合计	×××	×××	合计		

图 2-150　工程交付使用时分配待摊投资应填制的记账凭证

待摊投资的分配方法，可按照下列公式计算。

①按照实际分配率分配。适用于建设工期较短、整个项目的所有单项工程一次竣工的建设项目。

实际分配率 = 待摊投资明细科目余额/（建筑工程明细科目余额 + 安装工程明细科目余额 + 设备投资明细科目余额）×100%

②按照概算分配率分配。适用于建设工期长、单项工程分期分批建成投入使用的建设项目。

概算分配率 =（概算中各待摊投资项目的合计数 - 其中可直接分配部分）/（概算中建筑工程、安装工程和设备投资的合计数）×100%

③某项固定资产应分配的待摊投资 = 该项固定资产的建筑工程成本或该项固定资产（设备）的采购成本和安装成本的合计数 × 分配率。

4. 其他投资

（1）医院为建设工程发生的房屋购置支出，基本畜禽、林木等的购置、饲养、培育支出，办公生活用家具、器具购置支出，软件研发和不能计入设备投资的软件购置等支出，按照实际发生金额，借记本科目（——其他投资），贷记"财政拨款收入""零余额账户用款额度""银行存款"等科目，如图 2-151 所示。

记 账 凭 证

凭证号：×× 　　　　　　日期：201×年×月×日　　　　　　附单据：×张

摘要	财务会计			预算会计		
	科目	借方金额	贷方金额	科目	借方金额	贷方金额
×××	在建工程——其他投资	×××		事业支出	×××	
×××	财政拨款收入/零余额账户用款额度/银行存款等		×××	财政拨款预算收入/资金结存		×××
	合计	×××	×××	合计	×××	×××

图2-151　建设工程发生其他支出应填制的记账凭证

（2）工程完成将形成的房屋、基本畜禽、林木等各种财产及无形资产交付使用时，按照其实际成本，借记"固定资产""无形资产"等科目，贷记本科目（——其他投资），如图2-152所示。

记 账 凭 证

凭证号：×× 　　　　　　日期：201×年×月×日　　　　　　附单据：×张

摘要	财务会计			预算会计		
	科目	借方金额	贷方金额	科目	借方金额	贷方金额
×××	固定资产/无形资产等	×××				
×××	在建工程——其他投资		×××			
	合计	×××	×××	合计		

图2-152　建筑工程其他投资形成财产或资产并交付使用应填制的记账凭证

5．待核销基建支出

（1）建设项目发生的江河清障、航道清淤、飞播造林、补助群众造林、水土保持、城市绿化等不能形成资产的各类待核销基建支出，按照实际发生金额，借记本科目（——待核销基建支出），贷记"财政拨款收入""零余额账户用款额度""银行存款"等科目，如图2-153所示。

记 账 凭 证

凭证号：××　　　　　日期：201×年×月×日　　　　　附单据：×张

摘要	财务会计			预算会计		
	科目	借方金额	贷方金额	科目	借方金额	贷方金额
×××	在建工程——待核销基建支出	×××		事业支出	×××	
×××	财政拨款收入/零余额账户用款额度/银行存款等		×××	财政拨款预算收入/资金结存		×××
	合计	×××	×××	合计	×××	×××

图2-153　建筑工程发生待核销基建支出应填制的记账凭证

（2）取消的建设项目发生的可行性研究费，按照实际发生金额，借记本科目（——待核销基建支出），贷记本科目（——待摊投资），如图2-154所示。

记 账 凭 证

凭证号：××　　　　　日期：201×年×月×日　　　　　附单据：×张

摘要	财务会计			预算会计		
	科目	借方金额	贷方金额	科目	借方金额	贷方金额
×××	在建工程——待核销基建支出	×××				
×××	在建工程——待摊投资		×××			
	合计	×××	×××	合计		

图2-154　被取消建设项目发生的可行性研究费应填制的记账凭证

（3）由于自然灾害等原因发生的建设项目整体报废所形成的净损失，报经批准后转入待核销基建支出，按照项目整体报废所形成的净损失，借记本科目（——待核销基建支出），按照报废工程回收的残料变价收入、保险公司赔款等，借记"银行存款""其他应收款"等科目，按照报废的工程成本，贷记本科目（——建筑安装工程投资），如图2-155所示。

记 账 凭 证

凭证号：××　　　　　　　日期：201×年×月×日　　　　　　　附单据：×张

摘要	财务会计			预算会计		
	科目	借方金额	贷方金额	科目	借方金额	贷方金额
×××	在建工程——待核销基建支出	×××				
×××	其他应收款/银行存款等	×××				
×××	在建工程——建筑安装工程投资		×××			
	合计	×××	×××	合计		

图 2-155　建设项目整体报废产生的净损失获批转入待核销基建支出应填制的记账凭证

（4）建设项目竣工验收交付使用时，对发生的待核销基建支出进行冲销，借记"资产处置费用"科目，贷记本科目（——待核销基建支出），如图 2-156 所示。

记 账 凭 证

凭证号：××　　　　　　　日期：201×年×月×日　　　　　　　附单据：×张

摘要	财务会计			预算会计		
	科目	借方金额	贷方金额	科目	借方金额	贷方金额
×××	资产处置费用	×××				
×××	在建工程——待核销基建支出		×××			
	合计	×××	×××	合计		

图 2-156　建设项目竣工验收交付使用时冲销待核销基建支出应填制的记账凭证

6. 基建转出投资

为建设项目配套而建成的、产权不归属本单位的专用设施，在项目竣工验收交付使用时，按照转出的专用设施的成本，借记本科目（——基建转出投资），贷记本科目（——建筑安装工程投资）；同时，借记"无偿调拨净资产"科目，贷记本科目（——基建转出投资）。账务处理如图 2-157 和图 2-158 所示。

记 账 凭 证

凭证号：××　　　　　　　　　日期：201×年×月×日　　　　　　　　附单据：×张

摘要	财务会计			预算会计		
	科目	借方金额	贷方金额	科目	借方金额	贷方金额
×××	在建工程——基建转出投资	×××				
×××	在建工程——建筑安装工程投资		×××			
	合计	×××	×××	合计		

图2-157　建设项目竣工验收交付使用时结转专用设施的成本应填制的记账凭证

记 账 凭 证

凭证号：××　　　　　　　　　日期：201×年×月×日　　　　　　　　附单据：×张

摘要	财务会计			预算会计		
	科目	借方金额	贷方金额	科目	借方金额	贷方金额
×××	无偿调拨净资产	×××				
×××	在建工程——基建转出投资		×××			
	合计	×××	×××	合计		

图2-158　结转基建转出投资应填制的记账凭证

【例2-111】201×年10月30日，某医院将门诊大楼进行扩建，需拆除原建筑物，该门诊楼原账面价值为7000000元，已提折旧2500000元。

财会部门根据有关凭证，应编制会计分录如下。

财务会计：

借：在建工程　　　　　　　　　　　　　　　　　　　　　　4500000

　　固定资产累计折旧　　　　　　　　　　　　　　　　　　2500000

　　贷：固定资产　　　　　　　　　　　　　　　　　　　　　　7000000

【例2-112】201×年12月26日，某医院在扩建门诊大楼过程中，根据工程价款结算账单与施工企业结算，医院以自有资金支付工程价款5300000元，已通过银行转账支付。

财会部门根据有关凭证，应编制会计分录如下。

财务会计：

借：在建工程　　　　　　　　　　　　　　　　　　　　　　5300000

　　贷：银行存款　　　　　　　　　　　　　　　　　　　　　　5300000

预算会计：

借：事业支出 5300000

  贷：资金结存——货币资金 5300000

【例 2-113】201×年 12 月 28 日，某医院收到财政国库支付执行机构委托代理银行转来的财政直接支付入账通知书及原始凭证，支付门诊楼扩建工程款 3300000 元。

财会部门根据有关凭证，应编制会计分录如下。

财务会计：

借：在建工程 3300000

  贷：财政拨款收入 3300000

预算会计：

借：事业支出 3300000

  贷：财政拨款预算收入 3300000

【例 2-114】201×年 12 月 10 日，某医院购入一台设备，价款 2500000 元。该设备需要安装、调试后方可使用，款项由银行转账支付。

财会部门根据有关凭证，应编制会计分录如下。

财务会计：

借：在建工程 2500000

  贷：银行存款 2500000

预算会计：

借：事业支出 2500000

  贷：资金结存——货币资金 2500000

【例 2-115】201×年 12 月 15 日，该医院通过银行转账支付设备安装款 200000 元给某安装公司。

财会部门根据有关凭证，应编制会计分录如下。

财务会计：

借：在建工程 200000

  贷：银行存款 200000

预算会计：

借：事业支出 200000

  贷：资金结存——货币资金 200000

【例 2-116】201×年 12 月 15 日，该设备安装完毕，交付医院使用。经审计部门审计后，安装成本为 2700000 元。

财会部门根据有关凭证，应编制会计分录如下。

财务会计：

借：固定资产　　　　　　　　　　　　　　　　　　2700000

　　贷：在建工程　　　　　　　　　　　　　　　　　　　2700000

第十二节　无形资产及研发支出

一、无形资产概述

（一）无形资产的概念

无形资产是指医院控制的没有实物形态的可辨认非货币性资产。包括专利权、著作权、土地使用权、非专利技术、商誉、医院购入不构成相关硬件不可缺少组成部分的应用软件及其他财产权利等。

（1）专利权。是指政府批准并赋予的，独家使用或者控制某项发明创造的专用权利。根据《中华人民共和国专利法》和《中华人民共和国专利法实施细则》的规定，发明人或者设计人申请的有关发明创造，依据国家规定的法定程序一经批准，发明人或设计人即对该发明创造取得独家使用权或控制权，即专利权。专利权受国家法律保护，任何单位和个人未经专利人认可，擅自使用专利权人拥有的专利，即构成侵权行为，须承担法律责任，赔偿经济损失。

专利权是一种有期限的产权，专利权包括发明专利、实用新型和外观设计专利两类。我国专利法规定，发明专利的有效期限为15年，实用新型和外观设计专利的有效期限为5年，期满前专利发明人可以申请延长3年。

（2）著作权。是指文学艺术和科学作品等著作人依法对其作品所拥有的专门权利。根据《中华人民共和国著作权法》的规定，中国公民、法人和非法人单位的作品，不论是否发表，均有著作权，受到国家法律保护。著作权一般包括人身权、财产权、发表权、署名权、修改权、保护作品完整权、使用权和获得报酬权。依法拥有的著作权除法律另有规定以外，未经著作人许可或者转让，他人不得占有和行使。

（3）土地使用权。是指土地使用者对依法取得的土地在一定期间内拥有进行利用、开发和经营等活动的权利。根据《中华人民共和国土地管理法》的规定，中华人民共和国土地实行社会主义公有制，任何单位和个人不得侵占、买卖或者以其他形式非法转让土地。土地使用权具有三个特点：一是相对独立性，在土地使用权存续期间，其他任何单位和个人包括土地所有者，均不得任意收回土地或者非法干预土地使用权人的合法活动；二是使用内容的充分性，土地使用权人在法定范围内有对土地实行占有、使用、收益和处分的权利；三是土地使用权是一种物权，即有对物的请求权，如可能丧失占有时，有返还请求权；正常使用受到分割时，有排除妨害请求权；发生被妨害的危险时，有防止请求权。

（4）非专利技术。也称专有技术、专有秘密、技术诀窍等。是指发明者未申请专利或不够申请专利条件，而又未公开的先进经验、先进技术的设计资料、先进配方等。医院的非专利技术一般是指在组织医疗活动或其他活动过程中取得的有关医疗、经营和管理等方面的知识、经验和技巧。非专利技术由于发明创造人不愿意申请，或来不及申请，或者虽然提出专利申请但未获批准而没有取得专利权。非专利技术不受法律保护，只能靠持有者的自我保护，因而保密性决定了非专利技术的独占性、实用性、新颖性和价值性，也决定了它能给医院带来较高的收益。

（5）商誉。是由医院的技术水平、医疗质量、医德医风、服务态度、院容院貌、建院史等诸多因素形成的在行业中的声誉地位，体现出社会公众对医院的反应性、满意度、忠诚度，是医院拥有和控制，能够为医院带来未来超额经济利益的无法具体辨认的资源。

（6）应用软件及其他财产权利。医院购入的不构成相关硬件不可缺少组成部分的应用软件及其他财产权利等。

（二）无形资产的特征

（1）无形资产的非实体性。一方面，无形资产没有人们感官可感触的物质形态，只能从观念上感觉它。它或者表现为人们心目中的一种形象，或者以特许权形式表现为社会关系范畴。另一方面，它在使用过程中没有有形损耗，报废时也无残值，这是无形资产区别于其他资产的显著标志。

（2）无形资产的不确定性。无形资产得以作为资产存在的前提条件是能为医院带来未来的经济利益。但是其创造经济利益能力受两方面影响，一方面，无形资产的有效期受技术进步和市场变化的影响很难准确确定。另一方面，受到有效期不稳定的影响。

（3）无形资产的可辨认性。医院对无形资产进行核算，该资产必须能够区别于其他资产可单独辨认。资产只有满足下列条件之一，才符合无形资产概念可辨认的标准：①能够从医院资产中分离或划分出来，并能单独或者与相关合同、资产或负债一起用于出售、转移、授予许可、租赁或者交换。②源自合同性权利或其他法定权利，无论这些权利是否可以从医院或其他权利和义务中转移或者分离。

（4）无形资产属于非货币性长期资产。无形资产由于没有发达的交易市场，一般不容易转化为现金，在持有过程中为医院带来未来利益的情况不确定，属于非货币性长期资产。

（5）持有无形资产的目的。医院持有无形资产的主要目的是用于临床医疗或者提供劳务，而不是为了出售。

（三）无形资产的分类

（1）按经济内容分类。无形资产按其反映的经济内容，可以分为专利权、著作权、土地使用权、非专利技术等。

（2）按来源途径分类。无形资产按来源不同，可以分为外来无形资产和自创无形资产。外来无形资产是指从医院外部取得的无形资产，包括医院外购、接受投资、政府给予的特许经营权等。自创无形资产是医院自行研制、开发的无形资产。

（3）按使用寿命的期限是否确定分类。无形资产按使用寿命的期限是否确定，可以分为使用寿命有限的无形资产和使用寿命不确定的无形资产。前者是指能够预见其为医院带来经济利益期限的无形资产；后者则是无法预见其为医院带来经济利益期限的无形资产。

二、无形资产的确认与计量

（一）无形资产的确认

医院对于无形资产，应当在同时符合以下条件时予以确认。

（1）符合无形资产的定义。

（2）产生的经济效益或者社会效益很可能流入医院。

（3）成本能够可靠地计量。

医院购入的不构成相关硬件不可缺少组成部分的应用软件，应当作为无形资产核算。医院自创商誉及内部产生的品牌、报刊名等，不应确认为无形资产。

（二）无形资产的计量

（1）初始计量。

无形资产在取得时，应当按取得时的实际成本计量。无形资产的取得方式不同，其价值的构成也不相同。

①购入的无形资产，其成本包括实际支付的购买价款、相关税费，以及可归属于该项资产达到预定用途所发生的其他费用。

医院取得的土地使用权通常应当确认为无形资产。土地使用权用于自行开发建造房屋等建筑物时，土地使用权的账面价值不与建筑物合并计算为建筑物成本，而仍应作为无形资产进行核算，土地使用权和建筑物分别计提摊销和折旧。医院外购建筑物，实际支付的价款中包括土地使用权的价值和建筑物的价值，应当对支付的价款按照合理的方法在土地使用权和建筑物之间进行分配。确实无法合理分配的，应当将支付的价款全部计为建筑物成本，作为固定资产核算。

②自行开发的无形资产，其成本包括自该项目进入开发阶段后至达到设定用途前所发生的费用总额。

③委托软件公司开发的软件，视同外购无形资产确定其成本。

④通过置换取得的无形资产，其成本按照换出资产的评估价值加上支付的补价或减去收到的补价，加上换入无形资产发生的其他相关费用确定。

（2）后续计量。

无形资产属于医院的长期资产，能在较长的时间里给医院带来经济效益。但无形资产通常也有一定的有效期限，它所具有的价值权利或特权总会终结或消失，因此，医院应将入账的无形资产在一定年限内摊销。

医院无形资产应当自取得当月起，在预计使用年限内采用直线法分期平均摊销。

医院应当按月对使用年限确定的无形资产进行摊销，并根据用途计入当期费用或者相关资产成本。医院应当采用年限平均法或者工作量法对无形资产进行摊销，应摊销金额为其成本，不考虑预计残值。使用年限不确定的无形资产不应摊销。

三、无形资产的会计核算

（一）无形资产的科目设置

医院应当设置"无形资产"科目，核算医院为开展医疗活动、出租给他人或为管理目的而持有的且没有实物形态的非货币性长期资产。该科目应当按照形成无形资产的经费性质（财政项目拨款经费、科教经费、其他经费）进行明细核算。

该科目属于资产类科目，借方登记无形资产的增加，贷方登记无形资产的减少，期末借方余额反映医院已入账无形资产的账面原价。

非大批量购入、单价小于1000元的无形资产，可以于购买的当期将其成本直接计入当期费用。

（二）无形资产的账务处理

（1）无形资产在取得时，应当按照成本进行初始计量。

①外购的无形资产,按照确定的成本,借记本科目,贷记"财政拨款收入""零余额账户用款额度""应付账款""银行存款"等科目,如图2-159所示。

记 账 凭 证

凭证号:×× 　　　　　日期:201×年×月×日　　　　　附单据:×张

摘要	财务会计			预算会计		
	科目	借方金额	贷方金额	科目	借方金额	贷方金额
×××	无形资产	×××		事业支出	×××	
×××	财政拨款收入/零余额账户用款额度/应付账款/银行存款等		×××	财政拨款预算收入/资金结存		×××
	合计	×××	×××	合计	×××	×××

图2-159　外购无形资产应填制的记账凭证

【例2-117】201×年12月10日,某医院从外单位购入一项专利权,价款150000元和手续费1000元,通过银行转账支付。

财会部门根据有关凭证,应编制会计分录如下。

财务会计:

借:无形资产　　　　　　　　　　　　　　　　　　　151000

　　贷:银行存款　　　　　　　　　　　　　　　　　　151000

预算会计:

借:事业支出　　　　　　　　　　　　　　　　　　　151000

　　贷:资金结存　　　　　　　　　　　　　　　　　　151000

【例2-118】201×年12月15日,某医院收到财政国库支付执行机构委托代理银行转来的财政直接支付入账通知书,支付购买一套管理软件价款400000元,软件当月验收入库。

财会部门根据有关凭证,应编制会计分录如下。

财务会计:

借:无形资产　　　　　　　　　　　　　　　　　　　400000

　　贷:财政拨款收入　　　　　　　　　　　　　　　　400000

预算会计:

借:事业支出　　　　　　　　　　　　　　　　　　　400000

　　贷:财政拨款预算收入　　　　　　　　　　　　　　400000

②委托软件公司开发软件，视同外购无形资产进行处理。

合同中约定预付开发费用的，按照预付金额，借记"预付账款"科目，贷记"财政拨款收入""零余额账户用款额度""银行存款"等科目，如图2-160所示。

软件开发完成交付使用并支付剩余或全部软件开发费用时，按照软件开发费用总额，借记本科目，按照相关预付账款金额，贷记"预付账款"科目，按照支付的剩余金额，贷记"财政拨款收入""零余额账户用款额度""银行存款"等科目，如图2-161所示。

记 账 凭 证

凭证号：×× 　　　　　日期：201×年×月×日　　　　　附单据：×张

摘要	财务会计			预算会计		
	科目	借方金额	贷方金额	科目	借方金额	贷方金额
×××	预付账款	×××		事业支出	×××	
×××	财政拨款收入/零余额账户用款额度/银行存款等		×××	财政拨款预算收入/资金结存		×××
	合计	×××	×××	合计	×××	×××

图2-160　委托开发软件预付开发费用应填制的记账凭证

记 账 凭 证

凭证号：×× 　　　　　日期：201×年×月×日　　　　　附单据：×张

摘要	财务会计			预算会计		
	科目	借方金额	贷方金额	科目	借方金额	贷方金额
×××	无形资产	×××		事业支出	×××	
×××	预付账款		×××	财政拨款预算收入/资金结存		×××
×××	财政拨款收入/零余额账户用款额度/银行存款等		×××			
	合计	×××	×××	合计	×××	×××

图2-161　软件开发完成交付使用、结转无形资产应填制的记账凭证

【例2-119】某医院与软件公司合作，委托其开发软件，价款500000元。根据合同，医院先预付40%的开发费用，剩余费用完工交付后支付。所有款项使用银行存款方式支付。

财会部门根据有关凭证，应编制会计分录如下。

预付开发费用时，

财务会计：

借：预付账款　　　　　　　　　　　　　　　　　200000

　　贷：银行存款　　　　　　　　　　　　　　　　200000

预算会计：

借：事业支出　　　　　　　　　　　　　　　　　200000

　　贷：资金结存　　　　　　　　　　　　　　　　200000

完工交付时，

财务会计：

借：无形资产　　　　　　　　　　　　　　　　　500000

　　贷：预付账款　　　　　　　　　　　　　　　　200000

　　　　银行存款　　　　　　　　　　　　　　　　300000

预算会计：

借：事业支出　　　　　　　　　　　　　　　　　300000

　　贷：资金结存　　　　　　　　　　　　　　　　300000

③自行研究开发形成的无形资产，按照研究开发项目进入开发阶段后至达到预定用途前所发生的支出总额，借记本科目，贷记"研发支出——开发支出"科目，如图2-162所示。

记 账 凭 证

凭证号：××　　　　　　日期：201×年×月×日　　　　　　附单据：×张

摘要	财务会计			预算会计		
	科目	借方金额	贷方金额	科目	借方金额	贷方金额
×××	无形资产	×××				
×××	研发支出——开发支出		×××			
	合计	×××	×××	合计		

图2-162　结转自行研发无形资产自开发到完成所发生的研发支出应填制的记账凭证

自行研究开发项目尚未进入开发阶段，或者确实无法区分研究阶段支出和开发阶段支出，但按照法律程序已申请取得无形资产的，按照依法取得时发生的注册费、聘请律师费等费用，借记本科目，贷记"财政拨款收入""零余额账户用款额度""银行存款"等科目，如图2-163所示。按照依法取得前所发生的研究开发支出，借记"业务活动费用"等科目，贷记"研发支出"科目，如图2-164所示。

第二章 资产的会计核算

记 账 凭 证

凭证号：×× 　　　　　　　日期：201×年×月×日 　　　　　　　附单据：×张

摘要	财务会计			预算会计		
	科目	借方金额	贷方金额	科目	借方金额	贷方金额
×××	无形资产	×××		事业支出	×××	
×××	财政拨款收入/零余额账户用款额度/银行存款等		×××	财政拨款预算收入/资金结存		×××
	合计	×××	×××	合计	×××	×××

图 2-163　尚未进入开发阶段或无法区分研究和开发阶段支出但已依法取得的无形资产在取得时发生注册费、聘请律师费等费用应填制的记账凭证

记 账 凭 证

凭证号：×× 　　　　　　　日期：201×年×月×日 　　　　　　　附单据：×张

摘要	财务会计			预算会计		
	科目	借方金额	贷方金额	科目	借方金额	贷方金额
×××	业务活动费用等	×××				
×××	研发支出		×××			
	合计	×××	×××	合计		

图 2-164　尚未进入开发阶段或无法区分研究和开发阶段支出但已依法取得的无形资产在取得时应填制的记账凭证

【例 2-120】201×年 12 月 15 日，某医院自行研发一项专有技术，在研究和开发过程中领用材料 140000 元，支付职工基本工资 40000 元；医院无法区分研究阶段和开发阶段支出；项目开发成功后，申请专利时用银行存款支付专利登记费 36000 元，律师费 6000 元。

财会部门根据有关凭证，应编制会计分录如下。

研发过程中发生的支出，

财务会计：

借：研发支出　　　　　　　　　　　　　　　　　　180000
　　贷：应付职工薪酬　　　　　　　　　　　　　　　40000
　　　　库存物品　　　　　　　　　　　　　　　　140000
借：业务活动费用　　　　　　　　　　　　　　　　180000
　　贷：研发支出　　　　　　　　　　　　　　　　180000

申请专利时支付相关费用,

财务会计:

借：无形资产　　　　　　　　　　　　　　　　　　　　　42000
　　贷：银行存款　　　　　　　　　　　　　　　　　　　　　　　42000

预算会计:

借：事业支出　　　　　　　　　　　　　　　　　　　　　42000
　　贷：资金结存　　　　　　　　　　　　　　　　　　　　　　　42000

④接受捐赠的无形资产，按照确定的无形资产成本，借记本科目，按照发生的相关税费等，贷记"零余额账户用款额度""银行存款"等科目，按照其差额，贷记"捐赠收入"科目，如图2-165所示。

记 账 凭 证

凭证号：×× 　　　　　日期：201×年×月×日　　　　　附单据：×张

摘要	财务会计			预算会计		
	科目	借方金额	贷方金额	科目	借方金额	贷方金额
×××	无形资产	×××		事业支出	×××	
×××	零余额账户用款额度/银行存款等		×××	资金结存		×××
×××	捐赠收入		×××			
	合计	×××	×××	合计	×××	×××

图2-165　按照确定的成本核算接受捐赠的无形资产应填制的记账凭证

接受捐赠的无形资产按照名义金额入账的，按照名义金额，借记本科目，贷记"捐赠收入"科目；同时，按照发生的相关税费等，借记"其他费用"科目，贷记"零余额账户用款额度""银行存款"等科目。账务处理如图2-166和图2-167所示。

记 账 凭 证

凭证号：×× 　　　　　日期：201×年×月×日　　　　　附单据：×张

摘要	财务会计			预算会计		
	科目	借方金额	贷方金额	科目	借方金额	贷方金额
×××	无形资产	×××				
×××	捐赠收入		×××			
	合计	×××	×××	合计		

图2-166　按照名义价值核算接受捐赠的无形资产应填制的记账凭证

第二章 资产的会计核算

记 账 凭 证

凭证号：×× 日期：201×年×月×日 附单据：×张

摘要	财务会计			预算会计		
	科目	借方金额	贷方金额	科目	借方金额	贷方金额
×××	其他费用	×××		其他支出	×××	
×××	零余额账户用款额度/银行存款等		×××	资金结存		×××
	合计	×××	×××	合计	×××	×××

图 2-167 列支受赠无形资产发生的相关税费应填制的记账凭证

⑤无偿调入的无形资产，按照确定的无形资产成本，借记本科目，按照发生的相关税费等，贷记"零余额账户用款额度""银行存款"等科目，按照其差额，贷记"无偿调拨净资产"科目，如图 2-168 所示。

记 账 凭 证

凭证号：×× 日期：201×年×月×日 附单据：×张

摘要	财务会计			预算会计		
	科目	借方金额	贷方金额	科目	借方金额	贷方金额
×××	无形资产	×××		其他支出	×××	
×××	零余额账户用款额度/银行存款等		×××	资金结存		×××
×××	无偿调拨净资产		×××			
	合计	×××	×××	合计	×××	×××

图 2-168 无偿调入无形资产应填制的记账凭证

⑥置换取得的无形资产，参照"库存物品"科目中置换取得库存物品的相关规定进行账务处理。

无形资产取得时涉及增值税业务的，相关账务处理参见"应交增值税"科目。

（2）与无形资产有关的后续支出。

①符合无形资产确认条件的后续支出。

为增加无形资产的使用效能对其进行升级改造或扩展其功能时，如需暂停对无形资产进行摊销的，按照无形资产的账面价值，借记"在建工程"科目，按照无形资产已摊销金额，借记"无形资产累计摊销"科目，按照无形资产的账面余额，贷记本科目，如图 2-169 所示。

记 账 凭 证

凭证号：××　　　　　　日期：201×年×月×日　　　　　　附单据：×张

摘要	财务会计			预算会计		
	科目	借方金额	贷方金额	科目	借方金额	贷方金额
×××	在建工程	×××				
×××	无形资产累计摊销	×××				
×××	无形资产		×××			
	合计	×××	×××	合计		

图2-169　对暂停摊销的无形资产进行升级改造或功能扩展应填制的记账凭证

无形资产后续支出符合无形资产确认条件的，按照支出的金额，借记本科目（无须暂停摊销的）或"在建工程"科目（需暂停摊销的），贷记"财政拨款收入""零余额账户用款额度""银行存款"等科目，如图2-170所示。

记 账 凭 证

凭证号：××　　　　　　日期：201×年×月×日　　　　　　附单据：×张

摘要	财务会计			预算会计		
	科目	借方金额	贷方金额	科目	借方金额	贷方金额
×××	无形资产/在建工程	×××		事业支出	×××	
×××	财政拨款收入/零余额账户用款额度/银行存款等		×××	财政拨款预算收入/资金结存		×××
	合计	×××	×××	合计	×××	×××

图2-170　发生符合无形资产确认条件的后续支出应填制的记账凭证

暂停摊销的无形资产升级改造或功能扩展等完成交付使用时，按照在建工程成本，借记本科目，贷记"在建工程"科目，如图2-171所示。

记 账 凭 证

凭证号：××　　　　　　日期：201×年×月×日　　　　　　附单据：×张

摘要	财务会计			预算会计		
	科目	借方金额	贷方金额	科目	借方金额	贷方金额
×××	无形资产	×××				
×××	在建工程		×××			
	合计	×××	×××	合计		

图2-171　被暂停摊销的无形资产升级改造完成交付使用应填制的记账凭证

【例2-121】201×年12月17日,某医院对以前年度购买的PACS系统进行升级,支付升级费用100000元,款项已转账支付。

财会部门根据有关凭证,应编制会计分录如下。

财务会计:

借:无形资产　　　　　　　　　　　　　　　　　　　100000
　　贷:银行存款　　　　　　　　　　　　　　　　　　　100000

预算会计:

借:事业支出　　　　　　　　　　　　　　　　　　　100000
　　贷:资金结存　　　　　　　　　　　　　　　　　　　100000

②不符合无形资产确认条件的后续支出。

为保证无形资产正常使用发生的日常维护等费用,借记"业务活动费用""单位管理费用"等科目,贷记"财政拨款收入""零余额账户用款额度""银行存款"等科目,如图2-172所示。

记　账　凭　证

凭证号:××　　　　　　　日期:201×年×月×日　　　　　　　附单据:×张

摘要	财务会计			预算会计		
	科目	借方金额	贷方金额	科目	借方金额	贷方金额
×××	业务活动费用/单位管理费用等	×××		事业支出	×××	
×××	财政拨款收入/零余额账户用款额度/银行存款等		×××	财政拨款预算收入/资金结存		×××
	合计	×××	×××	合计	×××	×××

图2-172　无形资产发生日常维护费用应填制的记账凭证

【例2-122】201×年12月7日,某医院委托×公司对3.0TMRI软件操作程序进行维护,年维护费用为45000元,医院在合同生效后的7个工作日内已转账支付。

财会部门根据有关凭证,应编制会计分录如下。

财务会计:

借:业务活动费用　　　　　　　　　　　　　　　　　45000
　　贷:银行存款　　　　　　　　　　　　　　　　　　　45000

预算会计:

借:事业支出　　　　　　　　　　　　　　　　　　　45000

贷：资金结存　　　　　　　　　　　　　　　　　　　　　　　　　　45000

③按照规定报经批准处置无形资产的，有以下几种情形。

情形一，报经批准出售、转让无形资产，按照被出售、转让无形资产的账面价值，借记"资产处置费用"科目，按照无形资产已计提的摊销，借记"无形资产累计摊销"科目，按照无形资产账面余额，贷记本科目；同时，按照收到的价款，借记"银行存款"等科目，按照处置过程中发生的相关费用，贷记"银行存款"等科目，按照其差额，贷记"应缴财政款"（按照规定应上缴无形资产转让净收入的）或"其他收入"（按照规定将无形资产转让收入纳入本医院预算管理的）科目。账务处理如图2-173所示。

记 账 凭 证

凭证号：××　　　　　　日期：201×年×月×日　　　　　　附单据：×张

摘要	财务会计			预算会计		
	科目	借方金额	贷方金额	科目	借方金额	贷方金额
×××	资产处置费用	×××		资金结存	×××	
×××	无形资产累计摊销	×××		其他预算收入		×××
×××	无形资产		×××			
×××	银行存款等（收到的价款）	×××				
×××	应缴财政款/其他收入		×××			
×××	银行存款等（支付相关费用）		×××			
	合计	×××	×××	合计	×××	×××

图2-173　经批准出售、转让无形资产且收入纳入本医院预算管理应填制的记账凭证

情形二，报经批准对外捐赠无形资产，按照无形资产已计提的摊销，借记"无形资产累计摊销"科目，按照被处置无形资产账面余额，贷记本科目，按照捐赠过程中发生的归属于捐出方的相关费用，贷记"银行存款"等科目，按照其差额，借记"资产处置费用"科目，如图2-174所示。

记 账 凭 证

凭证号：××　　　　　　　日期：201×年×月×日　　　　　　　附单据：×张

摘要	财务会计			预算会计		
	科目	借方金额	贷方金额	科目	借方金额	贷方金额
×××	资产处置费用	×××		其他支出	×××	
×××	无形资产累计摊销	×××		资金结存		×××
×××	无形资产		×××			
×××	银行存款等		×××			
	合计	×××	×××	合计	×××	×××

图 2-174　经批准对外捐赠无形资产应填制的记账凭证

情形三，报经批准无偿调出无形资产，按照无形资产已计提的摊销，借记"无形资产累计摊销"科目，按照被处置无形资产账面余额，贷记本科目，按照其差额，借记"无偿调拨净资产"科目；同时，按照无偿调出过程中发生的归属于调出方的相关费用，借记"资产处置费用"科目，贷记"银行存款"等科目。账务处理如图 2-175 和图 2-176 所示。

记 账 凭 证

凭证号：××　　　　　　　日期：201×年×月×日　　　　　　　附单据：×张

摘要	财务会计			预算会计		
	科目	借方金额	贷方金额	科目	借方金额	贷方金额
×××	无偿调拨净资产	×××				
×××	无形资产累计摊销	×××				
×××	无形资产		×××			
	合计	×××	×××	合计		

图 2-175　经批准无偿调出无形资产应填制的记账凭证

记 账 凭 证

凭证号：××　　　　　　　日期：201×年×月×日　　　　　　　附单据：×张

摘要	财务会计			预算会计		
	科目	借方金额	贷方金额	科目	借方金额	贷方金额
×××	资产处置费用	×××		其他支出	×××	
×××	银行存款等		×××	资金结存		×××
	合计	×××	×××	合计	×××	×××

图 2-176　列支无偿调出发生的相关费用应填制的记账凭证

情形四，报经批准置换换出无形资产，参照"库存物品"科目中置换换入库存物品的规定进行账务处理。

情形五，无形资产预期不能为医院带来服务潜力或经济利益，按照规定报经批准核销时，按照待核销无形资产的账面价值，借记"资产处置费用"科目，按照已计提摊销，借记"无形资产累计摊销"科目，按照无形资产的账面余额，贷记本科目，如图 2-177 所示。

记 账 凭 证

凭证号：×× 　　　　　　　　日期：201×年×月×日　　　　　　　　附单据：×张

摘要	财务会计			预算会计		
	科目	借方金额	贷方金额	科目	借方金额	贷方金额
×××	资产处置费用	×××				
×××	无形资产累计摊销	×××				
×××	无形资产		×××			
	合计	×××	×××	合计		

图 2-177　经批准核销无形资产应填制的记账凭证

无形资产处置时涉及增值税业务的，相关账务处理参见"应交增值税"科目。

④医院应当定期对无形资产进行清查盘点，每年至少盘点一次。医院资产清查盘点过程中发现的无形资产盘盈、盘亏等，参照"固定资产"科目相关规定进行账务处理。

【例 2-123】201×年 12 月 25 日，某医院将一项专利权转让给一家企业，取得收入 450000 元，该项专利原价为 650000 元，已累计摊销 100000 元，所得收益按规定上缴财政。

财会部门根据有关凭证，应编制会计分录如下。

财务会计：

借：资产处置费用　　　　　　　　　　　　　　　　　550000

　　无形资产累计摊销　　　　　　　　　　　　　　　100000

　　贷：无形资产　　　　　　　　　　　　　　　　　650000

借：银行存款　　　　　　　　　　　　　　　　　　　450000

　　贷：应缴财政款　　　　　　　　　　　　　　　　450000

【例 2-124】201×年 1 月 25 日，某医院拥有一项专利技术，该项专利权原账面价值为 100000 元，摊销期限为 10 年，采用直线法摊销，已摊销 4 年。假设该专利权已不适用于医院，经批准决定予以核销。

财会部门根据有关凭证，应编制会计分录如下。

财务会计：
借：资产处置费用　　　　　　　　　　　　　　　　　　60000
　　无形资产累计摊销　　　　　　　　　　　　　　　　　40000
　　贷：无形资产　　　　　　　　　　　　　　　　　　　　100000

第十三节　其他资产

一、政府储备物资

（一）政府储备物资的概念

政府储备物资是指医院为满足实施国家安全与发展战略、进行援灾救灾、应对公共突发事件等特定公共需求而控制的，同时具有下列特征的有形资产。

（1）在应对可能发生的特定事件或情形时动用。

（2）其购入、存储保管、更新（轮换）、动用等由政府及相关部门发布的专门管理制度规范。

（二）政府储备物资的会计核算

1. 政府储备物资的科目设置

医院应当设置"政府储备物资"科目，核算医院控制的政府储备物资的成本。

对政府储备物资不负有行政管理职责但接受委托具体负责执行其存储保管等工作的医院，其受托代储的政府储备物资应当通过"受托代理资产"科目核算，不通过本科目核算。

本科目应当按照政府储备物资的种类、品种、存放地点等进行明细核算。医院根据需要，可在本科目下设置"在库""发出"等明细科目进行明细核算。

2. 政府储备物资的账务处理

（1）政府储备物资取得时，应当按照其成本入账。

①购入的政府储备物资验收入库，按照确定的成本，借记本科目，贷记"财政拨款收入""零余额账户用款额度""银行存款"等科目，如图2-178所示。

记 账 凭 证

凭证号：×× 日期：201×年×月×日 附单据：×张

摘要	财务会计			预算会计		
	科目	借方金额	贷方金额	科目	借方金额	贷方金额
×××	政府储备物资	×××		事业支出	×××	
×××	财政拨款收入/零余额账户用款额度/银行存款等		×××	财政拨款预算收入/资金结存		×××
	合计	×××	×××	合计	×××	×××

图2-178 购入政府储备物资应填制的记账凭证

②涉及委托加工政府储备物资业务的，相关账务处理参照"加工物品"科目。

③接受捐赠的政府储备物资验收入库，按照确定的成本，借记本科目，按照医院承担的相关税费、运输费等，贷记"零余额账户用款额度""银行存款"等科目，按照其差额，贷记"捐赠收入"科目，如图2-179所示。

记 账 凭 证

凭证号：×× 日期：201×年×月×日 附单据：×张

摘要	财务会计			预算会计		
	科目	借方金额	贷方金额	科目	借方金额	贷方金额
×××	政府储备物资	×××		其他支出	×××	
×××	零余额账户用款额度/银行存款等		×××	资金结存		×××
×××	捐赠收入		×××			
	合计	×××	×××	合计	×××	×××

图2-179 接受捐赠的政府储备物资入账应填制的记账凭证

④接受无偿调入的政府储备物资验收入库，按照确定的成本，借记本科目，按照医院承担的相关税费、运输费等，贷记"零余额账户用款额度""银行存款"等科目，按照其差额，贷记"无偿调拨净资产"科目，如图2-180所示。

记 账 凭 证

凭证号：×× 日期：201×年×月×日 附单据：×张

摘要	财务会计			预算会计		
	科目	借方金额	贷方金额	科目	借方金额	贷方金额
×××	政府储备物资	×××		其他支出	×××	
×××	零余额账户用款额度/银行存款等		×××	资金结存		×××
×××	无偿调拨净资产		×××			
	合计	×××	×××	合计	×××	×××

图 2-180 无偿调入的政府储备物资入账应填制的记账凭证

（2）政府储备物资发出时，分别以下列情况处理。

①因动用而发出无须收回的政府储备物资的，按照发出物资的账面余额，借记"业务活动费用"科目，贷记本科目，如图 2-181 所示。

记 账 凭 证

凭证号：×× 日期：201×年×月×日 附单据：×张

摘要	财务会计			预算会计		
	科目	借方金额	贷方金额	科目	借方金额	贷方金额
×××	业务活动费用	×××				
×××	政府储备物资		×××			
	合计	×××	×××	合计		

图 2-181 领用无须收回的政府储备物资应填制的记账凭证

②因动用而发出需要收回或者预期可能收回的政府储备物资的，在发出物资时，按照发出物资的账面余额，借记本科目（——发出），贷记本科目（——在库）；按照规定的质量验收标准收回物资时，按照收回物资原账面余额，借记本科目（——在库），按照未收回物资的原账面余额，借记"业务活动费用"科目，按照物资发出时登记在本科目所属"发出"明细科目中的余额，贷记本科目（——发出）。

发出物资应填制的记账凭证如图 2-182 所示。

记 账 凭 证

凭证号：×× 日期：201×年×月×日 附单据：×张

摘要	财务会计			预算会计		
	科目	借方金额	贷方金额	科目	借方金额	贷方金额
×××	政府储备物资——发出	×××				
×××	政府储备物资——在库		×××			
	合计	×××	×××	合计		

图2-182 发出需要收回的政府储备物资应填制的记账凭证

收回物资应填制的记账凭证如图2-183所示。

记 账 凭 证

凭证号：×× 日期：201×年×月×日 附单据：×张

摘要	财务会计			预算会计		
	科目	借方金额	贷方金额	科目	借方金额	贷方金额
×××	政府储备物资——在库	×××				
×××	业务活动费用（未收回物资的账面余额）	×××				
×××	政府储备物资——发出		×××			
	合计	×××	×××	合计		

图2-183 收回发出的政府储备物资应填制的记账凭证

③因行政管理主体变动等原因而将政府储备物资调拨给其他主体的，按照无偿调出政府储备物资的账面余额，借记"无偿调拨净资产"科目，贷记本科目，如图2-184所示。

记 账 凭 证

凭证号：×× 日期：201×年×月×日 附单据：×张

摘要	财务会计			预算会计		
	科目	借方金额	贷方金额	科目	借方金额	贷方金额
×××	无偿调拨净资产	×××				
×××	政府储备物资		×××			
	合计	×××	×××	合计		

图2-184 无偿调出政府储备物资应填制的记账凭证

④对外销售政府储备物资并将销售收入纳入医院预算统一管理的，发出物资时，

按照发出物资的账面余额,借记"业务活动费用"科目,贷记本科目;实现销售收入时,按照确认的收入金额,借记"应收账款""银行存款"等科目,贷记"事业收入"等科目。账务处理如图2-185和图2-186所示。

记 账 凭 证

凭证号:××　　　　　　　日期:201×年×月×日　　　　　　　附单据:×张

摘要	财务会计			预算会计		
	科目	借方金额	贷方金额	科目	借方金额	贷方金额
×××	业务活动费用	×××				
×××	政府储备物资		×××			
	合计	×××	×××	合计		

图2-185　结转已售政府储备物资的成本应填制的记账凭证

记 账 凭 证

凭证号:××　　　　　　　日期:201×年×月×日　　　　　　　附单据:×张

摘要	财务会计			预算会计		
	科目	借方金额	贷方金额	科目	借方金额	贷方金额
×××	应收账款/银行存款等	×××		资金结存	×××	
×××	事业收入等		×××	事业预算收入		×××
	合计	×××	×××	合计	×××	×××

图2-186　确认已售政府储备物资的销售收入应填制的记账凭证

对外销售政府储备物资并按照规定将销售净收入上缴财政的,发出物资时,按照发出物资的账面余额,借记"资产处置费用"科目,贷记本科目;取得销售价款时,按照实际收到的款项金额,借记"银行存款"等科目,按照发生的相关税费,贷记"银行存款"等科目,按照销售价款大于所承担的相关税费后的差额,贷记"应缴财政款"科目。账务处理如图2-187和图2-188所示。

记 账 凭 证

凭证号:××　　　　　　　日期:201×年×月×日　　　　　　　附单据:×张

摘要	财务会计			预算会计		
	科目	借方金额	贷方金额	科目	借方金额	贷方金额
×××	资产处置费用	×××				
×××	政府储备物资		×××			
	合计	×××	×××	合计		

图2-187　结转已售政府储备物资的成本并将其上缴财政应填制的记账凭证

记 账 凭 证

凭证号：×× 日期：201×年×月×日 附单据：×张

摘要	财务会计			预算会计		
	科目	借方金额	贷方金额	科目	借方金额	贷方金额
取得销售款	银行存款等	×××				
支出税费	银行存款等		×××			
×××	应缴财政款		×××			
	合计	×××	×××	合计		

图2-188　确认应上缴财政的政府储备物资销售净收入应填制的记账凭证

（3）医院应当定期对政府储备物资进行清查盘点，每年至少盘点一次。对于发生的政府储备物资盘盈、盘亏或者报废、毁损，应当先记入"待处理财产损溢"科目，按照规定报经批准后及时进行后续账务处理。

①盘盈的政府储备物资，按照确定的入账成本，借记本科目，贷记"待处理财产损溢"科目，如图2-189所示。

记 账 凭 证

凭证号：×× 日期：201×年×月×日 附单据：×张

摘要	财务会计			预算会计		
	科目	借方金额	贷方金额	科目	借方金额	贷方金额
×××	政府储备物资	×××				
×××	待处理财产损溢		×××			
	合计	×××	×××	合计		

图2-189　政府储备物资发生盘盈应填制的记账凭证

②盘亏或者毁损、报废的政府储备物资，按照待处理政府储备物资的账面余额，借记"待处理财产损溢"科目，贷记本科目，如图2-190所示。

记 账 凭 证

凭证号：×× 日期：201×年×月×日 附单据：×张

摘要	财务会计			预算会计		
	科目	借方金额	贷方金额	科目	借方金额	贷方金额
×××	待处理财产损溢	×××				
×××	政府储备物资		×××			
	合计	×××	×××	合计		

图 2-190 政府储备物资发生盘亏、毁损、报废应填制的记账凭证

二、公共基础设施

（一）公共基础设施的概念

公共基础设施是指医院为满足社会公共需求而控制的，同时具有以下特征的有形资产。

（1）是一个有形资产系统或网络的组成部分。

（2）具有特定用途。

（3）一般不可移动。

（二）公共基础设施的会计核算

1. 公共基础设施的科目设置

本科目核算医院控制的公共基础设施的原值。应当按照公共基础设施的类别、项目等进行明细核算。医院应当根据行业主管部门对公共基础设施的分类规定，制定适合于本医院管理的公共基础设施目录、分类方法，作为进行公共基础设施核算的依据。本科目期末借方余额，反映公共基础设施的原值。

2. 公共基础设施的账务处理

（1）公共基础设施在取得时，应当按照其成本入账。

①自行建造的公共基础设施完工交付使用时，按照在建工程的成本，借记本科目，贷记"在建工程"科目，如图 2-191 所示。

已交付使用但尚未办理竣工决算手续的公共基础设施，按照估计价值入账，待办理竣工决算后再按照实际成本调整原来的暂估价值。

记 账 凭 证

凭证号：×× 　　　　　　日期：201×年×月×日　　　　　　附单据：×张

摘要	财务会计			预算会计		
	科目	借方金额	贷方金额	科目	借方金额	贷方金额
×××	公共基础设施	×××				
×××	在建工程		×××			
	合计	×××	×××	合计		

图2-191　自建公共基础设施完工交付使用应填制的记账凭证

②接受其他单位无偿调入的公共基础设施，按照确定的成本，借记本科目，按照发生的归属于调入方的相关费用，贷记"财政拨款收入""零余额账户用款额度""银行存款"等科目，按照其差额，贷记"无偿调拨净资产"科目，如图2-192所示。

无偿调入的公共基础设施成本无法可靠取得的，按照发生的相关税费、运输费等金额，借记"其他费用"科目，贷记"财政拨款收入""零余额账户用款额度""银行存款"等科目。

记 账 凭 证

凭证号：×× 　　　　　　日期：201×年×月×日　　　　　　附单据：×张

摘要	财务会计			预算会计		
	科目	借方金额	贷方金额	科目	借方金额	贷方金额
×××	公共基础设施	×××		其他支出	×××	
×××	财政拨款收入/零余额账户用款额度/银行存款等		×××	资金结存		×××
×××	无偿调拨净资产		×××			
	合计	×××	×××	合计	×××	×××

图2-192　无偿调入公共基础设施入账应填制的记账凭证

③接受捐赠的公共基础设施，按照确定的成本，借记本科目，按照发生的相关费用，贷记"财政拨款收入""零余额账户用款额度""银行存款"等科目，按照其差额，贷记"捐赠收入"科目，如图2-193所示。

接受捐赠的公共基础设施成本无法可靠取得的，按照发生的相关税费等金额，借记"其他费用"科目，贷记"财政拨款收入""零余额账户用款额度""银行存款"

等科目。

记 账 凭 证

凭证号：××　　　　　　日期：201×年×月×日　　　　　　附单据：×张

摘要	财务会计			预算会计		
	科目	借方金额	贷方金额	科目	借方金额	贷方金额
×××	公共基础设施	×××		其他支出	×××	
×××	财政拨款收入/零余额账户用款额度/银行存款等		×××	资金结存		×××
×××	捐赠收入		×××			
	合计	×××	×××	合计	×××	×××

图 2-193　受捐公共基础设施入账应填制的记账凭证

④外购的公共基础设施，按照确定的成本，借记本科目，贷记"财政拨款收入""零余额账户用款额度""银行存款"等科目，如图 2-194 所示。

记 账 凭 证

凭证号：××　　　　　　日期：201×年×月×日　　　　　　附单据：×张

摘要	财务会计			预算会计		
	科目	借方金额	贷方金额	科目	借方金额	贷方金额
×××	公共基础设施	×××		事业支出	×××	
×××	财政拨款收入/零余额账户用款额度/银行存款等		×××	资金结存等		×××
	合计	×××	×××	合计	×××	×××

图 2-194　外购公共基础设施入账应填制的记账凭证

⑤对于成本无法可靠取得的公共基础设施，医院应当设置备查簿进行登记，待成本能够可靠确定后按照规定及时入账。

（2）与公共基础设施有关的后续支出。

将公共基础设施转入改建、扩建时，按照公共基础设施的账面价值，借记"在建工程"科目，按照公共基础设施已计提折旧，借记"公共基础设施累计折旧（摊销）"科目，按照公共基础设施的账面余额，贷记本科目，如图 2-195 所示。

记 账 凭 证

凭证号：×× 　　　　　　　日期：201×年×月×日　　　　　　　附单据：×张

摘要	财务会计			预算会计		
	科目	借方金额	贷方金额	科目	借方金额	贷方金额
×××	在建工程	×××				
×××	公共基础设施累计折旧（摊销）	×××				
×××	公共基础设施		×××			
	合计	×××	×××	合计		

图 2-195　公共基础设施转入改建、扩建应填制的记账凭证

为增加公共基础设施使用效能或延长其使用年限而发生的改建、扩建等后续支出，借记"在建工程"科目，贷记"财政拨款收入""零余额账户用款额度""银行存款"等科目，如图 2-196 所示。

记 账 凭 证

凭证号：×× 　　　　　　　日期：201×年×月×日　　　　　　　附单据：×张

摘要	财务会计			预算会计		
	科目	借方金额	贷方金额	科目	借方金额	贷方金额
×××	在建工程	×××		事业支出	×××	
×××	财政拨款收入/零余额账户用款额度/银行存款等		×××	财政拨款预算收入/资金结存		×××
	合计	×××	×××	合计	×××	×××

图 2-196　公共基础设施发生改建、扩建等后续支出应填制的记账凭证

公共基础设施改建、扩建完成，竣工验收交付使用时，按照在建工程成本，借记本科目，贷记"在建工程"科目，如图 2-197 所示。

记 账 凭 证

凭证号：×× 　　　　　　　日期：201×年×月×日　　　　　　　附单据：×张

摘要	财务会计			预算会计		
	科目	借方金额	贷方金额	科目	借方金额	贷方金额
×××	公共基础设施	×××				
×××	在建工程		×××			
	合计	×××	×××	合计		

图 2-197　公共基础设施改建、扩建竣工验收交付使用应填制的记账凭证

为保证公共基础设施正常使用发生的日常维修等费用,借记"业务活动费用""单位管理费用"等科目,贷记"财政拨款收入""零余额账户用款额度""银行存款"等科目,如图 2-198 所示。

记 账 凭 证

凭证号:×× 　　　　　　日期:201×年×月×日　　　　　　附单据:×张

摘要	财务会计			预算会计		
	科目	借方金额	贷方金额	科目	借方金额	贷方金额
×××	业务活动费用/单位管理费用等	×××		事业支出	×××	
×××	财政拨款收入/零余额账户用款额度/银行存款等		×××	财政拨款预算收入/资金结存		×××
	合计	×××	×××	合计	×××	×××

图 2-198　公共基础设施发生日常维修费用应填制的记账凭证

(3) 按照规定报经批准处置公共基础设施,分别以下列情况处理。

①报经批准对外捐赠公共基础设施,按照公共基础设施已计提的折旧或摊销,借记"公共基础设施累计折旧(摊销)"科目,按照被处置公共基础设施账面余额,贷记本科目,按照捐赠过程中发生的归属于捐出方的相关费用,贷记"银行存款"等科目,按照其差额,借记"资产处置费用"科目,如图 2-199 所示。

记 账 凭 证

凭证号:×× 　　　　　　日期:201×年×月×日　　　　　　附单据:×张

摘要	财务会计			预算会计		
	科目	借方金额	贷方金额	科目	借方金额	贷方金额
×××	资产处置费用	×××		其他支出	×××	
×××	公共基础设施累计折旧(摊销)	×××		资金结存		×××
×××	公共基础设施		×××			
×××	银行存款等		×××			
	合计	×××	×××	合计	×××	×××

图 2-199　经批准对外捐赠公共基础设施应填制的记账凭证

②报经批准无偿调出公共基础设施,按照公共基础设施已计提的折旧或摊销,借记"公共基础设施累计折旧(摊销)"科目,按照被处置公共基础设施账面余额,贷

记本科目，按照其差额，借记"无偿调拨净资产"科目；同时，按照无偿调出过程中发生的归属于调出方的相关费用，借记"资产处置费用"科目，贷记"银行存款"等科目。账务处理如图 2-200 和图 2-201 所示。

记 账 凭 证

凭证号：×× 　　　　　日期：201×年×月×日 　　　　　附单据：×张

摘要	财务会计			预算会计		
	科目	借方金额	贷方金额	科目	借方金额	贷方金额
×××	无偿调拨净资产	×××				
×××	公共基础设施累计折旧（摊销）	×××				
×××	公共基础设施		×××			
	合计	×××	×××	合计		

图 2-200　结转无偿调出公共基础设施成本应填制的记账凭证

记 账 凭 证

凭证号：×× 　　　　　日期：201×年×月×日 　　　　　附单据：×张

摘要	财务会计			预算会计		
	科目	借方金额	贷方金额	科目	借方金额	贷方金额
×××	资产处置费用	×××		其他支出	×××	
×××	银行存款等		×××	资金结存		×××
	合计	×××	×××	合计	×××	×××

图 2-201　列支无偿调出发生的相关费用应填制的记账凭证

（4）医院应当定期对公共基础设施进行清查盘点。对于发生的公共基础设施盘盈、盘亏、毁损或报废，应当先记入"待处理财产损溢"科目，按照规定报经批准后及时进行后续账务处理。

①盘盈的公共基础设施，其成本按照有关凭据注明的金额确定；没有相关凭据、但按照规定经过资产评估的，其成本按照评估价值确定；没有相关凭据、也未经过评估的，其成本按照重置成本确定。盘盈的公共基础设施成本无法可靠取得的，医院应当设置备查簿进行登记，待成本确定后按照规定及时入账。

盘盈的公共基础设施，按照确定的入账成本，借记本科目，贷记"待处理财产损溢"科目，如图 2-202 所示。

第二章　资产的会计核算　　197

记　账　凭　证

凭证号：××　　　　　　　日期：201×年×月×日　　　　　　附单据：×张

摘要	财务会计			预算会计		
	科目	借方金额	贷方金额	科目	借方金额	贷方金额
×××	公共基础设施	×××				
×××	待处理财产损溢		×××			
	合计	×××	×××	合计		

图2-202　公共基础设施发生盘盈应填制的记账凭证

②盘亏、毁损或报废的公共基础设施，按照待处置公共基础设施的账面价值，借记"待处理财产损溢"科目，按照已计提折旧或摊销，借记"公共基础设施累计折旧（摊销）"科目，按照公共基础设施的账面余额，贷记本科目，如图2-203所示。

记　账　凭　证

凭证号：××　　　　　　　日期：201×年×月×日　　　　　　附单据：×张

摘要	财务会计			预算会计		
	科目	借方金额	贷方金额	科目	借方金额	贷方金额
×××	待处理财产损溢	×××				
×××	公共基础设施累计折旧（摊销）	×××				
×××	公共基础设施		×××			
	合计	×××	×××	合计		

图2-203　公共基础设施发生盘亏、毁损、报废应填制的记账凭证

三、受托代理资产

（一）受托代理资产的概念

受托代理资产是指医院接受委托方委托管理的各项资产。

（二）受托代理资产的会计核算

1. 受托代理资产的科目设置

医院应当设置"受托代理资产"科目，核算医院接受委托方委托管理的各项资

产,包括受托指定转赠的物资、受托存储保管的物资等的成本。

医院管理的罚没物资也应当通过本科目核算。

医院收到的受托代理资产为现金和银行存款的,不通过本科目核算,应当通过"库存现金""银行存款"科目进行核算。

本科目应当按照资产的种类和委托人进行明细核算;属于转赠资产的,还应当按照受赠人进行明细核算。

2. 受托代理资产的账务处理

(1) 受托转赠物资。

①接受委托人委托需要转赠给受赠人的物资,其成本按照有关凭据注明的金额确定。接受委托转赠的物资验收入库,按照确定的成本,借记本科目,贷记"受托代理负债"科目,如图2-204所示。

记 账 凭 证

凭证号:××　　　　　　　日期:201×年×月×日　　　　　　　附单据:×张

摘要	财务会计			预算会计		
	科目	借方金额	贷方金额	科目	借方金额	贷方金额
×××	受托代理资产	×××				
×××	受托代理负债		×××			
	合计	×××	×××	合计		

图2-204　受托转赠物资入账应填制的记账凭证

受托协议约定由受托方承担相关税费、运输费等的,还应当按照实际支付的相关税费、运输费等金额,借记"其他费用"科目,贷记"银行存款"等科目,如图2-205所示。

记 账 凭 证

凭证号:××　　　　　　　日期:201×年×月×日　　　　　　　附单据:×张

摘要	财务会计			预算会计		
	科目	借方金额	贷方金额	科目	借方金额	贷方金额
×××	其他费用	×××		其他支出	×××	
×××	银行存款等		×××	资金结存		×××
	合计	×××	×××	合计	×××	×××

图2-205　受托转赠物资发生相关费用(医院承担的部分)应填制的记账凭证

②将受托转赠物资交付受赠人时,按照转赠物资的成本,借记"受托代理负债"科目,贷记本科目,如图 2-206 所示。

记 账 凭 证

凭证号:×× 　　　　　　　　日期:201×年×月×日　　　　　　　　附单据:×张

摘要	财务会计			预算会计		
	科目	借方金额	贷方金额	科目	借方金额	贷方金额
×××	受托代理负债	×××				
×××	受托代理资产		×××			
	合计	×××	×××	合计		

图 2-206　受托转赠物资交付受赠人应填制的记账凭证

③转赠物资的委托人取消了对捐赠物资的转赠要求,且不再收回捐赠物资的,应当将转赠物资转为医院的存货、固定资产等。按照转赠物资的成本,借记"受托代理负债"科目,贷记本科目;同时,借记"库存物品""固定资产"等科目,贷记"其他收入"科目。账务处理如图 2-207 和图 2-208 所示。

记 账 凭 证

凭证号:×× 　　　　　　　　日期:201×年×月×日　　　　　　　　附单据:×张

摘要	财务会计			预算会计		
	科目	借方金额	贷方金额	科目	借方金额	贷方金额
×××	受托代理负债	×××				
×××	受托代理资产		×××			
	合计	×××	×××	合计		

图 2-207　受托转赠物资取消转赠要求、冲销委托代理资产负债应填制的记账凭证

记 账 凭 证

凭证号:×× 　　　　　　　　日期:201×年×月×日　　　　　　　　附单据:×张

摘要	财务会计			预算会计		
	科目	借方金额	贷方金额	科目	借方金额	贷方金额
×××	库存物品/固定资产等	×××				
×××	其他收入		×××			
	合计	×××	×××	合计		

图 2-208　受托转赠物资转为医院的存货或固定资产应填制的记账凭证

(2) 受托存储保管物资。

①接受委托人委托存储保管的物资，其成本按照有关凭据注明的金额确定。接受委托储存的物资验收入库，按照确定的成本，借记本科目，贷记"受托代理负债"科目，如图 2-209 所示。

记 账 凭 证

凭证号：×× 日期：201×年×月×日 附单据：×张

摘要	财务会计			预算会计		
	科目	借方金额	贷方金额	科目	借方金额	贷方金额
×××	受托代理资产	×××				
×××	受托代理负债		×××			
	合计	×××	×××	合计		

图 2-209 受托存储保管物资入账应填制的记账凭证

②发生由受托医院承担的与受托存储保管的物资相关的运输费、保管费等费用时，按照实际发生的费用金额，借记"其他费用"等科目，贷记"银行存款"等科目，如图 2-210 所示。

记 账 凭 证

凭证号：×× 日期：201×年×月×日 附单据：×张

摘要	财务会计			预算会计		
	科目	借方金额	贷方金额	科目	借方金额	贷方金额
×××	其他费用等	×××		其他支出	×××	
×××	银行存款等		×××	资金结存		×××
	合计	×××	×××	合计	×××	×××

图 2-210 受托存储保管物资发生相关费用（医院承担的部分）应填制的记账凭证

③根据委托人要求交付或发出受托存储保管的物资时，按照发出物资的成本，借记"受托代理负债"科目，贷记本科目，如图 2-211 所示。

记 账 凭 证

凭证号：×× 　　　　　　日期：201×年×月×日 　　　　　　附单据：×张

摘要	财务会计			预算会计		
	科目	借方金额	贷方金额	科目	借方金额	贷方金额
×××	受托代理负债	×××				
×××	受托代理资产		×××			
	合计	×××	×××	合计		

图2-211　根据委托人要求交付或发出受托存储保管物资应填制的记账凭证

（3）罚没物资。

①取得罚没物资时，其成本按照有关凭据注明的金额确定。罚没物资验收（入库），按照确定的成本，借记本科目，贷记"受托代理负债"科目，如图2-212所示。罚没物资成本无法可靠确定的，医院应当设置备查簿进行登记。

记 账 凭 证

凭证号：×× 　　　　　　日期：201×年×月×日 　　　　　　附单据：×张

摘要	财务会计			预算会计		
	科目	借方金额	贷方金额	科目	借方金额	贷方金额
×××	受托代理资产	×××				
×××	受托代理负债		×××			
	合计	×××	×××	合计		

图2-212　取得的罚没物资入账应填制的记账凭证

②按照规定处置或移交罚没物资时，按照罚没物资的成本，借记"受托代理负债"科目，贷记本科目。处置时取得款项的，按照实际取得的款项金额，借记"银行存款"等科目，贷记"应缴财政款"等科目。账务处理如图2-213和图2-214所示。

记 账 凭 证

凭证号：×× 　　　　　　日期：201×年×月×日 　　　　　　附单据：×张

摘要	财务会计			预算会计		
	科目	借方金额	贷方金额	科目	借方金额	贷方金额
×××	受托代理负债	×××				
×××	受托代理资产		×××			
	合计	×××	×××	合计		

图2-213　按照规定处置或移交罚没物资、冲销相关资产负债应填制的记账凭证

记 账 凭 证

凭证号：×× 　　　　　　　日期：201×年×月×日 　　　　　　　附单据：×张

摘要	财务会计			预算会计		
	科目	借方金额	贷方金额	科目	借方金额	贷方金额
×××	银行存款等	×××				
×××	应缴财政款等		×××			
	合计	×××	×××	合计		

图 2-214　处置罚没物资取得款项应填制的记账凭证

医院受托代理的其他实物资产，参照本科目有关受托转赠物资、受托存储保管物资的规定进行账务处理。

四、长期待摊费用

（一）长期待摊费用的概念

长期待摊费用是指医院已经支出，但应由本期和以后各期负担的分摊期限在一年以上（不含一年）的各项费用。

（二）长期待摊费用的会计核算

1. 长期待摊费用的科目设置

医院应当设置"长期待摊费用"科目，核算医院已经支出，但应由本期和以后各期负担的分摊期限在一年以上（不含一年）的各项费用，如以经营租赁方式租入的固定资产发生的改良支出等。

本科目应当按照费用项目进行明细核算。本科目期末借方余额，反映医院尚未摊销完毕的长期待摊费用。

2. 长期待摊费用的账务处理

（1）发生长期待摊费用时，按照支出金额，借记本科目，贷记"财政拨款收入""零余额账户用款额度""银行存款"等科目，如图 2-215 所示。

记 账 凭 证

凭证号：×× 　　　　　　　　日期：201×年×月×日　　　　　　　　附单据：×张

摘要	财务会计			预算会计		
	科目	借方金额	贷方金额	科目	借方金额	贷方金额
×××	长期待摊费用	×××		事业支出	×××	
×××	财政拨款收入/零余额账户用款额度/银行存款等		×××	财政拨款预算收入/资金结存		×××
	合计	×××	×××	合计	×××	×××

图2-215　发生长期待摊费用应填制的记账凭证

（2）按照受益期间摊销长期待摊费用时，按照摊销金额，借记"业务活动费用""单位管理费用"等科目，贷记本科目，如图2-216所示。

（3）如果某项长期待摊费用已经不能使医院受益，应当将其摊余金额一次全部转入当期费用。按照摊销金额，借记"业务活动费用""单位管理费用"等科目，贷记本科目，也如图2-216所示。

记 账 凭 证

凭证号：×× 　　　　　　　　日期：201×年×月×日　　　　　　　　附单据：×张

摘要	财务会计			预算会计		
	科目	借方金额	贷方金额	科目	借方金额	贷方金额
×××	业务活动费用/单位管理费用等	×××				
×××	长期待摊费用		×××			
	合计	×××	×××	合计		

图2-216　按受益期间摊销长期待摊费用或将摊余金额一次全部转入当期费用应填制的记账凭证

【例2-125】201×年12月11日，某医院以经营租赁方式租入一栋房屋，约定的租赁期为5年。该医院对该房屋进行了加固，发生支出480000元。

财会部门根据有关凭证，应编制会计分录如下。

加固房屋发生支出，

财务会计：

借：长期待摊费用　　　　　　　　　　　　　　　　480000

　　贷：银行存款　　　　　　　　　　　　　　　　　　　　480000

预算会计：

借：事业支出 480000
　　贷：资金结存 480000

每个月末摊销支出（480000÷5÷12＝8000），

财务会计：

借：单位管理费用 8000
　　贷：长期待摊费用 8000

五、待处理财产损溢

（一）待处理财产损溢的概念

待处理财产损溢是指医院在资产清查过程中查明的各种资产盘盈、盘亏和报废、毁损的价值。

（二）待处理财产损溢的会计核算

1. 待处理财产损溢的科目设置

医院应当设置"待处理财产损溢"科目，核算医院在资产清查过程中查明的各种资产盘盈、盘亏和报废、毁损的价值。

本科目应当按照待处理的资产项目进行明细核算；对于在资产处理过程中取得收入或发生相关费用的项目，还应当设置"待处理财产价值""处理净收入"明细科目，进行明细核算。

医院资产清查中查明的资产盘盈、盘亏、报废和毁损，一般应当先记入本科目，按照规定报经批准后及时进行账务处理。年末结账前一般应处理完毕。

本科目期末如为借方余额，反映尚未处理完毕的各种资产的净损失；期末如为贷方余额，反映尚未处理完毕的各种资产净溢余。年末，经批准处理后，本科目一般应无余额。

2. 待处理财产损溢的账务处理

（1）账款核对时发现的库存现金短缺或溢余。

①每日账款核对中发现现金短缺或溢余，属于现金短缺，按照实际短缺的金额，借记本科目，贷记"库存现金"科目，如图2－217所示。

记 账 凭 证

凭证号：××　　　　　　　　日期：201×年×月×日　　　　　　　　附单据：×张

摘要	财务会计			预算会计		
	科目	借方金额	贷方金额	科目	借方金额	贷方金额
×××	待处理财产损溢	×××		其他支出	×××	
×××	库存现金		×××	资金结存		×××
	合计	×××	×××	合计	×××	×××

图 2-217　库存现金发生短缺应填制的记账凭证

属于现金溢余，按照实际溢余的金额，借记"库存现金"科目，贷记本科目，如图 2-218 所示。

记 账 凭 证

凭证号：××　　　　　　　　日期：201×年×月×日　　　　　　　　附单据：×张

摘要	财务会计			预算会计		
	科目	借方金额	贷方金额	科目	借方金额	贷方金额
×××	库存现金	×××		资金结存	×××	
×××	待处理财产损溢		×××	其他预算收入		×××
	合计	×××	×××	合计	×××	×××

图 2-218　库存现金发生溢余应填制的记账凭证

②如为现金短缺，属于应由责任人赔偿或向有关人员追回的，借记"其他应收款"科目，贷记本科目；属于无法查明原因的，报经批准核销时，借记"资产处置费用"科目，贷记本科目。账务处理如图 2-219 所示。

记 账 凭 证

凭证号：××　　　　　　　　日期：201×年×月×日　　　　　　　　附单据：×张

摘要	财务会计			预算会计		
	科目	借方金额	贷方金额	科目	借方金额	贷方金额
×××	其他应收款/资产处置费用	×××				
×××	待处理财产损溢		×××			
	合计	×××	×××	合计		

图 2-219　现金短缺依责处理应填制的记账凭证

③如为现金溢余,属于应支付给有关人员或单位的,借记本科目,贷记"其他应付款"科目;属于无法查明原因的,报经批准后,借记本科目,贷记"其他收入"科目。账务处理如图2-220所示。

记 账 凭 证

凭证号:×× 日期:201×年×月×日 附单据:×张

摘要	财务会计			预算会计		
	科目	借方金额	贷方金额	科目	借方金额	贷方金额
×××	待处理财产损溢	×××				
×××	其他应付款/其他收入		×××			
	合计	×××	×××	合计		

图2-220 现金溢余依规处理应填制的记账凭证

(2)资产清查过程中发现的存货、固定资产、无形资产、公共基础设施、政府储备物资、文物文化资产、保障性住房等各种资产盘盈、盘亏或报废、毁损。

①盘盈的各类资产。

转入待处理资产时,按照确定的成本,借记"库存物品""固定资产""无形资产"等科目,贷记本科目。账务处理如图2-221所示。

记 账 凭 证

凭证号:×× 日期:201×年×月×日 附单据:×张

摘要	财务会计			预算会计		
	科目	借方金额	贷方金额	科目	借方金额	贷方金额
×××	库存物品/固定资产/无形资产等	×××				
×××	待处理财产损溢		×××			
	合计	×××	×××	合计		

图2-221 资产发生盘盈应填制的记账凭证

按照规定报经批准后处理时,对于盘盈的流动资产,借记本科目,贷记"单位管理费用"科目。对于盘盈的非流动资产,如属于本年度取得的,按照当年新取得相关资产进行账务处理;如属于以前年度取得的,按照前期差错处理,借记本科目,贷记"以前年度盈余调整"科目,如图2-222所示。

第二章 资产的会计核算　　207

记 账 凭 证

凭证号：×× 　　　　　日期：201×年×月×日 　　　　　附单据：×张

摘要	财务会计			预算会计		
	科目	借方金额	贷方金额	科目	借方金额	贷方金额
×××	待处理财产损溢	×××				
×××	单位管理费用/以前年度盈余调整		×××			
	合计	×××	×××	合计		

图2-222　盘盈资产报批处理应填制的记账凭证

②盘亏、毁损、报废的各类资产。

转入待处理资产时，借记本科目（——待处理财产价值）（盘亏、毁损、报废固定资产、无形资产、公共基础设施、保障性住房的，还应借记"固定资产累计折旧""无形资产累计摊销"等科目），贷记"库存物品""固定资产""无形资产""公共基础设施""政府储备物资""文物文化资产""保障性住房""在建工程"等科目，如图2-223所示。涉及增值税业务的，相关账务处理参见"应交增值税"科目。

记 账 凭 证

凭证号：×× 　　　　　日期：201×年×月×日 　　　　　附单据：×张

摘要	财务会计			预算会计		
	科目	借方金额	贷方金额	科目	借方金额	贷方金额
×××	待处理财产损溢——待处理财产价值	×××				
×××	固定资产累计折旧/无形资产累计摊销等	×××				
×××	库存物品/固定资产/无形资产等		×××			
	合计	×××	×××	合计		

图2-223　资产发生盘亏、毁损、报废应填制的记账凭证

报经批准处理时，借记"资产处置费用"科目，贷记本科目（——待处理财产价值），如图2-224所示。

记 账 凭 证

凭证号：××　　　　日期：201×年×月×日　　　　附单据：×张

摘要	财务会计			预算会计		
	科目	借方金额	贷方金额	科目	借方金额	贷方金额
×××	资产处置费用	×××				
×××	待处理财产损溢——待处理财产价值		×××			
	合计	×××	×××	合计		

图 2-224　盘亏、毁损、报废资产报批处理应填制的记账凭证

处理毁损、报废实物资产过程中取得的残值或残值变价收入、保险理赔和过失人赔偿等，借记"库存现金""银行存款""库存物品""其他应收款"等科目，贷记本科目（——处理净收入），如图 2-225 所示。

记 账 凭 证

凭证号：××　　　　日期：201×年×月×日　　　　附单据：×张

摘要	财务会计			预算会计		
	科目	借方金额	贷方金额	科目	借方金额	贷方金额
×××	库存现金/银行存款/库存物品/其他应收款等	×××				
×××	待处理财产损溢——处理净收入		×××			
	合计	×××	×××	合计		

图 2-225　毁损、报废资产产生处理收入应填制的记账凭证

处理毁损、报废实物资产过程中发生的相关费用，借记本科目（——处理净收入），贷记"库存现金""银行存款"等科目，如图 2-226 所示。

记 账 凭 证

凭证号：××　　　　日期：201×年×月×日　　　　附单据：×张

摘要	财务会计			预算会计		
	科目	借方金额	贷方金额	科目	借方金额	贷方金额
×××	待处理财产损溢——处理净收入	×××				
×××	库存现金/银行存款等		×××			
	合计	×××	×××	合计		

图 2-226　毁损、报废资产发生处理费用应填制的记账凭证

处理收支结清,如果处理收入大于相关费用的,按照处理收入减去相关费用后的净收入,借记本科目(——处理净收入),贷记"应缴财政款"等科目,如图 2 - 227 所示。

记 账 凭 证

凭证号:×× 　　　　　　　日期:201×年×月×日　　　　　　　附单据:×张

摘要	财务会计			预算会计		
	科目	借方金额	贷方金额	科目	借方金额	贷方金额
×××	待处理财产损溢——处理净收入	×××				
×××	应缴财政款等		×××			
	合计	×××	×××	合计		

图 2 - 227　结转资产处理净收入应填制的记账凭证

如果处理收入小于相关费用的,按照相关费用减去处理收入后的净支出,借记"资产处置费用"科目,贷记本科目(——处理净收入),如图 2 - 228 所示。

记 账 凭 证

凭证号:×× 　　　　　　　日期:201×年×月×日　　　　　　　附单据:×张

摘要	财务会计			预算会计		
	科目	借方金额	贷方金额	科目	借方金额	贷方金额
×××	资产处置费用	×××		其他支出	×××	
×××	待处理财产损溢——处理净收入		×××	资金结存		×××
	合计	×××	×××	合计	×××	×××

图 2 - 228　结转资产处理净支出应填制的记账凭证

【例 2 - 126】201×年 12 月 31 日,某医院对库存物品进行盘点,器械部门报来盘点结果,发现盘盈一批其他材料,价值 3780 元。按照规定报经批准后处理冲减单位管理费用。

财会部门根据有关凭证,应编制会计分录如下。

财务会计:

借:库存物品　　　　　　　　　　　　　　　　　　　　3780

　　贷:待处理财产损溢　　　　　　　　　　　　　　　　3780

借:待处理财产损溢　　　　　　　　　　　　　　　　　3780

贷：单位管理费用　　　　　　　　　　　　　　　　　　　　　　　3780

　【例2-127】201×年12月31日，某医院对库存物品进行盘点，器械采购部门报来盘点结果，发现一次性卫生材料盘亏1750元，按照规定报经批准后处理。

　　财会部门根据有关凭证，应编制会计分录如下。

　　财务会计：

　　借：待处理财产损溢　　　　　　　　　　　　　　　　　　　　　　1750
　　　　贷：库存物品　　　　　　　　　　　　　　　　　　　　　　　1750
　　借：资产处置费用　　　　　　　　　　　　　　　　　　　　　　　1750
　　　　贷：待处理财产损溢　　　　　　　　　　　　　　　　　　　　1750

　【例2-128】201×年12月30日，某医院对固定资产进行盘点，总务部门报来盘点结果，发现盘亏红外耳温仪一台，该设备的购买价格为2500元，已计提折旧1860元，按照规定报经批准后处理。

　　财会部门根据有关凭证，应编制会计分录如下。

　　财务会计：

　　借：待处理财产损溢　　　　　　　　　　　　　　　　　　　　　　 640
　　　　固定资产累计折旧　　　　　　　　　　　　　　　　　　　　　1860
　　　　贷：固定资产　　　　　　　　　　　　　　　　　　　　　　　2500
　　借：资产处置费用　　　　　　　　　　　　　　　　　　　　　　　 640
　　　　贷：待处理财产损溢　　　　　　　　　　　　　　　　　　　　 640

第三章 负债的会计核算

第一节 负债概述

一、负债的概念与特征

负债是指医院过去的经济业务或者事项形成的，预期会导致经济资源流出医院的现时义务。医院负债具有以下特征。

（一）负债是医院由于过去的交易或者事项形成的

负债是过去已经发生的交易或事项所产生的结果，即只有过去发生的交易或事项才能增加或减少医院的负债，而不能根据谈判中的交易或事项或计划中的经济业务来确认负债。例如，已经发生的借款行为会形成医院的负债，而计划中的银行借款行为则不会形成医院的负债；已经发生的购置医疗设备的行为可能形成医院的负债，而计划中的商品购买行为则不会形成医院的负债。

（二）负债是医院承担的现时义务

负债作为医院的一种义务，是由医院过去的交易或事项形成的现在已经承担的义务。例如，医院接受银行贷款形成的尚未偿还的短期借款，是医院已经承担的现时义务，构成医院的负债。如果医院没有接受银行贷款，则不承担还款的现实义务，也就不构成医院的负债。"现时义务"不等同于"未来承诺"，如医院管理层决定在今后某一时间购买某项资产，这只是一项"未来承诺"，其本身并不产生现时义务。一般情况下，只有在资产已经获得时才会发生现时义务。

（三）负债的清偿预期会导致含有经济利益或者服务潜力的资源流出医院

负债的清偿通常将导致医院含有经济利益或服务潜力的资产减少，如医院用现金、实物资产或者以提供劳务等方式偿还负债，会导致含有经济利益或服务潜力的资源流出医院。

二、负债的分类

为了准确报告和分析医院的负债状况和偿债能力，医院的负债按照流动性，分为流动负债和非流动负债。其中，流动负债是指医院将在一年内（含一年）偿还的负债，包括短期借款、应缴财政款、应付票据、应付账款、预收账款、应付职工薪酬、其他应付款等；非流动负债是指医院偿还期限在一年以上（不含一年）的长期负债，包括长期借款、长期应付款等。

三、负债类会计科目设置及变化

（一）医院执行《政府会计制度》负债类科目对照（如表 3-1 所示）

表 3-1 医院执行《政府会计制度》收入类会计科目对照

\multicolumn{3}{c|}{政府会计制度会计科目}	\multicolumn{3}{c}{医院会计制度会计科目}
序号	编号	名称	序号	编号	名称
36	2001	短期借款	24	2001	短期借款
37	2101	应交增值税	32	2207	应交税费
38	2102	其他应交税费	32	2207	应交税费
39	2103	应缴财政款	25	2101	应缴款项
40	2201	应付职工薪酬	29 31	2204 2206	应付职工薪酬 应付社会保障费
41	2301	应付票据	26	2201	应付票据
42	2302	应付账款	27	2202	应付账款
43	2303	应付政府补贴款			
44	2304	应付利息	34	2301	预提费用
45	2305	预收账款	28	2203	预收医疗款
46	2307	其他应付款	33	2209	其他应付款
47	2401	预提费用	34	2301	预提费用
48	2501	长期借款	35	2401	长期借款
49	2502	长期应付款	36	2402	长期应付款
50	2601	预计负债			
51	2901	委托代理负债	33	2209	其他应付款

（二）医院执行《政府会计制度》的主要变化

与《医院会计制度》相比较，《政府会计制度》在负债核算上主要有以下变化。

（1）增设"应交增值税"科目，核算医院按照税法规定应交纳的增值税；增设"其他应交税费"科目，核算医院按照税法等规定应交纳的除增值税以外的各种税费，包括城市维护建设税、教育费附加、地方教育费附加、车船税、房产税、城镇土地使用税和企业所得税等。

（2）增设"应缴财政款"科目，核算医院取得或应收的按照规定应当上缴财政的款项，包括应缴国库的款项和应缴财政专户的款项。

（3）增设"应付政府补贴款"科目，核算负责发放政府补贴的医院，按照规定应当支付给政府补贴接受者的各种政府补贴款。

（4）增设"应付利息"科目，核算医院按照合同约定应支付的借款利息，包括短期借款、分期付息到期还本的长期借款等应支付的利息。

（5）增设"预收账款"科目，除核算医院原账的"预收医疗款"科目核算内容外，还增加"其他预收账款"明细科目，如核算医院因提供科研教学等服务，按合同或协议约定预收接受服务单位的款项。

（6）增设"预计负债"科目，核算医院因或有事项所产生的现时义务而确认的负债，如对未决诉讼等确认的负债。

（7）增设"受托代理负债"科目，核算医院接受委托取得受托代理资产时形成的负债。

（8）取消《医院会计制度》"应付社会保障费"科目，该科目核算内容并入《政府会计制度》"应付职工薪酬"科目；取消"应付福利费"科目。

第二节 短期借款

一、短期借款概述

短期借款是指医院向银行或其他金融机构借入的偿还期限在一年以下（含一年）的各种款项。短期借款是医院为维持正常业务活动所需资金而借入的或者为抵偿某项债务而借入的款项。

医院根据实际情况借入款项，必须按照国家的有关政策使用。必须按照合同的规定及时偿还本息，不可拖欠违约。

二、短期借款的会计核算

(一) 短期借款的科目设置

医院应当设置"短期借款"科目,核算短期借款的取得和偿还。该科目应当按照贷款单位和贷款种类进行明细核算。

该科目属于负债类科目,借方登记已偿还借款的本金数额,贷方登记取得借款的本金数额,期末一般为贷方余额,反映医院尚未偿还的短期借款本金数额。

(二) 短期借款的账务处理

(1) 借入各种短期借款时,按照实际借入的金额,借记"银行存款"科目,贷记本科目,如图3-1所示。

记 账 凭 证

凭证号:××　　　　　　　日期:201×年×月×日　　　　　　　附单据:×张

摘要	财务会计			预算会计		
	科目	借方金额	贷方金额	科目	借方金额	贷方金额
×××	银行存款	×××		资金结存——货币资金	×××	
×××	短期借款		×××	债务预算收入		×××
	合计	×××	×××	合计	×××	×××

图3-1　借入短期借款应填制的记账凭证

【例3-1】201×年12月1日,某医院因医疗业务的临时性需要,向银行贷款300000元。

财会部门根据有关凭证,应编制会计分录如下。

财务会计:
借:银行存款　　　　　　　　　　　　　　　　　300000
　　贷:短期借款　　　　　　　　　　　　　　　　300000
预算会计:
借:资金结存——货币资金　　　　　　　　　　　300000
　　贷:债务预算收入　　　　　　　　　　　　　　300000

(2) 支付短期借款利息。

①如果短期借款的利息按期(如月度、季度或半年度)支付或者在借款到期时本息一并偿付,且利息金额较大的,可以采用预提的方法,将其按月预提计入费用,

合理计算应当分摊入各期的利息费用,借记"其他费用"科目,贷记"预提费用"科目,如图 3-2 所示。

记 账 凭 证

凭证号:××　　　　　　　日期:201×年×月×日　　　　　　　附单据:×张

摘要	财务会计			预算会计		
	科目	借方金额	贷方金额	科目	借方金额	贷方金额
×××	其他费用	×××				
×××	预提费用		×××			
	合计	×××	×××	合计		

图 3-2　按期计提利息应填制的记账凭证

【例 3-2】承【例 3-1】,如果该项短期借款期限三个月,到期一次还本付息。合同约定年利率为 5%。且该医院对该项短期借款利息采用按月预提的方法进行核算,则该医院在借款期限内(201×年 12 月 1 日至次年 2 月 28 日),应当在每月月末计提短期借款利息 1250 元(300000×5%÷12)。

财会部门根据有关凭证,应编制会计分录如下。

财务会计:

借:其他费用——利息费用　　　　　　　　　　　　　　　　1250
　　贷:预提费用　　　　　　　　　　　　　　　　　　　　　　1250

②如果短期借款的利息按月支付或者借款到期时本息一并偿付,且利息金额不大的,不需采用预提的方法,而是在实际支付利息时,按照实际支付的利息金额,借记"其他费用"科目,贷记"银行存款"等科目,如图 3-3 所示。

记 账 凭 证

凭证号:××　　　　　　　日期:201×年×月×日　　　　　　　附单据:×张

摘要	财务会计			预算会计		
	科目	借方金额	贷方金额	科目	借方金额	贷方金额
×××	其他费用	×××		其他支出	×××	
×××	银行存款		×××	资金结存——货币资金		×××
	合计	×××	×××	合计	×××	×××

图 3-3　按期支付利息应填制的记账凭证

【例 3-3】承【例 3-1】,如果该项短期借款需要按月支付利息,合同约定年利率为5%，则该医院在借款期限内，应当在每月月末支付短期借款利息1250元。

财会部门根据有关凭证，应编制会计分录如下。

财务会计：

借：其他费用——利息费用　　　　　　　　　　　　1250

　　贷：银行存款　　　　　　　　　　　　　　　　　　1250

预算会计：

借：其他支出——利息支出　　　　　　　　　　　　1250

　　贷：资金结存——货币资金　　　　　　　　　　　　1250

③银行承兑汇票到期，医院无力支付票款的，按照应付票据的账面余额，借记"应付票据"科目，贷记本科目，如图3-4所示。

记　账　凭　证

凭证号：×× 　　　　　日期：201×年×月×日　　　　　附单据：×张

摘要	财务会计			预算会计		
	科目	借方金额	贷方金额	科目	借方金额	贷方金额
×××	应付票据	×××				
×××	短期借款		×××			
	合计	×××	×××	合计		

图3-4　无力偿付的票据转为短期借款应填制的记账凭证

④归还短期借款时，借记本科目，贷记"银行存款"科目，如图3-5所示。

记　账　凭　证

凭证号：×× 　　　　　日期：201×年×月×日　　　　　附单据：×张

摘要	财务会计			预算会计		
	科目	借方金额	贷方金额	科目	借方金额	贷方金额
×××	短期借款	×××		债务还本支出	×××	
×××	银行存款		×××	资金结存——货币资金		×××
	合计	×××	×××	合计	×××	×××

图3-5　归还短期借款应填制的记账凭证

【例3-4】承【例3-2】，次年2月28日，该医院该项短期借款到期，偿还借款本金300000元，支付借款利息3750元（300000×5%÷12×3），其中已于201×年12月至次年1月每月末预提的短期借款利息合计为2500元。

财会部门根据有关凭证，应编制会计分录如下。

财务会计：

借：短期借款　　　　　　　　　　　　　　　300000
　　预提费用　　　　　　　　　　　　　　　　2500
　　其他费用——利息费用　　　　　　　　　　1250
　　贷：银行存款　　　　　　　　　　　　　　　303750

预算会计：

借：债务还本支出　　　　　　　　　　　　　300000
　　其他支出——利息支出　　　　　　　　　　3750
　　贷：资金结存——货币资金　　　　　　　　　303750

第三节　应缴财政款

一、应缴财政款概述

应缴财政款是指医院取得或应收的按照规定应当上缴财政的款项，包括应缴国库的款项和应缴财政专户的款项，但不包括医院按照国家税法等有关规定应交纳的各种税费。

（一）应缴国库款

应缴国库款是指医院在业务活动中按规定取得的应缴国库的各种款项，包括代收的纳入预算管理的基金、罚没收入、无主财物变价收入，以及其他按预算管理规定应上缴国库（不包括应缴税费）的款项等。

（二）应缴财政专户款

应缴财政专户款是指医院按规定代收的应上缴财政专户的预算外资金。

二、应缴财政款的会计核算

（一）应缴财政款的科目设置

医院应当设置"应缴财政款"科目，核算应缴入国库或应上缴行政主管部门的款项。该科目应按照应缴财政款项的类别进行明细核算。

该科目属于负债类科目,借方登记已缴入国库或已上缴行政主管部门的款项金额,贷方登记应缴入国库或应上缴行政主管部门的款项金额,期末贷方余额,反映医院应缴未缴款项的金额。年终缴清后,该科目一般应无余额。

医院按照国家税法等有关规定应当交纳的各种税费,通过"应交增值税""其他应交税费"科目核算,不通过本科目核算。

此科目预算会计不做账务处理。

(二)应缴财政款的账务处理

(1)出售固定资产及对报废、毁损固定资产清理后,按照报经批准处置资产取得的收入借记"库存现金""银行存款"等科目,贷记"应缴财政款"科目,如图3-6所示。

记 账 凭 证

凭证号:×× 　　　　　　日期:201×年×月×日 　　　　　　附单据:×张

摘要	财务会计			预算会计		
	科目	借方金额	贷方金额	科目	借方金额	贷方金额
×××	库存现金/银行存款等	×××				
×××	应缴财政款		×××			
	合计	×××	×××	合计		

图3-6 处置应上缴资产收入时应填制的记账凭证

【例3-5】201×年1月,某医院处理一台旧医疗设备,该资产原值400000元,已提折旧300000元,在清理过程中,以银行存款支付清理费用4000元,处置收入50000元,存入银行。该设备的处置收入按规定应上缴财政部门。

财会部门根据有关凭证,编制会计分录如下。

固定资产按规定报经批准转入清理,

财务会计:

借:资产处置费用　　　　　　　　　　　　　　　　100000

　　固定资产累计折旧　　　　　　　　　　　　　　300000

　　贷:固定资产　　　　　　　　　　　　　　　　　　400000

发生清理费用,

财务会计:

借:资产处置费用　　　　　　　　　　　　　　　　4000

　　　　贷：银行存款　　　　　　　　　　　　　　　　　4000
　　预算会计：
　　借：其他支出　　　　　　　　　　　　　　　　　　　4000
　　　　贷：资金结存——货币资金　　　　　　　　　　　4000
　　取得处置收入，
　　财务会计：
　　借：银行存款　　　　　　　　　　　　　　　　　　 50000
　　　　贷：应缴财政款　　　　　　　　　　　　　　　 46000
　　　　　　资产处置费用　　　　　　　　　　　　　　　4000
　　预算会计：
　　借：资金结存——货币资金　　　　　　　　　　　　　4000
　　　　贷：其他支出　　　　　　　　　　　　　　　　　4000

【例3-6】201×年7月，某医院将拥有的一项专利权出售，取得收入200000元，按规定上缴财政部门。该专利权的账面原价为100000元，已计提摊销50000元。假设不考虑相关税费。

　　财会部门根据有关凭证，应编制会计分录如下。
　　财务会计：
　　借：资产处置费用　　　　　　　　　　　　　　　　50000
　　　　无形资产累计摊销　　　　　　　　　　　　　　50000
　　　　贷：无形资产　　　　　　　　　　　　　　　 100000
　　借：银行存款　　　　　　　　　　　　　　　　　 200000
　　　　贷：应缴财政款　　　　　　　　　　　　　　 200000

（2）医院上缴应缴财政款项时，按照实际上缴的金额，借记本科目，贷记"银行存款"科目，如图3-7所示。

记　账　凭　证

凭证号：××　　　　　　日期：201×年×月×日　　　　　　附单据：×张

摘要	财务会计			预算会计		
	科目	借方金额	贷方金额	科目	借方金额	贷方金额
×××	应缴财政款	×××				
×××	银行存款		×××			
	合计	×××	×××	合计		

图3-7　实际上缴应缴财政款项应填制的记账凭证

【例3-7】201×年12月，某医院按规定向财政部门上缴款项95000元。

财会部门根据有关凭证，应编制会计分录如下。

财务会计：

借：应缴财政款　　　　　　　　　　　　　　　　　　　　95000
　　贷：银行存款　　　　　　　　　　　　　　　　　　　　95000

第四节　应交税费

一、应交税费概述

应交税费是指医院按照现行税法有关规定计算应交纳的各种税费，包括增值税、城市维护建设税、教育费附加、车船税、房产税、城镇土地使用税等。

目前，根据国家税收法规的有关规定，非营利性医院的税收优惠政策主要包括如下内容。

（1）对于符合《中华人民共和国企业所得税法》和《中华人民共和国企业所得税法实施条例》规定的属于非营利组织的医院，下列收入免征企业所得税。

①接受其他单位或者个人捐赠的收入。

②除《中华人民共和国企业所得税法》第七条规定的财政拨款以外的其他政府补助收入，但不包括因政府购买服务取得的收入。

③按照省级以上民政、财政部门规定收取的会费。

④不征税收入和免税收入滋生的银行存款利息收入。

⑤财政部、国家税务总局规定的其他收入。

（2）对非营利性医院自产自用的制剂，免征增值税。

（3）非营利性医院的药房分离为独立的药品零售企业，应按规定征收各项税收。

（4）对非营利性医院自用的房产、土地、车船，免征房产税、城镇土地使用税和车船使用税。

二、应交增值税

（一）应交增值税的概念

应交增值税是指医院销售货物或者提供加工、修理修配劳务、服务活动本期应交纳的增值税，按照交税主体不同分为一般纳税人和小规模纳税人。

(二) 应交增值税的会计核算

1. 应交增值税的科目设置

属于增值税一般纳税人的医院，应在"应交增值税"科目下设置"应交税金""未交税金""预交税金""待抵扣进项税额""待认证进项税额""待转销项税额""简易计税""转让金融商品应交增值""代扣代交增值税"等明细科目。

"应交税金"明细科目下（或明细账内）设置"进项税额""进项税额转出""销项税款""减免税款""已交税金""转出未交增值税""转出多交增值税"明细科目（或专栏）。

属于增值税小规模纳税人的医院只需在本科目下设置"转让金融商品应交增值税""代扣代交增值税"明细科目。

2. 应交增值税的账务处理

（1）医院取得资产或接受服务时进项税的账务处理。

①采购等业务进项税额允许抵扣。

医院购买用于增值税应税项目的资产或服务时，按照应计入相关成本费用或资产的金额，借记"业务活动费用""在途物品""库存物品""工程物资""在建工程""固定资产""无形资产"等科目，按照当月已认证的可抵扣增值税额，借记本科目（——应交税金——进项税额），按照当月未认证的可抵扣增值税额，借记本科目（——待认证进项税额），按照应付或实际支付的金额，贷记"应付账款""应付票据""银行存款""零余额账户用款额度"等科目。发生退货的，如原增值税专用发票已做认证，应根据税务机关开具的红字增值税专用发票做相反的会计分录；如原增值税专用发票未做认证，应将发票退回并做相反的会计分录。

小规模纳税人购买资产或服务时不能抵扣增值税，发生的增值税计入资产成本或相关成本费用。

a. 进项税额允许抵扣的一般情况，如图3-8所示。

记 账 凭 证

凭证号：×× 　　　　　日期：201×年×月×日 　　　　　附单据：×张

摘要	财务会计			预算会计		
	科目	借方金额	贷方金额	科目	借方金额	贷方金额
×××	业务活动费用/在途物品/库存物品等	×××		事业支出	×××	
×××	应交增值税——应交税金——进项税额	×××				
×××	应交增值税——待认证进项税额（当月未认证可抵扣）	×××				
×××	银行存款/应付账款等		×××	资金结存（实际支付的金额）		×××
	合计	×××	×××	合计	×××	×××

图 3-8　购入资产或服务进项税额允许抵扣应填制的记账凭证

b. 购入资产或服务用于非应税项目，如图 3-9 所示。

记 账 凭 证

凭证号：×× 　　　　　日期：201×年×月×日 　　　　　附单据：×张

摘要	财务会计			预算会计		
	科目	借方金额	贷方金额	科目	借方金额	贷方金额
×××	业务活动费用/固定资产/库存物品等（成本+增值税）	×××		事业支出	×××	
×××	银行存款/应付账款等		×××	资金结存（实际支付的金额）		×××
	合计	×××	×××	合计	×××	×××

图 3-9　购入资产或服务用于非应税项目应填制的记账凭证

②采购等业务进项税额不得抵扣。

医院购进资产或服务等，用于简易计税方法计税项目、免征增值税项目、集体福利或个人消费等，其进项税额按照现行增值税制度规定不得从销项税额中抵扣的，取得增值税专用发票时，应按照增值税发票注明的金额，借记相关成本费用或资产科目，按照待认证的增值税进项税额，借记本科目（——待认证进项税额），按照实际支付或应付的金额，贷记"银行存款""应付账款""零余额账户用款额度"等科目。经税务机关认证为不可抵扣进项税时，借记本科目（——应交税金——进项税额）科目，贷记本科目（——待认证进项税额），同时，将进项税额转出，借记相关成本费用科目，贷记本科目（——应交税金——进项税额转出）。账务处理如图

3-10、图3-11、图 3-12 所示。

记 账 凭 证

凭证号：×× 　　　　　　日期：201×年×月×日 　　　　　　附单据：×张

摘要	财务会计			预算会计		
	科目	借方金额	贷方金额	科目	借方金额	贷方金额
×××	业务活动费用/固定资产/库存物品等	×××		事业支出	×××	
×××	应交增值税——待认证进项税额	×××				
×××	银行存款/应付账款等		×××	资金结存（实际支付的金额）		×××
	合计	×××	×××	合计	×××	×××

图 3-10　取得增值税专用发票时应填制的记账凭证

记 账 凭 证

凭证号：×× 　　　　　　日期：201×年×月×日 　　　　　　附单据：×张

摘要	财务会计			预算会计		
	科目	借方金额	贷方金额	科目	借方金额	贷方金额
×××	应交增值税——应交税金——进项税额	×××				
×××	应交增值税——待认证进项税额		×××			
	合计	×××	×××	合计		

图 3-11　经税务机关认证为不可抵扣进项税时应填制的记账凭证

记 账 凭 证

凭证号：×× 　　　　　　日期：201×年×月×日 　　　　　　附单据：×张

摘要	财务会计			预算会计		
	科目	借方金额	贷方金额	科目	借方金额	贷方金额
×××	业务活动费用等	×××				
×××	应交增值税——应交税金——进项税额转出		×××			
	合计	×××	×××	合计		

图 3-12　不可抵扣进项税额转出时应填制的记账凭证

③购进不动产或不动产在建工程按照规定进项税额分年抵扣。

医院取得应税项目为不动产或者不动产在建工程,其进项税额按照现行增值税制度规定自取得之日起分2年从销项税额中抵扣的,应当按照取得成本,借记"固定资产""在建工程"等科目,按照当期可抵扣的增值税额,借记本科目(——应交税金——进项税额),按照以后期间可抵扣的增值税额,借记本科目(——待抵扣进项税额),按照应付或实际支付的金额,贷记"应付账款""应付票据""银行存款""零余额账户用款额度"等科目。尚未抵扣的进项税额待以后期间允许抵扣时,按照允许抵扣的金额,借记本科目(——应交税金——进项税额),贷记本科目(——待抵扣进项税额)。账务处理如图3-13、图3-14所示。

记 账 凭 证

凭证号:×× 　　　　　　日期:201×年×月×日　　　　　　附单据:×张

摘要	财务会计			预算会计		
	科目	借方金额	贷方金额	科目	借方金额	贷方金额
×××	固定资产/在建工程	×××		事业支出	×××	
×××	应交增值税——应交税金——进项税额(当期可抵扣的增值税)	×××				
×××	应交增值税——待抵扣进项税额(以后期间可抵扣的增值税额)	×××				
×××	银行存款/应付账款等		×××	资金结存(实际支付的金额)		×××
	合计	×××	×××	合计	×××	×××

图3-13　取得按规定进项税额分年抵扣资产及增值税专用发票时应填制的记账凭证

记 账 凭 证

凭证号:×× 　　　　　　日期:201×年×月×日　　　　　　附单据:×张

摘要	财务会计			预算会计		
	科目	借方金额	贷方金额	科目	借方金额	贷方金额
×××	应交增值税——应交税金——进项税额	×××				
×××	应交增值税——待抵扣进项税额		×××			
	合计	×××	×××	合计		

图3-14　以后期间允许抵扣时应填制的记账凭证

④进项税额抵扣情况发生改变。

a. 医院因发生非正常损失或改变用途等,原已计入进项税额、待抵扣进项税额或待认证进项税额,但按照现行增值税制度规定不得从销项税额中抵扣的,借记"待处理财产损溢""固定资产""无形资产"等科目,贷记本科目(——应交税金——进项税额转出)、本科目(——待抵扣进项税额)或本科目(——待认证进项税额),如图 3 - 15 所示。

记 账 凭 证

凭证号:××　　　　　　日期:201×年×月×日　　　　　　附单据:×张

摘要	财务会计			预算会计		
	科目	借方金额	贷方金额	科目	借方金额	贷方金额
×××	待处理财产损溢/固定资产/无形资产等	×××				
×××	应交增值税——应交税金——进项税额转出/应交增值税——待抵扣进项税额/应交增值税——待认证进项税额		×××			
	合计	×××	×××	合计		

图 3 - 15　可抵扣进项税额改变为不得抵扣时应填制的记账凭证

b. 原不得抵扣且未抵扣进项税额的固定资产、无形资产等,因改变用途等用于允许抵扣进项税额的应税项目的,应按照允许抵扣的进项税额,借记本科目(——应交税金——进项税额),贷记"固定资产""无形资产"等科目。固定资产、无形资产等经上述调整后,应按照调整后的账面价值在剩余尚可使用年限内计提折旧或摊销,如图 3 - 16 所示。

记 账 凭 证

凭证号:××　　　　　　日期:201×年×月×日　　　　　　附单据:×张

摘要	财务会计			预算会计		
	科目	借方金额	贷方金额	科目	借方金额	贷方金额
×××	应交增值税——应交税金——进项税额	×××				
×××	固定资产/无形资产等		×××			
	合计	×××	×××	合计		

图 3 - 16　原不得抵扣且未抵扣进项税额改变为允许抵扣时应填制的记账凭证

c. 医院购进时已全额计入进项税额的货物或服务等转用于不动产在建工程的，对于结转以后期间的进项税额，应借记本科目（——待抵扣进项税额），贷记本科目（——应交税金——进项税额转出），如图 3-17 所示。

记 账 凭 证

凭证号：×× 　　　　　　日期：201×年×月×日 　　　　　　附单据：×张

摘要	财务会计			预算会计		
	科目	借方金额	贷方金额	科目	借方金额	贷方金额
×××	应交增值税——待抵扣进项税额	×××				
×××	应交增值税——应交税金——进项税额转出		×××			
	合计	×××	×××	合计		

图 3-17　结转以后期间的进项税额应填制的记账凭证

⑤购买方作为扣缴义务人。

a. 按照现行增值税制度规定，境外单位或个人在境内发生应税行为，在境内未设有经营机构的，以购买方为增值税扣缴义务人。境内一般纳税人购进服务或资产时，按照应计入相关成本费用或资产的金额，借记"业务活动费用""在途物品""库存物品""工程物资""在建工程""固定资产""无形资产"等科目，按照可抵扣的增值税额，借记本科目（——应交税金——进项税额）（小规模纳税人应借记相关成本费用或资产科目），按照应付或实际支付的金额，贷记"银行存款""应付账款"等科目，按照应代扣代交的增值税额，贷记本科目（——代扣代交增值税），如图 3-18 所示。

记 账 凭 证

凭证号：×× 　　　　　　日期：201×年×月×日 　　　　　　附单据：×张

摘要	财务会计			预算会计		
	科目	借方金额	贷方金额	科目	借方金额	贷方金额
×××	库存物品/业务活动费用/固定资产等	×××		事业支出	×××	
×××	应交增值税——应交税金——进项税额	×××				
×××	银行存款/应付账款等		×××	资金结存（实际支付金额）		×××
×××	应交增值税——代扣代交增值税		×××			
	合计	×××	×××	合计	×××	×××

图 3-18　作为增值税扣缴义务人发生购买行为时应填制的记账凭证

b. 实际交纳代扣代交增值税时，按照代扣代交的增值税额，借记本科目（——代扣代交增值税），贷记"银行存款""零余额账户用款额度"等科目，如图3-19所示。

记 账 凭 证

凭证号：××　　　　　　　日期：201×年×月×日　　　　　　　附单据：×张

摘要	财务会计			预算会计		
	科目	借方金额	贷方金额	科目	借方金额	贷方金额
×××	应交增值税——代扣代交增值税	×××		事业支出	×××	
×××	银行存款/零余额账户用款额度等		×××	资金结存		×××
	合计	×××	×××	合计	×××	×××

图3-19　实际交纳代扣代交增值税时应填制的记账凭证

（2）医院销售资产或提供应税服务时销项税的账务处理。

医院销售货物或提供应税服务，应当按照应收或已收的金额，借记"应收账款""应收票据""银行存款"等科目，按照确认的收入金额，贷记"事业收入"等科目，按照现行增值税制度规定计算的销项税额（或采用简易计税方法计算的应纳增值税额），贷记本科目（——应交税金——销项税额）或本科目（——简易计税）（小规模纳税人应贷记本科目）。发生销售退回的，应根据按照规定开具的红字增值税专用发票做相反的会计分录。

按照《政府会计制度》及相关政府会计准则确认收入的时点早于按照增值税制度确认增值税纳税义务发生时点的，应将相关销项税额计入本科目（——待转销项税额），待实际发生纳税义务时再转入本科目（——应交税金——销项税额）或本科目（——简易计税）。

按照增值税制度确认增值税纳税义务发生时点早于按照《政府会计制度》及相关政府会计准则确认收入的时点的，应按照应纳增值税额，借记"应收账款"科目，贷记本科目（——应交税金——销项税额）或本科目（——简易计税），如图3-20所示。

记 账 凭 证

凭证号：×× 日期：201×年×月×日 附单据：×张

摘要	财务会计			预算会计		
	科目	借方金额	贷方金额	科目	借方金额	贷方金额
×××	应收账款/银行存款	×××		资金结存（实际收到的含税金额）	×××	
×××	事业收入		×××	事业预算收入		×××
×××	应交增值税——应交税金——销项税额/应交增值税——简易计税		×××			
	合计	×××	×××	合计	×××	×××

图 3-20 销售资产或提供应税服务应填制的记账凭证

(3) 月末转出未交增值税和多交增值税。

①月度终了，医院应当将当月应交未交的增值税自"应交税金"明细科目转入"未交税金"明细科目，如图 3-21 所示。

记 账 凭 证

凭证号：×× 日期：201×年×月×日 附单据：×张

摘要	财务会计			预算会计		
	科目	借方金额	贷方金额	科目	借方金额	贷方金额
×××	应交增值税——应交税金——转出未交增值税	×××				
×××	应交增值税——未交税金		×××			
	合计	×××	×××	合计		

图 3-21 月末转出应交未交的增值税时应填制的记账凭证

②对于当月多交的增值税，借记本科目（——未交税金），贷记本科目（——应交税金——转出多交增值税），如图 3-22 所示。

记 账 凭 证

凭证号：×× 　　　　　　　日期：201×年×月×日　　　　　　　附单据：×张

摘要	财务会计			预算会计		
	科目	借方金额	贷方金额	科目	借方金额	贷方金额
×××	应交增值税——未交税金	×××				
×××	应交增值税——应交税金——转出多交增值税		×××			
	合计	×××	×××	合计		

图 3-22　月末转出多交的增值税时应填制的记账凭证

（4）交纳增值税。

①交纳当月应交增值税。

医院交纳当月应交的增值税，借记本科目（——应交税金——已交税金）（小规模纳税人借记本科目），贷记"银行存款"等科目，如图 3-23 所示。

记 账 凭 证

凭证号：×× 　　　　　　　日期：201×年×月×日　　　　　　　附单据：×张

摘要	财务会计			预算会计		
	科目	借方金额	贷方金额	科目	借方金额	贷方金额
×××	应交增值税——应交税金——已交税金	×××		事业支出	×××	
×××	银行存款等		×××	资金结存		×××
	合计	×××	×××	合计	×××	×××

图 3-23　交纳当月应交的增值税时应填制的记账凭证

②交纳以前期间未交增值税。

医院交纳以前期间未交的增值税，借记本科目（——未交税金）（小规模纳税人借记本科目），贷记"银行存款"等科目，如图 3-24 所示。

记 账 凭 证

凭证号：×× 　　　　　　　日期：201×年×月×日 　　　　　　　附单据：×张

摘要	财务会计			预算会计		
	科目	借方金额	贷方金额	科目	借方金额	贷方金额
×××	应交增值税——未交税金	×××		事业支出	×××	
×××	银行存款等		×××	资金结存		×××
	合计			合计	×××	×××

图 3-24　交纳以前期间未交增值税时应填制的记账凭证

③预交增值税。

医院预交增值税时，借记本科目（——预交税金），贷记"银行存款"等科目。月末，医院应将"预交税金"明细科目余额转入"未交税金"明细科目，借记本科目（——未交税金），贷记本科目（——预交税金）。账务处理如图3-25、图3-26所示。

记 账 凭 证

凭证号：×× 　　　　　　　日期：201×年×月×日 　　　　　　　附单据：×张

摘要	财务会计			预算会计		
	科目	借方金额	贷方金额	科目	借方金额	贷方金额
×××	应交增值税——预交税金	×××		事业支出	×××	
×××	银行存款等		×××	资金结存		×××
	合计	×××	×××	合计	×××	×××

图 3-25　预交增值税时应填制的记账凭证

记 账 凭 证

凭证号：×× 　　　　　　　日期：201×年×月×日 　　　　　　　附单据：×张

摘要	财务会计			预算会计		
	科目	借方金额	贷方金额	科目	借方金额	贷方金额
×××	应交增值税——未交税金	×××				
×××	应交增值税——预交税金		×××			
	合计	×××	×××	合计		

图 3-26　转出预交税金时应填制的记账凭证

④减免增值税。

对于当期直接减免的增值税，借记本科目（——应交税金——减免税款），贷记

"业务活动费用"等科目。

按照现行增值税制度规定,医院初次购买增值税税控系统专用设备支付的费用及交纳的技术维护费允许在增值税应纳税额中全额抵减的,按照规定抵减的增值税应纳税额,借记本科目(——应交税金——减免税款)(小规模纳税人借记本科目),贷记"业务活动费用"等科目,如图3-27所示。

记 账 凭 证

凭证号:×× 日期:201×年×月×日 附单据:×张

摘要	财务会计			预算会计		
	科目	借方金额	贷方金额	科目	借方金额	贷方金额
×××	应交增值税——应交税金——减免税款	×××				
×××	业务活动费用等		×××			
	合计	×××	×××	合计		

图3-27 当期直接减免增值税时应填制的记账凭证

(5)小规模纳税人增值税账务处理。

属于小规模纳税人的医院,购进货物时,将支付的增值税计入材料的采购成本;提供应税劳务,一般情况下,只开普通发票,按不含税价格的3%计算应交增值税。采用销售额和应纳税金合并定价的,按照"不含税销售额价税合计÷(1+征收率)"公式还原为不含税销售额。

①购入应税资产或服务。

a. 购入应税资产或服务但不作为扣缴义务人,如图3-28所示。

记 账 凭 证

凭证号:×× 日期:201×年×月×日 附单据:×张

摘要	财务会计			预算会计		
	科目	借方金额	贷方金额	科目	借方金额	贷方金额
×××	业务活动费用/在途物品/库存物品等(价税合计金额)	×××		事业支出	×××	
×××	银行存款/应付账款等		×××	资金结存(实际支付的含税金额)		×××
	合计	×××	×××	合计	×××	×××

图3-28 小规模纳税人购入应税资产或服务时应填制的记账凭证

b. 购入应税资产或服务时作为扣缴义务人,如图3-29所示。

摘要	财务会计			预算会计		
	科目	借方金额	贷方金额	科目	借方金额	贷方金额
×××	在途物品/库存物品等	×××		事业支出	×××	
×××	银行存款/应付账款等		×××	资金结存（实际支付的含税金额）		×××
×××	应交增值税——代扣代交增值税		×××			
	合计	×××	×××	合计	×××	×××

图 3-29　小规模纳税人作为扣缴义务人应填制的记账凭证

②销售应税资产或提供应税服务，如图 3-30 所示。

记　账　凭　证

凭证号：×× 　　　　日期：201×年×月×日 　　　　附单据：×张

摘要	财务会计			预算会计		
	科目	借方金额	贷方金额	科目	借方金额	贷方金额
×××	银行存款/应收账款等（价税合计金额）	×××		事业支出	×××	
×××	事业收入		×××	资金结存（实际支付的含税金额）		×××
×××	应交增值税		×××			
	合计	×××	×××	合计	×××	×××

图 3-30　小规模纳税人销售应税资产或提供应税服务时应填制的记账凭证

③交纳增值税，如图 3-31 所示。

记　账　凭　证

凭证号：×× 　　　　日期：201×年×月×日 　　　　附单据：×张

摘要	财务会计			预算会计		
	科目	借方金额	贷方金额	科目	借方金额	贷方金额
×××	应交增值税	×××		事业支出	×××	
×××	银行存款		×××	资金结存		×××
	合计	×××	×××	合计	×××	×××

图 3-31　小规模纳税人交纳增值税时应填制的记账凭证

④减免增值税，如图3-32所示。

记 账 凭 证

凭证号：×× 日期：201×年×月×日 附单据：×张

摘要	财务会计			预算会计		
	科目	借方金额	贷方金额	科目	借方金额	贷方金额
×××	应交增值税	×××				
×××	业务活动费用		×××			
	合计	×××	×××	合计		

图3-32 小规模纳税人减免增值税时应填制的记账凭证

三、其他应交税费

（一）其他应交税费的概念

其他应交税费核算医院按照国家税法等有关规定计算应当交纳的除增值税以外的各种税费，包括城市维护建设税、教育费附加、地方教育费附加、房产税、车船税、城镇土地使用税和企业所得税等。

（二）其他应交税费的会计核算

1. 其他应交税费的科目设置

医院应当设置"其他应交税费"科目，核算医院按照税法等规定计算应交纳的除增值税以外的各种税费，包括城市维护建设税、教育费附加、地方教育费附加、车船税、房产税、城镇土地使用税和企业所得税等。该科目下根据具体情况，设置明细科目，进行明细核算。该科目为负债类科目，贷方登记按照税法规定计算的其他应交税费金额，借方登记实际交纳税费金额；期末贷方余额，反映医院尚未交纳的税费；期末如为借方余额，反映医院多交纳的除增值税以外的税费金额。

医院代扣代交的个人所得税，也通过本科目核算。

医院应交纳的印花税不需要预提应交税费，直接通过"业务活动费用""单位管理费用"等科目核算，不通过本科目核算。

2. 其他应交税费的账务处理

（1）发生城市维护建设税、教育费附加、地方教育费附加、车船税、房产税、城镇土地使用税等纳税义务的，按照税法规定计算的应缴税费金额，借记"业务活动费用""单位管理费用"等科目，贷记本科目（——应交城市维护建设税、应交教育费附加、应交地方教育费附加、应交车船税、应交房产税、应交城镇土地使用税等)。实际交纳时，借记本科目(——应交城市维护建设税、应交教育费附加、应交地方教育费附加、应交车船税、应交房产税、应交城镇土地使用税等)，贷记"财政拨款收入""零余额账户用款额度""银行存款"等科目。账务处理如图3-33、图3-34所示。

记 账 凭 证

凭证号：×× 　　　　　　日期：201×年×月×日　　　　　　附单据：×张

摘要	财务会计			预算会计		
	科目	借方金额	贷方金额	科目	借方金额	贷方金额
×××	业务活动费用/单位管理费用	×××				
×××	其他应交税费——应交城市维护建设税等		×××			
	合计	×××	×××	合计		

图3-33　发生相关税费纳税义务时应填制的记账凭证

记 账 凭 证

凭证号：×× 　　　　　　日期：201×年×月×日　　　　　　附单据：×张

摘要	财务会计			预算会计		
	科目	借方金额	贷方金额	科目	借方金额	贷方金额
×××	其他应交税费——应交城市维护建设税等	×××		事业支出	×××	
×××	财政拨款收入/零余额账户用款额度/银行存款等		×××	财政拨款预算收入/资金结存等		×××
	合计	×××	×××	合计	×××	×××

图3-34　实际交纳税金时应填制的记账凭证

【例3-8】201×年12月1日，经批准，某医院将其院内4间闲置平房出租给某餐饮集团，双方协议租赁价105000元/年，租金按照年度预付。假设房屋租金收入符合简易计税办法，适用增值税率为5%，房产税适用税率为12%，城市维护建设税税率7%，教育费附加税率3%，地方教育费附加2%。

财会部门根据有关凭证，应编制会计分录如下。

应交增值税 = 105000/(1+5%) ×5% = 5000 (元)

应交城市建设维护税 = 5000 × 7% = 350（元）

应交教育费附加 = 5000 × 3% = 150（元）

应交地方教育费附加 = 5000 × 2% = 100（元）

应交房产税 = （105000 - 5000）× 12% = 12000（元）

12月1日取得房屋租金收入时，

财务会计：

借：银行存款　　　　　　　　　　　　　　　　　　105000

　　贷：其他收入　　　　　　　　　　　　　　　　　100000

　　　　应交增值税　　　　　　　　　　　　　　　　　5000

计算应交税费时，

财务会计：

借：单位管理费用　　　　　　　　　　　　　　　　　12600

　　贷：其他应交税费——城市建设维护税　　　　　　　350

　　　　其他应交税费——教育费附加　　　　　　　　　150

　　　　其他应交税费——地方教育费附加　　　　　　　100

　　　　其他应交税费——房产税　　　　　　　　　　12000

支付税费时，

财务会计：

借：应交增值税　　　　　　　　　　　　　　　　　　5000

　　其他应交税费——城市维护建设税　　　　　　　　　350

　　其他应交税费——教育费附加　　　　　　　　　　　150

　　其他应交税费——地方教育费附加　　　　　　　　　100

　　其他应交税费——房产税　　　　　　　　　　　　12000

　　贷：银行存款　　　　　　　　　　　　　　　　　17600

预算会计：

借：事业支出　　　　　　　　　　　　　　　　　　17600

　　贷：资金结存　　　　　　　　　　　　　　　　　17600

（2）按照税法规定计算应代扣代交职工（含长期聘用人员）的个人所得税，借记"应付职工薪酬"科目，贷记本科目（——应交个人所得税）。

按照税法规定计算应代扣代交支付给职工（含长期聘用人员）以外人员劳务费的个人所得税，借记"业务活动费用""单位管理费用"等科目，贷记本科目（——应交个人所得税）。

实际交纳时，借记本科目（——应交个人所得税），贷记"财政拨款收入""零余额账户用款额度""银行存款"等科目,如图 3-35、图 3-36 所示。

记 账 凭 证

凭证号:×× 　　　　日期:201×年×月×日 　　　　附单据:×张

摘要	财务会计			预算会计		
	科目	借方金额	贷方金额	科目	借方金额	贷方金额
×××	应付职工薪酬/业务活动费用/单位管理费用	×××				
×××	其他应交税费——应交个人所得税		×××			
	合计	×××	×××	合计		

图 3-35　代扣个人所得税时应填制的记账凭证

记 账 凭 证

凭证号:×× 　　　　日期:201×年×月×日 　　　　附单据:×张

摘要	财务会计			预算会计		
	科目	借方金额	贷方金额	科目	借方金额	贷方金额
×××	其他应交税费——应交个人所得税	×××		事业支出	×××	
×××	财政拨款收入/零余额账户用款额度/银行存款等		×××	资金结存等		×××
	合计	×××	×××	合计	×××	×××

图 3-36　代交个人所得税时应填制的记账凭证

【例 3-9】201×年 12 月,某医院从工资中代扣职工个人所得税 200000 元。财会部门根据有关凭证,应编制会计分录如下。

计算应代扣代交个人所得税时,

借:应付职工薪酬　　　　　　　　　　　　　　　　　200000
　　贷:其他应交税费——应交个人所得税　　　　　　　　200000

实际交纳时,

财务会计:

借:其他应交税费——应交个人所得税　　　　　　　　200000
　　贷:零余额账户用款额度　　　　　　　　　　　　　　200000

预算会计：

借：事业支出　　　　　　　　　　　　　　　　　　　　　　200000
　　贷：资金结存——零余额账户用款额度　　　　　　　　　　200000

（3）发生企业所得税纳税义务的，按照税法规定计算的应交所得税额，借记"所得税费用"科目，贷记本科目（——单位应交所得税）。

实际交纳时，借记本科目（——单位应交所得税），贷记"财政拨款收入""零余额账户用款额度""银行存款"等科目，如图3-37、图3-38所示。

记 账 凭 证

凭证号：××　　　　　　　　日期：201×年×月×日　　　　　　　　附单据：×张

摘要	财务会计			预算会计		
	科目	借方金额	贷方金额	科目	借方金额	贷方金额
×××	所得税费用	×××				
×××	其他应交税费——单位应交所得税		×××			
	合计	×××	×××	合计		

图3-37　发生企业所得税纳税义务应填制的记账凭证

记 账 凭 证

凭证号：××　　　　　　　　日期：201×年×月×日　　　　　　　　附单据：×张

摘要	财务会计			预算会计		
	科目	借方金额	贷方金额	科目	借方金额	贷方金额
×××	其他应交税费——单位应交所得税	×××		事业支出	×××	
×××	财政拨款收入/零余额账户用款额度/银行存款等		×××	财政拨款预算收入/资金结存等		×××
	合计	×××	×××	合计	×××	×××

图3-38　实际交纳企业所得税时应填制的记账凭证

第五节　应付职工薪酬

一、应付职工薪酬概述

应付职工薪酬是指医院按有关规定应付给职工（含长期聘用人员）及为职工支

付的各种薪酬,包括基本工资、国家统一规定的津贴补贴、规范津贴补贴(绩效工资)、改革性补贴、社会保险费(如职工基本养老保险费、职业年金、基本医疗保险费等)、住房公积金等。医院应当按照相关规定,根据相关考勤记录、工时记录、工资标准等,编制"职工薪酬计算单",计算职工薪酬各项目,并应当将"职工薪酬计算单"进行汇总,编制"职工薪酬汇总表"。医院应当设置"应付职工薪酬明细账",按照职工类别分设账页,按照职工薪酬的组成内容分设专栏,根据"职工薪酬计算单"或"职工薪酬汇总表"进行登记。

二、应付职工薪酬的会计核算

(一)应付职工薪酬的科目设置

医院应当设置"应付职工薪酬"科目,核算医院应付给职工及为职工支付的各种薪酬。本科目应当根据国家有关规定按照"基本工资"(含离退休费)、"国家统一规定的津贴补贴""规范津贴补贴(绩效工资)""改革性补贴""社会保险费""住房公积金""其他个人收入"等进行明细核算。其中,"社会保险费""住房公积金"明细科目核算内容包括医院从职工工资中代扣代交的社会保险费、住房公积金,以及医院为职工计算交纳的社会保险费、住房公积金。

该科目为负债类科目,贷方登记应付职工薪酬的增加数,借方登记应付职工薪酬的减少数,期末贷方余额,反映医院应付未付的职工薪酬。

(二)应付职工薪酬的账务处理

(1)计算确认当期应付职工薪酬(含医院为职工计算交纳的社会保险费、住房公积金)。①计提从事专业及其辅助活动人员的职工薪酬,借记"业务活动费用""单位管理费用"科目,贷记本科目。②计提应由在建工程、加工物品、自行研发无形资产负担的职工薪酬,借记"在建工程""加工物品""研发支出"等科目,贷记本科目。③计提从事专业及其辅助活动之外的经营活动人员的职工薪酬,借记"经营费用"科目,贷记本科目。④因解除与职工的劳动关系而给予的补偿,借记"单位管理费用"等科目,贷记本科目。账务处理如图3-39所示。

记 账 凭 证

凭证号：×× 日期：201×年×月×日 附单据：×张

摘要	财务会计			预算会计		
	科目	借方金额	贷方金额	科目	借方金额	贷方金额
×××	业务活动费用/单位管理费用/在建工程/加工物品/研发支出等	×××				
×××	应付职工薪酬		×××			
	合计	×××	×××	合计		

图 3-39 确认当期应付职工薪酬时应填制的记账凭证

【例 3-10】201×年 12 月 8 日，某医院发放当月工资 3300000 元，其中医疗部门 2800000 元，行政及后勤 400000 元，离退休人员工资 100000 元。

财会部门根据有关凭证，应编制会计分录如下。

财务会计：

借：业务活动费用　　　　　　　　　　　　　　　　2800000

　　单位管理费用　　　　　　　　　　　　　　　　　500000

　　贷：应付职工薪酬——基本工资（含离退休费）　　3300000

【例 3-11】201×年 12 月 8 日，某医院为职工发放国家统一规定津贴 265000 元，其中医疗部门 180000 元，行政及后勤 85000 元。

财会部门根据有关凭证，应编制会计分录如下。

财务会计：

借：业务活动费用　　　　　　　　　　　　　　　　180000

　　单位管理费用　　　　　　　　　　　　　　　　　85000

　　贷：应付职工薪酬——国家统一规定的津贴补贴　　265000

（2）向职工支付工资、津贴补贴等薪酬时，按照实际支付的金额，借记本科目，贷记"财政拨款收入""零余额账户用款额度""银行存款"等科目，如图 3-40 所示。

记 账 凭 证

凭证号：××   日期：201×年×月×日   附单据：×张

摘要	财务会计			预算会计		
	科目	借方金额	贷方金额	科目	借方金额	贷方金额
×××	应付职工薪酬	×××		事业支出	×××	
×××	财政拨款收入/零余额账户用款额度/银行存款等		×××	财政拨款预算收入/资金结存		×××
	合计	×××	×××	合计	×××	×××

图3-40 实际支付职工薪酬时应填制的记账凭证

【例3-12】承【例3-10】，201×年12月10日，某医院由国库直接支付离退休人员工资100000元。

财会部门根据有关凭证，应编制会计分录如下。

财务会计：

借：应付职工薪酬——基本工资（含离退休费）   100000
    贷：财政拨款收入   100000

预算会计：

借：事业支出   100000
    贷：财政拨款预算收入   100000

【例3-13】承【例3-10】，201×年12月10日，某医院由财政授权支付离退休人员工资100000元。

财会部门根据有关凭证，应编制会计分录如下。

财务会计：

借：应付职工薪酬——基本工资（含离退休费）   100000
    贷：零余额账户用款额度   100000

预算会计：

借：事业支出   100000
    贷：资金结存——零余额账户用款额度   100000

（3）按照税法规定代扣职工个人所得税时，借记本科目（——基本工资），贷记"其他应交税费——应交个人所得税"科目，如图3-41所示。

记 账 凭 证

凭证号：××　　　　　　　日期：201×年×月×日　　　　　　　附单据：×张

摘要	财务会计			预算会计		
	科目	借方金额	贷方金额	科目	借方金额	贷方金额
×××	应付职工薪酬——基本工资	×××				
×××	其他应交税费——应交个人所得税		×××			
	合计	×××	×××	合计		

图3-41　代扣个人所得税时应填制的记账凭证

（4）从应付职工薪酬中代扣社会保险费和住房公积金，按照代扣的金额，借记本科目（——基本工资），贷记本科目（——社会保险费、住房公积金），如图3-42所示。

记 账 凭 证

凭证号：××　　　　　　　日期：201×年×月×日　　　　　　　附单据：×张

摘要	财务会计			预算会计		
	科目	借方金额	贷方金额	科目	借方金额	贷方金额
×××	应付职工薪酬——基本工资	×××				
×××	应付职工薪酬——社会保险费/应付职工薪酬——住房公积金		×××			
	合计	×××	×××	合计		

图3-42　代扣社会保险费和住房公积金时应填制的记账凭证

（5）按照国家有关规定交纳职工社会保险费和住房公积金时，按照实际支付的金额，借记本科目（——社会保险费、住房公积金），贷记"财政拨款收入""零余额账户用款额度""银行存款"等科目，如图3-43所示。

记 账 凭 证

凭证号：×× 　　　　　　　　日期：201×年×月×日　　　　　　　　附单据：×张

摘要	财务会计			预算会计		
	科目	借方金额	贷方金额	科目	借方金额	贷方金额
×××	应付职工薪酬——社会保险费/应付职工薪酬——住房公积金	×××		事业支出	×××	
×××	财政拨款收入/零余额账户用款额度/银行存款等		×××	财政拨款预算收入/资金结存		×××
	合计	×××	×××	合计	×××	×××

图3-43 实际交纳职工社会保险费和住房公积金时应填制的记账凭证

【例3-14】201×年12月10日，某医院按规定代扣代交个人所得税40000元，代扣代交个人住房公积金64000元。

财会部门根据有关凭证，应编制会计分录如下。

代扣时，

财务会计：

借：应付职工薪酬——基本工资　　　　　　　　　　　　　104000
　　贷：其他应交税费——应交个人所得税　　　　　　　　　40000
　　　　应付职工薪酬——住房公积金　　　　　　　　　　　64000

代交时，

财务会计：

借：其他应交税费——应交个人所得税　　　　　　　　　　40000
　　应付职工薪酬——住房公积金　　　　　　　　　　　　64000
　　贷：零余额账户用款额度　　　　　　　　　　　　　　　104000

预算会计：

借：事业支出　　　　　　　　　　　　　　　　　　　　　104000
　　贷：资金结存　　　　　　　　　　　　　　　　　　　　104000

（6）从应付职工薪酬中代扣为职工垫付的水电费、房租等费用时，按照实际扣除的金额，借记本科目（——基本工资），贷记"其他应收款"等科目。从应付职工薪酬中支付其他款项时，借记本科目，贷记"零余额账户用款额度""银行存款"等科目。账务处理如图3-44、图3-45所示。

记 账 凭 证

凭证号：××　　　　　　　日期：201×年×月×日　　　　　　　附单据：×张

摘要	财务会计			预算会计		
	科目	借方金额	贷方金额	科目	借方金额	贷方金额
×××	应付职工薪酬——基本工资	×××				
×××	其他应收款等		×××			
	合计	×××	×××	合计		

图 3-44　代扣垫付费用时应填制的记账凭证

记 账 凭 证

凭证号：××　　　　　　　日期：201×年×月×日　　　　　　　附单据：×张

摘要	财务会计			预算会计		
	科目	借方金额	贷方金额	科目	借方金额	贷方金额
×××	应付职工薪酬——其他个人收入	×××		事业支出	×××	
×××	零余额账户用款额度/银行存款等		×××	资金结存		×××
	合计	×××	×××	合计	×××	×××

图 3-45　支付其他款项时应填制的记账凭证

【例 3-15】201×年 12 月 10 日，某医院代扣为职工垫付的水电费 30000 元。

财会部门根据有关凭证，应编制会计分录如下。

代扣水电费时，

财务会计：

借：应付职工薪酬——基本工资　　　　　　　　　　　　　　30000

　　贷：其他应收款　　　　　　　　　　　　　　　　　　　　30000

第六节　应付票据

一、应付票据概述

应付票据是医院购买物资、设备，接受服务供应等而开出、承兑的商业汇票，包括银行承兑汇票和商业承兑汇票。由于我国商业汇票的付款期限最长不超过 6 个月，因此将应付票据作为流动负债进行管理和核算。

应付票据按承兑人可以分为商业承兑汇票和银行承兑汇票。二者的区别在于商业承兑汇票的承兑人即为付款人，银行承兑汇票的承兑人为银行。银行承兑只是为收款人按期收回债权提供了可靠的信用保证，对付款人来说，不会由于银行承兑而使这项负债消失。付款单位应在商业汇票到期前，及时将款项足额交存其开户银行，可使银行在到期日凭票将款项划转给收款人、被背书人或贴现银行。因此，即使是由银行承兑的商业汇票，付款人到期付款的现时义务依然存在，应将其作为一项负债。

医院应当设置"应付票据备查簿"，详细登记每一应付票据的种类、票号、签发日期、到期日、票面金额、票面利率、合同交易号、收款人姓名或单位名称，以及付款日期和金额等资料。应付票据到期结清时，应当在备查簿内逐笔注销。

二、应付票据的会计核算

（一）应付票据的科目设置

医院应当设置"应付票据"科目，核算医院为购买物资、设备和接受服务供应等而开出、承兑的商业汇票。医院应当按照债权人设置明细账，并按照应付票据种类进行明细核算。

该科目属于负债类科目，借方登记偿还到期票据本息，反映当期医院应付票据的减少，贷方登记开具应付票据发生额及计息额，反映当期医院应付票据的增加，期末贷方余额，反映医院持有的尚未到期的应付票据本息。

（二）应付票据的账务处理

（1）开出、承兑商业汇票时，借记"库存物品""固定资产"等科目，贷记本科目。涉及增值税业务的，相关账务处理参见"应交增值税"科目。以商业汇票抵付应付账款时，借记"应付账款"科目，贷记本科目。账务处理如图3-46所示。

记 账 凭 证

凭证号：×× 　　　　　　　　日期：201×年×月×日 　　　　　　　　附单据：×张

摘要	财务会计			预算会计		
	科目	借方金额	贷方金额	科目	借方金额	贷方金额
×××	库存物品/固定资产/应付账款等	×××				
×××	应付票据		×××			
	合计	×××	×××	合计		

图3-46 开出、承兑商业汇票或抵付应付账款时应填制的记账凭证

（2）支付银行承兑汇票的手续费时，借记"业务活动费用"等科目，贷记"银行存款""零余额账户用款额度"等科目，如图3-47所示。

记 账 凭 证

凭证号：××　　　　　　　　日期：201×年×月×日　　　　　　　　附单据：×张

摘要	财务会计			预算会计		
	科目	借方金额	贷方金额	科目	借方金额	贷方金额
×××	业务活动费用等	×××		事业支出	×××	
×××	银行存款/零余额账户用款额度等		×××	资金结存		×××
	合计	×××	×××	合计	×××	×××

图3-47　支付汇票的手续费应填制的记账凭证

（3）应付票据计息。

应付票据按票据是否带息可以分为带息应付票据和不带息应付票据两种。不带息应付票据，其面值就是票据到期时的应付金额。带息应付票据，应当在会计期末或到期时计算应付利息，借记"其他费用"科目，贷记"应付票据"科目，如图3-48所示。

记 账 凭 证

凭证号：××　　　　　　　　日期：201×年×月×日　　　　　　　　附单据：×张

摘要	财务会计			预算会计		
	科目	借方金额	贷方金额	科目	借方金额	贷方金额
×××	其他费用	×××				
×××	应付票据		×××			
	合计	×××	×××	合计		

图3-48　计提应付票据利息时应填制的记账凭证

（4）应付票据到期时，医院应当按照能否如期偿付票据款分别进行如下账务处理。

①医院能够如期偿付票据款。

如果应付票据为不带息票据，则在收到银行支付到期票据的付款通知时，借记"应付票据"科目，贷记"银行存款"等科目，如图3-49所示。

记 账 凭 证

凭证号：×× 日期：201×年×月×日 附单据：×张

摘要	财务会计			预算会计		
	科目	借方金额	贷方金额	科目	借方金额	贷方金额
×××	应付票据	×××		事业支出	×××	
×××	银行存款/零余额账户用款额度等		×××	资金结存		×××
	合计	×××	×××	合计	×××	×××

图3-49 偿付不带息票据款时应填制的记账凭证

如果应付票据为带息票据，则应当在票据到期时计算尚未计提的票据利息，借记"其他费用"科目，贷记"应付票据"科目，然后按照医院收到银行支付到期票据的付款通知，借记"应付票据"科目，贷记"银行存款""零余额账户用款额度"等科目。账务处理如图3-50、图3-51所示。

记 账 凭 证

凭证号：×× 日期：201×年×月×日 附单据：×张

摘要	财务会计			预算会计		
	科目	借方金额	贷方金额	科目	借方金额	贷方金额
×××	其他费用	×××				
×××	应付票据		×××			
	合计	×××	×××	合计		

图3-50 带息票据到期、计提未提利息时应填制的记账凭证

记 账 凭 证

凭证号：×× 日期：201×年×月×日 附单据：×张

摘要	财务会计			预算会计		
	科目	借方金额	贷方金额	科目	借方金额	贷方金额
×××	应付票据	×××		事业支出	×××	
×××	银行存款/零余额账户用款额度等		×××	财政拨款预算收入/资金结存		×××
	合计	×××	×××	合计	×××	×××

图3-51 偿付带息票据时应填制的记账凭证

②医院到期无力支付票款。

如果应付票据为商业承兑汇票，医院应当将到期无力支付的商业承兑汇票从"应付票据"科目转入"应付账款"科目。如果商业承兑汇票为不带息票据，则按照票据面值转入"应付账款"科目；如果为带息票据，医院应当按照尚未计提的票据利息，借记"其他费用"科目，贷记"应付票据"科目，再将应付票据的账面余额转入"应付账款"科目，借记"应付票据"科目，贷记"应付账款"科目，如图3－52、图3－53所示。

记 账 凭 证

凭证号：×× 日期：201×年×月×日 附单据：×张

摘要	财务会计			预算会计		
	科目	借方金额	贷方金额	科目	借方金额	贷方金额
×××	其他费用	×××				
×××	应付票据		×××			
	合计	×××	×××	合计		

图3－52 带息商业承兑汇票到期、计提未提利息时应填制的记账凭证

记 账 凭 证

凭证号：×× 日期：201×年×月×日 附单据：×张

摘要	财务会计			预算会计		
	科目	借方金额	贷方金额	科目	借方金额	贷方金额
×××	应付票据	×××				
×××	应付账款		×××			
	合计	×××	×××	合计		

图3－53 无力偿付到期商业承兑汇票时应填制的记账凭证

如果应付票据为银行承兑汇票，在医院到期无力支付银行承兑汇票的情况下，承兑银行除了凭票向持票人（即收款人）无条件付款外，对医院尚未支付的票据金额转作逾期贷款处理并按天计收利息。医院在收到银行转来的相关凭证时，应当将"应付票据"转入"短期借款"科目。如果银行承兑汇票为不带息票据，则按照票据面值转入"短期借款"科目；如果为带息票据，医院应当按照尚未计提的票据利息，借记"其他费用"科目，贷记"应付票据"科目，再将应付票据的账面余额转入"短期借款"科目，借记"应付票据"科目，贷记"短期借款"科目。对"应付票据"转入"短期借款"后计收的利息，按短期借款利息的处理办法进行账务处理，如图3－54、图3－55所示。

记 账 凭 证

凭证号：×× 　　　　日期：201×年×月×日 　　　　附单据：×张

摘要	财务会计			预算会计		
	科目	借方金额	贷方金额	科目	借方金额	贷方金额
×××	其他费用	×××				
×××	应付票据		×××			
	合计	×××	×××	合计		

图 3-54　带息银行承兑汇票到期、计提未提利息应填制的记账凭证

记 账 凭 证

凭证号：×× 　　　　日期：201×年×月×日 　　　　附单据：×张

摘要	财务会计			预算会计		
	科目	借方金额	贷方金额	科目	借方金额	贷方金额
×××	应付票据	×××				
×××	短期借款		×××			
	合计	×××	×××	合计		

图 3-55　无力偿付到期银行承兑汇票时应填制的记账凭证

第七节　应付账款

一、应付账款概述

应付账款是医院因购买物资、接受服务、开展工程建设等而应付给供应单位、偿还期限在一年以内（含一年）的款项。从应付账款的定义可以看出，应付账款与医院购买库存物资、固定资产等物资和接受服务供应相关，是由于取得物资或接受服务与支付货款在时间上的不一致而产生的负债。

二、应付账款的会计核算

（一）应付账款的科目设置

医院应当设置"应付账款"科目，其因购买库存物资、固定资产和接受服务供应而应付的偿还期限在一年以内（含一年）的款项。本项目应当按照债权人进行明

细核算。对于建设项目,还应设置"应付器材款""应付工程款"等明细科目,并按照具体项目进行明细核算。该科目属于负债类科目,借方登记偿还供货单位应付账款金额,贷方登记应付账款的发生额,期末贷方余额,反映医院尚未支付的应付账款。

(二) 应付账款的账务处理

(1) 收到所购材料、物资、设备或服务,以及确认完成工程进度但尚未付款时,根据发票及账单等有关凭证,按照应付未付款项的金额,借记"库存物品""固定资产""在建工程"等科目,贷记本科目,如图 3-56 所示。涉及增值税业务的,相关账务处理参见"应交增值税"科目。

记 账 凭 证

凭证号:×× 　　　　　　　日期:201×年×月×日　　　　　　　附单据:×张

摘要	财务会计			预算会计		
	科目	借方金额	贷方金额	科目	借方金额	贷方金额
×××	库存物品/固定资产/在建工程等	×××				
×××	应付账款		×××			
	合计	×××	×××	合计		

图 3-56　发生应付账款时应填制的记账凭证

(2) 偿付应付账款时,按照实际支付的金额,借记本科目,贷记"财政拨款收入""零余额账户用款额度""银行存款"等科目,如图 3-57 所示。

记 账 凭 证

凭证号:×× 　　　　　　　日期:201×年×月×日　　　　　　　附单据:×张

摘要	财务会计			预算会计		
	科目	借方金额	贷方金额	科目	借方金额	贷方金额
×××	应付账款	×××		事业支出	×××	
×××	财政拨款收入/零余额账户用款额度/银行存款		×××	财政拨款预算收入/资金结存		×××
	合计	×××	×××	合计	×××	×××

图 3-57　偿付应付账款时应填制的记账凭证

【例 3-16】 201×年 12 月,某医院从省医药公司购入一批药品,款项共计

200000元，药品已验收入库，但尚未支付款项。

财会部门根据有关凭证，应编制会计分录如下。

购入药品时，

财务会计：

借：库存物品——药品　　　　　　　　　　　　　　200000

　　贷：应付账款　　　　　　　　　　　　　　　　　　　200000

201×年12月31日，支付上述药品款项，

财务会计：

借：应付账款　　　　　　　　　　　　　　　　　　200000

　　贷：银行存款　　　　　　　　　　　　　　　　　　　200000

预算会计：

借：事业支出　　　　　　　　　　　　　　　　　　200000

　　贷：资金结存——货币资金　　　　　　　　　　　　　200000

（3）开出、承兑汇票抵付应付账款时，借记本科目，贷记"应付票据"科目，如图3-58所示。

记　账　凭　证

凭证号：×× 　　　　　　日期：201×年×月×日　　　　　　附单据：×张

摘要	财务会计			预算会计		
	科目	借方金额	贷方金额	科目	借方金额	贷方金额
×××	应付账款	×××				
×××	应付票据		×××			
	合计	×××	×××	合计		

图3-58　开出、承兑汇票抵付应付账款时应填制的记账凭证

（4）无法偿付或债权人豁免偿还的应付账款，应当按照规定报经批准后进行账务处理。经批准核销时，借记本科目，贷记"其他收入"科目，如图3-59所示。核销的应付账款应在备查簿中保留登记。

记 账 凭 证

凭证号：×× 日期：201×年×月×日 附单据：×张

摘要	财务会计			预算会计		
	科目	借方金额	贷方金额	科目	借方金额	贷方金额
×××	应付账款	×××				
×××	其他收入		×××			
	合计	×××	×××	合计		

图 3-59 无法偿付或债权人豁免应付账款时应填制的记账凭证

【例 3-17】201×年 12 月 31 日，医院确定一笔应付账款 8000 元为无法支付的款项，应予以转销。

财会部门根据有关凭证，应编制会计分录如下。

财务会计：

借：应付账款　　　　　　　　　　　　　　8000
　　贷：其他收入　　　　　　　　　　　　　　8000

第八节　应付利息

一、应付利息概述

应付利息是指医院按照合同约定应支付的借款利息，包括短期借款、分期付息到期还本的长期借款等应支付的利息。

二、应付利息的会计核算

（一）应付利息的科目设置

医院应当设置"应付利息"科目，核算医院按照合同约定应支付的借款利息，包括短期借款、分期付息到期还本的长期借款等应支付的利息。

医院应当按照债权人等进行明细核算。"应付利息"科目期末为贷方余额，反映医院应付未付的利息金额。

（二）应付利息的账务处理

（1）为建造固定资产、公共基础设施等借入的专门借款的利息，属于建设期间发生的,按期计提利息费用时,按照计算确定的金额,借记"在建工程"科目,贷记本科目;不属于建设期间发生的,按期计提利息费用时,按照计算确定的金额,借记"其他费用"科目,贷记本科目,如图3-60所示。

记 账 凭 证

凭证号：×× 日期：201×年×月×日 附单据：×张

摘要	财务会计			预算会计		
	科目	借方金额	贷方金额	科目	借方金额	贷方金额
×××	在建工程/其他费用	×××				
×××	应付利息		×××			
	合计	×××	×××	合计		

图3-60 计提应付利息费用时应填制的记账凭证

（2）对于其他借款,按期计提利息费用时,按照计算确定的金额,借记"其他费用"科目,贷记本科目,如图3-61所示。

记 账 凭 证

凭证号：×× 日期：201×年×月×日 附单据：×张

摘要	财务会计			预算会计		
	科目	借方金额	贷方金额	科目	借方金额	贷方金额
×××	其他费用	×××				
×××	应付利息		×××			
	合计	×××	×××	合计		

图3-61 计提其他借款的应付利息费用时应填制的记账凭证

（3）实际支付应付利息时,按照支付的金额,借记本科目,贷记"银行存款"等科目,如图3-62所示。

记 账 凭 证

凭证号：×× 日期：201×年×月×日 附单据：×张

摘要	财务会计			预算会计		
	科目	借方金额	贷方金额	科目	借方金额	贷方金额
×××	应付利息	×××		其他支出	×××	
×××	银行存款等		×××	资金结存——货币资金		×××
	合计	×××	×××	合计	×××	×××

图3-62 实际支付利息费用时应填制的记账凭证

【例3-18】医院将借入5年期到期还本每年付息的长期借款4000000元,合同约定利率为4%。

财会部门根据有关凭证,应编制会计分录如下。

计算确定利息费用时,

财务会计:

借:其他费用——利息费用　　　　　　　　　　　　　160000
　　贷:应付利息　　　　　　　　　　　　　　　　　　160000

医院每年支付的利息4000000×4%=160000(元)

实际支付利息时,

财务会计:

借:应付利息　　　　　　　　　　　　　　　　　　　160000
　　贷:银行存款　　　　　　　　　　　　　　　　　　160000

预算会计:

借:其他支出——利息支出　　　　　　　　　　　　　160000
　　贷:资金结存——货币资金　　　　　　　　　　　　160000

第九节　预收账款

一、预收账款概述

预收账款是指医院预收住院病人、门诊病人的预交金和医疗保险机构预拨的医疗保险金等预收款项。

医院在开展医疗服务活动中,对于病人预交的住院医药费,应定期与实际发生的住院医药费进行核对,及时催缴避免发生欠费,病人出院时应及时结算。

为反映预收账款结算情况,要按个人或单位进行明细核算。可根据历年或多年病人历史资料,测定各病种平均费用水平,合理确定病人预交金收取标准。

二、预收账款的会计核算

(一)预收账款的科目设置

医院应当设置"预收账款"科目,核算医院预先收取但尚未结算的款项。本科目下设置"预收医疗款"明细科目,核算医院从住院病人、门诊病人及医疗保险机构等预收款项。本科目下设置"其他预收账款"明细科目,核算医院除预收医疗款以外的其他预收款,如医院因提供科研教学等服务、按合同或协议约定预收接受服务单位的款项。

该科目是负债类科目,贷方登记收到的预交账款数额,借方登记结算冲转和退还的预收账款数额,期末贷方余额,反映医院向住院病人、门诊病人及医疗保险机构等预收但尚未结算的款项。

(二) 预收账款的账务处理

(1) 从付款方预收款项时,按照实际预收的金额,借记"银行存款"等科目,贷记本科目,如图 3-63 所示。

记 账 凭 证

凭证号:×× 　　　　　　　　日期:201×年×月×日　　　　　　　　附单据:×张

摘要	财务会计			预算会计		
	科目	借方金额	贷方金额	科目	借方金额	贷方金额
×××	银行存款等	×××		资金结存——货币资金	×××	
×××	预收账款		×××	事业预算收入		×××
	合计	×××	×××	合计	×××	×××

图 3-63　发生预收款项时应填制的记账凭证

【例 3-19】201×年 12 月,某医院收到医疗保险机构转账预拨医疗保险基金 1000000 元。

财会部门根据有关凭证,应编制会计分录如下。

财务会计:

借:银行存款　　　　　　　　　　　　　　　　　　　1000000
　　贷:预收账款——预收医疗款——预收医保款　　　　　　　1000000

预算会计:

借:资金结存——货币资金　　　　　　　　　　　　　　1000000
　　贷:事业预算收入——医疗预算收入　　　　　　　　　　　1000000

【例 3-20】201×年 12 月 20 日,某医院住院处交来住院预交金 200000 元,其中现金 150000 元,转账支票 50000 元。

财会部门根据有关凭证,应编制会计分录如下。

财务会计:

借:库存现金　　　　　　　　　　　　　　　　　　　　150000

　　　　银行存款　　　　　　　　　　　　　　　　　　　　50000
　　　　　贷：预收账款——预收医疗款——住院预收款　　　200000
预算会计：
　　　　借：资金结存——货币资金　　　　　　　　　　　200000
　　　　　贷：事业预算收入——医疗预算收入　　　　　　200000

（2）与门诊病人结算医疗费时，如病人应付的医疗款金额大于其预交金额，按病人补付金额，借记"库存现金""银行存款"等科目，按病人预交金额，借"预收账款——预收医疗款"科目，按病人应付的医疗款金额，贷记"事业收入——医疗收入"科目，如图3-64所示。

记　账　凭　证

凭证号：××　　　　　　日期：201×年×月×日　　　　　　附单据：×张

摘要	财务会计			预算会计		
	科目	借方金额	贷方金额	科目	借方金额	贷方金额
×××	预收账款	×××		资金结存——货币资金	×××	
×××	银行存款等	×××				
×××	事业收入——医疗收入		×××	事业预算收入		×××
	合计	×××	×××	合计	×××	×××

图3-64　应付医疗款大于预交金时应填制的记账凭证

如病人应付的医疗款金额小于其预交金额，按病人应付的医疗款金额，借记"预收账款——预收医疗款"科目，贷记"事业收入——医疗收入"科目；退还病人差额的，还应按退还金额，借记"预收账款——预收医疗款"科目，贷记"库存现金""银行存款"等科目。账务处理如图3-65、图3-66所示。

记　账　凭　证

凭证号：××　　　　　　日期：201×年×月×日　　　　　　附单据：×张

摘要	财务会计			预算会计		
	科目	借方金额	贷方金额	科目	借方金额	贷方金额
×××	预收账款——预收医疗款	×××				
×××	事业收入——医疗收入		×××			
	合计	×××	×××	合计		

图3-65　应付医疗款小于预交金时应填制的记账凭证

记 账 凭 证

凭证号：×× 日期：201×年×月×日 附单据：×张

摘要	财务会计			预算会计		
	科目	借方金额	贷方金额	科目	借方金额	贷方金额
×××	预收账款——预收医疗款	×××		事业预算收入	×××	
×××	银行存款等		×××	资金结存——货币资金		×××
	合计	×××	×××	合计	×××	×××

图 3-66 退还预交金时应填制的记账凭证

【例 3-21】201×年12月20日，某医院门诊挂号收费处报来当日门诊病人刘某医疗费，当日，刘某以现金形式交纳预交金 10000 元，共发生医疗费 6800 元，以现金退回余款 3200 元。

财会部门根据有关凭证，应编制会计分录如下。

当日交纳预交金时，

财务会计：

借：库存现金　　　　　　　　　　　　　　　　　　　　　　10000
　　贷：预收账款——预收医疗款——门急诊预收款　　　　　10000

预算会计：

借：资金结存——货币资金　　　　　　　　　　　　　　　　10000
　　贷：事业预算收入——医疗预算收入　　　　　　　　　　10000

当日门诊结算时，

财务会计：

借：预收账款——预收医疗款——门急诊预收款　　　　　　10000
　　贷：库存现金　　　　　　　　　　　　　　　　　　　　3200
　　　　事业收入——医疗收入　　　　　　　　　　　　　　6800

预算会计：

借：事业预算收入——医疗预算收入　　　　　　　　　　　 3200
　　贷：资金结存——货币资金　　　　　　　　　　　　　　3200

（3）住院病人办理出院手续，结算医疗费时，如病人应付的医疗款金额大于其预交金额，应按病人补付金额，借记"库存现金""银行存款"等科目，按病人预交金额，借记"预收账款——预收医疗款"科目，按病人欠费金额，借记"应收账款——应收医疗款"科目，按病人应付的医疗款金额，贷记"应收账款——应收在院病人医疗款"科目,如图 3-67 所示。

记 账 凭 证

凭证号:××　　　　　　日期:201×年×月×日　　　　　　附单据:×张

摘要	财务会计			预算会计		
	科目	借方金额	贷方金额	科目	借方金额	贷方金额
×××	库存现金/银行存款等	×××		资金结存——货币资金	×××	
×××	预收账款——预收医疗款	×××				
×××	应收账款——应收医疗款	×××				
×××	应收账款——应收在院病人医疗款		×××	事业预算收入		×××
	合计	×××	×××	合计	×××	×××

图 3-67　病人应付医疗款大于预交金时应填制的记账凭证

如病人应付的医疗款金额小于其预交金额,应按病人预交金额,借记本科目,按病人应付的医疗款金额,贷记"应收账款——应收在院病人医疗款"科目,按退还给病人的差额,借记"预收账款——预收医疗款"科目,贷记"库存现金""银行存款"等科目,如图 3-68、图 3-69 所示。

记 账 凭 证

凭证号:××　　　　　　日期:201×年×月×日　　　　　　附单据:×张

摘要	财务会计			预算会计		
	科目	借方金额	贷方金额	科目	借方金额	贷方金额
×××	预收账款——预收医疗款	×××				
×××	应收账款——应收在院病人医疗款		×××			
	合计	×××	×××	合计		

图 3-68　病人应付医疗款小于预交金时应填制的记账凭证

记 账 凭 证

凭证号：×× 日期：201×年×月×日 附单据：×张

摘要	财务会计			预算会计		
	科目	借方金额	贷方金额	科目	借方金额	贷方金额
×××	预收账款——预收医疗款	×××		事业预算收入	×××	
×××	银行存款等		×××	资金结存——货币资金		×××
	合计	×××	×××	合计	×××	×××

图 3-69 医院退还预交金时应填制的记账凭证

【例 3-22】201×年 12 月 15 日，某医院住院处报来"住院病人医药费结算汇总日报表"，出院病人医药费用 300000 元，其中冲减预交金 250000 元，收补交金 49200 元（其中现金 40200 元，银行存款 9000 元），出院病人李某应付未付款 800 元。

财会部门根据有关凭证，应编制会计分录如下。

财务会计：

借：库存现金　　　　　　　　　　　　　　　　　　　　40200
　　银行存款　　　　　　　　　　　　　　　　　　　　　9000
　　预收账款——预收医疗款——住院预收款　　　　　　250000
　　应收账款——应收医疗款——出院病人欠费　　　　　　800
　贷：应收账款——应收在院病人医疗款　　　　　　　　300000

预算会计：

借：资金结存——货币资金　　　　　　　　　　　　　　49200
　贷：事业预算收入——医疗预算收入——住院预算收入　　49200

（4）与医疗保险机构结算医疗款时，按医疗保险机构预拨的医疗保险金，借记"预收账款——预收医疗款——预收医保款"科目，按医疗保险机构应付的医疗保险结算金额，贷记"应收账款——应收医疗款——应收医保款"科目，按医疗保险机构补付或医院退还给医疗保险机构的金额，借记或贷记"银行存款"等科目，如图 3-70（a）、图 3-70（b）所示。

记 账 凭 证

凭证号：××　　　　　　　日期：201×年×月×日　　　　　　　附单据：×张

摘要	财务会计			预算会计		
	科目	借方金额	贷方金额	科目	借方金额	贷方金额
×××	预收账款——预收医疗款——预收医保款	×××		资金结存	×××	
×××	银行存款等	×××				
×××	应收账款——应收医疗款——应收医保款		×××	事业预算收入		×××
	合计	×××	×××	合计	×××	×××

图3-70（a）　医疗保险机构向医院补付医疗款时应填制的记账凭证

记 账 凭 证

凭证号：××　　　　　　　日期：201×年×月×日　　　　　　　附单据：×张

摘要	财务会计			预算会计		
	科目	借方金额	贷方金额	科目	借方金额	贷方金额
×××	预收账款——预收医疗款——预收医保款	×××		事业预算收入	×××	
×××	应收账款——应收医疗款——应收医保款		×××			
×××	银行存款等		×××	资金结存		×××
	合计	×××	×××	合计	×××	×××

图3-70（b）　医院向医疗保险机构退还医疗款时应填制的记账凭证

【例3-23】201×年11月14日，省医疗保险机构预拨201×年11月医疗保险金300000元，实际11月医疗保险结算金额480000元，201×年12月28日省医疗保险机构补付医院180000元。

财会部门根据有关凭证，应编制会计分录如下。

预拨医疗保险金时，

财务会计：

借：银行存款　　　　　　　　　　　　　　　　　　　　　　300000

　　贷：预收账款——预收医疗款——预收医保款　　　　　　　　300000

预算会计：

借：资金结存——货币资金　　　　　　　　　　　　　　　　300000

　　贷：事业预算收入——医疗预算收入　　　　　　　　　　　　300000

医疗保险结算时，

财务会计：

借：预收账款——预收医疗款——预收医保款　　　　　300000
　　银行存款　　　　　　　　　　　　　　　　　　　180000
　　贷：应收账款——应收医疗款——应收医保款　　　　480000

预算会计：

借：资金结存——货币资金　　　　　　　　　　　　　180000
　　贷：事业预算收入——医疗预算收入　　　　　　　　180000

（5）无法偿付或债权人豁免偿还的预收账款，应当按照规定报经批准后进行账务处理。经批准核销时，借记本科目，贷记"其他收入"科目，如图3-71所示。核销的预收账款应在备查簿中保留登记。

记　账　凭　证

凭证号：××　　　　　　　日期：201×年×月×日　　　　　　附单据：×张

摘要	财务会计			预算会计		
	科目	借方金额	贷方金额	科目	借方金额	贷方金额
×××	预收账款——预收医疗款	×××				
×××	其他收入		×××			
	合计	×××	×××	合计		

图3-71　无法偿付或债权人豁免偿还预收账款时应填制的记账凭证

【例3-24】201×年12月8日，某医院确认无法偿付预收账款10000元，按照规定报经批准核销。

财会部门根据有关凭证，应编制会计分录如下。

财务会计：

借：预收账款——预收医疗款　　　　　　　　　　　　10000
　　贷：其他收入　　　　　　　　　　　　　　　　　　10000

第十节　其他应付款

一、其他应付款概述

其他应付款是指医院除应交增值税、其他应交税费、应缴财政款、应付职工薪酬、应付票据、应付账款、应付政府补贴款、应付利息、预收账款以外，其他各项偿还期限在一年内（含一年）的应付及暂收款项，如收取的押金、存入保证金、已经报销但尚未偿还银行的公务卡欠款等。

医院同级政府财政部门预拨的下期预算款和没有纳入预算的暂付款项，以及采用实拨资金方式通过医院转拨给下级医院的财政拨款，也通过本科目核算。

二、其他应付款的会计核算

（一）其他应付款的科目设置

医院应当设置"其他应付款"科目，核算其他应付款的增减变动及结存情况。并在该科目下按照应付和暂收款项的类别和单位或个人设置明细账，进行明细核算。该科目为负债类科目，借方登记其他应付款的减少，贷方登记其他应付款的增加，期末贷方余额反映医院尚未偿付的其他应付款项。

（二）其他应付款的账务处理

（1）收到同级政府财政部门预拨的下期预算款和没有纳入预算的暂付款项，按照实际收到的金额，借记"银行存款"等科目，贷记本科目。待下一预算期或批准纳入预算时，借记本科目，贷记"财政拨款收入"科目。账务处理如图3-72、图3-73所示。

记 账 凭 证

凭证号：×× 日期：201×年×月×日 附单据：×张

摘要	财务会计			预算会计		
	科目	借方金额	贷方金额	科目	借方金额	贷方金额
×××	银行存款等	×××				
×××	其他应付款		×××			
	合计	×××	×××	合计		

图3-72 收到预拨的下期预算款和没有纳入预算的暂付款时应填制的记账凭证

记 账 凭 证

凭证号：×× 日期：201×年×月×日 附单据：×张

摘要	财务会计			预算会计		
	科目	借方金额	贷方金额	科目	借方金额	贷方金额
×××	其他应付款	×××		资金结存	×××	
×××	财政拨款收入		×××	财政拨款预算收入		×××
	合计	×××	×××	合计	×××	×××

图 3-73 下一预算期或批准纳入预算时应填制的记账凭证

(2) 采用实拨资金方式通过本单位转拨给下属单位的财政拨款，按照实际收到的金额，借记"银行存款"科目，贷记本科目；向下属单位转拨财政拨款时，按照转拨的金额，借记本科目，贷记"银行存款"科目。账务处理如图 3-74、图 3-75 所示。

记 账 凭 证

凭证号：×× 日期：201×年×月×日 附单据：×张

摘要	财务会计			预算会计		
	科目	借方金额	贷方金额	科目	借方金额	贷方金额
×××	银行存款	×××				
×××	其他应付款		×××			
	合计	×××	×××	合计		

图 3-74 收到转拨给下属单位的财政款时应填制的记账凭证

记 账 凭 证

凭证号：×× 日期：201×年×月×日 附单据：×张

摘要	财务会计			预算会计		
	科目	借方金额	贷方金额	科目	借方金额	贷方金额
×××	其他应付款	×××				
×××	银行存款		×××			
	合计	×××	×××	合计		

图 3-75 向下属单位转拨财政款时应填制的记账凭证

(3) 医院公务卡持卡人报销时，按照审核报销的金额，借记"业务活动费用""单位管理费用"等科目，贷记本科目。偿还公务卡欠款时，借记本科目，贷记"零余额账户用款额度"等科目。账务处理如图 3-76、图 3-77 所示。

记 账 凭 证

凭证号：×× 日期：201×年×月×日 附单据：×张

摘要	财务会计			预算会计		
	科目	借方金额	贷方金额	科目	借方金额	贷方金额
×××	业务活动费用/单位管理费用等	×××				
×××	其他应付款		×××			
	合计	×××	×××	合计		

图 3-76　审核报销公务卡时应填制的记账凭证

记 账 凭 证

凭证号：×× 日期：201×年×月×日 附单据：×张

摘要	财务会计			预算会计		
	科目	借方金额	贷方金额	科目	借方金额	贷方金额
×××	其他应付款	×××		事业支出	×××	
×××	零余额账户用款额度等		×××	资金结存		×××
	合计	×××	×××	合计	×××	×××

图 3-77　偿还公务卡欠款时应填制的记账凭证

【例 3-25】201×年 12 月 6 日，某医院行政人员张某使用公务员卡报销差旅费 5000 元。

财会部门根据有关凭证，应编制会计分录如下。

持卡人报销时，

财务会计：

借：单位管理费用　　　　　　　　　　　　　　　　　5000

　　贷：其他应付款　　　　　　　　　　　　　　　　5000

偿还公务卡欠款时，

财务会计：

借：其他应付款　　　　　　　　　　　　　　　　　　5000

　　贷：银行存款　　　　　　　　　　　　　　　　　5000

预算会计：

借：事业支出　　　　　　　　　　　　　　　　　　　5000

　　贷：资金结存　　　　　　　　　　　　　　　　　5000

（4）购入固定资产扣留质量保证金的，应当在取得固定资产时，按照确定的固定资产成本，借记"固定资产"等科目，按照实际支付或应付的金额，贷记"财政拨款收入""零余额账户用款额度""应付账款"（不含质量保证金）、"银行存款"等科目，按照扣留的质量保证金数额，贷记"其他应付款"［扣留期在一年以内（含一年）］科目。质保期满支付质量保证金时，借记"其他应付款"科目，贷记"财政拨款收入""零余额账户用款额度""银行存款"等科目。账务处理如图3-78、图3-79所示。

记 账 凭 证

凭证号：×× 日期：201×年×月×日 附单据：×张

摘要	财务会计			预算会计		
	科目	借方金额	贷方金额	科目	借方金额	贷方金额
×××	固定资产等	×××		事业支出	×××	
×××	银行存款/零余额账户用款额度等		×××	财政拨款预算收入/资金结存		×××
×××	其他应付款［扣留期在一年以内(含一年)］		×××			
	合计	×××	×××	合计	×××	×××

图3-78 扣留质量保证金时应填制的记账凭证

记 账 凭 证

凭证号：×× 日期：201×年×月×日 附单据：×张

摘要	财务会计			预算会计		
	科目	借方金额	贷方金额	科目	借方金额	贷方金额
×××	其他应付款	×××		事业支出	×××	
×××	财政拨款收入/零余额账户用款额度/银行存款		×××	财政拨款预算收入/资金结存		×××
	合计	×××	×××	合计	×××	×××

图3-79 支付质量保证金时应填制的记账凭证

【例3-26】201×年12月15日，某医院购买一台CT机，价值3500000元。合同签订后，预付30%。该CT机安装调试完毕，验收入库，医院再支付65%。留取5%作为质保金，设备正常运行一年后支付。

财会部门根据有关凭证，应编制会计分录如下。

购入设备时，

财务会计：

借：固定资产　　　　　　　　　　　　　　　　　　　3500000

　　贷：银行存款　　　　　　　　　　　　　　　　　　2275000

　　　　预付账款　　　　　　　　　　　　　　　　　　1050000

　　　　其他应付款　　　　　　　　　　　　　　　　　175000

预算会计：

借：事业支出　　　　　　　　　　　　　　　　　　　2275000

　　贷：资金结存　　　　　　　　　　　　　　　　　　2275000

设备正常运行一年后，医院支付5%质保金，

财务会计：

借：其他应付款　　　　　　　　　　　　　　　　　　175000

　　贷：银行存款　　　　　　　　　　　　　　　　　　175000

预算会计：

借：事业支出　　　　　　　　　　　　　　　　　　　175000

　　贷：资金结存　　　　　　　　　　　　　　　　　　175000

(5) 无法偿付或债权人豁免偿还的其他应付款项，应当按照规定报经批准后进行账务处理。经批准核销时，借记本科目，贷记"其他收入"科目，如图3-80所示。核销的其他应付款应在备查簿中保留登记。

记　账　凭　证

凭证号：××　　　　　　　日期：201×年×月×日　　　　　　附单据：×张

摘要	财务会计			预算会计		
	科目	借方金额	贷方金额	科目	借方金额	贷方金额
×××	其他应付款	×××				
×××	其他收入		×××			
	合计	×××	×××	合计		

图3-80　无法偿付或债权人豁免偿还其他应付款时应填制的记账凭证

【例3-27】201×年12月31日，某医院在进行账务清理时，发现一笔收到的500元进修风险押金尚未退还给张某，张某已于两年前进修完毕。经查，该款项也无法退还，经批准核销。

财会部门根据有关凭证，应编制会计分录如下。

财务会计：

借：其他应付款　　　　　　　　　　　　　　　　　　500

　　贷：其他收入　　　　　　　　　　　　　　　　　　500

第十一节 预提费用

一、预提费用概述

预提费用是指医院按照规定预先提取的已经发生但尚未支付的费用，如租金等。医院按照规定从科研项目收入中提取的项目间接费用或管理费，也通过本科目核算。医院计提的借款利息费用，通过"应付利息""长期借款"科目核算，不通过本科目核算。本科目为负债类科目，借方登记实际支付的预提费用数额，贷方登记预提的费用数额，期末贷方余额，反映医院已预提但尚未实际支出的各项费用。

二、预提费用的会计核算

（一）预提费用的科目设置

医院应当设置"预提费用"科目，核算其预先提取的已经发生但尚未支付的费用，并在该科目下按照费用种类设置明细账，进行明细核算。对于提取的项目间接费用或管理费，应当在本科目下设置"项目间接用或管理费"明细科目，进行明细核算。

（二）预提费用的账务处理

（1）按规定从科研项目收入中提取项目间接费用或管理费时，按照提取的金额，借记"单位管理费用""业务活动费用"科目，贷记本科目（——项目间接用或管理费），如图3-81所示。

记 账 凭 证

凭证号：×× 日期：201×年×月×日 附单据：×张

摘要	财务会计			预算会计		
	科目	借方金额	贷方金额	科目	借方金额	贷方金额
×××	业务活动费用/单位管理费用	×××		非财政拨款结转——项目间接费用或管理费	×××	
×××	预提费用——项目间接费用或管理费		×××	非财政拨款结余——项目间接费用或管理费		×××
	合计	×××	×××	合计	×××	×××

图3-81 提取项目间接费用或管理费时应填制的记账凭证

(2) 医院使用计提的项目间接费用或管理费购买固定资产、无形资产的,在财务会计下,按照固定资产、无形资产的成本金额,借记"固定资产""无形资产"科目,贷记"银行存款"等科目;同时,按照相同的金额,借记"预提费用——项目间接费用或管理费"科目,贷记"累计盈余"科目。在预算会计下,按照相同的金额,借记"事业支出"等科目,贷记"资金结存"科目。账务处理如图3-82、图3-83所示。

记 账 凭 证

凭证号:×× 日期:201×年×月×日 附单据:×张

摘要	财务会计			预算会计		
	科目	借方金额	贷方金额	科目	借方金额	贷方金额
×××	固定资产/无形资产	×××		事业支出	×××	
×××	银行存款等		×××	资金结存		×××
	合计	×××	×××	合计	×××	×××

图3-82 购买固定资产或无形资产时应填制的记账凭证

记 账 凭 证

凭证号:×× 日期:201×年×月×日 附单据:×张

摘要	财务会计			预算会计		
	科目	借方金额	贷方金额	科目	借方金额	贷方金额
×××	预提费用——项目间接费用或管理费	×××				
×××	累计盈余		×××			
	合计	×××	×××	合计		

图3-83 冲减计提的项目间接费用或管理费时应填制的记账凭证

【例3-28】201×年10月20日,某医院按规定计提A课题项目间接费20000元。201×年11月8日,使用计提的间接费用购买研究仪器20000元。

财会部门根据有关凭证,应编制会计分录如下。

按期预提时,

财务会计:

借:单位管理费用 20000

  贷:预提费用——项目间接费用或管理费 20000

实际使用时,

财务会计：

借：固定资产　　　　　　　　　　　　　　　　　　20000
　　贷：银行存款　　　　　　　　　　　　　　　　20000
借：预提费用——项目间接费用或管理费　　　　　　20000
　　贷：累计盈余　　　　　　　　　　　　　　　　20000

预算会计：

借：事业支出　　　　　　　　　　　　　　　　　　20000
　　贷：资金结存　　　　　　　　　　　　　　　　20000

（3）其他预提费用。

按期预提租金等费用时，按照预提的金额，借记"业务活动费用""单位管理费用"等科目，贷记本科目。实际支付款项时，按照支付金额，借记本科目，贷记"零余额账户用款额度""银行存款"等科目。账务处理如图3-84、图3-85所示。

记 账 凭 证

凭证号：××　　　　　　　日期：201×年×月×日　　　　　　附单据：×张

摘要	财务会计			预算会计		
	科目	借方金额	贷方金额	科目	借方金额	贷方金额
×××	业务活动费用/单位管理费用等	×××				
×××	预提费用——预提租金费用		×××			
	合计	×××	×××	合计		

图3-84　预提费用时应填制的记账凭证

记 账 凭 证

凭证号：××　　　　　　　日期：201×年×月×日　　　　　　附单据：×张

摘要	财务会计			预算会计		
	科目	借方金额	贷方金额	科目	借方金额	贷方金额
×××	预提费用——预提租金费用	×××		事业支出	×××	
×××	零余额账户用款额度/银行存款等		×××	资金结存		×××
	合计	×××	×××	合计	×××	×××

图3-85　支付预提费用时应填制的记账凭证

【例3-29】201×年10月20日，某医院预提医疗用租房应付租金40000元。

财会部门根据有关凭证，应编制会计分录如下。

财务会计：

借：业务活动费用　　　　　　　　　　　　　　　　　　40000

　　贷：预提费用——预提租金费用　　　　　　　　　　　　40000

【例3-30】承【例3-29】，201×年11月5日，支付租金。

财会部门根据有关凭证，应编制会计分录如下。

财务会计：

借：预提费用——预提租金费用　　　　　　　　　　　　40000

　　贷：银行存款　　　　　　　　　　　　　　　　　　　40000

预算会计：

借：事业支出　　　　　　　　　　　　　　　　　　　　40000

　　贷：资金结存——货币资金　　　　　　　　　　　　　40000

第十二节　长期借款

一、长期借款概述

长期借款是指医院向银行或其他金融机构借入的，偿还期限在一年以上（不含一年）的各项借款。长期借款的偿付方式一般包括以下三种：到期还本付息、分期付息到期还本及分期还本付息。长期借款一般用于医疗设备的购置、基建工程、大修工程、对外投资，以及保持医院长期的运营能力等方面。

与短期借款相比，长期借款除借款期限较长外，其不同点还体现在对借款利息费用的会计处理上。"短期借款"科目只核算借款的本金，不包括利息费用，而"长期借款"科目不仅核算借款的本金，还包括借款利息等费用。长期借款的利息费用，在符合资本化条件的情况下，应当按期计入所购建固定资产的成本（即予以资本化），反之则应当直接计入当期费用。

二、长期借款的会计核算

（一）长期借款的科目设置

医院应当设置"长期借款"科目，核算其向银行等借入的期限在一年以上（不含一年)的各种借款及发生的相关利息。应当设置"本金"和"应计利息"明细科目,并在该科目下按贷款单位和具体贷款种类进行明细核算。对于建设项目借款,还应按照具体项目进行明细核算。

该科目为负债类科目,借方登记偿还的长期借款本息数额,贷方登记借入资金及计提的利息数额,期末贷方余额反映医院尚未偿还的长期借款本息。

(二)长期借款的账务处理

(1)借入各项长期借款时,按照实际借入的金额,借记"银行存款"科目,贷记本科目(——本金),如图3-86所示。

记 账 凭 证

凭证号:××　　　　　　　日期:201×年×月×日　　　　　　　附单据:×张

摘要	财务会计			预算会计		
	科目	借方金额	贷方金额	科目	借方金额	贷方金额
×××	银行存款	×××		资金结存——货币资金	×××	
×××	长期借款——本金		×××	债务预算收入		×××
	合计	×××	×××	合计	×××	×××

图3-86　借入长期借款时应填制的记账凭证

(2)为建造固定资产、公共基础设施等支付的专门借款利息,按期计提利息时,分别处理以下情况。

①属于工程项目建设期间发生的利息,计入工程成本,按照计算确定的应支付的利息金额,借记"在建工程"科目,贷记"应付利息"科目(分期付息、到期还本借款的利息)或本科目(——应计利息)(到期一次还本付息借款的利息),如图3-87所示。

记 账 凭 证

凭证号:××　　　　　　　日期:201×年×月×日　　　　　　　附单据:×张

摘要	财务会计			预算会计		
	科目	借方金额	贷方金额	科目	借方金额	贷方金额
×××	在建工程	×××				
×××	应付利息/长期借款——应计利息		×××			
	合计	×××	×××	合计		

图3-87　计提计入工程成本的利息费用时应填制的记账凭证

②属于工程项目完工交付使用后发生的利息,计入当期费用,按照计算确定的应支付的利息金额,借记"其他费用"科目,贷记"应付利息"科目(分期付息、到期还本借款的利息)或本科目(——应计利息)(到期一次还本付息借款的利息),如图3-88所示。

记 账 凭 证

凭证号:×× 日期:201×年×月×日 附单据:×张

摘要	财务会计			预算会计		
	科目	借方金额	贷方金额	科目	借方金额	贷方金额
×××	其他费用	×××				
×××	应付利息/长期借款 ——应计利息		×××			
	合计	×××	×××	合计		

图3-88 计提计入当期费用的利息费用时应填制的记账凭证

③按期计提其他长期借款的利息时,按照计算确定的应支付的利息金额,借记"其他费用"科目,贷记"应付利息"科目(分期付息、到期还本借款的利息)或本科目(——应计利息)(到期一次还本付息借款的利息),如图3-89所示。

记 账 凭 证

凭证号:×× 日期:201×年×月×日 附单据:×张

摘要	财务会计			预算会计		
	科目	借方金额	贷方金额	科目	借方金额	贷方金额
×××	其他费用	×××				
×××	应付利息/长期借款 ——应计利息		×××			
	合计	×××	×××	合计		

图3-89 计提其他长期借款的利息费用时应填制的记账凭证

(3)到期归还长期借款本金、利息时,借记本科目(——本金、应计利息),贷记"银行存款"等科目。

①实际支付分期计息借款利息时,如图3-90所示。

记 账 凭 证

凭证号：××　　　　　　日期：201×年×月×日　　　　　　附单据：×张

摘要	财务会计			预算会计		
	科目	借方金额	贷方金额	科目	借方金额	贷方金额
×××	应付利息	×××		其他支出	×××	
×××	银行存款等		×××	资金结存——货币资金		×××
	合计	×××	×××	合计	×××	×××

图 3-90　支付分期计息借款利息时应填制的记账凭证

②归还长期借款分期计息本金和到期一次还本付息的本金和利息，如图 3-91 所示。

记 账 凭 证

凭证号：××　　　　　　日期：201×年×月×日　　　　　　附单据：×张

摘要	财务会计			预算会计		
	科目	借方金额	贷方金额	科目	借方金额	贷方金额
×××	长期借款——本金	×××		债务还本支出	×××	
×××	长期借款——应计利息	×××		其他支出	×××	
×××	银行存款等		×××	资金结存——货币资金		×××
	合计	×××	×××	合计	×××	×××

图 3-91　归还长期借款本息时应填制的记账凭证

【例 3-31】某医院于 201×年 1 月 1 日从银行借入资金 200000 元，用于医院的日常经营管理，借款期限为 3 年，年利率为 8%，按年支付利息，到期一次还本。

财会部门根据有关凭证，应编制会计分录如下。

201×年 1 月 1 日，取得借款时，

财务会计：

借：银行存款　　　　　　　　　　　　　　　　　　200000

　　贷：长期借款——本金　　　　　　　　　　　　　　200000

预算会计：

借：资金结存——货币资金　　　　　　　　　　　　200000

　　贷：债务预算收入　　　　　　　　　　　　　　　　200000

201×年 12 月 31 日，计提并支付利息，

财务会计：

借：其他费用——利息费用　　　　　　　　　　　　　　16000
　　贷：应付利息　　　　　　　　　　　　　　　　　　　　16000
借：应付利息　　　　　　　　　　　　　　　　　　　　　16000
　　贷：银行存款　　　　　　　　　　　　　　　　　　　　16000

预算会计：

借：其他支出——利息支出　　　　　　　　　　　　　　　16000
　　贷：资金结存——货币资金　　　　　　　　　　　　　　16000

长期借款到期，归还本金及本期利息，

财务会计：

借：长期借款——本金　　　　　　　　　　　　　　　　200000
　　应付利息　　　　　　　　　　　　　　　　　　　　　16000
　　贷：银行存款　　　　　　　　　　　　　　　　　　　216000

预算会计：

借：债务还本支出　　　　　　　　　　　　　　　　　　200000
　　其他支出　　　　　　　　　　　　　　　　　　　　　16000
　　贷：资金结存——货币资金　　　　　　　　　　　　　216000

【例3-32】201×年12月1日，经主管部门批准某医院专门为新建大楼A向银行借款10000000元，借款年利率为5%，借款期限为4年，每年年末计息，利息按单利计算，到期还本付息。该笔借款于次年1月1日全部投入使用，大楼A于第三年末建成并投入使用，并办理了工程决算。

财会部门根据有关凭证，应编制会计分录如下。

收到借入的长期借款时，

财务会计：

借：银行存款　　　　　　　　　　　　　　　　　　　10000000
　　贷：长期借款——本金　　　　　　　　　　　　　　10000000

预算会计：

借：资金结存——货币资金　　　　　　　　　　　　　10000000
　　贷：债务预算收入　　　　　　　　　　　　　　　　10000000

次年1月1日支出款项，

财务会计：

借：在建工程　　　　　　　　　　　　　　　　　　　10000000
　　贷：银行存款　　　　　　　　　　　　　　　　　　10000000

预算会计：

借：事业支出 10000000
　　贷：资金结存——货币资金 10000000

次年年末计提利息时，

财务会计：

借：在建工程 500000
　　贷：长期借款——应计利息 500000

第三年年末新建大楼A完工，

财务会计：

借：固定资产 11500000
　　贷：在建工程 11500000

第四年年末计提利息，

财务会计：

借：其他费用——利息费用 500000
　　贷：长期借款——应计利息 500000

第四年年末归还银行借款，

财务会计：

借：长期借款——本金 10000000
　　　长期借款——应计利息 2000000
　　贷：银行存款 12000000

预算会计：

借：债务还本支出 10000000
　　　其他支出——利息支出 2000000
　　贷：资金结存——货币资金 12000000

第十三节　长期应付款

一、长期应付款概述

长期应付款是指医院发生的偿还期限在一年以上（不含一年）的应付款项，如融资租入固定资产的租赁费、以分期付款方式购入固定资产发生的应付款项等。医院发生融资租入固定资产业务，应当按照租赁协议或者合同确定的价款、运输费、途中保险费、安装调试费等，增计固定资产并确认长期应付款。

二、长期应付款的会计核算

(一) 长期应付款的科目设置

医院应当设置"长期应付款"科目,核算医院发生的期限在一年以上(不含一年)的应付款项,并在该科目下按照长期应付款的类别及债权人进行明细核算。

该科目为负债类科目,借方登记长期应付款的偿还数额,贷方登记长期应付款的发生数额,期末贷方余额反映医院尚未支付的各种长期应付款。

(二) 长期应付款的账务处理

(1) 发生长期应付款时,借记"固定资产""在建工程"等科目,贷记本科目,如图 3-92 所示。

记 账 凭 证

凭证号:××　　　　　日期:201×年×月×日　　　　　附单据:×张

摘要	财务会计			预算会计		
	科目	借方金额	贷方金额	科目	借方金额	贷方金额
×××	固定资产/在建工程等	×××				
×××	长期应付款		×××			
	合计	×××	×××	合计		

图 3-92　发生长期应付款时应填制的记账凭证

(2) 支付长期应付款时,按照实际支付的金额,借记本科目,贷记"财政拨款收入""零余额账户用款额度""银行存款"等科目,如图 3-93 所示。涉及增值税业务的,相关账务处理参见"应交增值税"科目。

记 账 凭 证

凭证号:××　　　　　日期:201×年×月×日　　　　　附单据:×张

摘要	财务会计			预算会计		
	科目	借方金额	贷方金额	科目	借方金额	贷方金额
×××	长期应付款	×××		事业支出	×××	
×××	财政拨款收入/零余额账户用款额度/银行存款等		×××	财政拨款预算收入/资金结存		×××
	合计	×××	×××	合计	×××	×××

图 3-93　支付长期应付款时应填制的记账凭证

【例 3-33】201×年 11 月 2 日,某医院经批准融资租入不需安装的放疗专用设备 A 一台 1050000 元,已交付使用。按照融资租赁合同规定,医院应当自 201×年每年 11 月 2 日支付融资租赁款 105000 元,支付 10 年。

财会部门根据有关凭证,应编制会计分录如下。

融资租入医疗设备时,

财务会计:

借:固定资产 1050000
  贷:长期应付款 1050000

支付融资租赁款时,

财务会计:

借:长期应付款 105000
  贷:银行存款 105000

预算会计:

借:事业支出 105000
  贷:资金结存——货币资金 105000

(3) 无法偿付或债权人豁免偿还的长期应付款,应当按照规定报经批准后进行账务处理。经批准核销时,借记本科目,贷记"其他收入"科目,如图 3-94 所示。核销的长期应付款应在备查簿中保留登记。

记 账 凭 证

凭证号:××   日期:201×年×月×日   附单据:×张

摘要	财务会计			预算会计		
	科目	借方金额	贷方金额	科目	借方金额	贷方金额
×××	长期应付款	×××				
×××	其他收入		×××			
	合计	×××	×××	合计		

图 3-94 无法偿付或债权人豁免偿还长期应付款时应填制的记账凭证

【例 3-34】201×年 12 月 31 日,某医院在进行账务清理时,发现一笔无法偿付的长期应付款 20000 元,按照规定报经批准后进行核销。

财会部门根据有关凭证,应编制会计分录如下。

财务会计:

借:长期应付款 20000
  贷:其他收入 20000

(4)购入固定资产扣留质量保证金的,应当在取得固定资产时,按照确定的固定资产成本,借记"固定资产"等科目,按照实际支付或应付的金额,贷记"财政拨款收入""零余额账户用款额度""应付账款"(不含质量保证金)、"银行存款"等科目,按照扣留的质量保证金数额,贷记"长期应付款"(扣留期超过一年)科目。质保期满支付质量保证金时,借记"长期应付款"科目,贷记"财政拨款收入""零余额账户用款额度""银行存款"等科目。账务处理如图3-95、图3-96所示。

记 账 凭 证

凭证号:×× 日期:201×年×月×日 附单据:×张

摘要	财务会计			预算会计		
	科目	借方金额	贷方金额	科目	借方金额	贷方金额
×××	固定资产等	×××		事业支出	×××	
×××	银行存款/零余额账户用款额度等		×××	资金结存		×××
×××	长期应付款(扣留期超过一年)		×××			
	合计	×××	×××	合计	×××	×××

图3-95 购入固定资产扣留质量保证金时应填制的记账凭证

记 账 凭 证

凭证号:×× 日期:201×年×月×日 附单据:×张

摘要	财务会计			预算会计		
	科目	借方金额	贷方金额	科目	借方金额	贷方金额
×××	长期应付款	×××		事业支出	×××	
×××	财政拨款收入/零余额账户用款额度/银行存款等		×××	财政拨款预算收入/资金结存		×××
	合计	×××	×××	合计	×××	×××

图3-96 质保期满支付质量保证金时应填制的记账凭证

第十四节 预计负债

一、预计负债概述

预计负债是或有事项产生的负债。或有事项是指过去的交易或者事项形成的，其结果须由某些未来事项的发生或不发生才能决定的不确定事项，其具有以下特征。

（1）由过去交易或事项形成，是指或有事项的现存状况是过去交易或事项引起的客观存在。例如，未决诉讼虽然是正在进行中的诉讼，但该诉讼是医院因过去的经济行为导致起诉其他单位或被其他单位起诉。这是现存的一种状况而不是未来将要发生的事项。未来可能发生的自然灾害、交通事故、经营亏损等，不属于或有事项。

（2）结果具有不确定性，是指或有事项的结果是否发生具有不确定性，或者或有事项的结果预计将会发生，但发生的具体时间或金额具有不确定性。例如，债务担保事项的担保方到期是否承担和履行连带责任，需要根据债务到期时被担保方能否按时还款加以确定。这一事项的结果在担保协议达成时具有不确定性。

（3）由未来事项决定，是指或有事项的结果只能由未来不确定事项的发生或不发生才能决定。例如，债务担保事项只有在被担保方到期无力还款时担保方才履行连带责任。

常见的或有事项主要包括：未决诉讼或仲裁、债务担保、产品质量保证（产品安全保证）、承诺、亏损合同、重组义务、环境污染整治等。

二、预计负债的会计核算

（一）预计负债的概念

预计负债指医院对因或有事项所产生的现时义务而确认的负债，如对未决诉讼等确认的负债等。

（二）预计负债的会计核算

1. 预计负债的科目设置

医院应当设立"预计负债"科目，核算医院对因或有事项所产生的现时义务而确认的负债。本科目应当按照预计负债的项目进行明细核算，借方反映当期医院预计负债的减少，贷方反映当期医院预计负债的增加。本科目期末贷方余额，反映医院已经确认但尚未支付的预计负债金额。

2. 预计负债的账务处理

(1) 确认预计负债时,按照预计的金额,借记"业务活动费用""其他费用"等科目,贷记本科目,如图 3-97 所示。

记 账 凭 证

凭证号:××   日期:201×年×月×日   附单据:×张

摘要	财务会计			预算会计		
	科目	借方金额	贷方金额	科目	借方金额	贷方金额
×××	业务活动费用/其他费用等	×××				
×××	预计负债		×××			
	合计	×××	×××	合计		

图 3-97 确认预计负债时应填制的记账凭证

(2) 实际偿付预计负债时,按照偿付的金额,借记本科目,贷记"银行存款""零余额账户用款额度"等科目,如图 3-98 所示。

记 账 凭 证

凭证号:××   日期:201×年×月×日   附单据:×张

摘要	财务会计			预算会计		
	科目	借方金额	贷方金额	科目	借方金额	贷方金额
×××	预计负债	×××		事业支出/其他支出等	×××	
×××	银行存款/零余额账户用款额度等		×××	资金结存		×××
	合计	×××	×××	合计	×××	×××

图 3-98 偿付预计负债时应填制的记账凭证

【例 3-35】201×年 10 月 29 日,某医院因发生未决诉讼,确认预计负债 50000 元。

财会部门根据有关凭证,应编制会计分录如下。

财务会计:

借:其他费用   50000

    贷:预计负债   50000

【例 3-36】201×年 12 月 24 日,未决诉讼宣判,偿付预计负债 50000 元。

财会部门根据有关凭证，应编制会计分录如下。

财务会计：

借：预计负债　　　　　　　　　　　　　　　　　　　50000
　　贷：银行存款　　　　　　　　　　　　　　　　　　50000

预算会计：

借：其他支出　　　　　　　　　　　　　　　　　　　50000
　　贷：资金结存　　　　　　　　　　　　　　　　　　50000

（3）根据确凿证据需要对已确认的预计负债账面余额进行调整的。

①按照调整增加的金额，借记有关科目，贷记本科目，如图3-99所示。

记 账 凭 证

凭证号：××　　　　　　　日期：201×年×月×日　　　　　　附单据：×张

摘要	财务会计			预算会计		
	科目	借方金额	贷方金额	科目	借方金额	贷方金额
×××	业务活动费用/其他费用	×××				
×××	预计负债		×××			
	合计	×××	×××	合计		

图3-99　调整增加的预计负债时应填制的记账凭证

②按照调整减少的金额，借记本科目，贷记有关科目，如图3-100所示。

记 账 凭 证

凭证号：××　　　　　　　日期：201×年×月×日　　　　　　附单据：×张

摘要	财务会计			预算会计		
	科目	借方金额	贷方金额	科目	借方金额	贷方金额
×××	预计负债	×××				
×××	业务活动费用/其他费用		×××			
	合计	×××	×××	合计		

图3-100　调整减少的预计负债时应填制的记账凭证

第十五节　受托代理负债

一、受托代理负债概述

受托代理负债是指医院接受委托，取得受托管理资产时形成的负债。受托代理负债应当在医院收到受托代理义务时确认。

二、受托代理负债的会计核算

（一）受托代理负债的科目设置

医院应当设置"受托代理负债"科目，核算医院接受委托，取得受托管理资产时形成的负债。本科目应当按照委托人等进行明细核算；属于指定转赠物资和资金的，还应当按照指定受赠人进行明细核算。

"受托代理负债"科目借方反映当期医院受托代理负债的减少；贷方反映当期医院受托代理负债的增加；本科目期末贷方余额，反映医院尚未清偿的受托代理负债。

（二）受托代理负债的账务处理

受托代理负债的账务处理参见"受托代理资产""库存现金""银行存款"等科目。

第四章　净资产的会计核算

第一节　净资产概述

一、净资产的概念及特征

（一）净资产的概念

净资产是指医院资产减去负债后的余额。净资产包括累计盈余、专用基金、权益法调整、本期盈余、本年盈余分配、无偿调拨净资产、以前年度盈余调整等。

（二）医院净资产的特征

净资产是医院开展医疗活动和完成医、教、研等各项任务的物质基础，是形成医院资产的基本来源。医院开展各项医、教、研活动，必须要有一定的资产作为物质保证，如房屋、设备、药品、卫生材料及支付各项费用开支所需的货币资金等。取得这些资产的渠道有负债、提取和分配。负债是医院资产的暂时性来源，它随着款项的上缴、债务的偿还而消失；提取和分配的净资产则不同，一旦取得，即归医院所有和支配，医院可以用来安排各项开支，其拥有权和使用权是统一的。

二、净资产的分类

（一）累计盈余

累计盈余是医院历年实现的盈余扣除盈余分配后滚存的金额，以及因无偿调入或调出资产产生的净资产变动额，按照规定上缴、缴回、医院间调剂结转结余资金产生的净资产变动额，以及对以前年度盈余的调整金额。

（二）专用基金

专用基金是医院按照规定提取或设置的具有专门用途的净资产，主要包括职工福利基金、医疗风险基金、科技成果转换基金等。

（三）权益法调整

权益法调整是医院持有的长期股权投资采用权益法核算时，按照被投资单位除净损益和利润分配以外的所有者权益变动份额调整长期股权投资账面余额而计入净资产的金额。

(四) 本期盈余

本期盈余是医院本期各项收入、费用相抵后的余额。

(五) 本年盈余分配

本年盈余分配是医院本年度盈余分配的情况和结果。

(六) 无偿调拨净资产

无偿调拨净资产是医院无偿调入或调出非现金资产所引起的净资产变动金额。

(七) 以前年度盈余调整

以前年度盈余调整是医院本年度发生的调整以前年度盈余的事项，包括本年度发生的重要前期差错更正涉及调整以前年度盈余的事项。

三、净资产会计科目设置及变化

(一) 医院执行《政府会计制度》净资产类会计科目对照（如表4-1所示）

表4-1 医院执行《政府会计制度》净资产类科目对照

政府会计制度会计科目			医院会计制度会计科目		
序号	编号	名称	序号	编号	名称
52	3001	累计盈余	37	3001	事业基金
			39	3201	待冲基金
			40	3301	财政补助结转（余）
			41	3302	科教项目结转（余）
53	3101	专用基金	38	3101	专用基金
54	3201	权益法调整			
55	3301	本期盈余	42	3401	本期结余
56	3302	本年盈余分配	43	3501	结余分配
57	3401	无偿调拨净资产			
58	3501	以前年度盈余调整			

(二) 医院执行《政府会计制度》的净资产核算主要变化

执行《政府会计制度》后，医院在净资产核算上主要有以下变化。

（1）设置了"累计盈余"科目。取消了"事业基金""财政补助结转（余）""科教项目结转（余）"科目。该科目的核算内容基本包含了原制度"事业基金""财政补助结转（余）""科教项目结转（余）"科目的内容。

（2）取消了"待冲基金"科目。在会计核算时，不再对财政、科教项目形成的固定资产、无形资产做有关"待冲基金"的账务处理。

（3）设置了"权益法调整"科目，在会计核算时对医院持有的长期股权投资采用权益法核算时引起的净资产变动进行账务处理。

（4）增设了"无偿调拨净资产""以前年度盈余调整"科目。

第二节 本期盈余

一、本期盈余概述

本期盈余是指医院本期各项收入、费用相抵后的余额，包括"财政项目盈余""医疗盈余""科教盈余"。

（1）"财政项目盈余"，核算医院本期接受财政项目拨款产生的各项收入、费用相抵后的余额。

（2）"医疗盈余"，核算医院本期开展医疗活动产生的除财政项目拨款以外的各项收入、费用相抵后的余额。

（3）"科教盈余"，核算医院本期开展科研教学活动产生的除财政项目拨款以外的各项收入、费用相抵后的余额。

二、本期盈余的会计核算

（一）本期盈余的科目设置

医院应当设置"本期盈余"科目，核算医院本期各项收入、费用相抵后的余额，该科目下设"财政项目盈余""医疗盈余""科教盈余"明细科目。

本科目期末如为贷方余额，反映医院自年初至当期期末累计实现的盈余；如为借方余额，反映医院自年初至当期期末累计发生的亏损。年末结账后，本科目应无余额。

(二) 本期盈余的账务处理

(1) 期末，医院应当将财政拨款收入中的财政项目拨款收入的本期发生额转入本期盈余，借记"财政拨款收入——财政项目拨款收入"科目，贷记"本期盈余——财政项目盈余"科目；将业务活动费用、单位管理费用中经费性质为财政项目拨款经费部分的本期发生额转入本期盈余，借记"本期盈余——财政项目盈余"科目，贷记"业务活动费用""单位管理费用"科目的相关明细科目。账务处理如图4-1和图4-2所示。

记 账 凭 证

凭证号：×× 　　　　　日期：201×年×月×日 　　　　　附单据：×张

摘要	财务会计			预算会计		
	科目	借方金额	贷方金额	科目	借方金额	贷方金额
×××	财政拨款收入——财政项目拨款收入	×××				
×××	本期盈余——财政项目盈余		×××			
	合计	×××	×××	合计		

图4-1　期末结转本期财政项目拨款收入至本期盈余应填制的记账凭证

记 账 凭 证

凭证号：×× 　　　　　日期：201×年×月×日 　　　　　附单据：×张

摘要	财务会计			预算会计		
	科目	借方金额	贷方金额	科目	借方金额	贷方金额
×××	本期盈余——财政项目盈余	×××				
×××	业务活动费用/单位管理费用——财政项目拨款经费		×××			
	合计	×××	×××	合计		

图4-2　期末结转本期财政项目拨款经费至本期盈余应填制的记账凭证

(2) 期末，医院应当将财政拨款收入中的财政基本拨款收入、事业收入中的医疗收入、上级补助收入、附属单位上缴收入、经营收入、非同级财政拨款收入、投资收益、捐赠收入、利息收入、租金收入、其他收入的本期发生额转入本期盈余，借记

"财政拨款收入——财政基本拨款收入""事业收入——医疗收入"等科目,贷记"本期盈余——医疗盈余"科目;将业务活动费用、单位管理费用中与医疗活动相关且经费性质为财政基本拨款经费或其他经费的部分,以及经营费用、资产处置费用、上缴上级费用、对附属单位补助费用、所得税费用、其他费用的本期发生额转入本期盈余,借记"本期盈余——医疗盈余"科目,贷记"业务活动费用""单位管理费用"科目的相关明细科目和"经营费用""资产处置费用""上缴上级费用""对附属单位补助费用""所得税费用""其他费用"科目。账务处理如图4-3和图4-4所示。

记 账 凭 证

凭证号:××　　　　　　　日期:201×年×月×日　　　　　　　附单据:×张

摘要	财务会计			预算会计		
	科目	借方金额	贷方金额	科目	借方金额	贷方金额
×××	财政拨款收入——财政基本拨款收入	×××				
×××	事业收入——医疗收入	×××				
×××	上级补助收入	×××				
×××	附属单位上缴收入	×××				
×××	非同级财政拨款收入	×××				
×××	投资收益	×××				
×××	捐赠收入	×××				
×××	利息收入	×××				
×××	租金收入	×××				
×××	经营收入	×××				
×××	其他收入	×××				
×××	本期盈余——医疗盈余		×××			
	合计	×××	×××	合计		

图4-3　期末结转本期财政基本拨款收入等收入款项至本期盈余应填制的记账凭证

记 账 凭 证

凭证号：××　　　　　　　　日期：201×年×月×日　　　　　　　　附单据：×张

摘要	财务会计			预算会计		
	科目	借方金额	贷方金额	科目	借方金额	贷方金额
×××	本期盈余——医疗盈余	×××				
×××	业务活动费用——财政基本拨款经费		×××			
×××	业务活动费用——其他经费		×××			
×××	单位管理费用——财政基本拨款经费		×××			
×××	单位管理费用——其他经费		×××			
×××	资产处置费用		×××			
×××	上缴上级费用		×××			
×××	对附属单位补助费用		×××			
×××	所得税费用		×××			
×××	经营费用		×××			
×××	其他费用		×××			
	合计	×××	×××	合计		

图4-4　期末结转本期财政基本拨款经费等费用开支至本期盈余应填制的记账凭证

（3）期末，医院应当将事业收入中的科教收入的本期发生额转入本期盈余，借记"事业收入——科教收入"科目，贷记"本期盈余——科教盈余"科目；将业务活动费用中经费性质为科教经费的部分、单位管理费用中经费性质为科教经费的部分（从科教经费中提取的项目管理费或间接费）的本期发生额转入本期盈余，借记"本期盈余——科教盈余"科目，贷记"业务活动费用""单位管理费用"科目的相关明细科目。账务处理如图4-5和图4-6所示。

记 账 凭 证

凭证号：××　　　　　　　　日期：201×年×月×日　　　　　　　　附单据：×张

摘要	财务会计			预算会计		
	科目	借方金额	贷方金额	科目	借方金额	贷方金额
×××	事业收入——科教收入	×××				
×××	本期盈余——科教盈余		×××			
	合计	×××	×××	合计		

图4-5　期末结转本期科教收入至本期盈余应填制的记账凭证

记 账 凭 证

凭证号：××　　　　　　　日期：201×年×月×日　　　　　　　附单据：×张

摘要	财务会计			预算会计		
	科目	借方金额	贷方金额	科目	借方金额	贷方金额
×××	本期盈余——科教盈余	×××				
×××	业务活动费用/单位管理费用——科教经费		×××			
	合计	×××	×××	合计		

图 4-6　期末结转本期科教经费至本期盈余应填制的记账凭证

（4）年末，完成上述结转后，医院应当将"本期盈余——财政项目盈余""本期盈余——医疗盈余"科目中财政基本拨款形成的盈余余额和"本期盈余——科教盈余"科目余额转入累计盈余对应明细科目，借记或贷记"本期盈余——财政项目盈余""本期盈余——医疗盈余""本期盈余——科教盈余"科目的相关明细科目，贷记或借记"累计盈余——财政项目盈余""累计盈余——医疗盈余""累计盈余——科教盈余"科目，如图 4-7（a）和图 4-7（b）所示。

记 账 凭 证

凭证号：××　　　　　　　日期：201×年×月×日　　　　　　　附单据：×张

摘要	财务会计			预算会计		
	科目	借方金额	贷方金额	科目	借方金额	贷方金额
×××	本期盈余——财政项目盈余	×××				
×××	本期盈余——科教盈余	×××				
×××	本期盈余——医疗盈余（基本拨款形成）	×××				
×××	累计盈余——财政项目盈余		×××			
×××	累计盈余——科教盈余		×××			
×××	累计盈余——医疗盈余		×××			
	合计	×××	×××	合计		

图 4-7（a）　年末结转本期盈余（贷方余额）至累计盈余应填制的记账凭证

第四章 净资产的会计核算

记 账 凭 证

凭证号：×× 日期：201×年×月×日 附单据：×张

摘要	财务会计			预算会计		
	科目	借方金额	贷方金额	科目	借方金额	贷方金额
×××	累计盈余——财政项目盈余	×××				
×××	累计盈余——科教盈余	×××				
×××	累计盈余——医疗盈余	×××				
×××	本期盈余——财政项目盈余		×××			
×××	本期盈余——科教盈余		×××			
×××	本期盈余——医疗盈余（基本拨款形成）		×××			
	合计	×××	×××	合计		

图4-7（b） 年末结转本期盈余（借方余额）至累计盈余应填制的记账凭证

（5）"本期盈余——医疗盈余"科目扣除财政基本拨款形成的盈余后为贷方余额的，将"本期盈余——医疗盈余"科目对应贷方余额转入"本年盈余分配"科目，借记"本期盈余——医疗盈余"科目，贷记"本年盈余分配"科目的相关明细科目，如图4-8所示。

记 账 凭 证

凭证号：×× 日期：201×年×月×日 附单据：×张

摘要	财务会计			预算会计		
	科目	借方金额	贷方金额	科目	借方金额	贷方金额
×××	本期盈余——医疗盈余（扣除财政基本拨款）	×××				
×××	本年盈余分配——提取职工福利基金		×××			
×××	本年盈余分配——转入累计盈余		×××			
	合计	×××	×××	合计		

图4-8 年末结转本年医疗盈余（贷方余额）至本年盈余分配应填制的记账凭证

（6）"本期盈余——医疗盈余"科目扣除财政基本拨款形成的盈余后为借方余额的，将"本期盈余——医疗盈余"科目对应借方余额转入"累计盈余"科目，借记"累计盈余——医疗盈余"科目，贷记"本期盈余——医疗盈余"科目，如图4-9所示。

记 账 凭 证

凭证号：×× 日期：201×年×月×日 附单据：×张

摘要	财务会计			预算会计		
	科目	借方金额	贷方金额	科目	借方金额	贷方金额
×××	累计盈余——医疗盈余	×××				
×××	本期盈余——医疗盈余（扣除财政基本拨款）		×××			
	合计	×××	×××	合计		

图4-9 年末结转本年医疗盈余（借方余额）至累计盈余应填制的记账凭证

【例4-1】201×年12月31日，某医院收支科目余额如表4-2所示。

表4-2 某医院收支科目余额

单位：元

科目	借方余额	贷方余额
财政拨款收入——财政基本拨款收入		2000000
财政拨款收入——财政项目拨款收入		18000000
事业收入——医疗收入		200000000
事业收入——科教收入		3000000
业务活动费用——财政基本拨款经费	1500000	
业务活动费用——财政项目拨款经费	7000000	
业务活动费用——科教经费	2000000	
业务活动费用——其他经费	140000000	
单位管理费用——财政基本拨款经费	500000	
单位管理费用——财政项目拨款经费	1000000	
单位管理费用——其他经费	50000000	

财会部门根据有关凭证，应编制会计分录如下。

期末结转收入，

财务会计：

借：财政拨款收入——财政基本拨款收入　　2000000
　　财政拨款收入——财政项目拨款收入　　18000000
　　事业收入——医疗收入　　200000000
　　事业收入——科教收入　　3000000
　贷：本期盈余——财政项目盈余　　18000000

本期盈余——医疗盈余　　　　　　　　　　　　　　　　　202000000
　　　本期盈余——科教盈余　　　　　　　　　　　　　　　　　　3000000

期末结转费用，

财务会计：

借：本期盈余——财政项目盈余　　　　　　　　　　　　　　　　8000000
　　本期盈余——医疗盈余　　　　　　　　　　　　　　　　　192000000
　　本期盈余——科教盈余　　　　　　　　　　　　　　　　　　2000000
　　贷：业务活动费用——财政基本拨款经费　　　　　　　　　　 1500000
　　　　业务活动费用——财政项目拨款经费　　　　　　　　　　 7000000
　　　　业务活动费用——科教经费　　　　　　　　　　　　　　 2000000
　　　　业务活动费用——其他经费　　　　　　　　　　　　　140000000
　　　　单位管理费用——财政基本拨款经费　　　　　　　　　　　500000
　　　　单位管理费用——财政项目拨款经费　　　　　　　　　　 1000000
　　　　单位管理费用——其他经费　　　　　　　　　　　　　 50000000

结转本期盈余科目余额，

财务会计：

借：本期盈余——财政项目盈余　　　　　　　　　　　　　　　 10000000
　　本期盈余——科教盈余　　　　　　　　　　　　　　　　　　1000000
　　贷：累计盈余——财政项目盈余　　　　　　　　　　　　　 10000000
　　　　累计盈余——科教盈余　　　　　　　　　　　　　　　　1000000
借：本期盈余——医疗盈余　　　　　　　　　　　　　　　　　10000000
　　贷：本年盈余分配——提取职工福利基金　　　　　　　　　　1000000
　　　　本年盈余分配——转入累计盈余　　　　　　　　　　　　9000000

第三节　本年盈余分配

一、本年盈余分配概述

本年盈余分配核算医院本年度盈余分配的情况和结果。

二、本年盈余分配的会计核算

(一) 本年盈余分配的科目设置

医院应当设置"本年盈余分配"科目,核算医院本年度盈余分配的情况和结果。该科目下应当设置提取职工福利基金、转入累计盈余明细科目。年末结账后,本科目应无余额。

(二) 本年盈余分配的账务处理

(1)"本期盈余——医疗盈余"科目扣除财政基本拨款形成的盈余后为贷方余额的,将"本期盈余——医疗盈余"科目对应贷方余额转入"本年盈余分配"科目,借记"本期盈余——医疗盈余"科目,贷记"本年盈余分配"科目的相关明细科目,如图4-10所示。

记 账 凭 证

凭证号:×× 日期:201×年×月×日 附单据:×张

摘要	财务会计			预算会计		
	科目	借方金额	贷方金额	科目	借方金额	贷方金额
×××	本期盈余——医疗盈余(扣除财政基本拨款)	×××				
×××	本年盈余分配——提取职工福利基金		×××			
×××	本年盈余分配——转入累计盈余		×××			
	合计	×××	×××	合计		

图4-10 结转本年医疗盈余(扣除财政基本拨款后的贷方余额)至本年盈余分配应填制的记账凭证

(2)"本期盈余——医疗盈余"科目扣除财政基本拨款形成的盈余后为借方余额的,将"本期盈余——医疗盈余"科目对应借方余额转入"累计盈余"科目,借记"累计盈余——医疗盈余"科目,贷记"本期盈余——医疗盈余"科目,如图4-11所示。

记 账 凭 证

凭证号：××　　　　　　　日期：201×年×月×日　　　　　　　附单据：×张

摘要	财务会计			预算会计		
	科目	借方金额	贷方金额	科目	借方金额	贷方金额
×××	累计盈余——医疗盈余	×××				
×××	本期盈余——医疗盈余（扣除财政基本拨款）		×××			
	合计	×××	×××	合计		

图4-11　结转本年医疗盈余（扣除财政基本拨款后的借方余额）至累计盈余应填制的记账凭证

（3）年末，医院在按照规定提取专用基金后，应当将"本年盈余分配"科目余额转入累计盈余，借记"本年盈余分配——转入累计盈余"科目，贷记"累计盈余——医疗盈余"科目，如图4-12所示。

记 账 凭 证

凭证号：××　　　　　　　日期：201×年×月×日　　　　　　　附单据：×张

摘要	财务会计			预算会计		
	科目	借方金额	贷方金额	科目	借方金额	贷方金额
×××	本年盈余分配——转入累计盈余	×××				
×××	累计盈余——医疗盈余		×××			
	合计	×××	×××	合计		

图4-12　年末结转提取专用基金后的本年盈余分配余额至累计盈余应填制的记账凭证

【例4-2】201×年12月31日，医院本年盈余——医疗盈余科目余额为贷方10000000元，其中财政基本补助为0元，按照10%的比例提取职工福利基金。

财会部门根据有关凭证，应编制会计分录如下。

财务会计：

借：本期盈余——医疗盈余　　　　　　　　　　　　10000000
　　贷：本年盈余分配——提取职工福利基金　　　　　　1000000
　　　　本年盈余分配——转入累计盈余　　　　　　　　9000000
借：本年盈余分配——转入累计盈余　　　　　　　　9000000
　　贷：累计盈余——医疗盈余　　　　　　　　　　　　9000000

第四节 累计盈余

一、累计盈余概述

累计盈余是医院历年实现的盈余扣除盈余分配后滚存的金额,以及因无偿调入或调出资产产生的净资产变动额。

按照规定上缴、缴回、医院间调剂结转结余资金产生的净资产变动额,以及对以前年度盈余的调整金额,也通过本科目核算。

累计盈余包括财政项目盈余、医疗盈余、科教盈余、新旧转换盈余。

(1) 财政项目盈余,核算医院接受财政项目拨款产生的累计盈余。

(2) 医疗盈余,核算医院开展医疗活动产生的财政项目盈余以外的累计盈余。

(3) 科教盈余,核算医院开展科研教学活动产生的财政项目盈余以外的累计盈余。

(4) 新旧转换盈余,核算医院新旧制度衔接时转入新制度下累计盈余中除财政项目盈余、医疗盈余和科教盈余以外的累计盈余。

二、累计盈余的会计核算

(一) 累计盈余的科目设置

医院应当设置"累计盈余"科目,核算医院历年实现的盈余扣除盈余分配后滚存的金额,以及因无偿调入或调出资产产生的净资产变动额。该科目下应当设置财政项目盈余、医疗盈余、科教盈余、新旧转换盈余明细科目。

本科目期末余额,反映医院未分配盈余(或未弥补亏损)的累计数及截至上年年末无偿调拨净资产变动的累计数。

本科目年末余额,反映医院未分配盈余(或未弥补亏损)及无偿调拨净资产变动的累计数。

(二) 累计盈余的账务处理

(1) 年末,将"本期盈余——财政项目盈余/科教盈余"科目余额,"本年盈余分配——转入累计盈余"科目的余额转入累计盈余,具体见"本期盈余"和"本年盈余分配"科目。

第四章 净资产的会计核算

(2) 年末,将"无偿调拨净资产"科目的余额转入累计盈余,借记或贷记"无偿调拨净资产"科目,贷记或借记本科目。

"无偿调拨净资产"为贷方余额,做如下会计处理,如图4-13所示。

记 账 凭 证

凭证号:××　　　　　　　　　日期:201×年×月×日　　　　　　　　　附单据:×张

摘要	财务会计			预算会计		
	科目	借方金额	贷方金额	科目	借方金额	贷方金额
×××	无偿调拨净资产	×××				
×××	累计盈余		×××			
	合计	×××	×××	合计		

图4-13　年末结转无偿调拨净资产贷方余额至累计盈余应填制的记账凭证

"无偿调拨净资产"为借方余额,做如下会计处理,如图4-14所示。

记 账 凭 证

凭证号:××　　　　　　　　　日期:201×年×月×日　　　　　　　　　附单据:×张

摘要	财务会计			预算会计		
	科目	借方金额	贷方金额	科目	借方金额	贷方金额
×××	累计盈余	×××				
×××	无偿调拨净资产		×××			
	合计	×××	×××	合计		

图4-14　年末结转无偿调拨净资产借方余额至累计盈余应填制的记账凭证

(3) 按照规定上缴财政拨款结转结余、缴回非财政拨款结转资金、向其他单位调出财政拨款结转资金时,按照实际上缴、缴回、调出金额,借记本科目,贷记"财政应返还额度""零余额账户用款额度""银行存款"等科目,如图4-15所示。

记 账 凭 证

凭证号:××　　　　　　　　　日期:201×年×月×日　　　　　　　　　附单据:×张

摘要	财务会计			预算会计		
	科目	借方金额	贷方金额	科目	借方金额	贷方金额
×××	累计盈余	×××		财政拨款结转	×××	
×××	财政应返还额度/零余额账户用款额度/银行存款等		×××	资金结存		×××
	合计	×××	×××	合计	×××	×××

图4-15　上缴财政拨款结转(余)等应填制的记账凭证

按照规定从其他单位调入财政拨款结转资金时，按照实际调入金额，借记"零余额账户用款额度""银行存款"等科目，贷记本科目，如图4-16所示。

记 账 凭 证

凭证号：×× 　　　　　　日期：201×年×月×日　　　　　　附单据：×张

摘要	财务会计			预算会计		
	科目	借方金额	贷方金额	科目	借方金额	贷方金额
×××	零余额账户用款额度/银行存款等	×××		资金结存	×××	
×××	累计盈余		×××	财政拨款结转		×××
	合计	×××	×××	合计	×××	×××

图4-16 从其他单位调入财政拨款结转资金应填制的记账凭证

（4）将"以前年度盈余调整"科目的余额转入本科目，借记或贷记"以前年度盈余调整"科目，贷记或借记本科目。

"以前年度盈余调整"为贷方余额，做如下会计处理，如图4-17所示。

记 账 凭 证

凭证号：×× 　　　　　　日期：201×年×月×日　　　　　　附单据：×张

摘要	财务会计			预算会计		
	科目	借方金额	贷方金额	科目	借方金额	贷方金额
×××	以前年度盈余调整	×××				
×××	累计盈余		×××			
	合计	×××	×××	合计		

图4-17 结转以前年度盈余调整贷方余额至累计盈余应填制的记账凭证

"以前年度盈余调整"为借方余额，做如下会计处理，如图4-18所示。

记 账 凭 证

凭证号：×× 　　　　　　日期：201×年×月×日　　　　　　附单据：×张

摘要	财务会计			预算会计		
	科目	借方金额	贷方金额	科目	借方金额	贷方金额
×××	累计盈余	×××				
×××	以前年度盈余调整		×××			
	合计	×××	×××	合计		

图4-18 结转以前年度盈余调整借方余额至累计盈余应填制的记账凭证

(5) 按照财务规定使用专用基金购置固定资产、无形资产的,按照固定资产、无形资产成本金额,借记"固定资产""无形资产"科目,贷记"银行存款"等科目,如图 4-19 所示。同时,按照专用基金使用金额,借记"专用基金"科目,贷记本科目,如图 4-20 所示。

记 账 凭 证

凭证号:×× 日期:201×年×月×日 附单据:×张

摘要	财务会计			预算会计		
	科目	借方金额	贷方金额	科目	借方金额	贷方金额
×××	固定资产/无形资产	×××		事业支出/专用结余	×××	
×××	银行存款等		×××	资金结存		×××
	合计	×××	×××	合计	×××	×××

图 4-19 使用专用基金购置固定资产或无形资产应填制的记账凭证

记 账 凭 证

凭证号:×× 日期:201×年×月×日 附单据:×张

摘要	财务会计			预算会计		
	科目	借方金额	贷方金额	科目	借方金额	贷方金额
×××	专用基金	×××				
×××	累计盈余——医疗盈余		×××			
	合计	×××	×××	合计		

图 4-20 冲销专用基金使用额度应填制的记账凭证

【例 4-3】某医院在 201× 年度发生以下与净资产相关的业务。

①12 月 31 日无偿调拨净资产科目余额 200000 元。

②12 月 31 日以前年度盈余调整科目贷方余额 500000 元。

财会部门根据有关凭证,应编制会计分录如下。

年末将无偿调拨净资产科目余额转入累计盈余,

财务会计:

借:无偿调拨净资产 200000
　　贷:累计盈余 200000

年末结转以前年度盈余调整科目余额,

财务会计:

借:以前年度盈余调整 500000
　　贷:累计盈余 500000

第五节 专用基金

一、专用基金概述

专用基金是医院按照规定提取或设置的具有专门用途的净资产,主要包括职工福利基金、医疗风险基金。本科目应当设置职工福利基金、医疗风险基金明细科目。

二、专用基金的会计核算

(一) 专用基金的科目设置

医院应当设置"专用基金"科目,核算医院按照规定提取或设置的具有专门用途的净资产,该科目下应当设置职工福利基金、医疗风险基金明细科目。本科目期末贷方余额,反映医院累计提取或设置的尚未使用的专用基金。

专用基金的计提和使用遵照《医院财务制度》相关规定。

(二) 专用基金的账务处理

(1) 年末,根据有关规定从本年度非财政拨款结余或经营结余中提取专用基金的,按照财务会计下计算的提取金额,借记"本年盈余分配"科目,贷记本科目,如图 4-21 所示。

记 账 凭 证

凭证号:×× 日期:201×年×月×日 附单据:×张

摘要	财务会计			预算会计		
	科目	借方金额	贷方金额	科目	借方金额	贷方金额
×××	本年盈余分配	×××		非财政拨款结余分配	×××	
×××	专用基金		×××	专用结余		×××
	合计	×××	×××	合计	×××	×××

图 4-21 从本年度非财政拨款结余或经营结余中提取专用基金应填制的记账凭证

(2) 根据有关规定从收入中提取专用基金并计入费用的,一般按照财务会计下基于财务收入计算提取的金额,借记"业务活动费用"等科目,贷记本科目。国家另有规定的,从其规定,如图4-22所示。

记 账 凭 证

凭证号:××　　　　　　　　日期:201×年×月×日　　　　　　　　附单据:×张

摘要	财务会计			预算会计		
	科目	借方金额	贷方金额	科目	借方金额	贷方金额
×××	业务活动费用等	×××				
×××	专用基金		×××			
	合计	×××	×××	合计		

图4-22　从收入中提取专用基金并计入费用应填制的记账凭证

(3) 根据有关规定设置的其他专用基金,按照实际收到的基金金额,借记"银行存款"等科目,贷记本科目,如图4-23所示。

记 账 凭 证

凭证号:××　　　　　　　　日期:201×年×月×日　　　　　　　　附单据:×张

摘要	财务会计			预算会计		
	科目	借方金额	贷方金额	科目	借方金额	贷方金额
×××	银行存款等	×××				
×××	专用基金		×××			
	合计	×××	×××	合计		

图4-23　收到根据有关规定设置的其他专用基金应填制的记账凭证

(4) 按照规定使用提取的专用基金时,借记本科目,贷记"银行存款"等科目,如图4-24所示。

记 账 凭 证

凭证号:××　　　　　　　　日期:201×年×月×日　　　　　　　　附单据:×张

摘要	财务会计			预算会计		
	科目	借方金额	贷方金额	科目	借方金额	贷方金额
×××	专用基金	×××		事业支出/专用结余	×××	
×××	银行存款等		×××	资金结存		×××
	合计	×××	×××	合计	×××	×××

图4-24　按照规定使用专用基金应填制的记账凭证

使用提取的专用基金购置固定资产、无形资产的,按照固定资产、无形资产成本金额，借记"固定资产""无形资产"科目，贷记"银行存款"等科目；同时，按照专用基金使用金额，借记本科目，贷记"累计盈余"科目，如图4-25所示。

记 账 凭 证

凭证号：×× 日期：201×年×月×日 附单据：×张

摘要	财务会计			预算会计		
	科目	借方金额	贷方金额	科目	借方金额	贷方金额
×××	固定资产/无形资产	×××		事业支出/专用结余	×××	
×××	银行存款等		×××	资金结存		×××
×××	专用基金	×××				
×××	累计盈余		×××			
	合计	×××	×××	合计	×××	×××

图4-25 使用提取的专用基金购置固定资产或无形资产应填制的记账凭证

【例4-4】201×年12月31日，某医院本年盈余——医疗盈余贷方余额8000000元，按照10%计提职工福利基金。

财会部门根据有关凭证，应编制会计分录如下。

财务会计：

借：本年盈余分配——提取职工福利基金　　　　　　　　　　800000

　　贷：专用基金——职工福利基金　　　　　　　　　　　　800000

【例4-5】201×年12月31日，某医院职工食堂亏损20000元，经研究决定医院从职工福利基金中拨付20000元进行弥补。财务部门已收到银行转来的转账付款通知。

财会部门根据有关凭证，应编制会计分录如下。

财务会计：

借：专用基金——职工福利基金　　　　　　　　　　　　　　20000

　　贷：银行存款　　　　　　　　　　　　　　　　　　　　20000

预算会计：

借：专用结余　　　　　　　　　　　　　　　　　　　　　　20000

　　贷：资金结存——货币资金　　　　　　　　　　　　　　20000

【例4-6】201×年12月31日，某医院财务部门根据当月医疗收入56589500元，按1‰提取比例，提取医疗风险基金，共计56589.50元。

财会部门根据有关凭证，应编制会计分录如下。

财务会计:
借: 业务活动费用　　　　　　　　　　　　　　56589.50
　　贷: 专用基金——医疗风险基金　　　　　　　　　　56589.50

【例4-7】201×年12月31日,某医院通过银行转账支付给保险公司40000元,为全院医护人员医疗责任保险。财务部门已收到银行转来的转账付款通知。

财会部门根据有关凭证,应编制会计分录如下。

财务会计:
借: 专用基金——医疗风险基金　　　　　　　　40000
　　贷: 银行存款　　　　　　　　　　　　　　　　　40000

预算会计:
借: 事业支出　　　　　　　　　　　　　　　　40000
　　贷: 资金结存——货币资金　　　　　　　　　　　40000

第六节　权益法调整

一、权益法调整概述

权益法调整是指医院持有的长期股权投资采用权益法核算时,按照被投资单位除净损益和利润分配以外的所有者权益变动份额调整长期股权投资账面余额而计入净资产的金额。

二、权益法调整的会计核算

(一) 权益法调整的科目设置

医院应当设置"权益法调整"科目,核算医院持有的长期股权投资采用权益法核算时,按照被投资单位除净损益和利润分配以外的所有者权益变动份额调整长期股权投资账面余额而计入净资产的金额。本科目应当按照被投资单位进行明细核算。

本科目期末余额,反映医院在被投资单位除净损益和利润分配以外的所有者权益变动中累积享有(或分担)的份额。

(二) 权益法调整的账务处理

(1) 年末,按照被投资单位除净损益和利润分配以外的所有者权益变动应享有

（或应分担）的份额，借记或贷记"长期股权投资——其他权益变动"科目，贷记或借记本科目。

被投资单位除净损益和利润分配以外的所有者权益增加，如图4-26所示。

记 账 凭 证

凭证号：×× 日期：201×年×月×日 附单据：×张

摘要	财务会计			预算会计		
	科目	借方金额	贷方金额	科目	借方金额	贷方金额
×××	长期股权投资——其他权益变动	×××				
×××	权益法调整		×××			
	合计	×××	×××	合计		

图4-26 被投资单位除净损益和利润分配以外的所有者权益增加应填制的记账凭证

被投资单位除净损益和利润分配以外的所有者权益减少，如图4-27所示。

记 账 凭 证

凭证号：×× 日期：201×年×月×日 附单据：×张

摘要	财务会计			预算会计		
	科目	借方金额	贷方金额	科目	借方金额	贷方金额
×××	权益法调整	×××				
×××	长期股权投资——其他权益变动		×××			
	合计	×××	×××	合计		

图4-27 被投资单位除净损益和利润分配以外的所有者权益减少应填制的记账凭证

（2）采用权益法核算的长期股权投资，因被投资单位除净损益和利润分配以外的所有者权益变动而将应享有（或应分担）的份额计入医院净资产的，处置该项投资时，按照原计入净资产的相应部分金额，借记或贷记本科目，贷记或借记"投资收益"科目。

"权益法调整"为贷方余额，如图4-28所示。

记 账 凭 证

凭证号：×× 　　　　　　　日期：201×年×月×日　　　　　　　附单据：×张

摘要	财务会计			预算会计		
	科目	借方金额	贷方金额	科目	借方金额	贷方金额
×××	权益法调整	×××				
×××	投资收益		×××			
	合计	×××	×××	合计		

图4-28 处置按权益法核算的长期股权投资时将相应"权益法调整"贷方余额
转增投资收益应填制的记账凭证

"权益法调整"为借方余额，如图4-29所示。

记 账 凭 证

凭证号：×× 　　　　　　　日期：201×年×月×日　　　　　　　附单据：×张

摘要	财务会计			预算会计		
	科目	借方金额	贷方金额	科目	借方金额	贷方金额
×××	投资收益	×××				
×××	权益法调整		×××			
	合计	×××	×××	合计		

图4-29 处置按权益法核算的长期股权投资时将相应"权益法调整"
借方余额冲减投资收益应填制的记账凭证

【例4-8】201×年12月31日，某医院的被投资单位实现净利润200000元，医院持有该被投资单位70%的股权，采用权益法进行后续核算。201×年12月31日除净损益和利润分配以外的被投资单位所有者权益变动为10000元。

财会部门根据有关凭证，应编制会计分录如下。

财务会计：

借：长期股权投资——损益调整　　　　　　　　　　　　140000
　　长期股权投资——其他权益变动　　　　　　　　　　7000
　贷：投资收益——被投资单位　　　　　　　　　　　　140000
　　　权益法调整——被投资单位　　　　　　　　　　　7000

第七节 无偿调拨净资产

一、无偿调拨净资产概述

无偿调拨净资产是医院无偿调入或调出非现金资产所引起的净资产变动金额。

二、无偿调拨净资产的会计核算

（一）无偿调拨净资产的科目设置

医院应当设置"无偿调拨净资产"科目，核算医院无偿调入或调出非现金资产所引起的净资产变动金额。年末结账后，本科目应无余额。

（二）无偿调拨净资产的账务处理

（1）按照规定取得无偿调入的存货、长期股权投资、固定资产、无形资产、公共基础设施、政府储备物资、文物文化资产、保障性住房等，按照确定的成本，借记"库存物品""长期股权投资""固定资产""无形资产""公共基础设施""政府储备物资""文物文化资产""保障性住房"等科目，按照调入过程中发生的归属于调入方的相关费用，贷记"零余额账户用款额度""银行存款"等科目，按照其差额，贷记本科目，如图4-30所示。

记 账 凭 证

凭证号：××　　　　　　　　日期：201×年×月×日　　　　　　　　附单据：×张

摘要	财务会计			预算会计		
	科目	借方金额	贷方金额	科目	借方金额	贷方金额
×××	库存物品/长期股权投资/固定资产/无形资产等	×××		其他支出	×××	
×××	零余额账户用款额度/银行存款等		×××	资金结存		×××
×××	无偿调拨净资产		×××			
	合计	×××	×××	合计	×××	×××

图4-30 取得无偿调入资产并支付调入过程发生的归属调入方的相关费用应填制的记账凭证

（2）按照规定经批准无偿调出存货、长期股权投资、固定资产、无形资产、公共基础设施、政府储备物资、文物文化资产、保障性住房等，按照调出资产的账面余额或账面价值，借记本科目，按照固定资产累计折旧、无形资产累计摊销、公共基础设施累计折旧或摊销、保障性住房累计折旧的金额，借记"固定资产累计折旧""无形资产累计摊销""公共基础设施累计折旧（摊销）""保障性住房累计折旧"科目，按照调出资产的账面余额，贷记"库存物品""长期股权投资""固定资产""无形资产""公共基础设施""政府储备物资""文物文化资产""保障性住房"等科目；同时，按照调出过程中发生的归属于调出方的相关费用，借记"资产处置费用"科目，贷记"零余额账户用款额度""银行存款"等科目。账务处理如图4-31所示。

记 账 凭 证

凭证号：×× 日期：201×年×月×日 附单据：×张

摘要	财务会计			预算会计		
	科目	借方金额	贷方金额	科目	借方金额	贷方金额
×××	无偿调拨净资产	×××		其他支出	×××	
×××	固定资产累计折旧/无形资产累计摊销等	×××		资金结存		×××
×××	库存物品/长期股权投资/固定资产/无形资产等		×××			
×××	资产处置费用	×××				
×××	零余额账户用款额度/银行存款等		×××			
	合计	×××	×××	合计	×××	×××

图4-31 无偿调出资产并支付调出过程发生的归属调出方的相关费用应填制的记账凭证

（3）年末，将本科目余额转入累计盈余，借记或贷记本科目，贷记或借记"累计盈余"科目。

"无偿调拨净资产"为贷方余额，如图4-32所示。

记 账 凭 证

凭证号：××　　　　　　　日期：201×年×月×日　　　　　　　附单据：×张

摘要	财务会计			预算会计		
	科目	借方金额	贷方金额	科目	借方金额	贷方金额
×××	无偿调拨净资产	×××				
×××	累计盈余		×××			
	合计	×××	×××	合计		

图 4-32　年末结转无偿调拨净资产贷方余额至累计盈余应填制的记账凭证

"无偿调拨净资产"为借方余额，如图 4-33 所示。

记 账 凭 证

凭证号：××　　　　　　　日期：201×年×月×日　　　　　　　附单据：×张

摘要	财务会计			预算会计		
	科目	借方金额	贷方金额	科目	借方金额	贷方金额
×××	累计盈余	×××				
×××	无偿调拨净资产		×××			
	合计	×××	×××	合计		

图 4-33　年末结转无偿调拨净资产借方余额至累计盈余应填制的记账凭证

【例 4-9】某医院 201×年 12 月无偿调入一批库存物品 100000 元，固定资产 500000 元；12 月经批准无偿调出无形资产原价 220000 元，已计提摊销 20000 元；无偿调入资产发生处置费用 1000 元，无偿调出资产发生处置费用 1000 元；调入、调出资产费用均应由该医院负担，已收到银行转来的转账付款通知。

财会部门根据有关凭证，应编制会计分录如下。

无偿调入资产时，

财务会计：

借：库存物品　　　　　　　　　　　　　　　　　　　　100000
　　固定资产　　　　　　　　　　　　　　　　　　　　500000
　　贷：无偿调拨净资产　　　　　　　　　　　　　　　599000
　　　　银行存款　　　　　　　　　　　　　　　　　　 1000

预算会计：

借：其他支出　　　　　　　　　　　　　　　　　　　　 1000
　　贷：资金结存　　　　　　　　　　　　　　　　　　 1000

无偿调出资产时,

财务会计:

借:无偿调拨净资产 200000
    无形资产累计摊销 20000
    贷:无形资产 220000
借:资产处置费用 1000
    贷:银行存款 1000

预算会计:

借:其他支出 1000
    贷:资金结存 1000

结转无偿调拨净资产科目余额,

财务会计:

借:无偿调拨净资产 399000
    贷:累计盈余 399000

第八节 以前年度盈余调整

一、以前年度盈余调整概述

以前年度盈余调整是指医院本年度发生的调整以前年度盈余的事项,包括本年度发生的重要前期差错更正涉及调整以前年度盈余的事项。

二、以前年度盈余调整的会计核算

(一) 以前年度盈余调整的科目设置

医院应当设置"以前年度盈余调整"科目,核算医院本年度发生的调整以前年度盈余的事项,包括本年度发生的重要前期差错更正涉及调整以前年度盈余的事项。本科目结转后应无余额。

(二) 以前年度盈余调整的账务处理

(1) 调整增加以前年度收入时,按照调整增加的金额,借记有关科目,贷记本科目。调整减少的,做相反会计分录。

调整增加以前年度收入,如图4-34所示。

记 账 凭 证

凭证号：×× 日期：201×年×月×日 附单据：×张

摘要	财务会计			预算会计		
	科目	借方金额	贷方金额	科目	借方金额	贷方金额
×××	有关资产或负债科目	×××		资金结存	×××	
×××	以前年度盈余调整		×××	财政拨款结转/财政拨款结余/非财政拨款结转/非财政拨款结余		×××
	合计	×××	×××	合计	×××	×××

图4-34 调整增加以前年度收入应填制的记账凭证

（2）调整增加以前年度费用时，按照调整增加的金额，借记本科目，贷记有关科目。调整减少的，做相反会计分录。

调整增加以前年度费用，如图4-35所示。

记 账 凭 证

凭证号：×× 日期：201×年×月×日 附单据：×张

摘要	财务会计			预算会计		
	科目	借方金额	贷方金额	科目	借方金额	贷方金额
×××	以前年度盈余调整	×××		财政拨款结转/财政拨款结余/非财政拨款结转/非财政拨款结余	×××	
×××	有关资产或负债科目		×××	资金结存		×××
	合计	×××	×××	合计	×××	×××

图4-35 调整增加以前年度费用应填制的记账凭证

（3）盘盈的各种非流动资产，报经批准后处理时，借记"待处理财产损溢"科目，贷记本科目，如图4-36所示。

记 账 凭 证

凭证号：×× 日期：201×年×月×日 附单据：×张

摘要	财务会计			预算会计		
	科目	借方金额	贷方金额	科目	借方金额	贷方金额
×××	待处理财产损溢	×××				
×××	以前年度盈余调整		×××			
	合计	×××	×××	合计		

图4-36 非流动资产盘盈报经处理后应填制的记账凭证

(4) 经上述调整后,应将本科目的余额转入累计盈余,借记或贷记"累计盈余"科目,贷记或借记本科目。

"以前年度盈余调整"为借方余额,如图 4-37 所示。

记 账 凭 证

凭证号：×× 日期：201×年×月×日 附单据：×张

摘要	财务会计			预算会计		
	科目	借方金额	贷方金额	科目	借方金额	贷方金额
×××	累计盈余	×××				
×××	以前年度盈余调整		×××			
	合计	×××	×××	合计		

图 4-37 结转"以前年度盈余调整"借方余额至累计盈余应填制的记账凭证

"以前年度盈余调整"为贷方余额,如图 4-38 所示。

记 账 凭 证

凭证号：×× 日期：201×年×月×日 附单据：×张

摘要	财务会计			预算会计		
	科目	借方金额	贷方金额	科目	借方金额	贷方金额
×××	以前年度盈余调整	×××				
×××	累计盈余		×××			
	合计	×××	×××	合计		

图 4-38 结转"以前年度盈余调整"贷方余额至累计盈余应填制的记账凭证

【例 4-10】某医院在审计时发现,该医院 2017 年 12 月将购入的一批已达到固定资产标准的办公设备计入"单位管理费用"账户,金额达到 1200000 元。

财会部门根据有关凭证,编制会计分录如下。

调整 2019 年 1 月凭证,

财务会计：

借：固定资产 1200000

  贷：以前年度盈余调整 1200000

补提折旧（残值率为 0,按直线折旧法计提折旧,预计使用年限为 5 年）,

财务会计：

借：以前年度盈余调整 240000

  贷：固定资产累计折旧 240000

结转盈余调整,

财务会计:

借:以前年度盈余调整 960000
　　贷:累计盈余 960000

第五章 收入的会计核算

第一节 收入概述

一、收入的概念与特征

(一) 收入的概念

收入是指报告期内导致医院净资产增加的、含有服务潜力或者经济利益的经济资源的流入。

服务潜力是指医院利用资产提供医疗服务以履行政府职能的潜在能力。

经济利益表现为现金及现金等价物的流入，或者现金及现金等价物流出的减少。

这里的"医疗服务"包括医院所开展的医疗、科研、教学，以及与之相关的其他活动。在开展这些活动时，需要消耗各种资源，为了使各项医疗活动不间断地进行，需要不断地取得补偿，医院取得的补偿包括国家财政拨款和向病人收费或医疗保险机构付费，这些都构成了医院的收入。在市场经济条件下，医院可以利用暂时闲置的资产对外投资，投资取得的收益也构成医院收入。

(二) 收入的特征

1. 收入产生于医院的日常医疗业务服务活动

医院的日常活动同工商企业是不一样的，其一般不从事物质资料的生产或商品流通活动，其主要任务是围绕党和政府确定的卫生工作方针，开展医疗服务活动和与之相关的其他活动。由于医院是公益性的事业单位，其开展业务活动所耗费的资源通常不能通过向病人收取费用得到完全补偿，还需要财政部门、主管部门或上级单位给予拨款。因此，医院的收入来源于为病人提供医疗服务后收取的医疗收入，政府财政拨款收入，主管部门拨款收入。医院还可以通过开展同医疗相关的活动取得收入，如制剂生产、对外投资等，用来补偿医疗活动中的耗费。

2. 收入是依法取得的

医院的收入必须符合国家有关法律、法规和制度的规定，如财政拨款收入必须通过法定程序报批后，方能取得。医院的医疗服务收入，其项目和收费标准都由政府管制，医疗服务项目、收费价格必须按照规定程序经过有关部门批准后，才能向服务对象收取。医院的药品价格、药品加成政策也由政府管制。医院的其他收入，也要按照规定的程序和规则依法取得。

3. 收入必然导致净资产的增加

医院收入能够增加资产或减少负债，最终引起医院净资产的增加。

4. 收入是非偿还性资金

医院取得的各项收入，都是不需要偿还的。但有些收入虽然不需要偿还，却需要按规定的条件和用途使用，如财政专项拨款、科研项目拨款等。

二、收入的分类

医院的收入按照来源可分为以下几方面。

（1）财政拨款收入，即医院按部门预算隶属关系从同级财政部门取得的各类财政拨款收入，包括基本拨款收入和项目拨款收入。基本拨款收入是指由财政部门拨入的符合国家规定的离退休人员经费、政策性亏损补贴等经常性补助收入。项目拨款收入是指由财政部门拨入的主要用于基本建设和设备购置（包括发展改革部门安排的基建投资）、重点学科发展、承担政府指定公共卫生任务等专项补助收入。

（2）事业收入，即医院开展医教研等业务活动取得的收入，包括医疗收入、科教收入。

①医疗收入，即医院开展医疗服务活动取得的收入，包括门急诊收入和住院收入。

②科教收入，即医院取得的除财政拨款收入外专门用于科研、教学项目的非财政拨款收入。

（3）上级补助收入，即医院从主管和上级单位取得的非财政拨款收入。

（4）附属单位上缴收入，即医院取得的附属独立核算单位按照有关规定上缴的收入。

（5）经营收入，即医院在医教研及辅助活动之外开展非独立核算经营活动取得的收入。经营收入是一种有偿收入，以提供各项服务或商品为前提，是医院在经营活动中通过收费方式取得的。

（6）非同级财政拨款收入，即医院从非同级政府财政部门取得的经费拨款，包括从同级政府其他部门取得的横向转拨财政款、从上级或下级政府财政部门取得的经费拨款等。

（7）投资收益，即医院股权投资和债券投资所实现的收益或发生的损失。

（8）捐赠收入，即医院接受其他单位或者个人捐赠取得的收入。

（9）利息收入，即医院取得的银行存款利息收入。

(10) 租金收入，即医院经批准利用国有资产出租取得并按照规定纳入医院预算管理的租金收入。

(11) 其他收入，即医院取得的除财政拨款收入、事业收入、上级补助收入、附属单位上缴收入、经营收入、非同级财政拨款收入、投资收益、捐赠收入、利息收入、租金收入以外的各项收入，包括培训收入、进修收入、职工餐饮收入、现金盘盈收入、按照规定纳入医院预算管理的科技成果转化收入、收回已核销的其他应收款、无法偿付的应付及预收款项、置换换出资产评估增值等。

三、收入的确认与计量

（一）医院收入的确认

医院收入的确认应当同时满足以下条件。

(1) 与收入相关的含有服务潜力或者经济利益的经济资源很可能流入医院。

(2) 含有服务潜力或者经济利益的经济资源流入会导致医院资产的增加或者负债的减少。

(3) 流入金额能够可靠地计量。

（二）医院各项收入的确认和计量

1. 医疗收入

医疗收入应按照权责发生制基础予以确认，即医院应当在提供医疗服务（包括发出药品）并收讫价款或取得收款权利时，按照规定的医疗服务项目收费标准计算确定的金额确认医疗收入。医院给予病人或其他付费方折扣的，按照折扣后的实际金额确认医疗收入。

医院同医疗保险机构结算时，医疗保险机构实际支付金额与医院确认金额之间存在差额的，对于除医院因违规治疗等管理不善原因被医疗保险机构拒付产生的差额以外的差额，应当调整医疗收入。

2. 财政拨款收入

财政拨款收入采用国库集中支付方式下拨时，在财政直接支付方式下，应在收到代理银行转来的财政直接支付入账通知书及相关原始凭证时，按照通知书中的直接支付入账金额确认财政拨款收入；在财政授权支付方式下，应在收到代理银行转来的财政授权支付额度到账通知书时，按照通知书中的授权支付额度确认财政拨款收入。

其他方式下拨的财政拨款收入，应在实际取得时确认财政拨款收入。

3. 科教收入

科教收入包括科研收入和教学收入。

医院以合同完成进度确认科教收入时,应当根据业务实质,选择累计实际发生的合同成本占合同预计总成本的比例、已经完成的合同工作量占合同预计总工作量的比例、已经完成的时间占合同期限的比例、实际测定的完工进度等方法,合理确定合同完成进度。

4. 其他收入

其他收入一般在实际收到时予以确认。

医院对于符合收入定义和收入确认条件的项目,应当列入收入费用表。

四、收入会计科目设置及变化

(一) 医院执行《政府会计制度》收入类会计科目对照(如表 5-1 所示)

表 5-1　医院执行《政府会计制度》收入类会计科目对照

政府会计制度会计科目			医院会计制度会计科目		
序号	编号	名称	序号	编号	名称
59	4001	财政拨款收入	45	4101	财政补助收入
60	4101	事业收入	44 46	4001 4201	医疗收入 科教项目收入
61	4201	上级补助收入	47	4301	其他收入
62	4301	附属单位上缴收入	47	4301	其他收入
63	4401	经营收入	47	4301	其他收入
64	4601	非同级财政拨款收入	47	4301	其他收入
65	4602	投资收益	47	4301	其他收入
66	4603	捐赠收入	47	4301	其他收入
67	4604	利息收入	47	4301	其他收入
68	4605	租金收入	47	4301	其他收入
69	4609	其他收入	47	4301	其他收入

(二) 医院执行《政府会计制度》的主要变化

执行《政府会计制度》后,医院在收入核算上主要有以下变化。

(1) 收入核算进一步细化。《医院会计制度》会计科目设置"财政补助收入""医疗收入""科教项目收入""其他收入"4 个科目核算医院的收入。《政府会计制度》下则设置"财政拨款收入""事业收入""上级补助收入""附属单位上缴收入""经营收入""非同级财政拨款收入""投资收益""捐赠收入""利息收入""租金收入""其他收入"11个科目核算收入。这样的设置使医院的收入核算较原有制度进一步细化。

(2)《政府会计制度》取消"医疗收入""科教项目收入"科目,采用统一的适合所有行业的"事业收入"科目。为了使医院的会计核算能够顺利衔接,在"事业收入"科目下设"医疗收入""科教收入"明细科目核算医院的医疗及科教收入。

(3)原有医院会计科目中的"其他收入"科目核算除财政补助收入、医疗收入、科教项目收入之外的所有收入,核算内容包罗万象。医院执行《政府会计制度》后,将《医院会计制度》中的"其他收入"核算的内容按照收入的特征分设总账科目,使医院的收入核算进一步细化和具体。

第二节 财政拨款收入

一、财政拨款收入概述

财政拨款收入是指按照部门隶属关系从同级财政部门取得的各类财政拨款,包括基本拨款收入和项目拨款收入。

基本拨款收入是指由财政部门拨入的符合国家规定的离退休人员经费、政策性亏损补贴等经常性补助;项目拨款收入是指由财政部门拨入的主要用于基本建设和设备购置、重点学科发展、承担政府指定公共卫生任务等专项拨款。

政府财政给予医院的财政拨款支付方式有两种:一种是直接拨款,另一种是国库集中支付。在国家实行国库管理制度改革后,根据不同的支付主体及资金的使用性质,国库集中支付分为财政直接支付和授权支付两种形式。

财政直接支付是指由财政部门签发支付令,代理银行根据财政部门的支付指令,通过国库单一账户体系将资金直接支付到收款人或用款单位账户。

财政授权支付是指预算单位按照财政部门的授权,自行向代理银行签发支付指令,代理银行根据支付指令,在财政部门批准的预算单位的用款额度内,通过国库单一账户体系将资金支付到收款人(或用款单位)账户。

二、财政拨款收入的会计核算

(一) 财政拨款收入的科目设置

医院应设置"财政拨款收入"科目,核算医院按部门预算隶属关系从同级财政部门取得的各类财政拨款;本科目可按照一般公共预算拨款、政府性基金预算财政拨款种类进行明细核算,并在该科目下设置"财政基本拨款收入"和"财政项目拨款收入"两个明细科目进行明细核算。同级政府财政部门预拨的下期预算款和没有纳入预算的暂付款项,以及采用实拨资金方式通过本单位转拨给下属单位的财政拨款,通过"其他应付款"科目核算,不通过本科目核算。

该科目属于收入类科目,借方登记财政拨款收入的缴回、冲销或转出数,贷方登记医院按部门预算隶属关系从同级财政部门取得的各类财政拨款数,余额反映收入的累计数。月末,将累计数转至"本期盈余"科目,本科目年末应无余额。

(二) 财政拨款收入的账务处理

(1) 财政直接支付方式下账务处理。

①财政直接支付方式下,根据收到的财政直接支付入账通知书及相关原始凭证,按照财政直接支付金额,借记"库存物品""固定资产""业务活动费用""单位管理费用""应付职工薪酬"等科目,贷记"财政拨款收入"科目,如图5-1所示。

记 账 凭 证

凭证号:×× 　　　　日期:201×年×月×日 　　　　附单据:×张

摘要	财务会计			预算会计		
	科目	借方金额	贷方金额	科目	借方金额	贷方金额
×××	库存物品/固定资产/业务活动费用/单位管理费用/应付职工薪酬等	×××		事业支出	×××	
×××	财政拨款收入		×××	财政拨款预算收入		×××
	合计	×××	×××	合计	×××	×××

图5-1 财政直接支付方式下财政拨款收入到账应填制的记账凭证

②年末,医院根据本年度财政直接支付预算指标数与当年财政直接支付实际支出数的差额,借记"财政应返还额度——财政直接支付"科目,贷记"财政拨款收入"科目,如图5-2所示。

记 账 凭 证

凭证号：×× 　　　　　　　日期：201×年×月×日　　　　　　　附单据：×张

摘要	财务会计			预算会计		
	科目	借方金额	贷方金额	科目	借方金额	贷方金额
×××	财政应返还额度——财政直接支付	×××		资金结存——财政应返还额度	×××	
×××	财政拨款收入		×××	财政拨款预算收入		×××
	合计	×××	×××	合计	×××	×××

图5-2　年末确认本年度财政直接支付预算指标数大于当年财政直接支付
实际支出数应填制的记账凭证

【例5-1】201×年12月4日，某医院财务部门收到财政国库支付执行机构委托代理银行转来的财政直接支付入账通知书，支付购买麻醉机10台，价值2000000元。该设备已办理验收入库手续，并投入使用。

财会部门根据有关凭证，应编制会计分录如下。

收到代理银行转来的财政直接支付入账通知书时，

财务会计：

借：固定资产——专用设备　　　　　　　　　　　　　　2000000

　　贷：财政拨款收入——财政项目拨款收入　　　　　　　　2000000

预算会计：

借：事业支出　　　　　　　　　　　　　　　　　　　　2000000

　　贷：财政拨款预算收入——项目支出　　　　　　　　　　2000000

【例5-2】201×年12月13日，某医院财务部门收到财政国库支付执行机构委托代理银行转来的财政直接支付入账通知书，支付购买紧急抢救药品500000元。药品已验收入库。

财会部门根据有关凭证，应编制会计分录如下。

收到代理银行转来的财政直接支付入账通知书时，

财务会计：

借：库存物品——药品　　　　　　　　　　　　　　　　500000

　　贷：财政拨款收入——财政项目拨款收入　　　　　　　　500000

预算会计：

借：事业支出　　　　　　　　　　　　　　　　　　　　500000

　　贷：财政拨款预算收入——项目支出　　　　　　　　　　500000

【例5-3】201×年12月1日，某医院新建病房楼工程项目经当地发展改革委员会批准立项。12月14日，医院收到财政国库支付执行机构委托代理银行转来的财政直接支付入账通知书，支付工程款5000000元。

财会部门根据有关凭证，应编制会计分录如下。

财务会计：

借：在建工程　　　　　　　　　　　　　　　　　　　　　5000000

　　贷：财政拨款收入——财政项目拨款收入　　　　　　　　　　5000000

预算会计：

借：事业支出　　　　　　　　　　　　　　　　　　　　　5000000

　　贷：财政拨款预算收入——项目支出　　　　　　　　　　　　5000000

【例5-4】201×年12月31日，某医院本年度财政直接支付预算指标数为30000000元，当年财政直接支付实际支出数为28000000元，应返还的资金额度为2000000元。

财会部门根据有关凭证，应编制会计分录如下。

财务会计：

借：财政应返还额度——财政直接支付　　　　　　　　　　2000000

　　贷：财政拨款收入——财政项目拨款收入　　　　　　　　　　2000000

预算会计：

借：资金结存——财政应返还额度　　　　　　　　　　　　2000000

　　贷：财政拨款预算收入——项目支出　　　　　　　　　　　　2000000

（2）财政授权支付方式下账务处理。

①财政授权支付方式下，根据收到的财政授权支付额度到账通知书，按照财政授权支付到账额度金额，借记"零余额账户用款额度"科目，贷记"财政拨款收入"科目，如图5-3所示。

记　账　凭　证

凭证号：×× 　　　　　　　日期：201×年×月×日　　　　　　　附单据：×张

摘要	财务会计			预算会计		
	科目	借方金额	贷方金额	科目	借方金额	贷方金额
×××	零余额账户用款额度	×××		资金结存——零余额账户用款额度	×××	
×××	财政拨款收入		×××	财政拨款预算收入		×××
	合计	×××	×××	合计	×××	×××

图5-3　财政授权支付方式下财政拨款收入到账应填制的记账凭证

②年末，医院本年度财政授权支付预算指标数大于零余额账户用款额度下达数的，根据未下达的用款额度，借记"财政应返还额度——财政授权支付"科目，贷记"财政拨款收入"科目，如图5-4所示。

记 账 凭 证

凭证号：×× 日期：201×年×月×日 附单据：×张

摘要	财务会计			预算会计		
	科目	借方金额	贷方金额	科目	借方金额	贷方金额
×××	财政应返还额度——财政授权支付	×××		资金结存——财政应返还额度	×××	
×××	财政拨款收入		×××	财政拨款预算收入		×××
	合计	×××	×××	合计	×××	×××

图5-4 年末确认财政未下达的本年度用款额度应填制的记账凭证

【例5-5】201×年12月15日，某医院财务部门收到代理银行转来的财政授权支付额度到账通知书，授权支付额度700000元，用于支付退休人员工资。

财会部门根据有关凭证，应编制会计分录如下。

财务会计：

借：零余额账户用款额度 700000
　　贷：财政拨款收入——财政基本拨款收入 700000

预算会计：

借：资金结存——零余额账户用款额度 700000
　　贷：财政拨款预算收入——基本支出 700000

【例5-6】201×年12月31日，某医院财务部门经与代理银行提供的对账单核对无误后，将零余额账户用款额度余额500000元予以注销。

财会部门根据有关凭证，应编制会计分录如下。

年末注销零余额账户余额，

财务会计：

借：财政应返还额度 500000
　　贷：零余额账户用款额度 500000

预算会计：

借：资金结存——财政应返还额度 500000
　　贷：资金结存——零余额账户用款额度 500000

次年年初恢复用款额度时，

财务会计：

  借：零余额账户用款额度   500000

    贷：财政应返还额度   500000

预算会计：

  借：资金结存——零余额账户用款额度   500000

    贷：资金结存——财政应返还额度   500000

【例 5-7】201×年 12 月 31 日，某医院本年度财政授权支付预算指标数大于零余额账户用款额度下达数 1000000 元。

财会部门根据有关凭证，应编制会计分录如下。

财务会计：

  借：财政应返还额度——财政授权支付   1000000

    贷：财政拨款收入   1000000

预算会计：

  借：资金结存——财政应返还额度   1000000

    贷：财政拨款预算收入   1000000

（3）其他方式下收到财政拨款收入时，按照实际收到的金额，借记"银行存款"等科目，贷记"财政拨款收入"科目，如图 5-5 所示。

记 账 凭 证

凭证号：××   日期：201×年×月×日   附单据：×张

摘要	财务会计			预算会计		
	科目	借方金额	贷方金额	科目	借方金额	贷方金额
×××	银行存款等	×××		资金结存——货币资金	×××	
×××	财政拨款收入		×××	财政拨款预算收入		×××
	合计	×××	×××	合计	×××	×××

图 5-5 其他支付方式下财政拨款收入到账应填制的记账凭证

【例 5-8】201×年 12 月 2 日，某医院收到开户银行转来的拨款凭证，财政专项拨款资金 400000 元。

财会部门根据有关凭证，应编制会计分录如下。

财务会计：

  借：银行存款   400000

    贷：财政拨款收入——财政项目拨款收入   400000

预算会计：

借：资金结存——货币资金　　　　　　　　　　　　　　　　400000
　　贷：财政拨款预算收入——项目支出　　　　　　　　　　　400000

（4）因差错更正或购货退回等发生的国库直接支付款项退回账务处理。

①因差错更正或购货退回等发生国库直接支付退回的，属于本年度支付的款项，按照退回金额，借记本科目，贷记"业务活动费用""库存物品"等科目，如图5-6所示。

记　账　凭　证

凭证号：××　　　　　　日期：201×年×月×日　　　　　　附单据：×张

摘要	财务会计			预算会计		
	科目	借方金额	贷方金额	科目	借方金额	贷方金额
×××	财政拨款收入	×××		财政拨款预算收入	×××	
×××	业务活动费用/库存物品等		×××	事业支出		×××
	合计	×××	×××	合计	×××	×××

图5-6　发生国库直接支付款项退回（属于本年度支付的款项）应填制的记账凭证

②属于以前年度支付的款项（财政拨款结转资金），按照退回金额，借记"财政应返还额度——财政直接支付"科目，贷记"以前年度盈余调整""库存物品"等科目，如图5-7所示。

记　账　凭　证

凭证号：××　　　　　　日期：201×年×月×日　　　　　　附单据：×张

摘要	财务会计			预算会计		
	科目	借方金额	贷方金额	科目	借方金额	贷方金额
×××	财政应返还额度——财政直接支付	×××		资金结存——财政应返还额度	×××	
×××	以前年度盈余调整/库存物品等		×××	财政拨款结转——年初余额调整		×××
	合计	×××	×××	合计	×××	×××

图5-7　发生国库直接支付款项退回（属于以前年度支付的财政拨款结转资金）应填制的记账凭证

③属于以前年度支付的款项（财政拨款结余资金），按照退回金额，借记"财政应返还额度——财政直接支付"科目，贷记"以前年度盈余调整""库存物品"等科

目,如图 5-8 所示。

记 账 凭 证

凭证号:×× 日期:201×年×月×日 附单据:×张

摘要	财务会计			预算会计		
	科目	借方金额	贷方金额	科目	借方金额	贷方金额
×××	财政应返还额度——财政直接支付	×××		资金结存——财政应返还额度	×××	
×××	以前年度盈余调整/库存物品等		×××	财政拨款结余——年初余额调整		×××
	合计	×××	×××	合计	×××	×××

图 5-8 发生国库直接支付款项退回(属于以前年度支付的财政拨款结余资金)应填制的记账凭证

【例 5-9】201×年 11 月 18 日,某医院上月购买一批药品 300000 元,因手续不全退回。

财会部门根据有关凭证,应编制会计分录如下。

财务会计:

借:财政拨款收入——财政项目拨款收入 300000
  贷:库存物品——药品 300000

预算会计:

借:财政拨款预算收入——项目支出 300000
  贷:事业支出 300000

【例 5-10】201×年 1 月 18 日,某医院上年购买一批卫生材料 200000 元因手续不全退回,财政直接支付入账通知书及相关原始凭证已收到。

财会部门根据有关凭证,应编制会计分录如下。

财务会计:

借:财政应返还额度——财政直接支付 200000
  贷:库存物品——卫生材料 200000

预算会计:

借:资金结存——财政应返还额度 200000
  贷:财政拨款结转——年初余额调整 200000

(5)期末,将本科目的本期发生额转入本期盈余,借记本科目,贷记"本期盈余"科目,期末结转后,本科目应无余额,如图 5-9 所示。

记 账 凭 证

凭证号：×× 　　　　　　　日期：201×年×月×日　　　　　　　附单据：×张

摘要	财务会计			预算会计		
	科目	借方金额	贷方金额	科目	借方金额	贷方金额
×××	财政拨款收入	×××		财政拨款预算收入	×××	
×××	本期盈余——财政项目盈余、医疗盈余		×××	财政拨款结转——本年收支结转		×××
	合计	×××	×××	合计	×××	×××

图5-9　期末结转本期财政拨款收入应填制的记账凭证

【例5-11】201×年12月31日，某医院将"财政拨款收入"进行结转，其中财政基本拨款收入贷方余额为1000000元，财政项目拨款收入贷方余额为21575000元。

财会部门根据有关凭证，应编制会计分录如下。

财务会计：

借：财政拨款收入——财政基本拨款收入　　　　　　　　　　1000000
　　财政拨款收入——财政项目拨款收入　　　　　　　　　　21575000
　贷：本期盈余——医疗盈余　　　　　　　　　　　　　　　1000000
　　　本期盈余——财政项目盈余　　　　　　　　　　　　　21575000

第三节　事业收入

一、事业收入概述

事业收入是指医院开展医教研等业务活动及辅助活动所取得的收入，不包括从同级政府财政部门取得的各类财政拨款。

医院的事业收入包括医疗收入、科教收入。在确认事业收入时，应注意医院按规定应上缴财政预算的资金和应缴财政专户的预算外资金不计入事业收入。对于因开展科研及其辅助活动从非同级政府财政部门取得的经费拨款，应当在本科目下单设"非同级财政拨款"明细科目进行核算。

二、事业收入的分类

（一）医疗收入

医疗收入是指医院开展医疗服务活动，按照现行国家规定的医疗服务项目及所属物价部门制定的项目服务收费标准取得的收入。医疗服务是医院业务工作的主体和中心，在开展医疗业务活动中，医护人员借助各种诊疗手段和专业技术为病人进行各种检查、治疗。这些检查和治疗有的在门诊进行，有的则在住院部进行。医疗收入是医院收入的主要来源。

医疗收入的分类如下。

1. 医院医疗收入按照提供服务的地点不同，分为门急诊收入和住院收入

（1）门急诊收入是指为门急诊病人提供医疗服务所取得的收入，包括挂号收入、诊察收入（含医事服务费）、检查收入、化验收入、治疗收入、手术收入、卫生材料收入、药品收入、其他门急诊收入（含药事服务费）等。

（2）住院收入是指为住院病人提供医疗服务所取得的收入，包括床位收入、诊察收入（含医事服务费）、检查收入、化验收入、治疗收入、手术收入、护理收入、卫生材料收入、药品收入、其他住院收入（含药事服务费）等。

2. 医院的医疗收入按照性质分为劳务性收入、检查类收入、设施类收入、药品及卫生材料收入、其他医疗收入等

（1）劳务性收入是指向病人提供医疗服务而取得的收入，包括挂号收入、治疗收入、诊察收入、手术收入、护理收入、药事服务收入等。

（2）检查类收入是指借助于医疗设备为病人提供检查、检验服务而取得的收入，包括检查收入、化验收入等。

（3）设施类收入是指向病人提供医疗设施服务而取得的收入，包括床位收入等。

（4）药品及卫生材料收入是指为病人提供药品、卫生材料而取得的收入，包括药品收入、卫生材料收入等。

（5）其他医疗收入是指为病人提供以上医疗服务之外的收入，主要包括救护车收入、向住院病人提供膳食服务的收入等。

（二）科教收入

科教收入即医院取得的除财政拨款收入外专门用于科研、教学项目的非财政拨款收入，包括科研收入和教学收入。

科教项目资金来源于科研、教育管理部门、上级主管部门及其他单位，这里的

"项目",指医院从财政部门以外的部门或单位取得的、具有指定用途、项目完成后需要报送有关项目资金支出决算和使用效果书面报告的资金所对应的项目。

三、事业收入的会计核算

(一) 事业收入的科目设置

医院应当设置"事业收入"科目,核算开展医教研业务活动及其辅助活动实现的收入,不包括从同级政府财政部门取得的各类财政拨款。对于因开展科研教学及其辅助活动从非同级财政部门取得的经费拨款,应当在本科目下单设"非同级财政拨款"明细科目进行核算。本科目期末结转后应无余额。根据医院的业务特点及核算需要,应在本科目下设"医疗收入""科教收入"两个明细科目,分别核算医疗收入和科教收入。

1. 医疗收入的科目设置

医院应当设置"医疗收入"明细科目,核算医院开展医疗服务活动取得的收入,并在该科目下设置"门急诊收入""住院收入""结算差额"三个明细科目,进行明细核算。

(1)"门急诊收入"明细科目。

"门急诊收入"明细科目核算医院为门急诊病人提供医疗服务所取得的收入。该明细科目下应当设置"挂号收入""诊察收入(含医事服务费)""检查收入""化验收入""治疗收入""手术收入""卫生材料收入""药品收入""其他门急诊收入(含药事服务费)"等明细科目,进行明细核算。其中,"药品收入"明细科目下,应设置"西药收入""中成药收入""中药饮片收入"等明细科目。

(2)"住院收入"明细科目。

"住院收入"明细科目核算医院为住院病人提供医疗服务所取得的收入。该明细科目下应当设置"床位收入""诊察收入(含医事服务费)""检查收入""化验收入""治疗收入""手术收入""护理收入""卫生材料收入""药品收入""其他住院收入(含药事服务费)"等明细科目,进行明细核算。其中,"药品收入"明细科目下,应设置"西药收入""中成药收入""中药饮片收入"等明细科目。

(3)"结算差额"明细科目。

"结算差额"明细科目核算医院同医疗保险机构结算时,因医院按照医疗服务项目收费标准计算确认的应收医疗款金额与医疗保险机构实际支付金额不同而产生的需要调整医院医疗收入的差额,但不包括医院因违规治疗等管理不善原因被医疗保险机构拒付所产生的差额。医院因违规治疗等管理不善原因被医疗保险机构拒付而不能收回的应收医疗款,应按规定确认为坏账损失,不通过本明细科目核算。结算差额在发生时,应按比例调整收入,月末无余额。

医疗收入应当在提供医疗服务(包括发出药品)并收讫价款或取得收款权利时,按照国家规定的医疗服务项目收费标准计算确定的金额确认入账。

2. 科教收入的科目设置

医院应设置"科教收入"明细科目,核算医院开展科研教学活动取得的收入,并在该科目下设置"科研收入""教学收入"两个明细科目,进行明细核算。本科目期末结转后,应无余额。

医院因开展科研教学活动从非同级财政部门取得的经费拨款,应当在"事业收入——科教收入——科研收入"和"事业收入——科教收入——教学收入"科目下单设"非同级财政拨款"明细科目进行核算。

医院以合同完成进度确认科教收入时,应当根据业务实质,选择累计实际发生的合同成本占合同预计总成本的比例、已经完成的合同工作量占合同预计总工作量的比例、已经完成的时间占合同期限的比例、实际测定的完工进度等方法,合理确定合同完成进度。

(二)事业收入的账务处理

1. 医疗收入的主要账务处理

(1)实现医疗收入时,按照规定的医疗服务项目收费标准计算确定的金额(不包括医院给予病人或其他付费方的折扣),借记"库存现金""银行存款""应收账款——应收在院病人医疗款""应收账款——应收医疗款"等科目,贷记"事业收入——医疗收入"科目,如图 5-10 所示。

记 账 凭 证

凭证号:×× 日期:201×年×月×日 附单据:×张

摘要	财务会计			预算会计		
	科目	借方金额	贷方金额	科目	借方金额	贷方金额
×××	库存现金/银行存款/应收账款等	×××		资金结存——货币资金	×××	
×××	事业收入——医疗收入		×××	事业预算收入——医疗预算收入		×××
	合计	×××	×××	合计	×××	×××

图 5-10 实现医疗收入应填制的记账凭证

【例 5-12】201×年 11 月 1 日,某医院财务部门收到门诊挂号收费处报来的当日"门诊收入汇总日报表",收入总额为420000元,其中,挂号收入10000元,诊察收入40000元,药品收入200000元(西药180000元、中成药20000元),检查收入78000元、化验收入50000元、治疗收入30000元、手术收入10000元、卫生材料收入2000元。门诊挂号收费处上交现金320000元,银行转账支票共3张,金额99000元,病人欠费挂账1000元。

财会部门根据有关凭证,应编制会计分录如下。

财务会计:

借:库存现金	320000
银行存款	99000
应收账款——应收医疗款	1000
贷:事业收入——医疗收入——门急诊收入——挂号收入	10000
事业收入——医疗收入——门急诊收入——诊察收入	40000
事业收入——医疗收入——门急诊收入——检查收入	78000
事业收入——医疗收入——门急诊收入——化验收入	50000
事业收入——医疗收入——门急诊收入——治疗收入	30000
事业收入——医疗收入——门急诊收入——手术收入	10000
事业收入——医疗收入——门急诊收入——卫生材料收入	2000
事业收入——医疗收入——门急诊收入——药品收入 　　　——西药收入	180000
事业收入——医疗收入——门急诊收入——药品收入 　　　——中成药收入	20000

预算会计:

借:资金结存——货币资金	419000
贷:事业预算收入——医疗预算收入——门急诊预算收入	419000

【例5-13】201×年11月4日,某医院财务部门收到住院收费处报来的当日"住院病人收入汇总日报表",医疗收入为570000元,其中,床位收入20000元、药品收入240000元(西药230000元、中成药10000元)、诊察收入5000元、检查收入80000元、化验收入41000元、治疗收入80000元、手术收入50000元、护理收入4000元、卫生材料收入50000元。

财会部门根据有关凭证,应编制会计分录如下。

财务会计:

借:应收账款——应收在院病人医疗款	570000
贷:事业收入——医疗收入——住院收入——床位收入	20000

事业收入——医疗收入——住院收入——检查收入	80000
事业收入——医疗收入——住院收入——化验收入	41000
事业收入——医疗收入——住院收入——治疗收入	80000
事业收入——医疗收入——住院收入——手术收入	50000
事业收入——医疗收入——住院收入——诊察收入	5000
事业收入——医疗收入——住院收入——护理收入	4000
事业收入——医疗收入——住院收入——卫生材料收入	50000
事业收入——医疗收入——住院收入——药品收入 ——西药收入	230000
事业收入——医疗收入——住院收入——药品收入 ——中成药收入	10000

【例5-14】201×年11月6日，某医院门诊收费处交来当日收到救护车收入120元现金。

财会部门根据有关凭证，应编制会计分录如下。

财务会计：

借：库存现金　　　　　　　　　　　　　　　　120
　　贷：事业收入——医疗收入——门急诊收入
　　　　　　——其他门急诊收入　　　　　　　　　　120

预算会计：

借：资金结存——货币资金　　　　　　　　　　120
　　贷：事业预算收入——医疗预算收入——门急诊预算收入　　120

【例5-15】201×年11月30日，某医院营养食堂报来病人膳食收入50000元，款项已存入银行。

财会部门根据有关凭证，应编制会计分录如下。

财务会计：

借：银行存款　　　　　　　　　　　　　　　　50000
　　贷：事业收入——医疗收入——住院收入——其他住院收入　　50000

预算会计：

借：资金结存——货币资金　　　　　　　　　　50000
　　贷：事业预算收入——医疗预算收入——住院预算收入　　50000

（2）医院收到医疗保险机构结算支付的应收医疗款时，按照实际收到的金额，借记"银行存款"科目，按照医院管理不善原因被医疗保险机构拒付的金额，借记"坏账准备"科目，按照应收医疗保险机构的金额，贷记"应收账款——应收医疗款"科目,按照借贷方之间的差额,借记或贷记"事业收入——医疗收入——结算差额"科目,如图5-11(a)、图5-11(b)和图5-12所示。

医保结算差额是指医院在同医疗保险机构结算应收医疗款时,由于医院是按照医疗收费项目确认应收医疗款,而医疗保险机构则依据每出院人次次均费用或单病种定额费用等方式与医院进行实际结算支付,由此产生的除医院因违规治疗等管理不善原因被医疗保险机构拒付的金额,应确认为"结算差额"。

记 账 凭 证

凭证号:××　　　　　　　日期:201×年×月×日　　　　　　附单据:×张

摘要	财务会计			预算会计		
	科目	借方金额	贷方金额	科目	借方金额	贷方金额
×××	银行存款	×××		资金结存——货币资金	×××	
×××	事业收入——医疗收入——结算差额	×××		事业预算收入——医疗预算收入		×××
×××	应收账款——应收医疗款		×××			
	合计	×××	×××	合计	×××	×××

图5-11(a)　收到医疗保险机构支付的医疗款小于应收医疗款应填制的记账凭证

记 账 凭 证

凭证号:××　　　　　　　日期:201×年×月×日　　　　　　附单据:×张

摘要	财务会计			预算会计		
	科目	借方金额	贷方金额	科目	借方金额	贷方金额
×××	银行存款	×××		资金结存——货币资金	×××	
×××	事业收入——医疗收入——结算差额		×××	事业预算收入——医疗预算收入		×××
×××	应收账款——应收医疗款		×××			
	合计	×××	×××	合计	×××	×××

图5-11(b)　收到医疗保险机构支付的医疗款大于应收医疗款应填制的记账凭证

记 账 凭 证

凭证号：×× 　　　　　　　　日期：201×年×月×日 　　　　　　　　附单据：×张

摘要	财务会计			预算会计		
	科目	借方金额	贷方金额	科目	借方金额	贷方金额
×××	坏账准备	×××				
×××	应收账款——应收医疗款		×××			
	合计	×××	×××	合计		

图5-12　因管理不善原因被医疗保险机构拒付医疗款应填制的记账凭证

【例5-16】201×年12月8日，某医院同医疗保险机构结算11月住院病人医疗款，医院确认收入53190000元，医疗保险机构按次均费用确认，因抗生素药品使用超标，医保拒付20000元，实际拨付医院52480000元，如表5-2所示。

表5-2　应收医疗款结算情况表

201×年11月　　　　　　　　　　　　　　　　　　单位：元

医院按医疗项目确认的应收医疗款		医疗保险机构按次均费用确认实际支付	
医疗项目	金额	医疗保险机构核定该医院每出院人次次均费用	15000
合计	53190000		
1. 床位收入	985000	本月出院人次	3500
2. 诊察收入	842500	实际结算金额	52500000
3. 检查收入	9000000	减：药品使用不合理扣款	20000
4. 化验收入	7250000	实际支付金额	52480000
5. 治疗收入	10750000		
6. 手术收入	10625000		
7. 护理收入	2937500		
8. 卫生材料收入	3500000		
9. 药品收入	7300000		
西药	5450000		
中成药	1850000		

财会部门根据有关凭证，应编制会计分录如下。

201×年12月8日，

财务会计：

借：银行存款　　　　　　　　　　　　　　　　　　　　　　　　　52480000

事业收入——医疗收入——结算差额　　　　　　　　690000
　　坏账准备　　　　　　　　　　　　　　　　　　　　20000
　　　贷：应收账款——应收医疗款　　　　　　　　　　　　　53190000
预算会计：
　　借：资金结存——货币资金　　　　　　　　　　　　52480000
　　　贷：事业预算收入——医疗预算收入——住院预算收入　　52480000
同时，分配结算差额，如表5-3所示。

表5-3　结算差额分配表

201×年11月　　　　　　　　　　　　　　　单位：元

医院按医疗项目确认的应收医疗款		53190000
医疗保险机构实际结算额		52500000
结算差额		690000
结算差额率		1.297236322%
医疗项目	金额	应调整金额
合计	53190000	690000
1. 床位收入	985000	12777.78
2. 诊察收入	842500	10929.22
3. 检查收入	9000000	116751.27
4. 化验收入	7250000	94049.63
5. 治疗收入	10750000	139452.90
6. 手术收入	10625000	137831.36
7. 护理收入	2937500	38106.32
8. 卫生材料收入	3500000	45403.27
10. 药品收入	7300000	94698.25
西药	5450000	70699.38
中成药	1850000	23998.87

财务会计：
　　借：事业收入——医疗收入——住院收入——床位收入　　12777.78
　　　　事业收入——医疗收入——住院收入——诊察收入　　10929.22
　　　　事业收入——医疗收入——住院收入——检查收入　　116751.27
　　　　事业收入——医疗收入——住院收入——化验收入　　94049.63
　　　　事业收入——医疗收入——住院收入——治疗收入　　139452.90
　　　　事业收入——医疗收入——住院收入——手术收入　　137831.36
　　　　事业收入——医疗收入——住院收入——护理收入　　38106.32

　　　　事业收入——医疗收入——住院收入——卫生材料收入　　45403.27
　　　　事业收入——医疗收入——住院收入——药品收入
　　　　——西药收入　　　　　　　　　　　　　　　　　　　70699.38
　　　　事业收入——医疗收入——住院收入——药品收入
　　　　——中成药收入　　　　　　　　　　　　　　　　　　23998.87
　　　　贷：事业收入——医疗收入——结算差额　　　　　　　690000

　　(3) 期末，将本科目贷方余额转入本期盈余，借记"事业收入——医疗收入"科目，贷记"本期盈余"科目，如图 5-13 所示。

记 账 凭 证

凭证号：××　　　　　　　　日期：201×年×月×日　　　　　　　　附单据：×张

摘要	财务会计			预算会计		
	科目	借方金额	贷方金额	科目	借方金额	贷方金额
×××	事业收入——医疗收入	×××		事业预算收入——医疗预算收入	×××	
×××	本期盈余——医疗盈余		×××	其他结余		×××
	合计	×××	×××	合计	×××	×××

图 5-13　期末结转本期医疗收入应填制的记账凭证

　　【例 5-17】201×年 12 月 31 日，某医院将"事业收入——医疗收入"科目的贷方余额转入本期盈余科目。结转前，门急诊收入为 14174500 元，其中，挂号收入 137000 元，诊察收入 158500 元，检查收入 1890000 元，化验收入 1430000 元，治疗收入 2350000 元，手术收入 1790000 元，卫生材料收入 239000 元，药品收入——西药收入 3520000 元，药品收入——中成药收入 1240000 元，药品收入——中草药收入 80000 元，其他门急诊收入 1340000 元；住院收入为 35695000 元，其中，床位收入 1558000 元，诊察收入 795000 元，检查收入 890000 元，化验收入 1230000 元，治疗收入 4560000 元，手术收入 5450000 元，护理收入 2785000 元，卫生材料收入 894000 元，药品收入——西药收入 8498000 元，药品收入——中成药收入 4845000 元，药品收入——中药饮片收入 790000 元，其他住院收入 3400000 元。门急诊收入和住院收入合计为 49869500 元。

　　财会部门根据有关凭证，应编制会计分录如下。
　　财务会计：
　　借：事业收入——医疗收入——门急诊收入——挂号收入　　137000
　　　　事业收入——医疗收入——门急诊收入——诊察收入　　158500
　　　　事业收入——医疗收入——门急诊收入——检查收入　　1890000

事业收入——医疗收入——门急诊收入——化验收入	1430000
事业收入——医疗收入——门急诊收入——治疗收入	2350000
事业收入——医疗收入——门急诊收入——手术收入	1790000
事业收入——医疗收入——门急诊收入——卫生材料收入	239000
事业收入——医疗收入——门急诊收入——药品收入——西药收入	3520000
事业收入——医疗收入——门急诊收入——药品收入——中成药收入	1240000
事业收入——医疗收入——门急诊收入——药品收入——中草药收入	80000
事业收入——医疗收入——门急诊收入——其他门急诊收入	1340000
事业收入——医疗收入——住院收入——床位收入	1558000
事业收入——医疗收入——住院收入——诊察收入	795000
事业收入——医疗收入——住院收入——检查收入	890000
事业收入——医疗收入——住院收入——化验收入	1230000
事业收入——医疗收入——住院收入——治疗收入	4560000
事业收入——医疗收入——住院收入——手术收入	5450000
事业收入——医疗收入——住院收入——护理收入	2785000
事业收入——医疗收入——住院收入——卫生材料收入	894000
事业收入——医疗收入——住院收入——药品收入——西药收入	8498000
事业收入——医疗收入——住院收入——药品收入——中成药收入	4845000
事业收入——医疗收入——住院收入——药品收入——中药饮片收入	790000
事业收入——医疗收入——住院收入——其他住院收入	3400000
贷：本期盈余——医疗盈余	49869500

2. 科教收入的主要账务处理

（1）医院开展科研教学活动从非同级政府财政部门取得的经费拨款时，按收到的金额，借记"银行存款"等科目，贷记"事业收入——科教收入"科目，如图5-14所示。

记 账 凭 证

凭证号：×× 　　　　　　日期：201×年×月×日 　　　　　　附单据：×张

摘要	财务会计			预算会计		
	科目	借方金额	贷方金额	科目	借方金额	贷方金额
×××	银行存款等	×××		资金结存	×××	
×××	事业收入——科教收入		×××	事业预算收入——科教预算收入		×××
	合计	×××	×××	合计	×××	×××

图 5-14　收到非同级政府财政部门科教经费拨款应填制的记账凭证

【例 5-18】201×年9月1日，某医院承担国家自然科学课题一项。201×年12月2日，医院已收到银行转来的该课题首批经费100000元的到账通知。

财会部门根据有关凭证，应编制会计分录如下。

财务会计：

借：银行存款　　　　　　　　　　　　　　　　　　　　100000
　　贷：事业收入——科教收入——科研收入　　　　　　　　100000

预算会计：

借：资金结存——货币资金　　　　　　　　　　　　　　100000
　　贷：事业预算收入——科教预算收入——科研项目预算收入　100000

【例 5-19】201×年11月3日，某医院承担国家教育委员会教学项目一项。201×年12月10日，医院已收到银行转来的该项目前期经费80000元的到账通知。

财会部门根据有关凭证，应编制会计分录如下。

财务会计：

借：银行存款　　　　　　　　　　　　　　　　　　　　80000
　　贷：事业收入——科教收入——教学收入　　　　　　　　80000

预算会计：

借：资金结存——货币资金　　　　　　　　　　　　　　80000
　　贷：事业预算收入——科教预算收入——教学项目预算收入　80000

（2）采用预收款方式确认科教收入时，实际收到预收账款时，按照收到的款项金额，借记"银行存款"等科目，贷记"预收账款"科目。以合同完成进度确认科教收入时，按照基于合同完成进度计算的金额，借记"预收账款"科目，贷记"事业收入——科教收入"科目。账务处理如图5-15、图5-16所示。

第五章 收入的会计核算

记 账 凭 证

凭证号：×× 日期：201×年×月×日 附单据：×张

摘要	财务会计			预算会计		
	科目	借方金额	贷方金额	科目	借方金额	贷方金额
×××	银行存款等	×××		资金结存	×××	
×××	预收账款		×××	事业预算收入——科教预算收入		×××
	合计	×××	×××	合计	×××	×××

图 5-15　预收科教收入应填制的记账凭证

记 账 凭 证

凭证号：×× 日期：201×年×月×日 附单据：×张

摘要	财务会计			预算会计		
	科目	借方金额	贷方金额	科目	借方金额	贷方金额
×××	预收账款	×××				
×××	事业收入——科教收入		×××			
	合计	×××	×××	合计		

图 5-16　按照合同完成进度确认科教收入应填制的记账凭证

【例 5-20】某医院承担国家卫生健康委员会一项科研项目，该项目金额 2400000 元，项目研究周期为两年。201×年12月1日，该医院已经同卫健委签订科研合同，201×年12月10日，医院已收到银行转来的该项目经费 2400000 元的到账通知。

财会部门根据有关凭证，应编制会计分录如下。

收到项目经费，

财务会计：

借：银行存款　　　　　　　　　　　　　　　　　　　　　2400000
　　贷：预收账款　　　　　　　　　　　　　　　　　　　　　　　　2400000

预算会计：

借：资金结存——货币资金　　　　　　　　　　　　　　　2400000
　　贷：事业预算收入——科教预算收入——科研项目预算收入　　　　2400000

按照合同当月确认收入时，

财务会计：

借：预收账款　　　　　　　　　　　　　　　　　　　　　 100000
　　贷：事业收入——科教收入——科研收入　　　　　　　　　　　　 100000

(3) 期末,将"事业收入——科教收入"科目贷方余额转入本期盈余,借记"事业收入——科教收入"科目,贷记"本期盈余——科教盈余"科目,如图5-17所示。

记 账 凭 证

凭证号:×× 日期:201×年×月×日 附单据:×张

摘要	财务会计			预算会计		
	科目	借方金额	贷方金额	科目	借方金额	贷方金额
×××	事业收入——科教收入	×××		事业预算收入——科教预算收入	×××	
×××	本期盈余——科教盈余		×××	其他结余		×××
	合计	×××	×××	合计	×××	×××

图5-17 期末结转本期科教收入应填制的记账凭证

【例5-21】201×年12月31日,将事业收入——科教收入转入"本期盈余"。其中科研收入200000元,教学收入80000元。

财会部门根据有关凭证,应编制会计分录如下。

财务会计:

借:事业收入——科教收入——科研收入 200000
　　事业收入——科教收入——教学收入 80000
　贷:本期盈余——科教盈余 280000

第四节 上级补助收入

一、上级补助收入概述

上级补助收入是医院收到主管部门或上级单位拨入的非财政补助资金。根据公立医院的管理体制,每所医院均有主管部门或上级单位。主管部门或上级单位可以利用自身的收入或集中的收入,对所属医院给予补助,以调剂单位的资金余缺。上级补助收入不同于财政拨款收入,上级拨款收入并非来源于财政部门,也不是财政部门安排的财政预算资金,而是由主管部门或上级单位拨入的非财政性资金。上级补助收入并不是医院的常规收入,主管单位或上级单位一般根据自身的资金情况和医院的需要进行拨付。

二、上级补助收入的分类

上级补助收入是医院的非财政补助资金,需要按照主管部门或上级单位的要求来进行管理,按照规定的用途安排使用。上级补助收入按照用途一般可分为专项资金收入和非专项资金收入两类。

专项资金收入主要是主管部门或上级单位拨入的用于完成特定任务的款项。对于专项资金应当专款专用、单独核算,并按照规定向主管部门或上级单位报送专项资金的使用情况。项目完成后,应当报送专项资金支出决算和使用效果的书面报告,接受主管部门或上级单位的监督检查、验收。当年未完成的项目结转到下一年度继续使用。已经完成项目结余的资金,按规定缴回原拨款单位或留归医院转入累计盈余。

非专项资金收入是主管部门或上级单位拨入用于维持日常运行和完成日常工作任务的款项。非专项资金收入无限定用途,年度结余的资金可以转入累计盈余并进行分配。

三、上级补助收入的会计核算

(一)上级补助收入的科目设置

为了反映医院取得主管部门或上级单位的补助情况,医院应当设置"上级补助收入"科目。按照发放补助单位、补助项目等进行明细核算。本科目期末结转后,应无余额。

(二)上级补助收入的账务处理

(1)确认上级补助收入时,按照应收或实际收到的金额,借记"其他应收款""银行存款"等科目,贷记本科目,如图 5-18 所示。

记 账 凭 证

凭证号:×× 日期:201×年×月×日 附单据:×张

摘要	财务会计			预算会计		
	科目	借方金额	贷方金额	科目	借方金额	贷方金额
×××	其他应收款/银行存款等	×××		资金结存——货币资金(实际收到)	×××	
×××	上级补助收入		×××	上级补助预算收入		×××
	合计	×××	×××	合计	×××	×××

图 5-18 应收或实收上级补助收入应填制的记账凭证

(2) 实际收到应收的上级补助款时，按照实际收到的金额，借记"银行存款"等科目，贷记"其他应收款"科目，如图5-19所示。

记 账 凭 证

凭证号：×× 日期：201×年×月×日 附单据：×张

摘要	财务会计			预算会计		
	科目	借方金额	贷方金额	科目	借方金额	贷方金额
×××	银行存款等	×××		资金结存——货币资金	×××	
×××	其他应收款		×××	上级补助预算收入		×××
	合计	×××	×××	合计	×××	×××

图5-19 实际收到应收的上级补助款应填制的记账凭证

(3) 期末，将本科目本期发生额转入本期盈余，借记本科目，贷记"本期盈余——医疗盈余"，如图5-20所示。期末结转后，本科目应无余额。

记 账 凭 证

凭证号：×× 日期：201×年×月×日 附单据：×张

摘要	财务会计			预算会计		
	科目	借方金额	贷方金额	科目	借方金额	贷方金额
×××	上级补助收入	×××		上级补助预算收入	×××	
×××	本期盈余——医疗盈余		×××	其他结余/非财政拨款结转——本年收支结转		×××
	合计	×××	×××	合计	×××	×××

图5-20 期末结转本期上级补助收入应填制的记账凭证

【例5-22】201×年11月3日，某医院收到国家卫生健康委员会拨来的承担医疗救助补助款90000元，款项已经到账。

财会部门根据有关凭证，应编制会计分录如下。

财务会计：

  借：银行存款 90000
    贷：上级补助收入 90000

预算会计：

  借：资金结存——货币资金 90000
    贷：上级补助预算收入 90000

【例5-23】201×年11月30日，将本月上级补助收入转入"本期盈余"。将上级补助预算收入转入"其他结余"科目。

财会部门根据有关凭证,应编制会计分录如下。

财务会计:

借:上级补助收入　　　　　　　　　　　　　　　　90000
　　贷:本期盈余——医疗盈余　　　　　　　　　　　　　90000

第五节　附属单位上缴收入

一、附属单位上缴收入概述

附属单位上缴收入是指医院附属的独立核算单位按规定或比例交纳的各项收入。医院由于业务的需要一般下设一些独立核算的附属单位。这些单位按照规定应当上缴一定的收入,形成医院的附属单位上缴收入。

医院附属单位是指医院内部设立的,实行独立核算的下级单位,与上级医院存在一定的体制关系。附属单位缴款是医院收到的附属单位上缴的款项,医院与附属单位之间的往来款项,不通过附属单位缴款核算,医院对外投资获得的投资收益也不通过附属单位缴款核算。

二、附属单位上缴收入的会计核算

(一) 附属单位上缴收入的科目设置

为了反映医院取得所属单位缴款情况,医院应当设置"附属单位上缴收入"科目。该科目核算医院收到独立核算附属单位按规定上缴的款项。"附属单位上缴收入"科目应当按照附属单位、缴款项目进行明细核算。本科目期末结转后应无余额。

(二) 附属单位上缴收入的账务处理

(1) 确认附属单位上缴收入时,按照应收或收到的金额,借记"银行存款""其他应收款"等科目,贷记本科目,如图5-21所示。

记 账 凭 证

凭证号：××　　　　　　日期：201×年×月×日　　　　　　附单据：×张

摘要	财务会计			预算会计		
	科目	借方金额	贷方金额	科目	借方金额	贷方金额
×××	其他应收款/银行存款等	×××		资金结存——货币资金（实际收到）	×××	
×××	附属单位上缴收入		×××	附属单位上缴预算收入		×××
	合计	×××	×××	合计	×××	×××

图5-21　确认附属单位应（已）上缴收入应填制的记账凭证

（2）实际收到应收附属单位上缴款时，按照实际收到的金额，借记"银行存款"等科目，贷记"其他应收款"科目，如图5-22所示。

记 账 凭 证

凭证号：××　　　　　　日期：201×年×月×日　　　　　　附单据：×张

摘要	财务会计			预算会计		
	科目	借方金额	贷方金额	科目	借方金额	贷方金额
×××	银行存款等	×××		资金结存——货币资金	×××	
×××	其他应收款		×××	附属单位上缴预算收入		×××
	合计	×××	×××	合计	×××	×××

图5-22　实际收到附属单位应上缴款项应填制的记账凭证

（3）期末，将本科目本期发生额转入本期盈余，借记本科目，贷记"本期盈余——医疗盈余"科目，如图5-23所示。期末结转后，本科目应无余额。

记 账 凭 证

凭证号：××　　　　　　日期：201×年×月×日　　　　　　附单据：×张

摘要	财务会计			预算会计		
	科目	借方金额	贷方金额	科目	借方金额	贷方金额
×××	附属单位上缴收入	×××		附属单位上缴预算收入	×××	
×××	本期盈余——医疗盈余		×××	其他结余/非财政拨款结转——本年收支结转		×××
	合计	×××	×××	合计	×××	×××

图5-23　期末结转本期附属单位上缴收入应填制的记账凭证

【例 5-24】201×年12月3日，某医院收到下属服务公司（独立核算）缴来按照协议规定的款项 50000 元，款项已经到账。

财会部门根据有关凭证，应编制会计分录如下。

财务会计：

借：银行存款　　　　　　　　　　　　　　　　　　　　50000
　　贷：附属单位上缴收入　　　　　　　　　　　　　　　50000

预算会计：

借：资金结存——货币资金　　　　　　　　　　　　　　　50000
　　贷：附属单位上缴预算收入　　　　　　　　　　　　　50000

【例 5-25】201×年12月31日，将本月附属单位上缴收入 50000 元转入"本期盈余"。

财会部门根据有关凭证，应编制会计分录如下。

财务会计：

借：附属单位上缴收入　　　　　　　　　　　　　　　　　50000
　　贷：本期盈余——医疗盈余　　　　　　　　　　　　　50000

第六节　非同级财政拨款收入

一、非同级财政拨款收入概述

非同级财政拨款收入是指医院从非同级政府财政部门取得的经费拨款，包括从同级政府其他部门取得的横向转拨财政款、从上级或下级政府财政部门取得的经费拨款。不包括医院因开展科研及其辅助活动从非同级政府财政部门取得的经费拨款。

二、非同级财政拨款收入的会计核算

（一）非同级财政拨款收入的科目设置

医院应当设置"非同级财政拨款收入"科目，核算医院从非同级政府财政部门取得的经费拨款。医院因开展科研及其辅助活动从非同级政府部门取得的经费拨款，应当通过"事业收入——科教收入——科研收入——非同级财政拨款""事业收入——科教收入——教学收入——非同级财政拨款"科目核算，不通过本科目核算。本科目应当按照本级横向转拨财政款和非本级财政拨款进行明细核算，并按照收入来

源进行明细核算。期末结转后,本科目应无余额。

(二)非同级财政拨款收入的账务处理

(1)确认非同级财政拨款收入时,按照应收或实际收到的金额,借记"其他应收款""银行存款"等科目,贷记本科目,如图5-24所示。

记 账 凭 证

凭证号:××　　　　　日期:201×年×月×日　　　　　附单据:×张

摘要	财务会计			预算会计		
	科目	借方金额	贷方金额	科目	借方金额	贷方金额
×××	银行存款/其他应收款等	×××		资金结存——货币资金(实际收到部分)	×××	
×××	非同级财政拨款收入		×××	非同级财政拨款预算收入		×××
	合计	×××	×××	合计	×××	×××

图5-24　确认非同级财政拨款收入应填制的记账凭证

(2)期末,将本科目本期发生额转入本期盈余,借记本科目,贷记"本期盈余"科目。期末结转后,本科目应无余额,如图5-25所示。

记 账 凭 证

凭证号:××　　　　　日期:201×年×月×日　　　　　附单据:×张

摘要	财务会计			预算会计		
	科目	借方金额	贷方金额	科目	借方金额	贷方金额
×××	非同级财政拨款收入	×××		非同级财政拨款预算收入	×××	
×××	本期盈余——医疗盈余		×××	非财政拨款结转——本年收支结转/其他结余		×××
	合计	×××	×××	合计	×××	×××

图5-25　期末结转本期非同级财政拨款收入应填制的记账凭证

【例5-26】某医院是省属三级甲等综合医院,该医院所在市区为整治优化环境,由区财政拨款2000000元,专门用于该医院绿化改造,该项目财政拨款于201×年4月拨付该医院银行账户。

财会部门根据有关凭证,应编制会计分录如下:

财务会计：

借：银行存款 2000000

贷：非同级财政拨款收入 2000000

预算会计：

借：资金结存——货币资金 2000000

贷：非同级财政拨款预算收入 2000000

【例5-27】201×年4月30日，将本月非同级财政拨款收入2000000元转入"本期盈余"。

财会部门根据有关凭证，应编制会计分录如下。

财务会计：

借：非同级财政拨款收入 2000000

贷：本期盈余 2000000

第七节 投资收益

一、投资收益概述

（一）投资的概念

投资是指医院按规定以货币资金、实物资产、无形资产等方式形成的债券或股权投资。投资分为短期投资和长期投资。短期投资是指医院取得的持有时间不超过一年（含一年）的投资。长期投资，是指医院取得的除短期投资以外的债券和股权性质的投资。

（二）投资收益的确认

1. 短期投资收益的确认

短期投资在取得时，应当按照实际成本（包括购买价款和相关税费）作为初始投资成本。实际支付价款中包含的已到付息期但尚未领取的利息，应当于收到时冲减短期投资成本。短期投资持有期间的利息，应当于实际收到时确认为投资收益。医院按规定出售或到期收回短期投资，应当将收到的价款扣除短期投资账面余额和相关税费后的差额计入投资收益。

2. 长期债券投资收益的确认

长期投资分为长期债券投资和长期股权投资。长期债券投资在取得时，应当按照实际成本作为初始投资成本。实际支付价款中包含的已到付息期但尚未领取的债券利息，应当单独确认为应收利息，不计入长期债券投资初始投资成本。长期债券投资持有期间，应当按期以票面金额与票面利率计算确认利息收入。对于分期付息、一次还本的长期债券投资，应当将计算确定的应收未收利息确认为应收利息，计入投资收益；对于一次还本付息的长期债券投资，应当将计算确定的应收未收利息计入投资收益，并增加长期债券投资的账面余额。医院按规定出售或到期收回长期债券投资，应当将实际收到的价款扣除长期债券投资账面余额和相关税费后的差额计入投资收益。

3. 长期股权投资收益的确认

（1）成本法下投资收益的确认。

对于长期股权投资，在成本法下，长期股权投资的账面余额通常保持不变，但追加或收回投资时，应当相应调整其账面余额。长期股权投资持有期间，被投资单位宣告分派的现金股利或利润，医院应当按照宣告分派的现金股利或利润中属于医院应享有的份额确认为投资收益。

（2）权益法下投资收益的确认。

采用权益法的，按照如下原则进行会计处理：

一是医院取得长期股权投资后，对于被投资单位所有者权益的变动，应当按照下列规定进行处理。

①按照应享有或应分担的被投资单位实现的净损益的份额，确认为投资收益，同时调整长期股权投资的账面余额。

②按照被投资单位宣告分派的现金股利或利润计算应享有的份额，确认为应收股利，同时调整长期股权投资的账面余额。

③按照被投资单位除净损益和利润分配以外的所有者权益变动的份额，确认为净资产，同时调整长期股权投资的账面余额。

二是医院确认被投资单位发生的净亏损，应当以长期股权投资的账面余额减记至零为限，医院负有承担额外损失义务的除外。被投资单位发生净亏损，但以后年度又实现净利润的，医院应当在其收益分享额弥补未确认的亏损分担额后，恢复确认投资收益。

二、投资收益的会计核算

（一）投资收益的科目设置

医院应当设置"投资收益"科目核算医院债券和股权投资所实现的收益或发生

的损失。本科目应当按照投资的种类等进行明细核算。期末,将本科目本期发生额转入"本期盈余",借记或贷记本科目,贷记或借记"本期盈余"科目。本科目期末结转后,应无余额。

(二) 投资收益的账务处理

(1) 短期投资收益的账务处理。

①医院收到短期投资持有期间的利息,按照实际收到的金额,借记"银行存款"科目,贷记"投资收益"科目,如图5-26所示。

记 账 凭 证

凭证号:××   日期:201×年×月×日   附单据:×张

摘要	财务会计			预算会计		
	科目	借方金额	贷方金额	科目	借方金额	贷方金额
×××	银行存款	×××		资金结存——货币资金	×××	
×××	投资收益		×××	投资预算收益		×××
	合计	×××	×××	合计	×××	×××

图 5-26   收到短期投资持有期间的利息应填制的记账凭证

②出售或到期收回短期债券本息,按照实际收到的金额,借记"银行存款"科目,按照出售或收回短期投资的成本,贷记"短期投资"科目,按照其差额,贷记或借记本科目,如图5-27所示。涉及增值税业务的,相关账务处理参见"应交增值税"科目。

记 账 凭 证

凭证号:××   日期:201×年×月×日   附单据:×张

摘要	财务会计			预算会计		
	科目	借方金额	贷方金额	科目	借方金额	贷方金额
×××	银行存款/投资收益(借差)	×××		资金结存——货币资金(实际收到款项)/投资预算收益(借差)	×××	
×××	短期投资(成本)/投资收益(贷差)		×××	投资支出/其他结余(投资成本)/投资预算收益(贷差)		×××
	合计	×××	×××	合计	×××	×××

图 5-27   出售短期债券或到期收回短期债券本息应填制的记账凭证

【例5-28】201×年12月31日，某医院出售于10月1日购入的期限为三个月的短期债券，该债券年利率为4.5%，购入时价值200000元。

财会部门根据有关凭证，应编制会计分录如下。

财务会计：

借：银行存款　　　　　　　　　　　　　　　　202250

　　贷：短期投资　　　　　　　　　　　　　　　　　200000

　　　　投资收益　　　　　　　　　　　　　　　　　　2250

预算会计：

借：资金结存——货币资金　　　　　　　　　　202250

　　贷：投资支出　　　　　　　　　　　　　　　　　200000

　　　　投资预算收益　　　　　　　　　　　　　　　　2250

(2) 长期债券投资收益的账务处理。

①持有的分期付息、一次还本的长期债券投资，按期确认利息收入时，按照计算确定的应收未收利息，借记"应收利息"科目，贷记本科目，如图5-28所示。

记 账 凭 证

凭证号：××　　　　　　　日期：201×年×月×日　　　　　　　附单据：×张

摘要	财务会计			预算会计		
	科目	借方金额	贷方金额	科目	借方金额	贷方金额
×××	应收利息	×××				
×××	投资收益		×××			
	合计	×××	×××	合计		

图5-28　对分期付息、一次还本的长期债券投资按期确认利息收入应填制的记账凭证

②持有的到期一次还本付息的债券投资，按期确认利息收入时，按照计算确定的应收未收利息，借记"长期债券投资——应计利息"科目，贷记本科目，如图5-29所示。

记 账 凭 证

凭证号：××　　　　　　　日期：201×年×月×日　　　　　　　附单据：×张

摘要	财务会计			预算会计		
	科目	借方金额	贷方金额	科目	借方金额	贷方金额
×××	长期债券投资——应计利息	×××				
×××	投资收益		×××			
	合计	×××	×××	合计		

图5-29　对到期一次还本付息的长期债券投资按期确认利息收入应填制的记账凭证

③出售长期债券投资或到期收回长期债券投资本息，按照实际收到的金额，借记"银行存款"等科目，按照债券初始投资成本和已计未收利息金额，贷记"长期债券投资——成本、应计利息"科目（到期一次还本付息债券）或"长期债券投资""应收利息"科目（分期付息债券），按照其差额，贷记或借记本科目，如图5-30所示。涉及增值税业务的，相关账务处理参见"应交增值税"科目。

记 账 凭 证

凭证号：×× 　　　　　　　日期：201×年×月×日　　　　　　　附单据：×张

摘要	财务会计			预算会计		
	科目	借方金额	贷方金额	科目	借方金额	贷方金额
×××	银行存款	×××		资金结存（实际收到的款项）	×××	
×××	投资收益（借差）	×××		投资预算收益（借差）	×××	
×××	长期债券投资/应收利息		×××	投资支出/其他结余		×××
×××	投资收益（贷差）		×××	投资预算收益（贷差）		×××
	合计	×××	×××	合计	×××	×××

图5-30　出售长期债券或到期收回长期债券本息应填制的记账凭证

【例5-29】201×年1月1日，某医院购买面值100000元（无手续费）、期限为3年的国债，该国债年利率3%，按年分期付息。财务部门年末已收到银行转来的入账通知。

财会部门根据有关凭证，应编制会计分录如下。

201×年1月1日购买国债，

财务会计：

借：长期债券投资——成本　　　　　　　　　　　　　　　　100000
　　贷：银行存款　　　　　　　　　　　　　　　　　　　　　100000

预算会计：

借：投资支出　　　　　　　　　　　　　　　　　　　　　　100000
　　贷：资金结存——货币资金　　　　　　　　　　　　　　　100000

201×年12月31日计算确认利息，

财务会计：

借：应收利息　　　　　　　　　　　　　　　　　　　　　　3000
　　贷：投资收益　　　　　　　　　　　　　　　　　　　　　3000

收到利息，

财务会计：

借：银行存款 3000

　　贷：应收利息 3000

预算会计：

借：资金结存——货币资金 3000

　　贷：投资预算收益 3000

【例5-30】201×年12月1日，某医院购入同日发行的面值100元，期限为5年的长期国债3000张，利率4%，到期还本付息，支付手续费1000元。财务部门已收到银行转来的转账付款通知。

财会部门根据有关凭证，应编制会计分录如下。

201×年12月1日购入国债，

财务会计：

借：长期债券投资——成本 301000

　　贷：银行存款 301000

预算会计：

借：投资支出 301000

　　贷：资金结存——货币资金 301000

201×年12月31日确认利息收入，

财务会计：

借：长期债券投资——应计利息 1000

　　贷：投资收益 1000

(3) 长期股权投资收益的账务处理。

① 采用成本法核算的长期股权投资持有期间，被投资单位宣告分派现金股利或利润时，按照宣告分派的现金股利或利润中属于医院享有的份额，借记"应收股利"科目，贷记本科目。取得分派的利润或股利，按照实际收到的金额，借记"银行存款"，贷记"应收股利"科目。账务处理如图5-31和图5-32所示。

记 账 凭 证

凭证号：×× 日期：201×年×月×日 附单据：×张

摘要	财务会计			预算会计		
	科目	借方金额	贷方金额	科目	借方金额	贷方金额
×××	应收股利	×××				
×××	投资收益		×××			
	合计	×××	×××	合计		

图5-31 成本法下被投资单位宣告分派现金股利或利润应填制的记账凭证

记 账 凭 证

凭证号：××　　　　　　　日期：201×年×月×日　　　　　　　附单据：×张

摘要	财务会计			预算会计		
	科目	借方金额	贷方金额	科目	借方金额	贷方金额
×××	银行存款	×××		资金结存——货币资金	×××	
×××	应收股利		×××	投资预算收益		×××
	合计	×××	×××	合计	×××	×××

图 5-32　成本法下收到被投资单位支付的现金股利或利润应填制的记账凭证

②采用权益法核算的长期股权投资持有期间，按照应享有或应分担的被投资单位实现的净损益的份额，借记或贷记"长期股权投资——损益调整"科目，贷记或借记本科目，如图 5-33 和图 5-34 所示。

记 账 凭 证

凭证号：××　　　　　　　日期：201×年×月×日　　　　　　　附单据：×张

摘要	财务会计			预算会计		
	科目	借方金额	贷方金额	科目	借方金额	贷方金额
×××	长期股权投资——损益调整	×××				
×××	投资收益（被投资单位实现净利润）		×××			
	合计	×××	×××	合计		

图 5-33　权益法下确认应享有被投资单位净利润份额应填制的记账凭证

记 账 凭 证

凭证号：××　　　　　　　日期：201×年×月×日　　　　　　　附单据：×张

摘要	财务会计			预算会计		
	科目	借方金额	贷方金额	科目	借方金额	贷方金额
×××	投资收益（被投资单位发生亏损）	×××				
×××	长期股权投资——损益调整		×××			
	合计	×××	×××	合计		

图 5-34　权益法下确认应分担被投资单位净亏损份额应填制的记账凭证

被投资单位发生净亏损，但以后年度又实现净利润的，医院在其收益分享额弥补未确认的亏损分担额后,恢复确认投资收益,借记"长期股权投资——损益调整"科目,贷记本科目,如图5-35所示。

记 账 凭 证

凭证号：×× 日期：201×年×月×日 附单据：×张

摘要	财务会计			预算会计		
	科目	借方金额	贷方金额	科目	借方金额	贷方金额
×××	长期股权投资——损益调整	×××				
×××	投资收益		×××			
	合计	×××	×××	合计		

图5-35 权益法下被投资单位发生净亏损（医院未确认亏损份额）但以后年度又实现净利润,医院在其利润份额弥补亏损份额后恢复确认投资收益应填制的记账凭证

③按照规定处置长期投资时有关投资收益的账务处理,参见"长期股权投资"科目。

（4）期末,将本科目本期发生额转入本期盈余,借记或贷记本科目,贷记或借记"本期盈余——医疗盈余"科目,如图5-36和图5-37所示。期末结转后,本科目应无余额。

记 账 凭 证

凭证号：×× 日期：201×年×月×日 附单据：×张

摘要	财务会计			预算会计		
	科目	借方金额	贷方金额	科目	借方金额	贷方金额
×××	投资收益	×××		投资预算收益	×××	
×××	本期盈余——医疗盈余		×××	其他结余		×××
	合计	×××	×××	合计	×××	×××

图5-36 期末结转本期投资收益应填制的记账凭证

记 账 凭 证

凭证号：×× 　　　　　　　日期：201×年×月×日　　　　　　　附单据：×张

摘要	财务会计			预算会计		
	科目	借方金额	贷方金额	科目	借方金额	贷方金额
×××	本期盈余——医疗盈余	×××		其他结余	×××	
×××	投资收益		×××	投资预算收益		×××
	合计	×××	×××	合计	×××	×××

图 5-37　期末结转本期投资亏损应填制的记账凭证

【例 5-31】201×年 2 月 26 日，某医院投资的某单位（拥有 10% 股权）宣告并发放现金股利 300000 元，该款项存入医院银行账户。

财会部门根据有关凭证，应编制会计分录如下。

财务会计：

借：应收股利　　　　　　　　　　　　　　　　　　　　　　300000
　　贷：投资收益　　　　　　　　　　　　　　　　　　　　　　300000

借：银行存款　　　　　　　　　　　　　　　　　　　　　　300000
　　贷：应收股利　　　　　　　　　　　　　　　　　　　　　　300000

预算会计：

借：资金结存——货币资金　　　　　　　　　　　　　　　　300000
　　贷：投资预算收益　　　　　　　　　　　　　　　　　　　　300000

【例 5-32】201×年 12 月 31 日，某医院投资的某单位（拥有 70% 股权）年底实现净利润 600000 元，按投资份额计算，属于该医院享有的被投资单位净利润为 420000 元。

财会部门根据有关凭证，应编制会计分录如下。

财务会计：

借：长期股权投资——损益调整　　　　　　　　　　　　　　420000
　　贷：投资收益　　　　　　　　　　　　　　　　　　　　　　420000

被投资单位于次年 3 月宣告发放股利 300000 元，按照持股比例对被投资单位分配股利享有的份额：300000×70%＝210000 元。

财会部门根据有关凭证，应编制会计分录如下。

财务会计：

借：应收股利　　　　　　　　　　　　　　　　　　　　　　210000
　　贷：长期股权投资——损益调整　　　　　　　　　　　　　　210000

【例5-33】201×年12月31，将本月投资收益427250元转入"本期盈余"。

财会部门根据有关凭证，应编制会计分录如下。

财务会计：

借：投资收益　　　　　　　　　　　　　　　　　　　　　　427250

　　贷：本期盈余——医疗盈余　　　　　　　　　　　　　　　　　427250

第八节　其他收入

一、捐赠收入

（一）捐赠收入的概念

捐赠收入是医院接受其他单位或者个人捐赠取得的收入。

（二）捐赠收入的会计核算

1. 捐赠收入的科目设置

医院应当设置"捐赠收入"科目，核算医院接受其他单位或者个人捐赠取得的收入。本科目应当按照捐赠资产的用途和捐赠单位等进行明细核算。期末结转后，本科目应无余额。

2. 捐赠收入的账务处理

（1）接受捐赠的货币资金，按照实际收到的金额，借记"银行存款""库存现金"等科目，贷记本科目，如图5-38所示。

记　账　凭　证

凭证号：××　　　　　　日期：201×年×月×日　　　　　　附单据：×张

摘要	财务会计			预算会计		
	科目	借方金额	贷方金额	科目	借方金额	贷方金额
×××	银行存款/库存现金等	×××		资金结存——货币资金	×××	
×××	捐赠收入		×××	其他预算收入——捐赠预算收入		×××
	合计	×××	×××	合计	×××	×××

图5-38　接受货币资金捐赠应填制的记账凭证

（2）接受捐赠的存货、固定资产等非现金资产，按照确定的成本，借记"库存物品""固定资产"等科目,按照发生的相关费用等,贷记"银行存款"等科目,按照其差额,贷记本科目,如图5-39所示。

记 账 凭 证

凭证号:×× 日期:201×年×月×日 附单据:×张

摘要	财务会计			预算会计		
	科目	借方金额	贷方金额	科目	借方金额	贷方金额
×××	库存物品/固定资产等	×××		其他支出(支付相关支出)	×××	
×××	银行存款等(相关费用)		×××	资金结存		×××
×××	捐赠收入		×××			
	合计	×××	×××	合计	×××	×××

图5-39 接受非现金资产捐赠应填制的记账凭证

(3)接受捐赠的资产按照名义金额入账的,按照名义金额,借记"库存物品""固定资产"等科目,贷记本科目;同时,按照发生的相关税费、运输费等,借记"其他费用"科目,贷记"银行存款"等科目。账务处理如图5-40和图5-41所示。

记 账 凭 证

凭证号:×× 日期:201×年×月×日 附单据:×张

摘要	财务会计			预算会计		
	科目	借方金额	贷方金额	科目	借方金额	贷方金额
×××	库存物品/固定资产等	×××				
×××	捐赠收入		×××			
	合计	×××	×××			

图5-40 接受捐赠的资产按名义金额入账应填制的记账凭证

记 账 凭 证

凭证号:×× 日期:201×年×月×日 附单据:×张

摘要	财务会计			预算会计		
	科目	借方金额	贷方金额	科目	借方金额	贷方金额
×××	其他费用	×××		其他支出(支付的相关费用支出)	×××	
×××	银行存款等		×××	资金结存——货币资金		×××
	合计	×××	×××	合计	×××	×××

图5-41 负担受捐资产发生的相关税费应填制的记账凭证

(4) 期末，将本科目本期发生额转入本期盈余，借记本科目，贷记"本期盈余"科目，如图 5-42 所示。期末结转后，本科目应无余额。

记 账 凭 证

凭证号：×× 　　　　　　　日期：201×年×月×日 　　　　　　　附单据：×张

摘要	财务会计			预算会计		
	科目	借方金额	贷方金额	科目	借方金额	贷方金额
×××	捐赠收入	×××		其他预算收入——捐赠预算收入	×××	
×××	本期盈余——医疗盈余		×××	其他结余/非财政拨款结转——本年收支结转		×××
	合计	×××	×××	合计	×××	×××

图 5-42　期末结转本期捐赠收入应填制的记账凭证

【例 5-34】201×年 12 月 28 日，某医院接受某医疗设备厂家捐赠呼吸机一台，价值 120000 元，同时接受现金捐赠 3000 元，财务部门已收到银行转来的到账通知。

财会部门根据有关凭证，应编制会计分录如下。

财务会计：

借：银行存款　　　　　　　　　　　　　　　　　　　　　3000
　　固定资产　　　　　　　　　　　　　　　　　　　　　120000
　　贷：捐赠收入　　　　　　　　　　　　　　　　　　　123000

预算会计：

借：资金结存——货币资金　　　　　　　　　　　　　　　3000
　　贷：其他预算收入——捐赠预算收入　　　　　　　　　3000

【例 5-35】201×年 12 月 31 日，将本月捐赠收入 123000 元转入本期盈余。

财会部门根据有关凭证，应编制会计分录如下。

财务会计：

借：捐赠收入　　　　　　　　　　　　　　　　　　　　123000
　　贷：本期盈余——医疗盈余　　　　　　　　　　　　123000

二、利息收入

（一）利息收入的概念

利息收入是医院取得的银行存款利息收入。

(二) 利息收入的会计核算

1. 利息收入的科目设置

医院应当设置"利息收入"科目,核算医院取得的银行存款利息收入。期末结转后,本科目应无余额。

2. 利息收入的账务处理

(1) 取得利息收入时,按照实际收到的金额,借记"银行存款"科目,贷记本科目,如图 5-43 所示。

记 账 凭 证

凭证号:××   日期:201×年×月×日   附单据:×张

摘要	财务会计			预算会计		
	科目	借方金额	贷方金额	科目	借方金额	贷方金额
×××	银行存款	×××		资金结存——货币资金	×××	
×××	利息收入		×××	其他预算收入——利息预算收入		×××
	合计	×××	×××	合计	×××	×××

图 5-43 收到银行存款利息应填制的记账凭证

(2) 期末,将本科目本期发生额转入本期盈余,借记本科目,贷记"本期盈余"科目,如图 5-44 所示。

记 账 凭 证

凭证号:××   日期:201×年×月×日   附单据:×张

摘要	财务会计			预算会计		
	科目	借方金额	贷方金额	科目	借方金额	贷方金额
×××	利息收入	×××		其他预算收入——利息预算收入	×××	
×××	本期盈余——医疗盈余		×××	其他结余		×××
	合计	×××	×××	合计	×××	×××

图 5-44 期末结转本期银行存款利息收入应填制的记账凭证

【例 5-36】201×年 12 月 31 日,某医院收到开户银行转来的入账通知书,收到当月存款利息 10000 元。

财会部门根据有关凭证,应编制会计分录如下。

财务会计：

借：银行存款　　　　　　　　　　　　　　　　　　　10000
　　贷：利息收入　　　　　　　　　　　　　　　　　　10000

预算会计：

借：资金结存——货币资金　　　　　　　　　　　　　10000
　　贷：其他预算收入——利息预算收入　　　　　　　10000

【例5-37】201×年12月31日，将本月利息收入10000元转入本期盈余。财会部门根据有关凭证，应编制会计分录如下。

财务会计：

借：利息收入　　　　　　　　　　　　　　　　　　　10000
　　贷：本期盈余——医疗盈余　　　　　　　　　　　10000

三、租金收入

（一）租金收入的概念

租金收入是医院取得的经批准利用国有资产出租取得并按照规定纳入本医院预算管理的收入。

（二）租金收入的会计核算

1. 租金收入的科目设置

医院应当设置"租金收入"科目，核算医院取得的经批准利用国有资产出租取得并按照规定纳入本医院预算管理的租金收入。本科目应当按照出租国有资产类别和收入来源等进行明细核算。

2. 租金收入的账务处理

国有资产出租收入，应当在租赁期内各个期间按照直线法予以确认。具体会计处理如下。

（1）采用预收租金方式的，预收租金时，按照收到的金额，借记"银行存款"等科目，贷记"预收账款"科目；分期确认租金收入时，按照各期租金金额，借记"预收账款"科目，贷记本科目。账务处理如图5-45和图5-46所示。

记 账 凭 证

凭证号：×× 　　　　　日期：201×年×月×日　　　　　附单据：×张

摘要	财务会计			预算会计		
	科目	借方金额	贷方金额	科目	借方金额	贷方金额
×××	银行存款等	×××		资金结存——货币资金	×××	
×××	预收账款		×××	其他预算收入——租金预算收入		×××
	合计	×××	×××	合计	×××	×××

图 5-45　预收租金应填制的记账凭证

记 账 凭 证

凭证号：×× 　　　　　日期：201×年×月×日　　　　　附单据：×张

摘要	财务会计			预算会计		
	科目	借方金额	贷方金额	科目	借方金额	贷方金额
×××	预收账款	×××				
×××	租金收入		×××			
	合计	×××	×××	合计		

图 5-46　预收租金方式下确认租金收入应填制的记账凭证

（2）采用后付租金方式的，每期确认租金收入时，按照各期租金金额，借记"应收账款"科目，贷记本科目；收到租金时，按照实际收到的金额，借记"银行存款"等科目，贷记"应收账款"科目。账务处理如图 5-47 和图 5-48 所示。

记 账 凭 证

凭证号：×× 　　　　　日期：201×年×月×日　　　　　附单据：×张

摘要	财务会计			预算会计		
	科目	借方金额	贷方金额	科目	借方金额	贷方金额
×××	应收账款	×××				
×××	租金收入		×××			
	合计	×××	×××	合计		

图 5-47　后付租金方式下确认租金收入应填制的记账凭证

记 账 凭 证

凭证号：×× 日期：201×年×月×日 附单据：×张

摘要	财务会计			预算会计		
	科目	借方金额	贷方金额	科目	借方金额	贷方金额
×××	银行存款等	×××		资金结存——货币资金	×××	
×××	应收账款		×××	其他预算收入——租金预算收入		×××
	合计	×××	×××	合计	×××	×××

图5-48 后付租金方式下收到租金款项应填制的记账凭证

（3）采用分期收取租金方式的，每期收取租金时，按照租金金额，借记"银行存款"等科目，贷记本科目，如图5-49所示。涉及增值税业务的，相关账务处理参见"应交增值税"科目。

记 账 凭 证

凭证号：×× 日期：201×年×月×日 附单据：×张

摘要	财务会计			预算会计		
	科目	借方金额	贷方金额	科目	借方金额	贷方金额
×××	银行存款等	×××		资金结存——货币资金	×××	
×××	租金收入		×××	其他预算收入——租金预算收入		×××
	合计	×××	×××	合计	×××	×××

图5-49 分期收取租金方式下收到并确认租金收入应填制的记账凭证

（4）期末，将本科目本期发生额转入本期盈余，借记本科目，贷记"本期盈余"科目，如图5-50所示。期末结转后，本科目应无余额。

记 账 凭 证

凭证号：×× 日期：201×年×月×日 附单据：×张

摘要	财务会计			预算会计		
	科目	借方金额	贷方金额	科目	借方金额	贷方金额
×××	租金收入	×××		其他预算收入——租金预算收入	×××	
×××	本期盈余——医疗盈余		×××	其他结余		×××
	合计	×××	×××	合计	×××	×××

图5-50 期末结转本期租金收入应填制的记账凭证

【例 5-38】201×年 8 月 1 日，某医院经批准，将闲置房屋出租给 A 公司，合同规定采用预收租金的形式，每年租金 240000 元。当日，该公司通过银行转账预付租金 240000 元，财务部门已收到开户银行转来的到账通知。

财会部门根据有关凭证，应编制会计分录如下。

收到租金时，

财务会计：

借：银行存款　　　　　　　　　　　　　　　　　240000
　　贷：预收账款　　　　　　　　　　　　　　　　　240000

预算会计：

借：资金结存——货币资金　　　　　　　　　　　　240000
　　贷：其他预算收入——租金预算收入　　　　　　　240000

每月末确认收入时，

财务会计：

借：预收账款　　　　　　　　　　　　　　　　　　20000
　　贷：租金收入　　　　　　　　　　　　　　　　　20000

【例 5-39】201×年 1 月 1 日，某医院经研究决定，将某闲置设备出租给 B 公司，合同规定采用后付租金的形式，每年租金 120000 元。201×年 12 月 31 日，该公司通过银行转账支付当年租金 120000 元，财务部门已收到开户银行转来的到账通知。

财会部门根据有关凭证，应编制会计分录如下。

每月月末确认收入时，

财务会计：

借：应收账款　　　　　　　　　　　　　　　　　　10000
　　贷：租金收入　　　　　　　　　　　　　　　　　10000

12 月 31 日收到租金时，

财务会计：

借：银行存款　　　　　　　　　　　　　　　　　　120000
　　贷：应收账款　　　　　　　　　　　　　　　　　120000

预算会计：

借：资金结存——货币资金　　　　　　　　　　　　120000
　　贷：其他预算收入——租金预算收入　　　　　　　120000

【例 5-40】201×年 12 月 1 日，某医院经研究决定，通过招租方式出租停车场，A 公司获得承租权，合同规定每年租金 240000 元，每月末分期收取。月末该公司通过银行转账支付租金 20000 元，财务部门已收到开户银行转来的到账通知。

财会部门根据有关凭证，应编制会计分录如下。

财务会计：

借：银行存款 20000
　　贷：租金收入 20000

预算会计：

借：资金结存——货币资金 20000
　　贷：其他预算收入——租金预算收入 20000

【例 5-41】201×年 12 月 31 日，将本月租金收入科目余额 50000 元转入本期盈余。

财会部门根据有关凭证，应编制会计分录如下。

财务会计：

借：租金收入 50000
　　贷：本期盈余——医疗盈余 50000

四、其他收入

（一）其他收入的概念

其他收入是指医院取得的除财政拨款收入、事业收入、上级补助收入、附属单位上缴收入、经营收入、非同级财政拨款收入、投资收益、捐赠收入、利息收入、租金收入以外的各项收入。

（二）其他收入的会计核算

1. 其他收入的科目设置

医院应当设置"其他收入"科目，核算医院取得的除财政拨款收入、事业收入、上级补助收入、附属单位上缴收入、经营收入、非同级财政拨款收入、投资收益、捐赠收入、利息收入、租金收入以外的各项收入，包括培训收入、进修收入、职工餐饮收入、现金盘盈收入、按照规定纳入医院预算管理的科技成果转化收入、收回已核销的其他应收款、无法偿付的应付及预收款项、置换换出资产评估增值等。

本科目应当按照其他收入的类别、来源等进行明细核算。

2. 其他收入的账务处理

（1）现金盘盈收入。

每日现金账款核对中发现的现金溢余，属于无法查明原因的部分，报经批准后，借记"待处理财产损溢"科目，贷记本科目，如图 5-51 所示。

第五章 收入的会计核算

记 账 凭 证

凭证号：×× 　　　　　日期：201×年×月×日 　　　　　附单据：×张

摘要	财务会计			预算会计		
	科目	借方金额	贷方金额	科目	借方金额	贷方金额
×××	待处理财产损溢	×××				
×××	其他收入——现金盘盈收入		×××			
	合计	×××	×××	合计		

图5-51　现金盘点溢余报经批准后处理应填制的记账凭证

（2）科技成果转化收入。

医院科技成果转化所取得的收入，按照规定留归本单位的，按照所取得的收入扣除相关费用后的净收益，借记"银行存款"等科目，贷记本科目，如图5-52所示。

记 账 凭 证

凭证号：×× 　　　　　日期：201×年×月×日 　　　　　附单据：×张

摘要	财务会计			预算会计		
	科目	借方金额	贷方金额	科目	借方金额	贷方金额
×××	银行存款等	×××		资金结存——货币资金	×××	
×××	其他收入——科技成果转化收入		×××	其他预算收入——科技成果转化收入		×××
	合计	×××	×××	合计	×××	×××

图5-52　实现科技成果转化收入应填制的记账凭证

（3）无法偿付的应付及预收款项。

无法偿付或债权人豁免偿还的应付款项、预收账款、其他应付款及长期应付款，借记"应付账款""预收账款""其他应付款""长期应付款"等科目，贷记本科目，如图5-53所示。

记 账 凭 证

凭证号：××　　　　　　　日期：201×年×月×日　　　　　　　附单据：×张

摘要	财务会计			预算会计		
	科目	借方金额	贷方金额	科目	借方金额	贷方金额
×××	应付账款/预收账款/其他应付款/长期应付款等	×××				
×××	其他收入		×××			
	合计	×××	×××	合计		

图5-53　无法偿还的应付及预收款项报经批准后处理应填制的记账凭证

（4）置换换出资产评估增值。

①资产置换过程中，换出资产评估增值的，按照评估价值高于资产账面价值或账面余额的金额，借记有关科目，贷记本科目。具体账务处理参见"库存物品"等科目，如图5-54所示。

记 账 凭 证

凭证号：××　　　　　　　日期：201×年×月×日　　　　　　　附单据：×张

摘要	财务会计			预算会计		
	科目	借方金额	贷方金额	科目	借方金额	贷方金额
×××	有关科目	×××				
×××	其他收入		×××			
	合计	×××	×××	合计		

图5-54　置换换出资产评估增值应填制的记账凭证

②以未入账的无形资产取得的长期股权投资，按照评估价值加相关税费作为投资成本，借记"长期股权投资"科目，按照发生的相关税费，贷记"银行存款""其他应交税费"等科目，按其差额，贷记本科目，如图5-55所示。

第五章 收入的会计核算

记 账 凭 证

凭证号：×× 日期：201×年×月×日 附单据：×张

摘要	财务会计			预算会计		
	科目	借方金额	贷方金额	科目	借方金额	贷方金额
×××	长期股权投资	×××		其他支出	×××	
×××	银行存款/其他应交税费		×××	资金结存（支付的相关费用）		×××
×××	其他收入		×××			
	合计	×××	×××	合计	×××	×××

图5-55 以未入账无形资产取得长期股权投资应填制的记账凭证

(5) 其他。

确认上述（1）~（4）项以外的其他收入时，按照应收或实际收到的金额，借记"其他应收款""银行存款""库存现金"等科目，贷记本科目，如图5-56所示。涉及增值税业务的，相关账务处理参见"应交增值税"科目。

记 账 凭 证

凭证号：×× 日期：201×年×月×日 附单据：×张

摘要	财务会计			预算会计		
	科目	借方金额	贷方金额	科目	借方金额	贷方金额
×××	其他应收款/银行存款/库存现金等	×××		资金结存（实际收到的金额）	×××	
×××	其他收入		×××	其他预算收入		×××
	合计	×××	×××	合计	×××	×××

图5-56 确认上述（1）~（4）以外的其他收入应填制的记账凭证

(6) 期末，将本科目本期发生额转入本期盈余，借记本科目，贷记"本期盈余"科目，如图5-57所示。期末结转后，本科目应无余额。

记 账 凭 证

凭证号：×× 　　　　　日期：201×年×月×日 　　　　　附单据：×张

摘要	财务会计			预算会计		
	科目	借方金额	贷方金额	科目	借方金额	贷方金额
×××	其他收入	×××		其他预算收入	×××	
×××	本期盈余——医疗盈余		×××	其他结余/非财政拨款结转——本年收支结转		×××
	合计	×××	×××	合计	×××	×××

图5-57 期末结转本期其他收入应填制的记账凭证

【例5-42】201×年12月12日，某医院财务部门盘点门诊挂号收费处收费员库存现金时，发现库存现金较账面余额多出140元，经反复核查，原因不明，经批准转作其他收入处理。

财会部门根据有关凭证，编制会计分录如下。

发生现金溢余，

财务会计：

借：库存现金　　　　　　　　　　　　　　　　　　　　　140

　　贷：待处理财产损溢　　　　　　　　　　　　　　　　140

预算会计：

借：资金结存——货币资金　　　　　　　　　　　　　　　140

　　贷：其他预算收入——现金盘盈收入　　　　　　　　　140

经批准转其他收入，

财务会计：

借：待处理财产损溢　　　　　　　　　　　　　　　　　　140

　　贷：其他收入——现金盘盈收入　　　　　　　　　　　140

【例5-43】201×年12月20日，某医院转让一项专利，转让费50000元，该款项已存入银行账户。

财会部门根据有关凭证，编制会计分录如下。

财务会计：

借：银行存款　　　　　　　　　　　　　　　　　　　　50000

　　贷：其他收入　　　　　　　　　　　　　　　　　　50000

预算会计：

借：资金结存——货币资金　　　　　　　　　　　　　　50000

贷：其他预算收入　　　　　　　　　　　　　　　　　　　　50000

【例5-44】201×年12月31日，某医院进行年终往来账清理时，发现"其他应付款"科目中有一笔年限超过3年的某公司押金5000元，由于该公司已宣告破产，确定无法支付，经批准作其他收入处理。

财会部门根据有关凭证，应编制会计分录如下。

财务会计：

借：其他应付款　　　　　　　　　　　　　　　　　　　　　5000
　　贷：其他收入　　　　　　　　　　　　　　　　　　　　　5000

【例5-45】某医院经上级主管部门批准，以某项专门医疗技术对B医院投资，经有关部门评估，该项专门技术价值为2000000元，取得B医院30%的股权。该医院支付评估费200000元，款项已支付。

财会部门根据有关凭证，应编制会计分录如下。

财务会计：

借：长期股权投资　　　　　　　　　　　　　　　　　　　2200000
　　贷：银行存款　　　　　　　　　　　　　　　　　　　　200000
　　　　其他收入　　　　　　　　　　　　　　　　　　　2000000

预算会计：

借：其他支出　　　　　　　　　　　　　　　　　　　　　200000
　　贷：资金结存——货币资金　　　　　　　　　　　　　　200000

【例5-46】201×年12月2日，某医院按规定处理废品一批，收到现金2000元。

财会部门根据有关凭证，应编制会计分录如下。

财务会计：

借：库存现金　　　　　　　　　　　　　　　　　　　　　　2000
　　贷：其他收入　　　　　　　　　　　　　　　　　　　　　2000

预算会计：

借：资金结存——货币资金　　　　　　　　　　　　　　　　2000
　　贷：其他预算收入　　　　　　　　　　　　　　　　　　　2000

【例5-47】201×年12月15日，某医院职工食堂上缴收入30000元，财务部门已收到银行转来的到账通知。

财会部门根据有关凭证，应编制会计分录如下。

财务会计：

借：银行存款　　　　　　　　　　　　　　　　　　　　　30000

贷：其他收入 30000

预算会计：

借：资金结存——货币资金 30000

贷：其他预算收入 30000

【例5-48】201×年12月6日，某医院收到下级医院进修人员交来的进修费，共计现金20000元。

财会部门根据有关凭证，应编制会计分录如下。

财务会计：

借：库存现金 20000

贷：其他收入 20000

预算会计：

借：资金结存——货币资金 20000

贷：其他预算收入 20000

【例5-49】201×年12月31日，将"其他收入"科目本期余额2107140元转入本期盈余。

财会部门根据有关凭证，应编制会计分录如下。

财务会计：

借：其他收入 2107140

贷：本期盈余——医疗盈余 2107140

第六章 费用的会计核算

第一节 费用概述

一、费用的概念与特征

（一）医院费用的概念

费用是指医院为开展医疗服务及其他业务活动所发生的、导致本期净资产减少的、含有服务潜力或者经济利益的经济资源的流出。包括业务活动费用、单位管理费用、经营费用、资产处置费用、上缴上级费用、对附属单位补助费用、所得税费用、其他费用。

医院在开展医疗服务活动过程中，为了取得医疗收入、科教收入、其他收入等，就必须发生相应的人、财、物等资源耗费。在一般的情况下，医院的费用和收入是相对应而存在的。费用代表医院开展医疗业务并取得一定收入或进行其他活动所发生的资源的消耗。

（二）费用的特征

（1）费用会引起资产减少或者负债增加（或者两者兼而有之），并最终导致医院资源的减少，包括经济利益的流出和服务潜力的降低，具体表现为医院的现金或非现金资产的流出、耗费或者毁损等。比如，医院将卫生材料用于病人治疗，导致存货（资产）的减少，消耗的卫生材料成本构成费用。再如，固定资产随着时间的推移，其价值发生了损耗，并通过折旧分期反映出来，折旧属于费用的范畴。又如，医院将其存货捐赠给其他单位或个人，导致存货（资产）的减少，这时存货的成本也构成费用。

（2）费用将导致本期净资产的减少。这里所指的"本期"是指费用的发生当期，即费用的确认时点。也就是说，只有在导致某一会计期间净资产减少时，才能确认一项费用。费用最终将减少医院的资产，根据"资产＝负债＋净资产"的会计等式，引起资产总额减少的情况有负债的减少或者净资产的减少。值得注意的是，其中只有同时引起净资产减少的经济利益或者服务潜力流出才是费用。比如，医院以银行存款（资产）偿还一项应付账款（负债），这种情况下，资产和负债减少了相同的金额，并没有影响净资产，因此，此项资产流出不构成费用。

二、费用的分类

医院的费用可以按照以下不同的标准进行分类。

（一）按照费用功能分类

按照费用的功能分类，医院的费用分为业务活动费用、单位管理费用、经营费用、资产处置费用、上缴上级费用、对附属单位补助费用、所得税费用和其他费用。

1. 业务活动费用

业务活动费用是指医院开展医疗服务及其辅助活动发生的费用，包括工资福利费用、商品和服务费用、对个人和家庭的补助费用、固定资产折旧费、无形资产摊销费等。

业务活动费用是医院为了提供医疗服务而发生，按照成本项目、业务类别、支付对象等进行归集的直接费用。

2. 单位管理费用

单位管理费用是指医院行政及后勤管理部门为组织、管理医疗、科研、教学业务活动所发生的各项费用，包括医院行政及后勤管理部门发生的工资福利费用、商品和服务费用、资产折旧（摊销）费等费用，以及医院统一负担的离退休人员经费、工会经费等。

3. 经营费用

经营费用是医院在医疗、教学、科研及其辅助活动之外开展非独立核算经营活动发生的各项费用。包括发生的工资福利费用、商品和服务费用、对个人和家庭的补助费用、固定资产折旧费、无形资产摊销费等。

4. 资产处置费用

资产处置费用是指医院经批准处置资产时发生的费用，包括转销的被处置资产价值，以及在处置过程中发生的相关费用或者处置收入小于相关费用形成的净支出。医院资产处置的形式包括无偿调拨、出售、出让、转让、置换、对外捐赠、报废、毁损以及货币性资产损失核销等。

5. 上缴上级费用

上缴上级费用是指医院按照财政部门和主管部门的规定上缴上级单位款项发生的费用。

6. 对附属单位补助费用

对附属单位补助费用是指医院用财政拨款收入之外的收入对附属单位补助发生的

费用。

7. 所得税费用

所得税费用是指有企业所得税交纳义务的医院按规定交纳企业所得税所形成的费用。

8. 其他费用

其他费用是医院发生的除业务活动费用、单位管理费用、经营费用、资产处置费用、上缴上级费用、附属单位补助费用、所得税费用以外的各项费用，包括利息费用、坏账损失、罚没支出、现金资产捐赠支出以及相关税费、运输费等。

（二）按照费用与成本的关系程度分类

按照费用与成本的关系程度，医院的费用可划分为直接费用和间接费用。

（1）直接费用，是指能够直接计入或采用一定方法计算后直接计入成本核算对象的各种支出。其包括直接工资、药品、直接卫生材料等。它们的特点是不需要进行分摊，在发生时可以直接计入有关成本核算对象。

（2）间接费用，是指为开展医疗服务活动而发生的不能直接计入、需要按照一定原则和标准分配计入成本核算对象的各项支出，如单位管理费用等。这些费用的特点是需要先在有关费用账户中进行费用的归集，然后按照规定的标准和方法分配到有关成本核算对象。

（三）按照费用的性质分类

根据《政府收支分类科目》中支出经济分类科目，可将费用分为工资福利费用、商品和服务费用、对个人和家庭的补助费用等。

1. 工资福利费用

工资福利费用，反映医院支付给在职职工和聘用人员的各类劳动报酬，以及为上述人员交纳的各项社会保险费等，具体如下。

（1）基本工资，反映医院按规定发放的基本工资，包括医院工作人员的岗位工资、薪级工资，各类学校毕业生试用期工资等。

（2）津贴补贴，反映医院在基本工资之外按规定开支的津贴和补贴，包括岗位性津贴、政府特殊津贴和其他各类补贴。

（3）奖金，反映医院按规定开支的各类奖金，如国家统一规定的机关事业单位年终一次性奖金等。

（4）社会保障缴费，反映医院为职工交纳的基本养老、基本医疗、失业、工伤、生育等社会保险费，残疾人就业保障金等。

（5）伙食补助费，反映医院发给职工的伙食补助费，如误餐补助等。

（6）绩效工资，反映医院工作人员的绩效工资。

（7）住房公积金，反映医院按职工工资总额的一定比例为职工交纳的住房公积金。

（8）其他工资福利费用，反映上述项目未包括的人员支出，如各种加班工资、病假两个月以上期间的人员工资、编制外长期聘用人员、长期临时工工资等。

2. 商品和服务费用

商品和服务费用具体如下。

（1）办公费，反映医院购买的不属于固定资产的日常办公用品、书报杂志及日常印刷费等支出。

（2）印刷费，反映医院病历、医疗检查单、治疗单、规章制度、资料、报纸等的印刷支出。

（3）咨询费，反映医院咨询方面的支出（如律师咨询费等）。

（4）手续费，反映医院支付的各项手续费支出。

（5）水费，反映医院支付的水费（包括饮用水、卫生用水、绿化用水、中央空调用水）、污水处理费等支出。

（6）电费，反映医院支付的电费（包括照明用电、空调用电、电梯用电、食堂用电、取暖加压用电、计算机等办公设备用电）等支出。

（7）邮电费，反映医院开支的信函、包裹、货物等物品的邮寄及电话费（含住宅电话补贴）、电报费、传真费、网络通信费等。

（8）取暖费，反映医院取暖用燃料费、热力费、炉具购置费、锅炉临时工的工资、节煤奖以及由医院支付的未实行职工住房采暖补贴改革的在职职工和离退休人员宿舍取暖费等。

（9）物业管理费，反映医院开支的办公用房、医疗用房、未实行职工住宅物业服务改革的在职职工及离退休人员宿舍等的物业管理费，包括综合治理、绿化、卫生等方面的支出。

（10）差旅费，反映医院工作人员出差发生的交通费、住宿费、伙食补助费、因工作需要开支的杂费、干部及大中专学生调遣费、调干随行家属旅费补助等。

（11）因公出国（境）费用，反映医院工作人员公务出国（境）的住宿费、国际旅费、国外城市间交通费、伙食补助费、杂费、培训费等支出。

（12）维修（护）费，反映医院用于日常开支的固定资产（不包括车船等交通工具）的修理和维护费用，网络信息系统运行与维护费用。例如，电话交换机、固定办公设备、大型计算机系统、大型医疗设备、X光机及其他设备，专用机械的维修

（护）费，科研仪器和试验设备的维修费；医院公用房屋、建筑物及其附属设备的维修费等。

（13）租赁费，反映医院租赁办公、医疗用房、宿舍、专用通信网及其他设备等方面的支出。

（14）会议费，反映医院在较大型的会议期间按规定开支的住宿、伙食补助费、文件资料印刷费、会议场地租用费等。

（15）培训费，反映各类培训支出。按规定提取的"职工教育经费"也在本科目反映。不含因公出国（境）培训费。

（16）公务接待费，反映医院按规定开支的各类公务接待（含外宾接待）费用。

（17）专用材料费，反映医院购买日常专用材料的支出，包括药品、医疗耗材、低值易耗品、其他材料等方面的支出。

（18）劳务费，反映医院支付给其他单位和个人的劳务费用，如临时聘用人员、钟点工工资、稿费、翻译费、评审费、一般咨询费、手续费等。

（19）委托业务费，反映医院委托外单位办理专项业务等支出。

（20）工会经费，反映医院按规定提取的工会经费。

（21）福利费，反映医院按国家规定提取的福利费。

（22）公务用车运行维护费，反映医院公务用车租用费、燃料费、维修费、过桥过路费、保险费、安全奖励费用等支出。

（23）其他交通费用，反映医院除公务用车外的其他交通费用，如飞机、船舶燃料费、维修费、过桥过路费、保险费、出租车费用、安全奖励费用等支出。

（24）其他商品和服务费用，反映上述科目未包括的日常公用支出。例如，一般行政赔偿和诉讼费、国内组织的会员费、来访费、广告宣传费、其他劳务费及离休人员特需费、公用经费等。

3. 对个人和家庭的补助费用

对个人和家庭的补助费用具体包括以下几个方面。

（1）离休费，反映医院离休人员的离休费、护理费和其他补贴。

（2）退休费，反映医院未参加基本养老保险的退休人员的退休费和其他补贴。

（3）退职（役）费，反映医院退职人员的生活补贴，一次性支付给职工的退职补贴。

（4）抚恤金，反映医院按规定开支的烈士遗属、牺牲病故人员遗属的一次性和定期抚恤金，伤残人员的抚恤金，离退休人员等其他人员的抚恤金。

（5）生活补助，反映医院按规定开支的优抚对象定期定量生活补助费，退役军人生活补助费，医院职工和遗属生活补助，因公负伤等住院治疗、住疗养院期间的伙食补助费、长期赡养人员补助费等。

（6）救济费，反映医院按国家规定支付给特殊人员的生活救济费，包括精减、退职、老、弱、残职工救济费等。

（7）医疗费，反映医院未参加职工基本医疗保险人员的医疗费支出，以及参保人员在医疗保险基金开支范围之外，按规定应由医院分担的医疗补助支出。

（8）其他对个人和家庭的补助费用，反映未包括在上述项目的对个人和家庭的补助费用，如婴幼儿补贴、职工探亲补贴、退职人员及随行家属路费等。

三、费用的确认与计量

（一）费用的确认条件

费用的确认应当同时满足以下条件。

（1）与费用相关的含有服务潜力或者经济利益的经济资源很可能流出医院。

（2）含有服务潜力或者经济利益的经济资源流出会导致医院资产的减少或者负债的增加。

（3）流出金额能够可靠地计量。

（二）医院费用确认的具体情况

医院费用确认，通常会有以下三种具体情况。

1. 费用的确认与收入的确认有着直接联系（或称因果关系、补偿关系）

与本期收入有直接因果关系的费用，或由本期收入补偿的费用，应当在确认相关收入的当期确认为当期费用。比如，发出药品、卫生材料是直接与所产生的药品、卫生材料收入相联系的，相关药品费、卫生材料费应当在确认当期药品、卫生材料收入的同时被确认为当期费用（药品费、卫生材料费）。

2. 直接作为当期费用确认

在医院的业务活动中，有些费用不能提供明确的未来经济利益或服务潜力，并且对这些费用加以分摊也没有意义（不能合理地进行分摊，或者分摊不符合成本效益原则等），这时，这些费用就应当直接作为当期费用予以确认。比如，固定资产日常修理费等。这些费用虽然与跨期收入（或提高以后期间的服务潜力）有联系，但由于存在不确定性因素，往往不能肯定地预计其带来利益及所涉及的期间，因而就直接列作当期费用。

对于直接确认为当期费用的费用，通常是根据所支付的或者应当支付的现金、银行存款或其他货币资金的金额，或者因此而承担的负债（如应付账款、其他应付款等）的金额来确定。

3. 按照系统、合理的分摊方式确认

如果一项费用的发生预期在若干个会计期间带来经济利益或服务潜力，那么该项费用就应当按照合理的分摊方法，分期确认为费用。比如，固定资产的折旧和无形资产的摊销，按照规定的折旧方法和摊销方法，在预计使用年限内，计提折旧和摊销时，应当按照计提的折旧和摊销金额，确认相同金额的费用。

四、费用会计科目设置及变化

（一）医院执行《政府会计制度》费用类会计科目对照（如表6-1所示）

表6-1 医院执行《政府会计制度》费用类会计科目对照

政府会计制度会计科目			医院会计制度会计科目		
序号	编号	名称	序号	编号	名称
70	5001	业务活动费用	48	5001	医疗业务成本
			49	5101	财政项目补助支出
			50	5201	科教项目支出
71	5101	单位管理费用	51	5301	管理费用
72	5201	经营费用	52	5302	其他支出
73	5301	资产处置费用	52	5302	其他支出
74	5401	上缴上级费用	52	5302	其他支出
75	5501	对附属单位补助费用	52	5302	其他支出
76	5801	所得税费用	52	5302	其他支出
77	5901	其他费用	52	5302	其他支出

（二）医院执行《政府会计制度》的主要变化

执行《政府会计制度》后，医院在费用核算上主要有以下变化。

（1）取消医疗业务成本、财政项目补助支出、科教项目支出总账科目，设置业务活动费用总账科目，将医院开展医教研及其辅助活动发生的费用统一在"业务活动费用"科目核算。

（2）医院发生的行政及后勤管理部门为组织、管理医疗、科研、教学业务活动所发生的各项费用在"单位管理费用"科目核算。《政府会计制度》下，医院发生的单位管理费用核算的内容减少，如利息费用、坏账损失不再在"单位管理费用"科目核算，而在"其他费用"科目中核算。

（3）执行《政府会计制度》后，医院发生的城市维护建设税、教育费附加费、地方教育费附加、车船税、房产税、城镇土地税、印花税等分别在"业务活动费用""单位管理费用""经营费用""其他费用"等科目核算。

（4）增设了"经营费用""资产处置费用""上缴上级费用""对附属单位补助费用""所得税费用"科目。《政府会计制度》下，医院"其他费用"核算的范围减少，而在《医院会计制度》中，上述科目核算的内容大多在"其他费用"科目核算。

第二节　业务活动费用

一、业务活动费用概述

业务活动费用是指医院在开展医疗、教学、科研及其辅助活动发生的各项费用，包括工资福利费用、商品和服务费用、对个人和家庭补助费用、固定资产折旧费、无形资产摊销费等。

二、业务活动费用的会计核算

（一）业务活动费用的科目设置

医院会计应当设置"业务活动费用"科目，核算医院为实现其职能目标，依法履职或开展专业业务活动及其辅助活动所发生的各项费用。医院应当按照项目、服务或者业务类别、支付对象、经费性质（财政基本拨款经费、财政项目拨款经费、科教经费、其他经费等）进行明细核算，并对政府指令性任务进行明细核算。医院还应在该科目下设"工资福利费用""商品和服务费用""对个人和家庭的补助费用""固定资产折旧费""无形资产摊销费""计提专用基金"明细科目，并按照各具体科室进行明细核算，归集临床服务、医疗技术、医疗辅助类各科室发生的，能够直接计入各科室或采用一定方法计算后计入各科室的直接成本。"工资福利费用""对个人和家庭的补助费用""商品和服务费用"明细科目下还应参照《政府收支分类科目》中"支出经济分类科目"的相关科目进行明细核算。其中，在"商品和服务费用"明细科目下应设置"专用材料费"明细科目，并按照"药品费""卫生材料费"明细科目进行明细核算。

"业务活动费用"科目，借方登记业务活动费用的发生数，贷方登记业务活动费用的冲销、转出数。期末结转后，该科目应无余额。

(二) 业务活动费用的账务处理

(1) 为从事医疗活动及其辅助活动人员计提并支付职工薪酬时账务处理。

①为从事医疗活动及其辅助活动人员计提的薪酬等，按照计算确定的金额，借记本科目，贷记"应付职工薪酬"科目，如图6-1所示。

记 账 凭 证

凭证号：×× 日期：201×年×月×日 附单据：×张

摘要	财务会计			预算会计		
	科目	借方金额	贷方金额	科目	借方金额	贷方金额
×××	业务活动费用	×××				
×××	应付职工薪酬		×××			
	合计	×××	×××	合计		

图6-1 计提医疗人员及辅助人员薪酬等应填制的记账凭证

②实际支付给职工并代扣个人所得税及住房公积金等时，借记"应付职工薪酬"，贷记"财政拨款收入""零余额账户用款额度""银行存款""其他应交税费——应交个人所得税""应付职工薪酬——住房公积金"等，如图6-2所示。

记 账 凭 证

凭证号：×× 日期：201×年×月×日 附单据：×张

摘要	财务会计			预算会计		
	科目	借方金额	贷方金额	科目	借方金额	贷方金额
×××	应付职工薪酬	×××		事业支出（按照支付给个人部分）	×××	
×××	财政拨款收入/零余额账户用款额度/银行存款等		×××	财政拨款预算收入/资金结存		×××
×××	其他应交税费——应交个人所得税		×××			
×××	应付职工薪酬——住房公积金		×××			
	合计	×××	×××	合计	×××	×××

图6-2 支付上述职工薪酬并代扣个人所得税及住房公积金应填制的记账凭证

③实际交纳税款及代交住房公积金，借记"其他应交税费——应交个人所得税"

"应付职工薪酬——住房公积金",贷记"银行存款""零余额账户用款额度"等科目,如图6-3所示。

记 账 凭 证

凭证号:×× 日期:201×年×月×日 附单据:×张

摘要	财务会计			预算会计		
	科目	借方金额	贷方金额	科目	借方金额	贷方金额
×××	其他应交税费——应交个人所得税	×××		事业支出(按照实际交纳额)	×××	
×××	应付职工薪酬——住房公积金	×××		资金结存等		×××
×××	零余额账户用款额度/银行存款等		×××			
	合计	×××	×××	合计	×××	×××

图6-3 实际交纳上述职工个人所得税及住房公积金应填制的记账凭证

【例6-1】201×年12月10日,某医院为临床、医技部门及医疗辅助部门职工计提工资,其中,基本工资1000000元,津贴补贴500000元,其他补贴500000元,同时按规定代扣代交个人所得税30000元,代扣代交个人住房公积金240000元。当月16日工资通过银行发放到职工工资卡。月末,通过银行将代扣代交的个人所得税及住房公积金上交。

财会部门根据有关凭证,应编制会计分录如下。

计算应付职工薪酬,

财务会计:

借:业务活动费用——其他经费——工资福利费用   2000000
　　贷:应付职工薪酬   2000000

代扣个人所得税、住房公积金,

财务会计:

借:应付职工薪酬   270000
　　贷:应付职工薪酬——住房公积金   240000
　　　　其他应交税费——应交个人所得税   30000

实际发放工资,

财务会计:

借:应付职工薪酬   1730000
　　贷:银行存款   1730000

预算会计：

借：事业支出　　　　　　　　　　　　　　　1730000

　　贷：资金结存——货币资金　　　　　　　　　　　1730000

代交个人所得税及住房公积金，

财务会计：

借：应付职工薪酬——住房公积金　　　　　　240000

　　其他应交税费——应交个人所得税　　　　 30000

　　贷：银行存款　　　　　　　　　　　　　　　　　270000

预算会计：

借：事业支出　　　　　　　　　　　　　　　　270000

　　贷：资金结存——货币资金　　　　　　　　　　　270000

（2）为从事医疗活动及其辅助活动发生的外部人员劳务费账务处理。

①为从事医疗活动及其辅助活动所发生的外部人员劳务费，按照确定的金额，借记本科目，贷记"其他应付款"科目，如图6-4所示。

记　账　凭　证

凭证号：××　　　　　　　日期：201×年×月×日　　　　　　附单据：×张

摘要	财务会计			预算会计		
	科目	借方金额	贷方金额	科目	借方金额	贷方金额
×××	业务活动费用	×××				
×××	其他应付款		×××			
	合计	×××	×××	合计		

图6-4　计入医疗及辅助活动外部人员劳务费应填制的记账凭证

②实际支付并代扣个人所得税时，借记"其他应付款"科目，按照代扣代交个人所得税的金额，贷记"其他应交税费——应交个人所得税"科目。按照扣税后应付或实际支付的金额，贷记"财政拨款收入""零余额账户用款额度""银行存款"等。账务处理如图6-5所示。

记 账 凭 证

凭证号：×× 日期：201×年×月×日 附单据：×张

摘要	财务会计			预算会计		
	科目	借方金额	贷方金额	科目	借方金额	贷方金额
×××	其他应付款	×××		事业支出（按照实际支付给个人部分）	×××	
×××	财政拨款收入/零余额账户用款额度/银行存款等		×××	财政拨款收入/资金结存		×××
×××	其他应交税费——应交个人所得税		×××			
	合计	×××	×××	合计	×××	×××

图6-5 实际发放劳务费并代扣个人所得税应填制的记账凭证

③实际交纳税款时，借记"其他应交税费——应交个人所得税"，贷记"银行存款""零余额账户用款额度"等，如图6-6所示。

记 账 凭 证

凭证号：×× 日期：201×年×月×日 附单据：×张

摘要	财务会计			预算会计		
	科目	借方金额	贷方金额	科目	借方金额	贷方金额
×××	其他应交税费——应交个人所得税	×××		事业支出（按照实际交纳额）	×××	
×××	银行存款/零余额账户用款额度等		×××	资金结存等		×××
	合计	×××	×××	合计	×××	×××

图6-6 实际交纳代扣的劳务人员个人所得税应填制的记账凭证

【例6-2】某医院为提升学科技术能力，聘请两名专家来医院技术指导。201×年12月15日，支付两名专家薪酬60000元，同时按规定代扣代交个人所得税12000元。当月已将工资通过银行发放至两名专家，所扣个人所得税已经上交税务部门。

财会部门根据有关凭证，应编制会计分录如下。

计算劳务费时，

财务会计：

借：业务活动费用——其他经费——商品和服务费用——劳务费 60000

贷：其他应付款 60000

发放劳务费及代扣个人所得税，

财务会计：

借：其他应付款 60000

　　贷：其他应交税费——应交个人所得税 12000

　　　　银行存款 48000

预算会计：

借：事业支出 48000

　　贷：资金结存——货币资金 48000

实际代交税款，

财务会计：

借：其他应交税费——应交个人所得税 12000

　　贷：银行存款 12000

预算会计：

借：事业支出 12000

　　贷：资金结存——货币资金 12000

（3）开展医疗活动及其辅助活动中，内部领用或出售药品、卫生材料等，按其实际成本，借记本科目，贷记"库存物品"科目，如图6-7所示。

记 账 凭 证

凭证号：××　　　　　　　日期：201×年×月×日　　　　　　　附单据：×张

摘要	财务会计			预算会计		
	科目	借方金额	贷方金额	科目	借方金额	贷方金额
×××	业务活动费用	×××				
×××	库存物品		×××			
	合计	×××	×××	合计		

图6-7　结转医疗及辅助活动内部领用或对外出售物品的成本应填制的记账凭证

【例6-3】201×年12月31日，某医院器械库向财务部门上报本月材料领用报表，当月临床、医技及医疗辅助部门领用卫生材料3120000元。

财会部门根据有关凭证，应编制会计分录如下。

财务会计：

借：业务活动费用——其他经费——商品和服务费用

　　　　——专用材料费——卫生材料费 3120000

　　贷：库存物品——卫生材料 3120000

【例6-4】201×年12月31日，某医院药品部门报来当月销售药品处方成本，其中门诊药房药品销售成本 4066000 元，其中西药销售成本 2992000 元、中成药销售成本 1054000 元、中草药销售成本 20000 元；住院药房药品销售成本 11934050 元，其中西药销售成本 7223300 元、中成药销售成本 4118250 元、中草药销售成本 592500 元。

财会部门根据有关凭证，应编制会计分录如下。

财务会计：

借：业务活动费用——其他经费——商品和服务费用
　　　——专用材料费——药品费　　　　　　　　　　　16000050
　　贷：库存物品——药品——药房药品——门诊药房——西药　　2992000
　　　　库存物品——药品——药房药品——门诊药房——中成药　1054000
　　　　库存物品——药品——药房药品——门诊药房
　　　　　——中草饮片　　　　　　　　　　　　　　　　　20000
　　　　库存物品——药品——药房药品——住院药房——西药　　7223300
　　　　库存物品——药品——药房药品——住院药房——中成药　4118250
　　　　库存物品——药品——药房药品——住院药房
　　　　　——中草饮片　　　　　　　　　　　　　　　　　592500

（4）开展医疗活动及其辅助活动所使用固定资产、无形资产计提的折旧、摊销，按照应提折旧、摊销额，借记本科目，按照应计提的折旧、摊销额，贷记"固定资产累计折旧""无形资产累计摊销"科目，如图 6-8 所示。

记 账 凭 证

凭证号：××　　　　　　　日期：201×年×月×日　　　　　　　附单据：×张

摘要	财务会计			预算会计		
	科目	借方金额	贷方金额	科目	借方金额	贷方金额
×××	业务活动费用	×××				
×××	固定资产累计折旧/无形资产累计摊销		×××			
	合计	×××	×××	合计		

图 6-8　医疗及辅助活动所用固定资产计提折旧和无形资产计提摊销应填制的记账凭证

【例 6-5】201×年 12 月 31 日，某医院设备部门向财务科上报当月固定资产折旧计提表。其中，使用财政资金购置的呼吸机应计提折旧 14000 元，使用科研项目经费购置的复印机应计提折旧 2000 元。其余设备均为自有资金购置，行政管理用固定资产计提折旧 150000 元，医疗服务用固定资产折旧 800000 元。

财会部门根据有关凭证,应编制会计分录如下。

财务会计:

借:业务活动费用——财政项目拨款经费——固定资产折旧费　14000
　　业务活动费用——科教经费——固定资产折旧费　2000
　　业务活动费用——其他经费——固定资产折旧费　800000
　　单位管理费用——其他经费——固定资产折旧费　150000
　　　贷:固定资产累计折旧　966000

【例6-6】201×年12月31日,某医院摊销当月无形资产37000元,其中,财政补助形成的摊销金额为15000元,科教项目形成的摊销金额为3000元,临床科室计提无形资产摊销13000元,行政管理部门计提无形资产摊销6000元。

财会部门根据有关凭证,应编制会计分录如下。

财务会计:

借:业务活动费用——财政项目拨款经费——无形资产摊销费　15000
　　业务活动费用——科教经费——无形资产摊销费　3000
　　业务活动费用——其他经费——无形资产摊销费　13000
　　单位管理费用——其他经费——无形资产摊销费　6000
　　　贷:无形资产累计摊销　37000

(5) 计提的医疗风险基金,按照计提金额,借记本科目,贷记"专用基金——医疗风险基金"科目,如图6-9所示。

记　账　凭　证

凭证号:××　　　　　　日期:201×年×月×日　　　　　　附单据:×张

摘要	财务会计			预算会计		
	科目	借方金额	贷方金额	科目	借方金额	贷方金额
×××	业务活动费用	×××				
×××	专用基金——医疗风险基金		×××			
	合计	×××	×××	合计		

图6-9　计提医疗风险基金应填制的记账凭证

【例6-7】201×年12月31日,某医院财务部门根据当月医疗收入56589500元,按1‰比例提取医疗风险基金,共计56589.50元。

财会部门根据有关凭证,应编制会计分录如下。

财务会计：

借：业务活动费用——其他经费——计提专用基金　　　　56589.50
　　贷：专用基金——医疗风险基金　　　　　　　　　　　56589.50

（6）开展医疗活动及其辅助活动中发生的其他各项费用，借记本科目，贷记"银行存款""零余额账户用款额度""应付账款"等科目，如图6-10所示。

记 账 凭 证

凭证号：××　　　　　　日期：201×年×月×日　　　　　　附单据：×张

摘要	财务会计			预算会计		
	科目	借方金额	贷方金额	科目	借方金额	贷方金额
×××	业务活动费用	×××		事业支出（按照实际支付的金额）	×××	
×××	银行存款/零余额账户用款额度/应付账款等		×××	资金结存/财政拨款预算收入		×××
	合计	×××	×××	合计	×××	×××

图6-10　发生其他业务活动费用应填制的记账凭证

【例6-8】201×年12月31日，某医院设备管理部门报来设备维修报表，本月共发生维修费120000元，其中，临床、医技部门90000元，行政后勤部门30000元。以上维修费用尚未支付给维修厂家。

财会部门根据有关凭证，应编制会计分录如下。

财务会计：

借：业务活动费用——其他经费——商品和服务费用
　　——维修（护）费　　　　　　　　　　　　　　　　90000
　　单位管理费用——其他经费——商品和服务费用
　　——维修（护）费　　　　　　　　　　　　　　　　30000
　　贷：应付账款　　　　　　　　　　　　　　　　　　120000

【例6-9】201×年12月31日，某医院营养食堂购买病人膳食用品35000元，款项通过银行支付。

财会部门根据有关凭证，应编制会计分录如下。

财务会计：

借：业务活动费用——其他经费——商品和服务费用
　　——其他商品和服务费用　　　　　　　　　　　　　35000
　　贷：银行存款　　　　　　　　　　　　　　　　　　35000

预算会计：

借：事业支出 35000

　　贷：资金结存——货币资金 35000

（7）期末，将本科目的余额转入本期盈余，借记"本期盈余"科目，贷记本科目，如图6-11所示。

记 账 凭 证

凭证号：×× 　　　　日期：201×年×月×日 　　　　附单据：×张

摘要	财务会计			预算会计		
	科目	借方金额	贷方金额	科目	借方金额	贷方金额
×××	本期盈余	×××		财政拨款结转——本年收支结转（财政拨款支出）/非财政拨款结转——本年收支结转（非同级财政专项资金支出）/其他结余	×××	
×××	业务活动费用		×××	事业支出		×××
	合计	×××	×××	合计	×××	×××

图6-11　期末结转本期业务活动费用至本期盈余应填制的记账凭证

【例6-10】201×年12月31日，某医院将本月业务活动费用的余额结转入"本期盈余"科目。结转前，业务活动费用余额为23174639.50元，其中，工资福利费用3000000元，商品和服务费用19305050元［劳务费60000元，维修（护）费90000元，卫生材料费3120000元，药品费16000050元，其他商品和服务费用35000元］，固定资产折旧费800000元，无形资产摊销费13000元，计提专用基金56589.50元。

财会部门根据有关凭证，应编制会计分录如下。

财务会计：

借：本期盈余——医疗盈余 23174639.50

　　贷：业务活动费用——其他经费——工资福利费用 3000000

　　　　业务活动费用——其他经费——商品和服务费用

　　　　　——劳务费 60000

　　　　业务活动费用——其他经费——商品和服务费用

　　　　　——维修（护）费 90000

　　　　业务活动费用——其他经费——商品和服务费用

　　　　　——专用材料费——卫生材料费 3120000

业务活动费用——其他经费——商品和服务费用
　　——专用材料费——药品费　　　　　　　　　16000050
业务活动费用——其他经费——商品和服务费用
　　——其他商品和服务费用　　　　　　　　　　35000
业务活动费用——其他经费——固定资产折旧费　　800000
业务活动费用——其他经费——无形资产摊销费　　13000
业务活动费用——其他经费——计提专用基金　　　56589.50

第三节　单位管理费用

一、单位管理费用概述

单位管理费用是指医院行政及后勤管理部门为组织、管理医疗、科研、教学业务活动所发生的各项费用，包括医院行政及后勤管理部门发生的工资福利费用、商品和服务费用、资产折旧（摊销）费等费用。

单位管理费用具有以下特点：一是全面性。医院的行政管理覆盖医院各个部门，后勤提供的服务往往使医院所有部门都受益。二是单位管理费用的发生体现在行政和后勤管理部门，或属于由医院统一负担，与医院的各医疗科室无直接联系。三是单位管理费用属于医院的间接成本，即指医院为开展医疗服务活动而发生的不能直接计入、需要按照一定原则和标准分配计入成本核算对象的各项费用。

二、单位管理费用的会计核算

（一）单位管理费用的科目设置

医院应当设置"单位管理费用"科目，核算行政及后勤管理部门为组织、管理医疗、科研、教学业务活动所发生的各项费用。医院应按照项目、费用类别、支付对象、业务活动类型及经费性质（财政基本拨款经费、财政项目拨款经费、科教经费、其他经费）进行明细核算。医院还应在该科目下设"工资福利费用""商品和服务费用""对个人和家庭的补助费用""固定资产折旧费""无形资产摊销费"等明细科目，并按照各具体科室进行明细核算，归集行政及后勤类各科室发生的、能够直接计入各科室或采用一定方法计算后计入各科室的直接成本。"工资福利费用""对个人和家庭的补助费用""商品和服务费用"明细科目下还应参照《政府收支分类科目》

中"支出经济分类科目"的相关科目进行明细核算。

"单位管理费用"科目，借方登记单位管理费用的发生数，贷方登记单位管理费用的冲销、转出数。期末结转后，该科目应无余额。

（二）单位管理费用的账务处理

（1）为行政及后勤管理部门人员计提、发放职工薪酬的账务处理。

①为行政和后勤管理部门人员及离退休人员计提的薪酬等，借记本科目，贷记"应付职工薪酬"科目，如图6-12所示。

记 账 凭 证

凭证号：××　　　　　　　日期：201×年×月×日　　　　　　　附单据：×张

摘要	财务会计			预算会计		
	科目	借方金额	贷方金额	科目	借方金额	贷方金额
×××	单位管理费用	×××				
×××	应付职工薪酬		×××			
	合计	×××	×××	合计		

图6-12　计提行政和后勤管理人员及离退休人员薪酬等应填制的记账凭证

②实际支付给职工并代扣个人所得税及住房公积金时，借记"应付职工薪酬"，贷记"财政拨款收入""零余额账户用款额度""银行存款""其他应交税费——应交个人所得税""应付职工薪酬——住房公积金"等科目，如图6-13所示。

记 账 凭 证

凭证号：××　　　　　　　日期：201×年×月×日　　　　　　　附单据：×张

摘要	财务会计			预算会计		
	科目	借方金额	贷方金额	科目	借方金额	贷方金额
×××	应付职工薪酬	×××		事业支出（按照支付个人部分）	×××	
×××	财政拨款收入/零余额账户用款额度/银行存款等		×××	资金结存/财政拨款预算收入		×××
×××	其他应交税费——应交个人所得税		×××			
×××	应付职工薪酬——住房公积金		×××			
	合计	×××	×××	合计	×××	×××

图6-13　支付职工薪酬并代扣个人所得税及住房公积金应填制的记账凭证

③实际交纳职工个人所得税款及代交公积金时，借记"其他应交税费——应交个人所得税""应付职工薪酬——住房公积金"科目，贷记"银行存款""零余额账户用款额度"等科目，如图6-14所示。

记 账 凭 证

凭证号：×× 日期：201×年×月×日 附单据：×张

摘要	财务会计			预算会计		
	科目	借方金额	贷方金额	科目	借方金额	贷方金额
×××	其他应交税费——应交个人所得税	×××		事业支出（按照实际交纳额）	×××	
×××	应付职工薪酬——住房公积金	×××		资金结存等		×××
×××	零余额账户用款额度/银行存款等		×××			
	合计	×××	×××	合计	×××	×××

图6-14 实际交纳职工个人所得税及住房公积金应填制的记账凭证

【例6-11】201×年12月15日，某医院为行政及后勤人员计提工资800000元，按规定代扣代交个人所得税10000元，代扣代交个人住房公积金6000元。当月16日工资通过银行发放到职工工资卡。月末，通过银行将代扣代交的个人所得税及住房公积金上交。

财会部门根据有关凭证，应编制会计分录如下。

计算应付职工薪酬，

财务会计：

借：单位管理费用——其他经费——工资福利费用　　800000
　　贷：应付职工薪酬　　　　　　　　　　　　　　800000

支付工资及代扣个人所得税、住房公积金，

财务会计：

借：应付职工薪酬　　　　　　　　　　　　　　　800000
　　贷：应付职工薪酬——住房公积金　　　　　　　　6000
　　　　其他应交税费——应交个人所得税　　　　　10000
　　　　银行存款　　　　　　　　　　　　　　　784000

预算会计：

借：事业支出　　　　　　　　　　　　　　　　　784000
　　贷：资金结存——货币资金　　　　　　　　　　784000

实际代交税款及公积金，

财务会计：

借：其他应交税费——应交个人所得税　　　　　　　10000

　　　应付职工薪酬——住房公积金　　　　　　　　　6000

　　　　贷：银行存款　　　　　　　　　　　　　　　　　　16000

预算会计：

借：事业支出　　　　　　　　　　　　　　　　　　16000

　　　贷：资金结存——货币资金　　　　　　　　　　　　　16000

【例6-12】201×年12月15日，某医院为离退职工发放工资780000元。财政授权额度支付700000元，医院自有资金支付80000元。

财会部门根据有关凭证，应编制会计分录如下。

财务会计：

借：单位管理费用——其他经费——对个人和家庭的补助费用　780000

　　　贷：应付职工薪酬——基本工资（离退休费）　　　　　780000

借：应付职工薪酬——基本工资（离退休费）　　　　780000

　　　贷：零余额账户用款额度　　　　　　　　　　　　　　700000

　　　　　银行存款　　　　　　　　　　　　　　　　　　　80000

预算会计：

借：事业支出　　　　　　　　　　　　　　　　　　780000

　　　贷：资金结存——零余额账户用款额度　　　　　　　　700000

　　　　　资金结存——货币资金　　　　　　　　　　　　　80000

（2）为开展管理活动发生的外部人员劳务费的账务处理。

①为开展管理活动发生的外部人员劳务费，按照确定的金额，借记本科目，贷记"其他应付款"科目，如图6-15所示。

记 账 凭 证

凭证号：××　　　　　　日期：201×年×月×日　　　　　　附单据：×张

摘要	财务会计			预算会计		
	科目	借方金额	贷方金额	科目	借方金额	贷方金额
×××	单位管理费用	×××				
×××	其他应付款		×××			
	合计	×××	×××	合计		

图6-15　计提管理活动外部人员劳务费应填制的记账凭证

②实际支付并代扣个人所得税时,借记"其他应付款"科目,按照代扣代交个人所得税的金额,贷记"其他应交税费——应交个人所得税"科目,按照扣税后应付或实际支付的金额,贷记"零余额账户用款额度""财政拨款收入""银行存款"等科目,如图6-16所示。

记 账 凭 证

凭证号:××　　　　　　　　日期:201×年×月×日　　　　　　　附单据:×张

摘要	财务会计			预算会计		
	科目	借方金额	贷方金额	科目	借方金额	贷方金额
×××	其他应付款	×××		事业支出(按照实际支付给个人部分)	×××	
×××	财政拨款收入/零余额账户用款额度/银行存款等		×××	财政拨款预算收入/资金结存		×××
×××	其他应交税费——应交个人所得税		×××			
	合计	×××	×××	合计	×××	×××

图6-16　实际发放劳务费并代扣个人所得税应填制的记账凭证

③实际交纳税款时,借记"其他应交税费——应交个人所得税",贷记"银行存款""零余额账户用款额度"等,如图6-17所示。

记 账 凭 证

凭证号:××　　　　　　　　日期:201×年×月×日　　　　　　　附单据:×张

摘要	财务会计			预算会计		
	科目	借方金额	贷方金额	科目	借方金额	贷方金额
×××	其他应交税费——应交个人所得税	×××		事业支出(按照实际交纳额)	×××	
×××	银行存款/零余额账户用款额度等		×××	资金结存等		×××
	合计	×××	×××	合计	×××	×××

图6-17　实际交纳代扣的劳务人员个人所得税应填制的记账凭证

【例6-13】某医院为提高医院管理水平,聘请一名医院管理专家来医院进行指导。201×年12月15日,支付该专家薪酬10000元,同时按规定代扣代交个人所得税2000元。当月已将劳务费通过银行发给专家,所扣个人所得税已经上交税务部门。

财会部门根据有关凭证,应编制会计分录如下。

计算劳务费时,

财务会计:

借: 单位管理费用——其他经费——商品和服务费用——劳务费 10000
    贷: 其他应付款   10000

实际支付工资并代扣个人所得税,

财务会计:

借: 其他应付款   10000
    贷: 银行存款   8000
        其他应交税费——应交个人所得税   2000

预算会计:

借: 事业支出   8000
    贷: 资金结存——货币资金   8000

实际代交税款,

财务会计:

借: 其他应交税费——应交个人所得税   2000
    贷: 银行存款   2000

预算会计:

借: 事业支出   2000
    贷: 资金结存——货币资金   2000

(3) 开展管理活动内部领用库存物品,按照其实际成本,借记本科目,贷记"库存物品"科目,如图 6-18 所示。

记 账 凭 证

凭证号: ××   日期: 201×年×月×日   附单据: ×张

摘要	财务会计			预算会计		
	科目	借方金额	贷方金额	科目	借方金额	贷方金额
×××	单位管理费用	×××				
×××	库存物品		×××			
	合计	×××	×××	合计		

图 6-18 结转管理活动内部领用物品的成本应填制的记账凭证

【例 6-14】201×年 12 月 21 日,某医院总务部门向财务部门报当月全院各科室办公用品领用情况表,当月全院共耗用办公用品 103000 元,其中临床、医技及医疗辅助部门耗用 70000 元,行政后勤部门耗用 33000 元。

财会部门根据有关凭证，应编制会计分录如下。

财务会计：

借：业务活动费用——其他经费——商品和服务费用——办公费 70000
　　单位管理费用——其他经费——商品和服务费用——办公费 33000
　贷：库存物品——其他材料　　　　　　　　　　　　　　103000

（4）行政及后勤管理部门所使用固定资产、无形资产计提的折旧、摊销，按照应提折旧、摊销额，借记本科目，按照应计提的折旧、摊销额，贷记"固定资产累计折旧""无形资产累计摊销"科目，如图6-19所示。

记 账 凭 证

凭证号：××　　　　　　　　日期：201×年×月×日　　　　　　　　附单据：×张

摘要	财务会计			预算会计		
	科目	借方金额	贷方金额	科目	借方金额	贷方金额
×××	单位管理费用	×××				
×××	固定资产累计折旧/无形资产累计摊销		×××			
	合计	×××	×××	合计		

图6-19　管理活动所用固定资产计提折旧和无形资产计提摊销应填制的记账凭证

【例6-15】201×年12月31日，某医院设备部门向财务科上报当月固定资产折旧计提表。其中行政管理及后勤部门固定资产折旧共计150000元。

财会部门根据有关凭证，应编制会计分录如下。

财务会计：

借：单位管理费用——其他经费——固定资产折旧费　　　150000
　贷：固定资产累计折旧　　　　　　　　　　　　　　　　150000

（5）开展管理活动中发生的其他各项费用，借记本科目，贷记"库存现金""银行存款""零余额账户用款额度""应付账款""其他应付款"等科目，如图6-20所示。

记 账 凭 证

凭证号：×× 日期：201×年×月×日 附单据：×张

摘要	财务会计			预算会计		
	科目	借方金额	贷方金额	科目	借方金额	贷方金额
×××	单位管理费用	×××		事业支出（按照实际支付的金额）	×××	
×××	库存现金/银行存款/零余额账户用款额度/应付账款等		×××	资金结存/财政拨款预算收入		×××
	合计	×××	×××	合计	×××	×××

图 6-20 发生其他管理费用应填制的记账凭证

【例 6-16】201×年 12 月 18 日，某医院财务部门以现金支付医务科王某报销的差旅费 1000 元。

财会部门根据有关凭证，应编制会计分录如下。

财务会计：

借：单位管理费用——其他经费——商品和服务费用——差旅费 1000
  贷：库存现金 1000

预算会计：

借：事业支出 1000
  贷：资金结存——货币资金 1000

【例 6-17】201×年 12 月 31 日，某医院总务部门向财务部门报当月全院各科室用电情况表，当月全院电费 215000 元，其中临床、医技及医疗辅助部门 138000 元，行政后勤部门 77000 元，该款项已通过银行转账方式支付给电力部门，财务部门已收到银行转来的转账付款通知。

财会部门根据有关凭证，应编制会计分录如下。

财务会计：

借：业务活动费用——其他经费——商品和服务费用——电费 138000
  单位管理费用——其他经费——商品和服务费用——电费 77000
  贷：银行存款 215000

预算会计：

借：事业支出 215000
  贷：资金结存——货币资金 215000

【例 6-18】201×年 12 月 1 日，某医院行政办公楼因漏雨需要局部维修，当月维修完毕，维修费 19000 元，该款项通过银行转账方式支付维修公司。

财会部门根据有关凭证,应编制会计分录如下。

财务会计:

借:单位管理费用——其他经费——商品和服务费用

　　——维修(护)费　　　　　　　　　　　　　　　19000

　　贷:银行存款　　　　　　　　　　　　　　　　　　　　19000

预算会计:

借:事业支出　　　　　　　　　　　　　　　　　　　　　19000

　　贷:资金结存——货币资金　　　　　　　　　　　　　　19000

【例6-19】201×年12月31日,某医院根据职工工资总额计提工会经费253000元。

财会部门根据有关凭证,应编制会计分录如下。

财务会计:

借:单位管理费用——其他经费——商品和服务费用

　　——工会经费　　　　　　　　　　　　　　　　253000

　　贷:其他应付款　　　　　　　　　　　　　　　　　　253000

(6)开展管理活动发生的应付税金及附加的账务处理。

开展管理活动中发生城市维护建设税、教育费附加、地方教育费附加、车船税、房产税、城镇土地使用税等,按照计算确定的金额,借记本科目,贷记"其他应交税费"等科目,如图6-21所示。

记　账　凭　证

凭证号:××　　　　　　　日期:201×年×月×日　　　　　　　附单据:×张

摘要	财务会计			预算会计		
	科目	借方金额	贷方金额	科目	借方金额	贷方金额
×××	单位管理费用	×××				
×××	其他应交税费等		×××			
	合计	×××	×××	合计		

图6-21　开展管理活动发生应付税金及附加应填制的记账凭证

实际交纳税款时,借记"其他应交税费",贷记"银行存款"等科目,如图6-22所示。

记 账 凭 证

凭证号：×× 日期：201×年×月×日 附单据：×张

摘要	财务会计			预算会计		
	科目	借方金额	贷方金额	科目	借方金额	贷方金额
×××	其他应交税费	×××		事业支出	×××	
×××	银行存款等		×××	资金结存等		×××
	合计	×××	×××	合计	×××	×××

图6-22　实际交纳上述应交税金及附加应填制的记账凭证

【例6-20】201×年12月26日，某医院按规定交纳车船税1000元，通过银行转账方式支付。

财会部门根据有关凭证，应编制会计分录如下。

财务会计：

借：单位管理费用——其他经费——商品和服务费用

　　——税金及附加费用　　　　　　　　　　　　　　1000

　贷：银行存款　　　　　　　　　　　　　　　　　　　1000

预算会计：

借：事业支出　　　　　　　　　　　　　　　　　　　　1000

　贷：资金结存——货币资金　　　　　　　　　　　　　1000

【例6-21】201×年12月，某医院计提土地、房产使用等税费5000元。当月通过银行已上交。

财会部门根据有关凭证，应编制会计分录如下。

计算确定税费，

财务会计：

借：单位管理费用——其他经费——商品和服务费用

　　——税金及附加费用　　　　　　　　　　　　　　5000

　贷：其他应交税费　　　　　　　　　　　　　　　　　5000

上交税款，

财务会计：

借：其他应交税费　　　　　　　　　　　　　　　　　　5000

　贷：银行存款　　　　　　　　　　　　　　　　　　　5000

预算会计：

借：事业支出　　　　　　　　　　　　　　　　　　　　5000

贷：资金结存——货币资金　　　　　　　　　　　　　　　　　5000

（7）期末，将本科目的余额转入本期盈余，借记"本期盈余"科目，贷记本科目，如图 6-23 所示。

记 账 凭 证

凭证号：××　　　　　日期：201×年×月×日　　　　　　附单据：×张

摘要	财务会计			预算会计		
	科目	借方金额	贷方金额	科目	借方金额	贷方金额
×××	本期盈余	×××		财政拨款结转——本年收支结转（财政拨款支出）/非财政拨款结转——本年收支结转（非同级财政专项资金支出）/其他结余	×××	
×××	单位管理费用		×××	事业支出		×××
	合计	×××	×××	合计	×××	×××

图 6-23　期末结转本期单位管理费用至本期盈余应填制的记账凭证

【例 6-22】201×年 12 月 31 日，某医院将本月单位管理费用的余额结转入"本期盈余"科目。结转前，单位管理费用余额为 2129000 元，其中，工资福利费用 800000 元，对个人和家庭的补助费用 780000 元，商品和服务费用 399000 元〔办公费 33000 元，差旅费 1000 元，电费 77000 元，维修（护）费 19000 元，劳务费 10000 元，工会经费 253000 元，税金及附加费用 6000 元〕，固定资产折旧费 150000 元。

财会部门根据有关凭证，应编制会计分录如下。

财务会计：

借：本期盈余　　　　　　　　　　　　　　　　　　　　2129000

　　贷：单位管理费用——其他经费——工资福利费用　　　　800000

　　　　单位管理费用——其他经费——对个人和家庭的补助费用　780000

　　　　单位管理费用——其他经费——商品和服务费用

　　　　——办公费　　　　　　　　　　　　　　　　　　33000

　　　　单位管理费用——其他经费——商品和服务费用

　　　　——差旅费　　　　　　　　　　　　　　　　　　1000

　　　　单位管理费用——其他经费——商品和服务费用

　　　　——电费　　　　　　　　　　　　　　　　　　　77000

单位管理费用——其他经费——商品和服务费用
　　——维修（护）费　　　　　　　　　　　　　　19000
　　单位管理费用——其他经费——商品和服务费用
　　——劳务费　　　　　　　　　　　　　　　　　10000
　　单位管理费用——其他经费——商品和服务费用
　　——工会经费　　　　　　　　　　　　　　　 253000
　　单位管理费用——其他经费——商品和服务费用
　　——税金及附加费用　　　　　　　　　　　　　 6000
　　单位管理费用——其他经费——固定资产折旧费　150000

第四节　资产处置费用

一、资产处置费用概述

　　资产处置费用是医院经批准处置资产时发生的费用，包括转销的被处置资产价值，以及在处置过程中发生的相关费用或者处置收入小于相关费用形成的净支出。资产处置的形式按照规定包括无偿调拨、出售、出让、转让、置换、对外捐赠、报废、毁损，以及货币性资产损失核销等。

　　医院在医疗运营过程中，对不适用或不需用的固定资产进行出售，对不能继续使用的固定资产按规定进行清理，对遭受灾害而发生毁损的固定资产进行毁损清理，利用固定资产进行投资、捐赠等都属于固定资产的处置。

　　医院在资产清查中查明的资产盘亏、毁损及资产报废等，应当先通过"待处理财产损溢"科目进行核算，再将处理资产价值和处理净支出计入本科目。

　　短期投资、长期股权投资、长期债券投资的处置，按照相关资产科目的核算规定进行账务处理。

二、资产处置费用的会计核算

（一）资产处置费用的科目设置

　　医院应当设置"资产处置费用"科目核算医院经批准处置资产时发生的费用。本科目应当按照处置资产的类别、资产处置的形式等进行明细核算。本科目期末结转后无余额。

(二) 资产处置费用的账务处理

1. 不通过"待处理财产损溢"科目核算的资产处置

(1) 不通过"待处理财产损溢"科目核算的资产包括固定资产、无形资产等。按照规定报经批准处置资产时，按照处置资产的账面价值（资产的账面价值是指资产类科目的账面余额减去相关备抵项目后的净额），借记本科目（处置固定资产、无形资产的还应借记"固定资产累计折旧""无形资产累计摊销"科目），按照处置资产的账面余额（账面余额是指某一会计科目的账面实际余额，不扣除作为该科目备抵的项目，如累计折旧、相关资产的减值准备等），贷记"库存物品""固定资产""无形资产""其他应收款""在建工程"等科目，如图6-24所示。

记 账 凭 证

凭证号：×× 　　　　　　日期：201×年×月×日 　　　　　　附单据：×张

摘要	财务会计			预算会计		
	科目	借方金额	贷方金额	科目	借方金额	贷方金额
×××	资产处置费用	×××				
	固定资产累计折旧/无形资产累计摊销	×××				
	库存物品/固定资产/无形资产/其他应收款等		×××			
	合计	×××	×××	合计		

图6-24 经批准处置固定资产、无形资产等（不通过"待处理财产损溢"）应填制的记账凭证

【例6-23】201×年12月12日，报经上级主管及财政部门批准，某医院报废一台MRI，该设备账面价值6000000元，已提折旧5500000元。

财会部门根据有关凭证，应编制会计分录。

财务会计：

借：资产处置费用　　　　　　　　　　　　　　　　500000
　　固定资产累计折旧　　　　　　　　　　　　　　5500000
　　贷：固定资产　　　　　　　　　　　　　　　　　　6000000

(2) 处置资产过程中仅发生相关费用的，按照实际发生金额，借记本科目，贷记"银行存款""库存现金"等科目，如图6-25所示。

记 账 凭 证

凭证号：×× 　　　　　　　　日期：201×年×月×日　　　　　　　　附单据：×张

摘要	财务会计			预算会计		
	科目	借方金额	贷方金额	科目	借方金额	贷方金额
×××	资产处置费用	×××		其他支出	×××	
×××	银行存款/库存现金等		×××	资金结存——货币资金		×××
	合计	×××	×××	合计	×××	×××

图6-25　处置上述资产过程中发生相关费用应填制的记账凭证

【例6-24】上述【例6-23】MRI在报废时发生拆卸费用5000元，已通过银行支付给拆卸公司。

财会部门根据有关凭证，应编制会计分录。

财务会计：

借：资产处置费用　　　　　　　　　　　　　　　　　　5000

　　贷：银行存款　　　　　　　　　　　　　　　　　　　　5000

预算会计：

借：其他支出　　　　　　　　　　　　　　　　　　　　5000

　　贷：资金结存——货币资金　　　　　　　　　　　　　　5000

（3）处置资产过程中取得收入的，按照取得的价款，借记"库存现金""银行存款"等科目，按照处置资产过程中发生的相关费用，贷记"银行存款""库存现金"等科目，按照其差额，借记本科目或贷记"应缴财政款"等科目，如图6-26（a）、图6-26（b）所示。

记 账 凭 证

凭证号：×× 　　　　　　　　日期：201×年×月×日　　　　　　　　附单据：×张

摘要	财务会计			预算会计		
	科目	借方金额	贷方金额	科目	借方金额	贷方金额
×××	库存现金/银行存款等（取得的价款）	×××				
×××	应缴财政款		×××			
×××	库存现金/银行存款等（支付相关费用）		×××			
	合计	×××	×××	合计		

图6-26（a）　处置资产取得收入大于发生费用时应填制的记账凭证

记 账 凭 证

凭证号：×× 日期：201×年×月×日 附单据：×张

摘要	财务会计			预算会计		
	科目	借方金额	贷方金额	科目	借方金额	贷方金额
×××	库存现金/银行存款等（取得的价款）	×××		其他支出	×××	
×××	资产处置费用	×××		资金结存——货币资金		×××
×××	库存现金/银行存款等（支付相关费用）		×××			
	合计	×××	×××	合计	×××	×××

图6-26（b） 处置资产取得收入小于发生费用时应填制的记账凭证

【例6-25】201×年12月12日，某医院出售霉菌培养箱一台，原价9600元，已提折旧2800元，双方协商作价5500元，财务部门收取购货单位转账支票并存入银行。财会部门根据有关凭证，应编制会计分录。

经批准出售霉菌培养箱，

财务会计：

借：资产处置费用　　　　　　　　　　　　　　6800

　　固定资产累计折旧　　　　　　　　　　　　2800

　　贷：固定资产　　　　　　　　　　　　　　　　　9600

收到款项时，

财务会计：

借：银行存款　　　　　　　　　　　　　　　　5500

　　贷：应缴财政款　　　　　　　　　　　　　　　　5500

2. 通过"待处理财产损溢"科目核算的资产处置

（1）医院账款核对中发现的现金短缺，属于无法查明原因的，报经批准核销时，借记本科目，贷记"待处理财产损溢"科目，如图6-27所示。

记 账 凭 证

凭证号：×× 日期：201×年×月×日 附单据：×张

摘要	财务会计			预算会计		
	科目	借方金额	贷方金额	科目	借方金额	贷方金额
×××	资产处置费用	×××				
×××	待处理财产损溢		×××			
	合计	×××	×××	合计		

图6-27 经批准处置短缺现金应填制的记账凭证

【例6-26】201×年12月15日,某医院财务部门盘点出纳库存现金时发现库存现金较账面余额短缺20元,经反复核查无法查明原因,报经医院批准后予以核销。

财会部门根据有关凭证,编制会计分录如下。

发生短缺时,

财务会计:

借:待处理资产损溢　　　　　　　　　　　　　　20
　　贷:库存现金　　　　　　　　　　　　　　　　　　20

预算会计:

借:其他支出　　　　　　　　　　　　　　　　　20
　　贷:资金结存——货币资金　　　　　　　　　　　　20

报经批准核销时,

财务会计:

借:资产处置费用　　　　　　　　　　　　　　　20
　　贷:待处理资产损溢　　　　　　　　　　　　　　　20

(2) 资产清查过程中盘亏或者毁损、报废的资产账务处理。

①医院资产清查过程中盘亏或者毁损、报废的存货、固定资产、无形资产等,报经批准处理时,按照处理资产价值,借记本科目,贷记"待处理资产损溢——待处理财产价值"科目,如图6-28所示。

记 账 凭 证

凭证号:××　　　　　　　日期:201×年×月×日　　　　　　附单据:×张

摘要	财务会计			预算会计		
	科目	借方金额	贷方金额	科目	借方金额	贷方金额
×××	资产处置费用	×××				
×××	待处理财产损溢——待处理财产价值		×××			
	合计	×××	×××	合计		

图6-28　经批准处置盘亏、毁损、报废资产应填制的记账凭证

②处理过程中所取得收入小于所发生相关费用的,按照相关费用减去处理收入后的净支出,借记本科目,贷记"待处理资产损溢——处理净收入"科目,如图6-29所示。

记 账 凭 证

凭证号：×× 日期：201×年×月×日 附单据：×张

摘要	财务会计			预算会计		
	科目	借方金额	贷方金额	科目	借方金额	贷方金额
×××	资产处置费用	×××				
×××	待处理财产损溢——处理净收入		×××			
	合计	×××	×××	合计		

图6-29 处置上述资产过程中发生净支出（收入小于支出）应填制的记账凭证

【例6-27】201×年9月30日，某医院药品部门报来药库药品盘点表，盘亏西药800元，属正常盘亏。年末，报经医院领导批准后处理。

财会部门根据有关凭证，编制会计分录如下。

药品盘亏时，

财务会计：

借：待处理财产损溢——待处理财产价值　　　　　　　　800

　　贷：库存物品——药品——门诊药库——西药　　　　　800

年末经批准处理时，

财务会计：

借：资产处置费用　　　　　　　　　　　　　　　　　　800

　　贷：待处理财产损溢——待处理财产价值　　　　　　　800

3. 期末结转

将本科目本期发生额转入本期盈余，借记"本期盈余"科目，贷记本科目，如图6-30所示。期末结转后，本科目应无余额。

记 账 凭 证

凭证号：×× 日期：201×年×月×日 附单据：×张

摘要	财务会计			预算会计		
	科目	借方金额	贷方金额	科目	借方金额	贷方金额
×××	本期盈余	×××				
×××	资产处置费用		×××			
	合计	×××	×××	合计		

图6-30 期末结转本期处置资产费用至本期盈余应填制的记账凭证

【例6-28】201×年12月31日,某医院将本月资产处置费用的余额511820元,结转入"本期盈余"科目。

财会部门根据有关凭证,应编制会计分录如下。

财务会计:

借:本期盈余——医疗盈余　　　　　　　　　　　　　　511820

　　贷:资产处置费用　　　　　　　　　　　　　　　　　511820

第五节　上缴上级费用

一、上缴上级费用概述

上缴上级费用是医院按照财政部门和主管部门的规定上缴上级单位款项发生的费用。

根据我国《事业单位财务规则》规定,财政补助收入超出正常支出较多的,事业单位的上级单位可会同同级财政部门,根据事业单位的具体情况,确定这些事业单位实行收入上缴的办法。收入上缴主要有两种形式,一是定额上缴,即在核定预算时,确定一个上缴的绝对数额;二是按比例上缴,即根据收支情况,确定按收入的一定比例上缴。事业单位按已确定的定额或比例上缴的收入即为上缴上级费用。事业单位上缴上级费用主要来源于事业单位的事业收入和经营收入,即事业单位利用自身资源取得的收入。

二、上缴上级费用的会计核算

(一)上缴上级费用的科目设置

我国公立医院是国家公益性的事业单位,由于物价收费低于医院成本,所以财政给予差额补助。因此,目前国家未有关于医院上缴上级费用的有关规定。若以后有规定,相关费用可在此科目核算。

在核算时,医院应当设置"上缴上级费用"科目核算医院按照财政部门和主管部门的规定上缴上级单位款项发生的费用。本科目应当按照收缴款项单位、缴款项目等进行明细核算。

(二)上缴上级费用的账务处理

(1)医院发生上缴上级费用的,按照实际上缴的金额或者按照规定计算出应当上缴上级单位的金额，借记本科目，贷记"银行存款""其他应付款"等科目，如图 6-31 所示。

记 账 凭 证

凭证号：×× 　　　　　　　日期：201×年×月×日 　　　　　　　附单据：×张

摘要	财务会计			预算会计		
	科目	借方金额	贷方金额	科目	借方金额	贷方金额
×××	上缴上级费用	×××		上缴上级支出	×××	
×××	银行存款/其他应付款等		×××	资金结存		×××
	合计	×××	×××	合计	×××	×××

图 6-31　发生上缴上级支出应填制的记账凭证

（2）期末，将本科目本期发生额转入本期盈余，借记"本期盈余"科目，贷记本科目，如图 6-32 所示。期末结转后，本科目应无余额。

记 账 凭 证

凭证号：×× 　　　　　　　日期：201×年×月×日 　　　　　　　附单据：×张

摘要	财务会计			预算会计		
	科目	借方金额	贷方金额	科目	借方金额	贷方金额
×××	本期盈余	×××		其他结余	×××	
×××	上缴上级费用		×××	上缴上级支出		×××
	合计	×××	×××	合计	×××	×××

图 6-32　结转本期上缴上级费用至本期盈余应填制的记账凭证

第六节　对附属单位补助费用

一、对附属单位补助费用概述

对附属单位补助费用是指医院利用财政拨款之外的收入对附属单位补助发生的费用。对附属单位补助费用是无偿拨付的，一般情况下不需要附属单位单独报账。医院向附属单位投入资金遵循投资协议或合同规定。附属单位向医院支付资金使用费或交纳利润，这种投入应列为医院的对外投资，而不属于对附属单位补助费用。

二、对附属单位补助费用的会计核算

(一) 对附属单位补助费用的科目设置

医院应当设置"对附属单位补助费用"科目核算医院用财政拨款之外收入对附属单位补助发生的费用。本科目应当按照接受补助单位、补助项目等进行明细核算。

(二) 对附属单位补助费用的账务处理

(1) 医院发生对附属单位补助支出的,按照实际补助的金额或者按照规定计算出应当对附属单位补助的金额,借记本科目,贷记"银行存款""其他应付款"等科目,如图6-33所示。

记 账 凭 证

凭证号:×× 日期:201×年×月×日 附单据:×张

摘要	财务会计			预算会计		
	科目	借方金额	贷方金额	科目	借方金额	贷方金额
×××	对附属单位补助费用	×××		对附属单位补助支出	×××	
×××	银行存款/其他应付款等		×××	资金结存		×××
	合计	×××	×××	合计	×××	×××

图6-33 发生对附属单位补助支出应填制的记账凭证

【例6-29】201×年12月10日,某医院使用自有资金给附属的某专业期刊拨付补助款20000元。款项已通过银行拨付。

财会部门根据有关凭证,编制会计分录如下。

财务会计:

借:对附属单位补助费用 20000

  贷:银行存款 20000

预算会计:

借:对附属单位补助支出 20000

  贷:资金结存——货币资金 20000

(2) 期末,将本科目本期发生额转入本期盈余,借记"本期盈余"科目,贷记本科目,如图6-34所示。期末结转后,本科目应无余额。

记 账 凭 证

凭证号：××　　　　　　　日期：201×年×月×日　　　　　　　附单据：×张

摘要	财务会计			预算会计		
	科目	借方金额	贷方金额	科目	借方金额	贷方金额
×××	本期盈余	×××		其他结余	×××	
×××	对附属单位补助费用		×××	对附属单位补助支出		×××
	合计	×××	×××	合计	×××	×××

图6-34　期末结转本期对附属单位补助费用至本期盈余应填制的记账凭证

【例6-30】201×年12月31日，某医院将本月对附属单位补助费用的余额20000元，结转入"本期盈余"科目。

财会部门根据有关凭证，应编制会计分录如下。

财务会计：

借：本期盈余——医疗盈余　　　　　　　　　　　　　　　　20000

　　贷：对附属单位补助费用　　　　　　　　　　　　　　　　　　20000

第七节　所得税费用

一、所得税费用概述

所得税费用是核算有企业所得税交纳义务的医院按规定交纳所得税所形成的费用。

医院作为事业单位，因其非营利性质，根据国家现行税法的有关规定可以享受一些税收优惠。但医院也可能发生应税行为，并需要按照税法的规定交纳相关税金，因此需要进行所得税的核算。目前，根据国家税收法规的有关规定，非营利性医院的所得税优惠政策主要包括如下内容。

对于符合《中华人民共和国企业所得税法》和《中华人民共和国企业所得税法实施条例》规定的属于非营利组织的医院，下列收入免征企业所得税。

（1）接受其他单位或者个人捐赠的收入。

（2）除《中华人民共和国企业所得税法》第七条规定的财政拨款以外的其他政府补助收入，但不包括因政府购买服务取得的收入。

（3）按照省级以上民政、财政部门规定收取的会费。

(4) 不征税收入和免税收入滋生的银行存款利息收入。

(5) 财政部、国家税务总局规定的其他收入。

二、所得税费用的会计核算

(一) 所得税费用的科目设置

医院应当设置"所得税费用"科目,核算有企业所得税交纳义务的医院按照规定交纳企业所得税所形成的费用。

(二) 所得税费用的账务处理

(1) 医院发生企业所得税纳税义务的,按照税法规定计算的应交税金数额,借记本科目,贷记"其他应交税费——单位应交所得税"科目,如图6-35所示。

记 账 凭 证

凭证号:××　　　　　　日期:201×年×月×日　　　　　　附单据:×张

摘要	财务会计			预算会计		
	科目	借方金额	贷方金额	科目	借方金额	贷方金额
×××	所得税费用	×××				
×××	其他应交税费——单位应交所得税		×××			
	合计	×××	×××	合计		

图6-35　发生企业所得税费用应填制的记账凭证

(2) 实际交纳时,按照交纳金额,借记"其他应交税费——单位应交所得税"科目,贷记"银行存款"科目,如图6-36所示。

记 账 凭 证

凭证号:××　　　　　　日期:201×年×月×日　　　　　　附单据:×张

摘要	财务会计			预算会计		
	科目	借方金额	贷方金额	科目	借方金额	贷方金额
×××	其他应交税费——单位应交所得税	×××		非财政拨款结余——累计结余	×××	
×××	银行存款		×××	资金结存——货币资金		×××
	合计	×××	×××	合计	×××	×××

图6-36　实际交纳企业所得税应填制的记账凭证

(3) 年末，将本科目本年发生额转入本期盈余，借记"本期盈余"科目，贷记本科目，如图6-37所示。年末结转后，本科目应无余额。

记 账 凭 证

凭证号：×× 日期：201×年×月×日 附单据：×张

摘要	财务会计			预算会计		
	科目	借方金额	贷方金额	科目	借方金额	贷方金额
×××	本期盈余	×××				
×××	所得税费用		×××			
	合计	×××	×××	合计		

图6-37 期末结转本期所得税费用至本期盈余应填制的记账凭证

第八节 其他费用

一、其他费用概述

其他费用是医院发生的除业务活动费用、单位管理费用、经营费用、资产处置费用、上缴上级费用、对附属单位补助费用、所得税费用以外的各项费用，包括利息费用、坏账损失、罚没支出、现金捐赠支出及相关税费、运输费等。

二、其他费用的会计核算

（一）其他费用的科目设置

医院应当设置"其他费用"科目，核算医院发生的各项其他费用。本科目应当按照其他费用的类别等进行明细核算。医院发生利息费用较多的，可以单独设置"利息费用"科目。

（二）其他费用的账务处理

1. 利息费用的账务处理

（1）医院发生利息费用时，按照计算确认借款利息的金额，借记"在建工程"科目或本科目，贷记"应付利息""长期借款——应计利息"科目，如图6-38所示。

第六章 费用的会计核算

记 账 凭 证

凭证号：×× 日期：201×年×月×日 附单据：×张

摘要	财务会计			预算会计		
	科目	借方金额	贷方金额	科目	借方金额	贷方金额
×××	在建工程/其他费用	×××				
×××	应付利息/长期借款——应计利息		×××			
	合计	×××	×××	合计		

图 6-38 发生借款利息费用应填制的记账凭证

（2）实际支付利息时，借记"应付利息"等科目，贷记"银行存款""库存现金"科目，如图 6-39 所示。

记 账 凭 证

凭证号：×× 日期：201×年×月×日 附单据：×张

摘要	财务会计			预算会计		
	科目	借方金额	贷方金额	科目	借方金额	贷方金额
×××	应付利息等	×××		其他支出	×××	
×××	银行存款等		×××	资金结存		×××
	合计	×××	×××	合计	×××	×××

图 6-39 实际支付借款利息应填制的记账凭证

【例 6-31】201×年 12 月 1 日，某医院因扩展医疗业务的临时性需要，向银行贷款 600000 元，期限 6 个月，到期一次还本付息。贷款合同约定年利率为 6%，借款已经到账。

财会部门根据有关凭证，应编制会计分录如下。

借入款项，

财务会计：

借：银行存款 600000

    贷：短期借款 600000

预算会计：

借：资金结存 600000

    贷：债务预算收入 600000

201×年 12 月 31 日预提当月应付利息费用，

财务会计：

借：其他费用——利息费用　　　　　　　　　　　　3000
　　贷：应付利息　　　　　　　　　　　　　　　　　　　3000

该项贷款到期归还借款及支付利息，

财务会计：

借：短期借款　　　　　　　　　　　　　　　　　600000
　　应付利息　　　　　　　　　　　　　　　　　　18000
　　贷：银行存款　　　　　　　　　　　　　　　　　　618000

预算会计：

借：债务还本支出　　　　　　　　　　　　　　　600000
　　其他支出——利息支出　　　　　　　　　　　　18000
　　贷：资金结存——货币资金　　　　　　　　　　　　618000

2. 坏账损失的账务处理

（1）年末，医院按照规定对除应收在院病人医疗款以外的应收账款和其他应收款计提坏账准备时，按照计提金额，借记本科目，贷记"坏账准备"科目，如图6-40所示。

记　账　凭　证

凭证号：××　　　　　　日期：201×年×月×日　　　　　　附单据：×张

摘要	财务会计			预算会计		
	科目	借方金额	贷方金额	科目	借方金额	贷方金额
×××	其他费用	×××				
×××	坏账准备		×××			
	合计	×××	×××	合计		

图6-40　年末对除应收在院病人医疗款以外的应收账款和其他应收款计提坏账准备
应填制的记账凭证

（2）冲减多提的坏账准备时，按照冲减金额，借记"坏账准备"科目，贷记本科目，如图6-41所示。

记 账 凭 证

凭证号：×× 　　　　　　　日期：201×年×月×日　　　　　　　附单据：×张

摘要	财务会计			预算会计		
	科目	借方金额	贷方金额	科目	借方金额	贷方金额
×××	坏账准备	×××				
×××	其他费用		×××			
	合计	×××	×××	合计		

图6-41　对应收账款和其他应收款多提的坏账准备予以冲减应填制的记账凭证

【例6-32】201×年12月31日，某医院采用余额百分比法，按"应收账款"（扣除应收在院病人医疗款）和"其他应收款"科目余额的3%计提坏账准备，其中"应收账款"科目借方余额61715460元，"其他应收款"科目借方余额9768400.62元，"坏账准备"科目贷方余额2014436.97元，本期应计提的坏账准备=（61715460+9768400.62）×3%-2014436.97≈130078.85元。

财会部门根据有关凭证，应编制会计分录如下。

财务会计：

借：其他费用——坏账损失　　　　　　　　　　　　130078.85

　　贷：坏账准备　　　　　　　　　　　　　　　　130078.85

3. 罚没支出的账务处理

医院发生罚没支出的，按照实际交纳或应当交纳的金额，借记本科目，贷记"银行存款""库存现金""其他应付款"等科目，如图6-42所示。

记 账 凭 证

凭证号：×× 　　　　　　　日期：201×年×月×日　　　　　　　附单据：×张

摘要	财务会计			预算会计		
	科目	借方金额	贷方金额	科目	借方金额	贷方金额
×××	其他费用	×××		其他支出	×××	
×××	银行存款/库存现金/其他应付款		×××	资金结存		×××
	合计	×××	×××	合计	×××	×××

图6-42　发生罚没支出应填制的记账凭证

【例6-33】201×年12月18日，某医院被罚款20000元，款项已通过银行转账支付。

财会部门根据有关凭证，应编制会计分录如下。

财务会计：

借：其他费用——罚没费用　　　　　　　　　　　　　20000

　　　贷：银行存款　　　　　　　　　　　　　　　　　　20000

预算会计：

借：其他支出——罚没支出　　　　　　　　　　　　　20000

　　　贷：资金结存——货币资金　　　　　　　　　　　　20000

4. 现金资产捐赠的账务处理

医院对外捐赠现金资产时，按照实际捐赠的金额，借记本科目，贷记"银行存款""库存现金"等科目，如图 6-43 所示。

记 账 凭 证

凭证号：×× 　　　　　　　日期：201×年×月×日　　　　　　　附单据：×张

摘要	财务会计			预算会计		
	科目	借方金额	贷方金额	科目	借方金额	贷方金额
×××	其他费用	×××		其他支出	×××	
×××	银行存款/库存现金等		×××	资金结存		×××
	合计	×××	×××	合计	×××	×××

图 6-43　对外捐赠现金资产应填制的记账凭证

【例 6-34】201×年 12 月 18 日，某医院经研究决定向对口帮扶医院捐赠现金 100000 元。款项已通过银行汇出。

财会部门根据有关凭证，应编制会计分录如下。

财务会计：

借：其他费用——现金资产捐赠费用　　　　　　　　100000

　　　贷：银行存款　　　　　　　　　　　　　　　　　100000

预算会计：

借：其他支出——对外捐赠现金支出　　　　　　　　100000

　　　贷：资金结存——货币资金　　　　　　　　　　　100000

5. 其他相关费用的账务处理

医院接受捐赠（或无偿调入）以名义金额计量的存货、固定资产、无形资产，以及成本无法可靠取得的公共基础设施、文物文化资产等发生的相关税费、运输费等，按照实际支付的金额，借记本科目，贷记"财政拨款收入""零余额账户用款额度""银行存款""库存现金"等科目。

医院发生的与受托代理资产相关的税费、运输费、保管费等，按照实际支付或应付的金额,借记本科目,贷记"零余额账户用款额度""银行存款""库存现金""其他应付款"等科目,如图6-44所示。

记 账 凭 证

凭证号:××　　　　　　　　日期:201×年×月×日　　　　　　　　附单据:×张

摘要	财务会计			预算会计		
	科目	借方金额	贷方金额	科目	借方金额	贷方金额
×××	其他费用	×××		其他支出	×××	
×××	银行存款/库存现金/其他应付款/零余额账户用款额度/财政拨款收入等		×××	资金结存/财政拨款预算收入		×××
	合计	×××	×××	合计	×××	×××

图6-44　接受捐赠或无偿调入以名义金额计量的资产、成本无法可靠取得的公共基础
　　　　设施等资产、受托代理资产发生相关税费应填制的记账凭证

【例6-35】201×年12月18日,当地慈善机构捐赠医院一批急救设备,发生运输费1000元,医院以现金支付。

财会部门根据有关凭证,应编制会计分录如下。

财务会计:

借:其他费用——其他　　　　　　　　　　　　1000
　　贷:库存现金　　　　　　　　　　　　　　　　1000

预算会计:

借:其他支出——其他　　　　　　　　　　　　1000
　　贷:资金结存——货币资金　　　　　　　　　　1000

6. 期末处理

期末,将本科目本期发生额转入本期盈余,借记"本期盈余"科目,贷记本科目,如图6-45所示。期末结转后,本科目应无余额。

记 账 凭 证

凭证号：××　　　　　　日期：201×年×月×日　　　　　　附单据：×张

摘要	财务会计			预算会计		
	科目	借方金额	贷方金额	科目	借方金额	贷方金额
×××	本期盈余	×××		其他结余/非财政拨款结转/财政拨款结转	×××	
×××	其他费用		×××	其他支出		×××
	合计	×××	×××	合计	×××	×××

图 6-45　期末结转本期其他费用至本期盈余应填制的记账凭证

【例 6-36】201×年 12 月 31 日，某医院将本月其他费用 254078.86 元结转入"本期盈余"科目。

财会部门根据有关凭证，应编制会计分录如下。

财务会计：

借：本期盈余——医疗盈余　　　　　　　　　　　　254078.86
　　贷：其他费用　　　　　　　　　　　　　　　　　　　　　　254078.86

第七章 预算收入的会计核算

第一节 预算收入概述

一、预算收入的概念与特征

（一）预算收入的概念

预算收入是指政府会计主体在预算年度内依法取得的并纳入预算管理的现金流入。医院预算收入是指医院开展医疗服务活动，依法取得的非偿还性资金。分为财政拨款预算收入、事业预算收入、上级补助预算收入、附属单位上缴预算收入、经营预算收入、债务预算收入、非同级财政拨款预算收入、投资预算收益、其他预算收入等。

（二）预算收入的特征

以医院整体为主体，其取得的全部非偿还性资金都称为医院的预算收入。

（1）与传统的经费收入相比，医院预算收入是"大口径"收入。不仅包括与经费收入对应的财政拨款预算收入，而且也包括非财政拨款预算收入的其他各项预算收入。反映了医院获取非偿还性资金的能力。

（2）与企业的收入相比，医院收入范围更为广泛。医院提供医疗服务产品或劳务等活动的价格或收费标准不完全按照市场经济价值规律来决定。财政拨款一方面是为医院的存续发展，另一方面含有补贴性质。资金供给者无偿供给的资金、社会捐赠的资金及医院运用资金产生的事业收入和经营收入都是医院的收入。

二、预算收入的分类

医院的预算收入可分为如下9类。

（1）财政拨款预算收入，指医院从同级政府财政部门取得的各类财政拨款，包括基本支出拨款和项目支出拨款。基本支出拨款是指由财政部门拨入的符合国家规定的离退休人员经费、政策性亏损补贴等经常性补助收入；项目支出拨款是指由财政部门拨入的主要用于基本建设和设备购置（包括发展改革部门安排的基建投资）、重点学科发展、承担政府指定公共卫生任务等的专项拨款收入。

(2) 事业预算收入，指医院开展专业业务活动和其辅助活动取得的现金流入，以及开展科研和其辅助活动从非同级政府财政部门取得的经费拨款。

①医疗预算收入，即医院开展医疗活动取得的现金流入，包括门急诊预算收入和住院预算收入。

②科教预算收入，即医院开展科研、教学活动取得的现金流入。

(3) 上级补助预算收入，指医院从主管部门和上级单位取得的非财政补助现金流入。

(4) 附属单位上缴预算收入，指医院取得附属独立核算单位根据有关规定上缴的现金流入。

(5) 经营预算收入，指医院在专业业务活动及其辅助活动之外开展非独立核算经营活动取得的现金流入。

(6) 债务预算收入，指医院按照规定从银行和其他金融机构等借入的、纳入部门预算管理的、不以财政资金作为偿还来源的债务本金。

(7) 非同级财政拨款预算收入，指医院从非同级政府财政部门取得的财政拨款，包括本级横向转拨财政款和非本级财政拨款。

(8) 投资预算收益，指医院取得的按照规定纳入部门预算管理的属于投资收益性质的现金流入，包括股权投资收益、出售或收回债券投资所取得的收益和债券投资利息收入。

(9) 其他预算收入，指医院除财政拨款预算收入、事业预算收入、上级补助预算收入、附属单位上缴预算收入、经营预算收入、债务预算收入、非同级财政拨款预算收入、投资预算收益之外的纳入部门预算管理的现金流入。

其他预算收入包括捐赠预算收入、利息预算收入、租金预算收入、现金盘盈收入等。

三、预算收入的确认

《非交换性交易会计和财务报告》规定同时满足资产的确认标准或收到现金和满足收入确认标准才能确认收入。根据这两个标准，医院的预算收入一般在实际收到时予以确认，以实际收到的金额计量。预算收入的确认应满足以下条件。

(1) 预算收入范围特指纳入预算管理的现金收入，未纳入预算管理的现金收入不进行预算收入核算。

(2) 现金流入的归属权须属于预算会计主体。暂收款、代收款、受托代理管理的现金、银行存款等不属于预算收入，不进行预算会计核算。

四、预算收入的管理

加强医院收入管理，对于提高资金使用效益，保护患者的基本权益有着重要意义。医院收入管理的主要内容如下。

（1）加强收入的预算管理。医院应当将各项收入全部纳入单位预算，统一核算，统一管理。

（2）保证收入合法、合规、合理。医院的各项收入应当依法依规取得，符合国家有关法律、法规和相关制度的规定。医疗服务收费项目、收费范围和收费标准必须按照规定收取，或按照规定程序经过有关部门批准后，才能向服务对象收取。医院的药品、卫生材料收费也必须按照政府的规定收费。医院的其他收入，应按照规定的程序和规则依法取得。

（3）医院的收入是非偿还性资金。医院取得的各项收入，是不需要偿还的。但有的收入虽然不需要偿还，却需要按规定的条件和用途使用，如财政项目拨款、科研项目拨款等。

（4）按规定及时上缴各项财政收入。医院依法取得按规定应当上缴财政的收入，应当按照国库集中收缴的有关规定及时足额上缴，不得隐瞒、滞留、截留、挪用和坐支。

第二节 预算收入

一、财政拨款预算收入

（一）财政拨款预算收入的概念

财政拨款预算收入是指医院从同级政府财政部门取得的各类财政拨款，包括基本支出和项目支出。

财政基本支出拨款预算收入是指由财政部门拨入的符合国家规定的离退休人员经费、政策性亏损补贴等经常性拨款；财政项目支出拨款预算收入是指医院由财政部门拨入的主要用于基本建设和设备购置、重点学科发展、承担政府指定公共卫生任务等的预算专项拨款。

（二）财政拨款预算收入的会计核算

1. 财政拨款预算收入的科目设置

医院应当设置"财政拨款预算收入"科目，核算医院从同级政府财政部门取得的各类财政拨款。本科目应当设置"基本支出"和"项目支出"两个明细科目,并按照《政府收支分类科目》中"支出功能分类科目"的项级科目进行明细核算;同时,在"基本支出"明细科目下按照"人员经费""日常公用经费"进行明细核算。本科目年末结转后应无余额。同级政府财政部门预拨的下期预算款和没有纳入预算的暂付款项,以及采用实拨资金方式通过本单位转拨给下属单位的财政拨款,通过"其他应付款"科目核算,不通过本科目核算。

有一般公共预算财政拨款、政府性基金预算财政拨款等两种或两种以上财政拨款的医院,还应当按照财政拨款种类进行明细核算。

2. 财政拨款预算收入的账务处理

(1) 财政直接支付方式下。

①收到拨款。医院根据收到的财政直接支付入账通知书及相关原始凭证,按照通知书中的直接支付金额,借记"事业支出"等科目,贷记本科目,如图7-1所示。

记 账 凭 证

凭证号:×× 日期:201×年×月×日 附单据:×张

摘要	财务会计			预算会计		
	科目	借方金额	贷方金额	科目	借方金额	贷方金额
×××	库存物品/固定资产/业务活动费用/单位管理费用/应付职工薪酬等	×××		事业支出等	×××	
×××	财政拨款收入		×××	财政拨款预算收入		×××
	合计	×××	×××	合计	×××	×××

图7-1 收到直接支付通知时应填制的记账凭证

【例7-1】201×年10月9日,某医院财务部门收到财政国库支付执行机构委托代理银行转来的财政直接支付入账通知书,购买呼吸机2台,价值1600000元,款项已全部支付,设备已验收入库并投入使用。

财会部门根据有关凭证,应编制会计分录如下。

预算会计:

借:事业支出——财政项目拨款支出 1600000
　　贷:财政拨款预算收入——项目支出 1600000

财务会计:

借:固定资产——专用设备 1600000

　　　　贷：财政拨款收入——财政项目拨款收入　　　　　　　　1600000

【例7-2】201×年4月6日，医院通过财政直接支付本单位职工人员支出补助180000元。用于本单位业务人员工资150000元，行政后勤人员工资30000元。

财会部门根据有关凭证，应编制会计分录如下。

预算会计：

　　借：事业支出——财政基本拨款支出——工资福利支出　　　180000
　　　　贷：财政拨款预算收入——基本支出　　　　　　　　　　180000

财务会计：

　　借：业务活动费用——财政基本拨款经费——工资福利费用　150000
　　　　单位管理费用——财政基本拨款经费——工资福利费用　 30000
　　　　贷：应付职工薪酬　　　　　　　　　　　　　　　　　 180000
　　借：应付职工薪酬　　　　　　　　　　　　　　　　　　　 180000
　　　　贷：财政拨款收入——财政基本拨款收入　　　　　　　 180000

【例7-3】201×年11月22日，某医院财务部门收到财政国库支付执行机构委托代理银行转来的财政直接支付入账通知书，支付购买救灾抢救药品300000元，卫生材料60000元，均已验收入库。

财会部门根据有关凭证，应编制会计分录如下。

预算会计：

　　借：事业支出——财政项目拨款支出——商品和服务支出　　360000
　　　　贷：财政拨款预算收入——项目支出　　　　　　　　　 360000

财务会计：

　　借：库存物品——药品　　　　　　　　　　　　　　　　　300000
　　　　库存物品——卫生材料　　　　　　　　　　　　　　　 60000
　　　　贷：财政拨款收入——财政项目拨款收入　　　　　　　 360000

【例7-4】201×年9月1日，某医院新建医技楼工程项目经当地发展和改革委员会批准立项。9月20日，医院收到财政国库支付执行机构委托代理银行转来的财政直接支付入账通知书，支付工程款8000000元。

财会部门根据有关凭证，应编制会计分录如下。

预算会计：

　　借：事业支出——财政项目拨款支出　　　　　　　　　　　8000000
　　　　贷：财政拨款预算收入——项目支出　　　　　　　　　8000000

财务会计：

　　借：在建工程——建筑安装工程投资　　　　　　　　　　　8000000

贷：财政拨款收入——财政项目拨款收入　　　　　　　　　　8000000

②年末确认拨款差额。根据本年度财政直接支付预算指标数与当年直接支付实际支出数的差额，借记"资金结存——财政应返还额度"科目，贷记本科目，如图7-2所示。

记 账 凭 证

凭证号：××　　　　　　日期：201×年×月×日　　　　　　附单据：×张

摘要	财务会计			预算会计		
	科目	借方金额	贷方金额	科目	借方金额	贷方金额
×××	财政应返还额度——财政直接支付	×××		资金结存——财政应返还额度	×××	
×××	财政拨款收入		×××	财政拨款预算收入		×××
	合计	×××	×××	合计	×××	×××

图7-2　确认直接支付拨款差额时应填制的记账凭证

【例7-5】201×年12月31日，某医院本年度财政直接支付预算指标数为15000000元，账面财政直接支付实际支出数为14800000元，年末差额确认收入，转入下年使用。

财会部门根据有关凭证，应编制会计分录如下。

预算会计：

借：资金结存——财政应返还额度　　　　　　　　　　　　200000

　　贷：财政拨款预算收入　　　　　　　　　　　　　　　　200000

财务会计：

借：财政应返还额度——财政直接支付　　　　　　　　　　200000

　　贷：财政拨款收入　　　　　　　　　　　　　　　　　　200000

(2) 财政授权支付方式下。

①收到拨款。医院根据收到的财政授权支付额度到账通知书，按照通知书中的授权支付额度，借记"资金结存——零余额账户用款额度"科目，贷记本科目，如图7-3所示。

记 账 凭 证

凭证号：×× 　　　　　　　日期：201×年×月×日 　　　　　　　附单据：×张

摘要	财务会计			预算会计		
	科目	借方金额	贷方金额	科目	借方金额	贷方金额
×××	零余额账户用款额度	×××		资金结存——零余额账户用款额度	×××	
×××	财政拨款收入		×××	财政拨款预算收入		×××
	合计	×××	×××	合计	×××	×××

图 7-3　收到授权支付通知时应填制的记账凭证

【例 7-6】某医院 201×年 5 月 1 日收到财政授权支付额度到账通知书，收到财政项目拨款 100000 元。

财会部门根据有关凭证，应编制会计分录如下。

预算会计：

借：资金结存——零余额账户用款额度　　　　　　　　　　　　100000
　　贷：财政拨款预算收入——项目支出　　　　　　　　　　　　100000

财务会计：

借：零余额账户用款额度　　　　　　　　　　　　　　　　　　100000
　　贷：财政拨款收入——财政项目拨款收入　　　　　　　　　　100000

【例 7-7】201×年 12 月 5 日，某医院财务部门收到代理银行转来的财政授权支付额度到账通知书，授权支付额度 420000 元，用于支付退休人员工资。

财会部门根据有关凭证，应编制会计分录如下。

预算会计：

借：资金结存——零余额账户用款额度　　　　　　　　　　　　420000
　　贷：财政拨款预算收入——基本支出　　　　　　　　　　　　420000

财务会计：

借：零余额账户用款额度　　　　　　　　　　　　　　　　　　420000
　　贷：财政拨款收入——财政基本拨款收入　　　　　　　　　　420000

②年末确认拨款差额。医院本年度财政授权支付预算指标数大于零余额账户用款额度下达数的，按照两者差额，借记"资金结存——财政应返还额度"科目，贷记本科目，如图 7-4 所示。

记 账 凭 证

凭证号：××　　　　　　　　日期：201×年×月×日　　　　　　　　附单据：×张

摘要	财务会计			预算会计		
	科目	借方金额	贷方金额	科目	借方金额	贷方金额
×××	财政应返还额度——财政授权支付	×××		资金结存——财政应返还额度	×××	
×××	财政拨款收入		×××	财政拨款预算收入		×××
	合计	×××	×××	合计	×××	×××

图7-4　确认授权支付拨款差额应填制的记账凭证

【例7-8】201×年12月31日，某医院本年度财政授权支付预算指标数大于零余额账户用款额度下达数820000元，年末确认收入，转入下年使用。

财会部门根据有关凭证，应编制会计分录如下。

预算会计：

借：资金结存——财政应返还额度　　　　　820000

　　贷：财政拨款预算收入　　　　　　　　　　820000

财务会计：

借：财政应返还额度——财政授权支付　　　820000

　　贷：财政拨款收入　　　　　　　　　　　　820000

（3）其他支付方式下。

收到拨款时，医院按照本期预算收到财政拨款预算收入时，按照实际收到的金额，借记"资金结存——货币资金"科目，贷记本科目。医院收到下期预算的财政预拨款，应当在下一个预算期，按照预收的金额，借记"资金结存——货币资金"科目，贷记本科目，如图7-5所示。

记 账 凭 证

凭证号：××　　　　　　　　日期：201×年×月×日　　　　　　　　附单据：×张

摘要	财务会计			预算会计		
	科目	借方金额	贷方金额	科目	借方金额	贷方金额
×××	银行存款等	×××		资金结存——货币资金	×××	
×××	财政拨款收入		×××	财政拨款预算收入		×××
	合计	×××	×××	合计	×××	×××

图7-5　其他支付方式下收到拨款时应填制的记账凭证

【例7-9】201×年6月3日,某医院收到开户银行转来的拨款凭证,财政专项补助资金200000元到账。

财会部门根据有关凭证,应编制会计分录如下。

预算会计:

借:资金结存——货币资金　　　　　　　　　　　　200000

　　贷:财政拨款预算收入——项目支出　　　　　　　　200000

财务会计:

借:银行存款　　　　　　　　　　　　　　　　　　200000

　　贷:财政拨款收入——财政项目拨款收入　　　　　　200000

(4)因差错更正、购货退回等发生国库直接支付款退回。

属于本年度支付的款项,按照退回金额,借记本科目,贷记"事业支出"等科目,如图7-6所示。

记 账 凭 证

凭证号:××　　　　　　日期:201×年×月×日　　　　　　附单据:×张

摘要	财务会计			预算会计		
	科目	借方金额	贷方金额	科目	借方金额	贷方金额
×××	财政拨款收入	×××		财政拨款预算收入	×××	
×××	库存物品/业务活动费用等		×××	事业支出等		×××
	合计	×××	×××	合计	×××	×××

图7-6　退回本年度直接支付款项时应填制的记账凭证

【例7-10】201×年11月6日,某医院上月用财政直接支付款项购买一批用于应急使用的卫生材料,有剩余的7000元材料因不需要使用退货。

财会部门根据有关凭证,应编制会计分录如下。

预算会计:

借:财政拨款预算收入——项目支出　　　　　　　　7000

　　贷:事业支出——财政项目拨款支出　　　　　　　　7000

财务会计:

借:财政拨款收入——财政项目拨款收入　　　　　　7000

　　贷:库存物品——卫生材料　　　　　　　　　　　　7000

(5)年末结转。

年末,将本科目本年发生额转入财政拨款结转,借记本科目,贷记"财政拨款结转——本年收支结转"科目,如图7-7所示。

记 账 凭 证

凭证号：×× 　　　　　　　日期：201×年×月×日　　　　　　　附单据：×张

摘要	财务会计			预算会计		
	科目	借方金额	贷方金额	科目	借方金额	贷方金额
×××	财政拨款收入	×××		财政拨款预算收入	×××	
×××	本期盈余		×××	财政拨款结转——本年收支结转		×××
	合计	×××	×××	合计	×××	×××

图7-7　结转本科目本年发生额时应填制的记账凭证

【例7-11】201×年12月31日，某医院结转"财政拨款预算收入"，其中基本支出贷方余额为600000元，项目支出贷方余额为41000元。

财会部门根据有关凭证，应编制会计分录如下。

预算会计：

借：财政拨款预算收入——基本支出　　　　　　　　　　　600000

　　财政拨款预算收入——项目支出　　　　　　　　　　　 41000

　贷：财政拨款结转——本年收支结转——基本支出结转　　600000

　　　财政拨款结转——本年收支结转——项目支出结转　　 41000

财务会计：

借：财政拨款收入——财政基本拨款收入　　　　　　　　　600000

　　财政拨款收入——财政项目拨款收入　　　　　　　　　 41000

　贷：本期盈余——财政项目盈余　　　　　　　　　　　　 41000

　　　本期盈余——医疗盈余　　　　　　　　　　　　　　600000

二、非同级财政拨款预算收入

（一）非同级财政拨款预算收入的概念

非同级财政部门拨款预算收入是指医院从非同级政府财政部门取得的财政拨款，包括本级横向转拨财政款和非本级财政拨款，不包括医院因开展科研及其辅助活动从非同级政府财政部门取得的经费拨款。

（二）非同级财政拨款预算收入的会计核算

1. 非同级财政拨款预算收入的科目设置

医院应当设置"非同级财政拨款预算收入"科目，核算医院从非同级政府财政部门取得的财政拨款,包括本级横向转拨财政款和非本级财政拨款。对于因开展科研教学及其辅助活动从非同级政府财政部门取得的经费拨款,应当通过"事业预算收入——科教预算收入——科研项目预算收入(或教学项目预算收入)——非同级财政拨款"科目核算,不通过本科目核算。

本科目应按照非同级财政拨款预算收入的类别、来源、《政府收支分类科目》中"支出功能分类科目"的项级科目进行明细核算。非同级财政拨款预算收入中的专项资金收入,还应按照具体项目进行明细核算。本科目年末结转后应无余额。

2. 非同级财政拨款预算收入的账务处理

(1)医院取得非同级财政拨款预算收入时,按照实际收到金额,借记"资金结存——货币资金"科目,贷记本科目,如图7-8所示。

记 账 凭 证

凭证号:×× 　　　　　　　日期:201×年×月×日　　　　　　　附单据:×张

摘要	财务会计			预算会计		
	科目	借方金额	贷方金额	科目	借方金额	贷方金额
×××	银行存款	×××		资金结存——货币资金	×××	
×××	非同级财政拨款收入		×××	非同级财政拨款预算收入		×××
	合计	×××	×××	合计	×××	×××

图7-8 取得非同级财政拨款预算收入时应填制的记账凭证

【例7-12】医院收到非同级财政拨款120000元,已经到账。

财会部门根据有关凭证,应编制会计分录如下。

预算会计:

　　借:资金结存——货币资金　　　　　　　　　　　　　　　120000
　　　　贷:非同级财政拨款预算收入　　　　　　　　　　　　　　　120000

财务会计:

　　借:银行存款　　　　　　　　　　　　　　　　　　　　　120000
　　　　贷:非同级财政拨款收入　　　　　　　　　　　　　　　　　120000

【例7-13】某县医院为创建卫生城市,得到区财政拨款250000元,用于该医院环境治理和绿化改造,此款于201×年5月拨付到医院账户。

财会部门根据有关凭证,应编制会计分录如下。

预算会计：

借：资金结存——货币资金 250000
　　贷：非同级财政拨款预算收入 250000

财务会计：

借：银行存款 250000
　　贷：非同级财政拨款收入 250000

(2) 年末，将本科目发生额中的专项资金收入转入非财政拨款结转，借记本科目下各专项资金收入明细，贷记"非财政拨款结转——本年收支结转"科目，如图7-9所示。

记 账 凭 证

凭证号：×× 　　　日期：201×年×月×日 　　　附单据：×张

摘要	财务会计			预算会计		
	科目	借方金额	贷方金额	科目	借方金额	贷方金额
×××	非同级财政拨款收入	×××		非同级财政拨款预算收入	×××	
×××	本期盈余		×××	非财政拨款结转——本年收支结转		×××
	合计	×××	×××	合计	×××	×××

图7-9　结转本科目本年专项资金收入时应填制的记账凭证

【例7-14】201×年12月31日，某医院对"非同级财政拨款预算收入"中的专项资金收入230000元进行结转。

财会部门根据有关凭证，应编制会计分录如下。

预算会计：

借：非同级财政拨款预算收入 230000
　　贷：非财政拨款结转——本年收支结转 230000

财务会计：

借：非同级财政拨款收入 230000
　　贷：本期盈余——医疗盈余 230000

(3) 年末，将本科目本年发生额中的非专项资金收入转入其他结余，借记本科目下各非专项资金收入明细科目，贷记"其他结余"科目，如图7-10所示。

记 账 凭 证

凭证号：×× 日期：201×年×月×日 附单据：×张

摘要	财务会计			预算会计		
	科目	借方金额	贷方金额	科目	借方金额	贷方金额
×××	非同级财政拨款收入	×××		非同级财政拨款预算收入	×××	
×××	本期盈余		×××	其他结余		×××
	合计	×××	×××	合计	×××	×××

图 7-10 结转本科目本年非专项资金收入时应填制的记账凭证

【例 7-15】201×年 12 月 31，医院对"非同级财政预算拨款收入"中的非专项资金收入 1300000 元进行结转。

财会部门根据有关凭证，应编制会计分录如下。

预算会计：

借：非同级财政拨款预算收入　　　　　　　　　　　1300000
　　贷：其他结余　　　　　　　　　　　　　　　　　　1300000

财务会计：

借：非同级财政拨款收入　　　　　　　　　　　　　1300000
　　贷：本期盈余——医疗盈余　　　　　　　　　　　1300000

三、其他预算收入

（一）其他预算收入的概念

其他预算收入是除财政预算收入、事业预算收入、上级补助预算收入、附属单位上缴预算收入、经营预算收入、债务预算收入、非同级财政拨款预算收入、投资预算收益之外的纳入部门预算管理的现金流入。

（二）其他预算收入的会计核算

1. 其他预算收入的科目设置

医院应当设置"其他预算收入"科目核算医院除财政拨款预算收入、事业预算收入、上级补助预算收入、附属单位上缴预算收入、经营预算收入、债务预算收入、非同级财政拨款预算收入、投资预算收益之外的纳入部门预算管理的现金流入，包括捐赠预算收入、利息预算收入、租金预算收入、现金盘盈收入等。本科目应当按照其他收入类别、《政府收支分类科目》中"支出功能分类科目"的项级科目等进行明细核算。其他收入中如有专项资金收入,还应按照具体项目进行明细核算。本科目年末结转后,应无余额。

2. 其他预算收入的账务处理

(1) 捐赠预算收入、利息预算收入、租金预算收入。

①医院接受捐赠现金资产、收到银行存款利息、收到出租资产的租金时,按照实际收到的金额,借记"资金结存——货币资金",贷记本科目,如图7-11所示。

记 账 凭 证

凭证号:×× 　　　　日期:201×年×月×日　　　　附单据:×张

摘要	财务会计			预算会计		
	科目	借方金额	贷方金额	科目	借方金额	贷方金额
×××	银行存款/库存现金	×××		资金结存——货币资金	×××	
×××	捐赠收入/利息收入/租金收入		×××	其他预算收入——捐赠预算收入等		×××
	合计	×××	×××	合计	×××	×××

图7-11 收到其他预算收入时应填制的记账凭证

②年末,将本科目本年发生额中的专项资金收入转入非财政拨款结转,借记本科目下各专项资金收入明细科目,贷记"非财政拨款结转——本年收支结转"科目;将本科目本年发生额中的非专项资金收入转入其他结余,借记本科目下各非专项资金收入明细科目,贷记"其他结余"科目。账务处理如图7-12、图7-13所示。

记 账 凭 证

凭证号:×× 　　　　日期:201×年×月×日　　　　附单据:×张

摘要	财务会计			预算会计		
	科目	借方金额	贷方金额	科目	借方金额	贷方金额
×××	捐赠收入/利息收入/租金收入	×××		其他预算收入	×××	
×××	本期盈余		×××	非财政拨款结转——本年收支结转		×××
	合计	×××	×××	合计	×××	×××

图7-12 结转其他预算收入中本年专项资金收入应填制的记账凭证

记 账 凭 证

凭证号：×× 日期：201×年×月×日 附单据：×张

摘要	财务会计			预算会计		
	科目	借方金额	贷方金额	科目	借方金额	贷方金额
×××	捐赠收入/利息收入/租金收入	×××		其他预算收入	×××	
×××	本期盈余		×××	其他结余		×××
	合计	×××	×××	合计	×××	×××

图 7-13　结转其他预算收入中本年非专项资金收入时应填制的记账凭证

【例 7-16】201×年 6 月 23 日，某医院接受某红十字会捐赠麻醉机一台，价值 300000 元，同时接受无限定用途现金捐赠 50000 元，财务部门已收到银行转来的到账通知。

财会部门根据有关凭证，应编制会计分录如下。

6 月 23 日接受捐赠，

预算会计：

借：资金结存——货币资金　　　　　　　　　　　　　　50000
　　贷：其他预算收入——捐赠预算收入　　　　　　　　　50000

财务会计：

借：库存现金　　　　　　　　　　　　　　　　　　　　50000
　　固定资产　　　　　　　　　　　　　　　　　　　　300000
　　贷：捐赠收入　　　　　　　　　　　　　　　　　　350000

12 月 31 日结转上述捐赠收入 350000 元，

预算会计：

借：其他预算收入——捐赠预算收入　　　　　　　　　　50000
　　贷：其他结余　　　　　　　　　　　　　　　　　　50000

财务会计：

借：捐赠收入　　　　　　　　　　　　　　　　　　　　350000
　　贷：本期盈余——医疗盈余　　　　　　　　　　　　350000

【例 7-17】201×年 12 月 31 日，某医院收到开户银行转来的银行存款利息入账通知书，收到当月存款利息 14000 元。

财会部门根据有关凭证，应编制会计分录如下。

12 月 31 日收到银行存款利息，

预算会计:

借: 资金结存——货币资金 14000
  贷: 其他预算收入——利息预算收入 14000

财务会计:

借: 银行存款 14000
  贷: 利息收入 14000

结转上述利息收入14000元,

预算会计:

借: 其他预算收入——利息预算收入 14000
  贷: 其他结余 14000

财务会计:

借: 利息收入 14000
  贷: 本期盈余——医疗盈余 14000

【例7-18】201×年5月1日,某医院经主管部门批准,将闲置医疗设备出租给A民营医院,合同约定采用按年、使用前一次性付租、每年租金120000元。当日,租入医疗设备的民营医院通过银行转账预付租金120000元,已收到开户银行转来的到账通知。

财会部门根据有关凭证,应编制会计分录如下。

收到租金时,

预算会计:

借: 资金结存——货币资金 120000
  贷: 其他预算收入——租金预算收入 120000

财务会计:

借: 银行存款 120000
  贷: 预收账款——其他预收账款 120000

每月末确认收入时,

财务会计:

借: 预收账款——其他预收账款 10000
  贷: 租金收入 10000

12月31日结转当年(8个月)租金收入80000元,

预算会计:

借: 其他预算收入——租金预算收入 80000
  贷: 其他结余 80000

财务会计：

借：租金收入　　　　　　　　　　　　　　　　　　　　80000

　　贷：本期盈余——医疗盈余　　　　　　　　　　　　　　　80000

【例7-19】201×年1月1日，某医院经主管部门批准，将闲置的医疗设备出租给B县医院，合同约定设备使用后租金按年支付，每年租金120000元。201×年12月31日，B县医院通过银行转账支付当年租金120000元，财务部门已收到开户银行转来的到账通知。

财会部门根据有关凭证，应编制会计分录如下。

每月月末确认收入时，

财务会计：

借：应收账款——其他应收账款　　　　　　　　　　　　10000

　　贷：租金收入　　　　　　　　　　　　　　　　　　　　10000

12月31日收到租金时，

预算会计：

借：资金结存——货币资金　　　　　　　　　　　　　　120000

　　贷：其他预算收入——租金预算收入　　　　　　　　　　120000

财务会计：

借：银行存款　　　　　　　　　　　　　　　　　　　　120000

　　贷：应收账款——其他应收账款　　　　　　　　　　　　120000

12月31日结转当年租金收入，

预算会计：

借：其他预算收入——租金预算收入　　　　　　　　　　120000

　　贷：其他结余　　　　　　　　　　　　　　　　　　　　120000

财务会计：

借：租金收入　　　　　　　　　　　　　　　　　　　　120000

　　贷：本期盈余——医疗盈余　　　　　　　　　　　　　　120000

（2）现金盘盈。

每日现金账款核对中发现的现金溢余，按照溢余金额，借记"资金结存——货币资金"科目，贷记本科目，如图7-14所示。

记 账 凭 证

凭证号：×× 　　　　日期：201×年×月×日 　　　　附单据：×张

摘要	财务会计			预算会计		
	科目	借方金额	贷方金额	科目	借方金额	贷方金额
×××	库存现金	×××		资金结存——货币资金	×××	
×××	待处理财产损溢		×××	其他预算收入		×××
	合计	×××	×××	合计	×××	×××

图7-14 现金溢余时应填制的记账凭证

经核实，应支付给有关个人或单位的部分，如图7-15所示。

记 账 凭 证

凭证号：×× 　　　　日期：201×年×月×日 　　　　附单据：×张

摘要	财务会计			预算会计		
	科目	借方金额	贷方金额	科目	借方金额	贷方金额
×××	其他应付款	×××		其他预算收入	×××	
×××	库存现金		×××	资金结存——货币资金		×××
	合计	×××	×××	合计	×××	×××

图7-15 实际支付其他个人或单位现金溢余时应填制的记账凭证

【例7-20】201×年4月13日住院结算处盘盈资金310元，当时未查明原因。经查实，应属于A患者退款款项病人未领取。现将310元退还给A患者。

财会部门根据有关凭证，编制会计分录如下。

盘盈现金，

预算会计：

借：资金结存——货币资金　　　　　　　310

　　贷：其他预算收入——现金盘盈收入　　　　310

财务会计：

借：库存现金　　　　　　　　　　　　　310

　　贷：待处理财产损溢　　　　　　　　　　　310

查明原因后，

财务会计：

借：待处理财产损溢　　　　　　　　　　310

　　贷：其他应付款　　　　　　　　　　　　　310

患者办理退款,

预算会计:

  借: 其他预算收入——现金盘盈收入   310

    贷: 资金结存——货币资金   310

财务会计:

  借: 其他应付款   310

    贷: 库存现金   310

(3) 其他预算收入。

收到其他收入时,按照收到的金额,借记"资金结存——货币资金"科目,贷记本科目,如图7-16所示。

记 账 凭 证

凭证号: ××   日期: 201×年×月×日   附单据: ×张

摘要	财务会计			预算会计		
	科目	借方金额	贷方金额	科目	借方金额	贷方金额
×××	银行存款等	×××		资金结存——货币资金	×××	
×××	其他收入		×××	其他预算收入		×××
	合计	×××	×××	合计	×××	×××

图7-16 收到其他收入时应填制的记账凭证

【例7-21】201×年3月29日,某医院总务后勤部门按处置流程操作,出售包装物一批,收到现金470元,款项交财务科入账。

财会部门根据有关凭证,编制会计分录如下。

预算会计:

  借: 资金结存——货币资金   470

    贷: 其他预算收入——其他   470

财务会计:

  借: 库存现金   470

    贷: 其他收入——其他   470

【例7-22】201×年9月2日,某医院按相关程序处理各部门的过期报纸杂志一批,收到现金3000元。

财会部门根据有关凭证,应编制会计分录如下。

预算会计:

  借: 资金结存——货币资金   3000

贷：其他预算收入——其他　　　　　　　　　　　　　3000

财务会计：

借：库存现金　　　　　　　　　　　　　　　　　　3000

贷：其他收入——其他　　　　　　　　　　　　　　3000

【例7-23】201×年7月16日，经批准某医院护理部转让一项护理科研成果，转让费8000元，该款项已存入银行账户。

财会部门根据有关凭证，编制会计分录如下。

预算会计：

借：资金结存——货币资金　　　　　　　　　　　　8000

贷：其他预算收入——科技成果转化收入　　　　　　8000

财务会计：

借：银行存款　　　　　　　　　　　　　　　　　　8000

贷：其他收入——科技成果转化收入　　　　　　　　8000

【例7-24】某医院经主管部门批准，与A医院共同合作建立美容中心，医院以某项技术入股，经主管部门评估，该项技术评估价值为1000000元，取得美容中心35%的股权。该医院支付评估费100000元，款项已支付。

财会部门根据有关凭证，应编制会计分录如下。

预算会计：

借：其他支出　　　　　　　　　　　　　　　　　　100000

贷：资金结存——货币资金　　　　　　　　　　　　100000

财务会计：

借：长期股权投资　　　　　　　　　　　　　　　　1100000

贷：银行存款　　　　　　　　　　　　　　　　　　100000

　　其他收入　　　　　　　　　　　　　　　　　　1000000

第三节　专有预算收入

一、事业预算收入

（一）事业预算收入的概念

事业预算收入是指医院开展专业业务活动及其辅助活动取得的现金流入，以及开展科研及其辅助活动从非同级政府财政部门取得的经费拨款,包括医疗收入、科教收入等。

(二) 事业预算收入的会计核算

1. 事业预算收入的科目设置

医院应设置"事业预算收入"科目,并按照事业预算收入类别、项目、来源、《政府收支分类科目》中"支出功能分类科目"项目等进行明细核算。

医院应当在"事业预算收入"下设置"医疗预算收入""科教预算收入"明细科目。"医疗预算收入"核算医院开展医疗服务活动取得的现金流入,并在该科目下设置"门急诊预算收入""住院预算收入"明细科目进行明细核算。

"科教预算收入"核算医院开展科教活动取得的收入,并在该科目下设置"科研收入""教学收入"明细科目进行明细核算。对于因开展科研及其辅助活动从非同级政府财政部门取得的经费拨款,应当在本科目下单设"非同级财政拨款"明细科目进行明细核算;事业预算收入中如有专项资金收入,还应按照具体项目进行明细核算。本科目期末结转后,应无余额。

2. 事业预算收入的账务处理

(1) 收到事业预算收入时,按照实际收到的款项金额,借记"资金结存——货币资金"科目,贷记本科目,如图7-17所示。

记 账 凭 证

凭证号:××　　　　　　　日期:201×年×月×日　　　　　　　附单据:×张

摘要	财务会计			预算会计		
	科目	借方金额	贷方金额	科目	借方金额	贷方金额
×××	银行存款等	×××		资金结存——货币资金	×××	
×××	事业收入		×××	事业预算收入		×××
	合计	×××	×××	合计	×××	×××

图7-17 收到事业预算收入时应填制的记账凭证

【例7-25】201×年8月4日,某医院门诊挂号收费当日"门诊收入汇总日报表"显示收入总额为312000元,其中,挂号收入20000元,诊察收入28000元,药品收入90000元(西药76000元、中成药14000元),检查收入83000元、化验收入40000元、治疗收入30000元、手术收入15000元、卫生材料收入5000元、救护车收入1000元。当日上交现金261000元,银行转账支票共3张,金额49000元,病人欠费挂账 2000 元。

财会部门根据有关凭证，应编制会计分录如下。

预算会计：

借：资金结存——货币资金	310000
贷：事业预算收入——医疗预算收入——门急诊预算收入	310000

财务会计：

借：库存现金	261000
银行存款	49000
应收账款——应收医疗款——门急诊病人欠费	2000
贷：事业收入——医疗收入——门急诊收入——挂号收入	20000
事业收入——医疗收入——门急诊收入——诊察收入	28000
事业收入——医疗收入——门急诊收入——检查收入	83000
事业收入——医疗收入——门急诊收入——化验收入	40000
事业收入——医疗收入——门急诊收入——治疗收入	30000
事业收入——医疗收入——门急诊收入——手术收入	15000
事业收入——医疗收入——门急诊收入——卫生材料收入	5000
事业收入——医疗收入——门急诊收入——药品收入 ——西药	76000
事业收入——医疗收入——门急诊收入——药品收入 ——中成药	14000
事业收入——医疗收入——门急诊收入——其他	1000

【例 7-26】201×年 6 月 10 日，某医院与医疗保险机构结算 5 月住院病人医疗款，医院确认收入 4600000 元，医疗保险机构按医院收治病种结算，医保拒付款 50000 元，实际拨付医院 4510000 元，如表 7-1 所示。

表 7-1　应收医疗款结算情况表

201×年 5 月　　　　　　　　　　　　　　　　　　　　　　单位：元

医院按医疗服务项目确认应收医疗款		医疗保险机构按次均费用确认实际支付	
医疗项目	金额	医疗保险机构核定该医院 按病种结算的费用	4560000
合计	4600000		
1. 床位收入	90000	减：医保拒付	50000
2. 诊察收入	420000	实际支付金额	4510000
3. 检查收入	780000	病种结算差额	40000

续表

医院按医疗服务项目确认应收医疗款		医疗保险机构按次均费用确认实际支付
4. 化验收入	250000	
5. 治疗收入	350000	
6. 手术收入	310000	
7. 护理收入	200000	
8. 卫生材料收入	400000	
9. 药品收入	1800000	
西药	1450000	
中成药	350000	

财会部门根据有关凭证，应编制会计分录如下。

预算会计：

借：资金结存——货币资金   4510000

  贷：事业预算收入——医疗预算收入——住院预算收入   4510000

财务会计：

借：银行存款   4510000

  事业收入——医疗收入——结算差额   40000

  坏账准备   50000

  贷：应收账款——应收医疗款   4600000

【例 7-27】201×年 5 月 1 日，某医院承担国家重点课题一项。201×年 6 月 20 日，医院收到银行转来的第一笔课题经费 500000 元到账通知，按合同进度确认收入 300000 元。

财会部门根据有关凭证，应编制会计分录如下。

预算会计：

借：资金结存——货币资金   500000

  贷：事业预算收入——科教预算收入——科研项目预算收入   500000

财务会计：

借：银行存款   500000

  贷：事业收入——科教收入——科研收入   300000

    预收账款——其他预收款   200000

【例 7-28】201×年 7 月 5 日，某医院是医科大学临床学院，承担教学任务。201×年 9 月 20 日，医院已收医科大学从银行转来新学期教学经费 900000 元到账通知，全部确认为收入。

财会部门根据有关凭证,应编制会计分录如下。

预算会计:

借:资金结存——货币资金 900000
    贷:事业预算收入——科教预算收入——教学项目预算收入 900000

财务会计:

借:银行存款 900000
    贷:事业收入——科教收入——教学收入 900000

(2)年末,将本科目本年发生额中的专项资金收入转入非财政拨款结转,如科研项目预算收入、教学项目预算收入,借记本科目下各专项资金收入明细,贷记"非财政拨款结转——本年收支结转"科目,如图7-18所示。

记 账 凭 证

凭证号:××   日期:201×年×月×日   附单据:×张

摘要	财务会计			预算会计		
	科目	借方金额	贷方金额	科目	借方金额	贷方金额
×××	事业收入	×××		事业预算收入	×××	
×××	本期盈余		×××	非财政拨款结转——本年收支结转		×××
	合计	×××	×××	合计	×××	×××

图7-18 结转本科目本年专项资金收入应填制的记账凭证

(3)年末,将本科目本年发生额中的非专项资金收入转入其他结余,如医疗收入,借记本科目下各非专项资金收入明细科目,贷记"其他结余"科目,如图7-19所示。

记 账 凭 证

凭证号:××   日期:201×年×月×日   附单据:×张

摘要	财务会计			预算会计		
	科目	借方金额	贷方金额	科目	借方金额	贷方金额
×××	事业收入	×××		事业预算收入	×××	
×××	本期盈余		×××	其他结余		×××
	合计	×××	×××	合计	×××	×××

图7-19 结转本科目本年非专项资金收入时应填制的记账凭证

二、上级补助预算收入

(一) 上级补助预算收入的概念

上级补助预算收入是医院收到主管部门或上级单位拨入的非财政预算补助资金。上级补助预算收入不是医院的常规性收入，主管单位或上级单位一般根据自身的预算资金能力和医院的事业发展需要进行拨付。

上级补助预算收入应按照主管部门或上级单位要求、规定的用途管理和使用。包括专项资金收入、非专项资金收入。专项资金收入主要是主管部门或上级单位拨入的用于完成特定任务的款项。非专项资金收入是主管部门或上级单位拨入用于维持日常正常运行和完成日常工作任务的款项。

(二) 上级补助预算收入的会计核算

1. 上级补助预算收入的科目设置

医院应当设置"上级补助预算收入"科目核算医院从主管部门和上级单位取得的非财政补助现金流入。本科目应当按照发放补助单位、补助项目、《政府收支分类科目》中"支出功能分类科目"的项级科目等进行明细核算。上级补助预算收入中如有专项资金收入，还应按照具体项目进行明细核算。本科目年末结转后应无余额。

2. 上级补助预算收入的账务处理

(1) 医院收到上级补助预算收入时，按照实际收到的金额，借记"资金结存——货币资金"科目，贷记本科目，如图 7-20 所示。

记 账 凭 证

凭证号：×× 　　　　　　日期：201×年×月×日 　　　　　　附单据：×张

摘要	财务会计			预算会计		
	科目	借方金额	贷方金额	科目	借方金额	贷方金额
×××	银行存款	×××		资金结存——货币资金	×××	
×××	上级补助收入		×××	上级补助预算收入		×××
	合计	×××	×××	合计	×××	×××

图 7-20 收到上级补助预算收入时应填制的记账凭证

【例 7-29】201×年 9 月 12 日，某医院收到民政厅拨来的"三无"人员医疗救助补助款 200000 元，款项已经到账。

财会部门根据有关凭证，应编制会计分录如下。

预算会计：

  借：资金结存——货币资金   200000

    贷：上级补助预算收入   200000

财务会计：

  借：银行存款   200000

    贷：上级补助收入   200000

（2）年末，将本科目本年发生额中的专项资金收入转入非财政拨款结转，借记本科目下各专项资金收入明细科目，贷记"非财政拨款结转——本年收支结转"科目，如图7-21所示。

记 账 凭 证

凭证号：××   日期：201×年×月×日   附单据：×张

摘要	财务会计			预算会计		
	科目	借方金额	贷方金额	科目	借方金额	贷方金额
×××	上级补助收入	×××		上级补助预算收入	×××	
×××	本期盈余		×××	非财政拨款结转——本年收支结转		×××
	合计	×××	×××	合计	×××	×××

图7-21 结转本科目本年专项资金收入时应填制的记账凭证

【例7-30】201×年12月31日，将本年度上级补助预算收入中的专项资金收入300000元进行结转。

财会部门根据有关凭证，应编制会计分录如下。

预算会计：

  借：上级补助预算收入   300000

    贷：非财政拨款结转——本年收支结转   300000

财务会计：

  借：上级补助收入   300000

    贷：本期盈余——医疗盈余   300000

（3）年末，将本科目本年发生额中的非专项资金收入转入其他结余，借记本科目下各非专项资金收入明细科目，贷记"其他结余"科目，如图7-22所示。

记 账 凭 证

凭证号：×× 　　　　　　　　　日期：201×年×月×日　　　　　　　　　附单据：×张

摘要	财务会计			预算会计		
	科目	借方金额	贷方金额	科目	借方金额	贷方金额
×××	上级补助收入	×××		上级补助预算收入	×××	
×××	本期盈余		×××	其他结余		×××
	合计	×××	×××	合计	×××	×××

图 7-22　结转本科目本年非专项资金收入时应填制的记账凭证

【例 7-31】201×年 12 月 31 日，将本年度上级补助预算收入中的非专项资金收入 60000 元进行结转。

财会部门根据有关凭证，应编制会计分录如下。

预算会计：

借：上级补助预算收入　　　　　　　　　　　　　60000

　　贷：其他结余　　　　　　　　　　　　　　　　　　60000

财务会计：

借：上级补助收入　　　　　　　　　　　　　　　60000

　　贷：本期盈余——医疗盈余　　　　　　　　　　　　60000

三、附属单位上缴预算收入

（一）附属单位上缴预算收入的概念

附属单位上缴预算收入是指医院取得附属独立核算单位根据有关规定上缴的现金流入，是医院下设的独立核算单位按照规定上缴形成的收入。

医院附属单位是指医院内部设立、实行独立核算的下级单位。医院与附属单位之间的往来款项、对外投资获得的投资收益，均不通过本科目核算。

（二）附属单位上缴预算收入的会计核算

1. 附属单位上缴预算收入的科目设置

医院应当设置"附属单位上缴预算收入"科目核算医院取得附属独立核算单位根据有关规定上缴的现金流入。本科目应当按照附属单位、缴款项目、《政府收支分类科目》中"支出功能分类科目"的项级科目等进行明细核算。医院附属单位上缴预算收入中如有专项资金收入，还应按照具体项目进行明细核算。本科目年末结转后，应无余额。

2. 附属单位上缴预算收入的账务处理

（1）医院收到附属单位缴来款项时，按照实际收到的金额，借记"资金结存——货币资金"科目，贷记本科目，如图7-23所示。

记 账 凭 证

凭证号：×× 　　　　　　　日期：201×年×月×日 　　　　　　　附单据：×张

摘要	财务会计			预算会计		
	科目	借方金额	贷方金额	科目	借方金额	贷方金额
×××	银行存款等	×××		资金结存——货币资金	×××	
×××	附属单位上缴收入		×××	附属单位上缴预算收入		×××
	合计	×××	×××	合计	×××	×××

图7-23 收到附属单位缴来款项时应填制的记账凭证

【例7-32】12月31日，医院收到下属独立核算的制剂室上缴医院款项520000元。财会部门根据有关凭证，应编制会计分录如下。

预算会计：

借：资金结存——货币资金 　　　　　　　520000

　　贷：附属单位上缴预算收入 　　　　　　　　520000

财务会计：

借：银行存款 　　　　　　　520000

　　贷：附属单位上缴收入 　　　　　　　　520000

【例7-33】201×年8月3日，某医院收到下属停车场（独立核算）缴来按照协议规定的款项140000元，款项已经到账。

财会部门根据有关凭证，应编制会计分录如下。

预算会计：

借：资金结存——货币资金 　　　　　　　140000

　　贷：附属单位上缴预算收入 　　　　　　　　140000

财务会计：

借：银行存款 　　　　　　　140000

　　贷：附属单位上缴收入 　　　　　　　　140000

（2）年末，将本科目本年发生额中的专项资金收入转入非财政拨款结转，借记本科目下各专项资金收入明细科目，贷记"非财政拨款结转——本年收支结转"科目，如图 7-24 所示。

记 账 凭 证

凭证号：×× 日期：201×年×月×日 附单据：×张

摘要	财务会计			预算会计		
	科目	借方金额	贷方金额	科目	借方金额	贷方金额
×××	附属单位上缴收入	×××		附属单位上缴预算收入	×××	
×××	本期盈余		×××	非财政拨款结转——本年收支结转		×××
	合计	×××	×××	合计	×××	×××

图 7-24 结转本科目本年专项资金收入时应填制的记账凭证

【例 7-34】201×年 12 月 31 日，将本年度附属单位上缴的预算收入中的专项资金收入 250000 元转进行结转。

财会部门根据有关凭证，应编制会计分录如下。

预算会计：

借：附属单位上缴预算收入　　　　　　　　　　　250000
　　贷：非财政拨款结转——本年收支结转　　　　　　　　250000

财务会计：

借：附属单位上缴收入　　　　　　　　　　　　　250000
　　贷：本期盈余——医疗盈余　　　　　　　　　　　　　250000

（3）年末，将本科目本年发生额中的非专项资金收入转入其他结余，借记本科目下各非专项资金收入明细科目，贷记"其他结余"科目，如图 7-25 所示。

记 账 凭 证

凭证号：×× 日期：201×年×月×日 附单据：×张

摘要	财务会计			预算会计		
	科目	借方金额	贷方金额	科目	借方金额	贷方金额
×××	附属单位上缴收入	×××		附属单位上缴预算收入	×××	
×××	本期盈余		×××	其他结余		×××
	合计	×××	×××	合计	×××	×××

图 7-25 结转本科目本年非专项资金收入时应填制的记账凭证

【例 7-35】201×年 12 月 31 日，将本年度附属单位上缴预算收入中的非专项资金收入 40000 元进行结转。

财会部门根据有关凭证,应编制会计分录如下。

预算会计:

借:附属单位上缴预算收入　　　　　　　　　　　　　40000

　　贷:其他结余　　　　　　　　　　　　　　　　　　40000

财务会计:

借:附属单位上缴收入　　　　　　　　　　　　　　　40000

　　贷:本期盈余　　　　　　　　　　　　　　　　　　40000

四、债务预算收入

(一)债务预算收入的概念

债务预算收入是医院按照规定从银行和其他金融机构等借入或纳入部门预算管理的不以财政资金作为偿还来源的债务本金。

(二)债务预算收入的会计核算

1. 债务预算收入的科目设置

医院应当设置"债务预算收入"科目核算医院按照规定从银行和其他金融机构等借入或纳入部门预算管理的不以财政资金作为偿还来源的债务本金。本科目应当按照贷款单位、贷款种类、《政府收支分类科目》中"支出功能分类科目"的项级科目等进行明细核算。医院债务预算收入中如有专项资金收入,还应按照具体项目进行明细核算。本科目年末结转后应无余额。

2. 债务预算收入的账务处理

(1)医院借入各项短期或长期借款时,按照实际借入的金额,借记"资金结存——货币资金"科目,贷记本科目,如图7-26所示。

记 账 凭 证

凭证号:××　　　　　　　　日期:201×年×月×日　　　　　　　附单据:×张

摘要	财务会计			预算会计		
	科目	借方金额	贷方金额	科目	借方金额	贷方金额
×××	银行存款	×××		资金结存——货币资金	×××	
×××	短期借款/长期借款		×××	债务预算收入		×××
	合计	×××	×××	合计	×××	×××

图7-26　借入各项短期或长期借款时应填制的记账凭证

【例7-36】201×年3月14日，某医院因基本项目建设需要，经上级主管部门和财政部门批准，向银行借款20000000元，合同规定借款期限5年，年利率为当期基准利率，款项已经到账。

财会部门根据有关凭证，应编制会计分录如下。

预算会计：

借：资金结存——货币资金　　　　　　　　　　　　　　　20000000
　　贷：债务预算收入　　　　　　　　　　　　　　　　　　20000000

财务会计：

借：银行存款　　　　　　　　　　　　　　　　　　　　　20000000
　　贷：长期借款　　　　　　　　　　　　　　　　　　　　20000000

【例7-37】201×年7月1日，某医院因医疗业务的临时性需要，向银行办理流动资金贷款1000000元。

财会部门根据有关凭证，编制会计分录如下。

预算会计：

借：资金结存——货币资金　　　　　　　　　　　　　　　1000000
　　贷：债务预算收入　　　　　　　　　　　　　　　　　　1000000

财务会计：

借：银行存款　　　　　　　　　　　　　　　　　　　　　1000000
　　贷：长期借款　　　　　　　　　　　　　　　　　　　　1000000

（2）年末，将本科目本年发生额中的专项资金收入转入非财政拨款结转，借记本科目下各专项资金收入明细科目，贷记"非财政拨款结转——本年收支结转"科目，如图7-27所示。

记 账 凭 证

凭证号：×× 　　　　　　　日期：201×年×月×日　　　　　　　附单据：×张

摘要	财务会计			预算会计		
	科目	借方金额	贷方金额	科目	借方金额	贷方金额
×××				债务预算收入	×××	
×××				非财政拨款结转——本年收支结转		×××
	合计			合计	×××	×××

图7-27 结转本科目本年专项资金收入时应填制的记账凭证

【例7-38】201×年12月31日，将本年度债务预算收入中的专项资金收入

1630000元进行结转。

财会部门根据有关凭证,应编制会计分录如下。

预算会计:

借:债务预算收入　　　　　　　　　　　　　　　　　1630000

　　贷:非财政拨款结转——本年收支结转　　　　　　　1630000

(3) 年末,将本科目本年发生额中的非专项资金收入转入其他结余,借记本科目下各非专项资金收入明细科目,贷记"其他结余"科目,如图7-28所示。

记　账　凭　证

凭证号:××　　　　　　　日期:201×年×月×日　　　　　　　附单据:×张

摘要	财务会计			预算会计		
	科目	借方金额	贷方金额	科目	借方金额	贷方金额
×××				债务预算收入	×××	
×××				其他结余		×××
	合计			合计	×××	×××

图7-28　结转本科目本年非专项资金收入时应填制的记账凭证

【例7-39】201×年12月31日,将本年度债务预算收入中的非专项资金收入860000元进行结转。

财会部门根据有关凭证,应编制会计分录如下。

预算会计:

借:债务预算收入　　　　　　　　　　　　　　　　　860000

　　贷:其他结余　　　　　　　　　　　　　　　　　　860000

五、投资预算收益

(一) 投资预算收益的概念

投资预算收益是医院取得的按照规定纳入部门预算管理的属于投资收益性质的现金流入,包括股权投资收益、出售或收回债券投资所取得的收益和债券投资利息收入。

(二) 投资预算收益的会计核算

1. 投资预算收益的科目设置

医院应当设置"投资预算收益"科目核算医院取得、按规定纳入部门预算管理、属于投资收益性质的现金流入,包括股权投资收益、出售或收回债券投资所取得的收益和债券投资利利息收入。本科目应当按照《政府收支分类科目》中"支出功能分类科目"的项级科目等进行明细核算。本科目年末结转后应无余额。

2. 投资预算收益的账务处理

(1) 医院持有的短期投资及分期付息、一次还本的长期债券投资收到利息时,按照实际收到的金额,借记"资金结存——货币资金"科目,贷记本科目。

持有长期股权投资取得被投资单位分派的现金股利或利润时,按照实际收到的金额,借记"资金结存——货币资金"科目,贷记本科目,如图7-29所示。

记 账 凭 证

凭证号:××　　　　　　　日期:201×年×月×日　　　　　　附单据:×张

摘要	财务会计			预算会计		
	科目	借方金额	贷方金额	科目	借方金额	贷方金额
×××	银行存款	×××		资金结存——货币资金	×××	
	应收利息/应收股利/投资收益		×××	投资预算收益		×××
	合计	×××	×××	合计	×××	×××

图7-29　收到投资收益时应填制的记账凭证

【例7-40】201×年11月31日,某医院出售于6月1日购入的期限为6个月的短期债券,该债券年利率为4.1%,购入时价值300000元。

财会部门根据有关凭证,应编制会计分录如下。

预算会计:

借:资金结存——货币资金　　　　　　　　　　　　　　　306150

　　贷:投资支出　　　　　　　　　　　　　　　　　　　300000

　　　　投资预算收益　　　　　　　　　　　　　　　　　6150

财务会计:

借:银行存款　　　　　　　　　　　　　　　　　　　　　306150

　　贷:短期投资　　　　　　　　　　　　　　　　　　　300000

　　　　投资收益　　　　　　　　　　　　　　　　　　　6150

【例7-41】201×年4月22日,某医院发生了以下经济业务。财会部门根据有关凭证,应编制会计分录如下。

3月1日,医院将闲置资金400000元,购买了3年期国债,年利率3.4%,每年付息一次,到期还本,准备持有至到期,

预算会计：

借：投资支出 400000
　　贷：资金结存——货币资金 400000

财务会计：

借：长期债券投资——成本 400000
　　贷：银行存款 400000

计算和确认持有期间的每年应收利息 400000×3.4%=13600（元），

财务会计：

借：应收利息 13600
　　贷：投资收益 13600

第一年收回国债利息时（第二年、第三年相同），

预算会计：

借：资金结存——货币资金 13600
　　贷：投资预算收益 13600

财务会计：

借：银行存款 13600
　　贷：应收利息 13600

第三年收回投资本金时（投资支出已于购买国债的当年年末转入"其他结余"科目），

预算会计：

借：资金结存——货币资金 400000
　　贷：其他结余 400000

财务会计：

借：银行存款 400000
　　贷：长期债券投资——成本 400000

（2）医院出售或到期收回本年度取得的短期债券、长期债券，按照实际取得的价款或实际收到的本息金额，借记"资金结存——货币资金"科目，按照取得债券时"投资支出"科目的发生额，贷记"投资支出"科目，按照其差额，贷记或借记本科目，如图 7-30（a）和图 7-30（b）所示。

记 账 凭 证

凭证号：×× 日期：201×年×月×日 附单据：×张

摘要	财务会计			预算会计		
	科目	借方金额	贷方金额	科目	借方金额	贷方金额
×××	银行存款	×××		资金结存——货币资金	×××	
×××	投资收益（差额）		×××	投资预算收益（差额）		×××
×××	短期投资等（账面余额）		×××	投资支出（账面余额）		×××
	合计	×××	×××	合计	×××	×××

图7-30（a） 出售或收回本年度取得债券投资，实际收到金额大于其账面余额时应填制的记账凭证

记 账 凭 证

凭证号：×× 日期：201×年×月×日 附单据：×张

摘要	财务会计			预算会计		
	科目	借方金额	贷方金额	科目	借方金额	贷方金额
×××	银行存款	×××		资金结存——货币资金	×××	
×××	投资收益（差额）	×××		投资预算收益（差额）	×××	
×××	短期投资等（账面余额）		×××	投资支出（账面余额）		×××
	合计	×××	×××	合计	×××	×××

图7-30（b） 出售或收回本年度取得债券投资，实际收到金额小于其账面余额时应填制的记账凭证

【例7-42】201×年6月21日，某医院投资的一家专科医院（拥有20%股权）宣告并发放现金股利420000元，该款项存入医院银行账户。

财会部门根据有关凭证，应编制会计分录如下。

预算会计：

借：资金结存——货币资金 420000

　　贷：投资预算收益 420000

财务会计：

借：应收股利 420000

　　贷：投资收益 420000

借：银行存款 420000

　　贷：应收股利 420000

（3）医院出售或到期收回以前年度取得的短期债券、长期债券，按照实际取得

的价款或实际收到的本息金额，借记"资金结存——货币资金"科目，按照取得债券时"投资支出"科目的发生额，贷记"其他结余"科目，按照其差额，贷记或借记本科目，如图7-31（a）和图7-31（b）所示。

记 账 凭 证

凭证号：×× 　　　　　日期：201×年×月×日　　　　　附单据：×张

摘要	财务会计			预算会计		
	科目	借方金额	贷方金额	科目	借方金额	贷方金额
×××	银行存款	×××		资金结存——货币资金	×××	
×××	投资收益（差额）		×××	投资预算收益（差额）		×××
×××	短期投资等（账面余额）		×××	其他结余（账面余额）		×××
	合计	×××	×××	合计	×××	×××

图7-31（a）　　出售或收回以前年度取得债券投资，实际收到金额大于其账面余额时应填制的记账凭证

记 账 凭 证

凭证号：×× 　　　　　日期：201×年×月×日　　　　　附单据：×张

摘要	财务会计			预算会计		
	科目	借方金额	贷方金额	科目	借方金额	贷方金额
×××	银行存款	×××		资金结存——货币资金	×××	
×××	投资收益（差额）	×××		投资预算收益（差额）	×××	
×××	短期投资等（账面余额）		×××	其他结余（账面余额）		×××
	合计	×××	×××	合计	×××	×××

图7-31（b）　　出售或收回以前年度取得债券投资，实际收到金额小于其账面余额时应填制的记账凭证

【例7-43】201×年3月1日，医院到期收回上年10月1日取得的短期债券200000元，实际收到的本息金额为204165元。

财会部门根据有关凭证，应编制会计分录如下。

预算会计：

借：资金结存——货币资金　　　　　　　　　　　　　　　　204165
　　贷：投资预算收益　　　　　　　　　　　　　　　　　　　　　4165
　　　　其他结余　　　　　　　　　　　　　　　　　　　　　200000

财务会计：

借：银行存款　　　　　　　　　　　　　　　　　204165

　　贷：投资收益　　　　　　　　　　　　　　　　　4165

　　　　短期投资　　　　　　　　　　　　　　　　200000

（4）出售、转让以货币资金取得的长期股权投资的，账务处理可参照出售或到期收回债券投资。

（5）出售、转让以非货币性资产取得的长期股权投资时，按照实际取得的价款扣减支付的相关费用和应缴财政款后的余额（按照规定纳入单位预算管理的），借记"资金结存——货币资金"科目，贷记本科目，如图7-32所示。

记　账　凭　证

凭证号：××　　　　　　日期：201×年×月×日　　　　　　附单据：×张

摘要	财务会计			预算会计		
	科目	借方金额	贷方金额	科目	借方金额	贷方金额
×××	资产处置费用	×××		资金结存——货币资金（取得价款-支付税费-应缴财政款）	×××	
×××	长期股权投资		×××			
×××	银行存款	×××				
×××	投资收益（取得价款-投资账面余额-相关税费）		×××	投资预算收益		×××
×××	应缴财政款（贷差）		×××			
	合计	×××	×××	合计	×××	×××

图7-32　出售、转让以非货币性资产取得的长期股权投资时应填制的记账凭证

（6）年末，将本科目本年发生额转入其他结余，借记或贷记本科目，贷记或借记"其他结余"。

【例7-44】201×年12月31日，医院对当年投资预算收益470000元进行结转。财会部门根据有关凭证，编制会计分录如下。

预算会计：

借：投资预算收益　　　　　　　　　　　　　　　470000

　　贷：其他结余　　　　　　　　　　　　　　　　470000

第八章　预算支出的会计核算

第一节　预算支出概述

一、预算支出的概念与特征

1. 预算支出的概念

预算支出是政府会计主体在预算年度内依法发生并纳入预算管理的现金流出。分为：事业支出、经营支出、对附属单位补助支出、上缴上级支出、投资支出、债务还本支出、其他支出。

2. 预算支出的特征

（1）从功能和目的看，医院的预算支出有着财政资金再分配以及按照预算向所属单位拨出经费的性质。

（2）从口径看，与预算收入的大口径相一致，医院的预算支出也是大口径的。医院的预算支出不仅包括费用性支出，还包括资本性支出。

（3）从限定看，医院的预算支出可分为限定性支出和非限定性支出。

（4）从确认看，预算支出一般在实际支付时予以确认，以实际支出的金额计量。

二、预算支出的分类

（1）事业支出。医院开展专业业务活动及其辅助活动实际发生的各项现金流出。包括财政基本拨款支出、财政项目拨款支出、科教资金支出、其他资金支出。

（2）经营支出。是医院在医院业务活动、科研活动、教学活动之外开展非独立核算经营活动实际发生的各项现金流出。由于公立医院不涉及经营支出，所以本章不再对经营支出进行具体讲解。

（3）对附属单位补助支出。即医院用财政拨款预算收入以外的收入补助附属单位发生的现金流出。

（4）上缴上级支出。即医院按照财政部门和卫生行政主管部门的规定上缴上级单位款项发生的现金流出。

（5）投资支出。即医院以货币资金对外投资发生的现金流出。

（6）债务还本支出。即医院偿还自身承担的纳入预算管理的从金融机构举借的债务本金的现金流出。

（7）其他支出。即除上述支出以外的各项现金流出，包括利息支出、对外捐赠现金支出、现金盘亏损失、接受捐赠（调入）和对外捐赠（调出）非现金资产发生的税费支出、资产置换过程中发生的相关税费支出、罚没支出等。

三、预算支出的确认

1. 预算支出的确认

预算支出在实际支出时进行确认，以实际支付的金额计量。预算支出的确认应满足以下条件。

（1）预算支出范围特指纳入预算管理的现金支出，未纳入预算管理的现金支出不进行预算支出核算。

（2）现金流出的归属权须属于预算会计主体。应缴财政款、暂付款、转拨款等不属于预算支出。

2. 预算支出的核算要求

按照支出类别、项目、《政府收支分类科目》中"支出功能分类科目"的项级科目和"部门预算支出经济分类科目"的款级科目等进行明细核算。专项资金支出按具体项目进行明细核算。

四、预算支出的管理

（1）医院应当将各项支出全部纳入单位预算，建立健全支出管理制度。

（2）医院应当严格执行国家有关财务规章制度规定的开支范围和开支标准；国家有关财务规章制度没有统一规定的，由医院规定，并报卫生行政主管部门和财政部门备案。医院规定违反法律法规和国家政策规定的，主管部门和财政部门应当责令改正。

（3）医院从财政部门和卫生行政主管部门取得、有指定项目和用途的专项资金，应当专款专用、单独核算，并按照规定向财政部门或卫生行政主管部门报送专项资金使用情况；项目完成后，应当报送专项资金支出决算和使用效果的书面报告，接受财政部门或者卫生行政主管部门检查验收。

（4）医院应当严格执行国库集中支付制度和政府采购制度等有关规定。

（5）医院应当加强支出的绩效管理，提高资金使用的有效性。

（6）医院应当依法加强种类票据的管理，确保票据来源合法、内容真实、使用正确，严禁使用虚假票据。

（7）医院在开展非独立核算经营活动中，应当正确归集实际发生的各项费用；不能归集的，应当按照规定或合理的分摊比例或分摊标准进行分摊。

第二节 专有预算支出

一、事业支出

(一) 事业支出的概念

事业支出是医院开展医疗活动、科研活动、教学活动及其辅助活动实际发生的各项现金流出。

(二) 事业支出的会计核算

1. 事业支出的科目设置

医院应当设置"事业支出"科目核算医院开展医疗活动、科研活动、教学活动及其辅助活动实际发生的各项现金流出。

本科目可按照"财政基本拨款支出""财政项目拨款支出""科教资金支出""其他资金支出"进行明细核算,并按照《政府收支分类科目》中"支出功能分类科目"的项级科目进行明细核算。

本科目年末结转后应无余额。

2. 事业支出的账务处理

(1) 支付单位职工(经营部门职工除外)薪酬。

①向单位职工个人支付薪酬时,按照实际支付的金额,借记本科目,贷记"财政拨款预算收入""资金结存"科目,如图 8-1 所示。

记 账 凭 证

凭证号:×× 日期:201×年×月×日 附单据:×张

摘要	财务会计			预算会计		
	科目	借方金额	贷方金额	科目	借方金额	贷方金额
×××	应付职工薪酬/其他应交税费	×××		事业支出	×××	
×××	银行存款/财政拨款收入/零余额账户用款额度		×××	资金结存/财政拨款预算收入		×××
	合计	×××	×××	合计	×××	×××

图 8-1 支付职工个人薪酬应填制的记账凭证

②按照规定代交个人所得税以及代交职工社会保险费、住房公积金等时，按照实际交纳的金额，借记本科目，贷记"财政拨款预算收入""资金结存"科目，如图8-2所示。

记 账 凭 证

凭证号：×× 日期：201×年×月×日 附单据：×张

摘要	财务会计			预算会计		
	科目	借方金额	贷方金额	科目	借方金额	贷方金额
×××	其他应交税费/应付职工薪酬	×××		事业支出	×××	
×××	银行存款/财政拨款收入等		×××	资金结存/财政拨款预算收入		×××
	合计	×××	×××	合计	×××	×××

图 8-2 代交职工个人所得税及职工社会保险费、住房公积金应填制的记账凭证

【例 8-1】201×年 7 月 2 日，某医院为临床、医技部门及医疗辅助部门职工计提工资，其中，基本工资 800000 元，津贴补贴 200000 元，其他补贴 700000 元，同时按规定代扣代交个人所得税 24000 元，代扣代交个人住房公积金 21000 元。当月 8 日工资通过银行发放到职工工资卡。月末，通过银行将代扣代交的个人所得税及住房公积金上交。

财会部门根据有关凭证，应编制会计分录如下。

计算应付职工薪酬，

财务会计：

借：业务活动费用——其他经费——工资福利费用　　　　1700000

　　贷：应付职工薪酬　　　　　　　　　　　　　　　　1700000

代扣个人所得税、住房公积金，

财务会计：

借：应付职工薪酬　　　　　　　　　　　　　　　　　　45000

　　贷：应付职工薪酬——住房公积金　　　　　　　　　　21000

　　　　其他应交税费——应交个人所得税　　　　　　　　24000

实际发放工资时，

预算会计：

借：事业支出——其他资金支出——工资福利支出　　　　1655000

　　贷：资金结存——货币资金　　　　　　　　　　　　　1655000

财务会计：
借：应付职工薪酬 1655000
　　贷：银行存款 1655000

上交代扣代交所得税及住房公积金时，
预算会计：
借：事业支出——其他资金支出——工资福利支出 45000
　　贷：资金结存——货币资金 45000
财务会计：
借：应付职工薪酬——住房公积金 21000
　　其他应交税费——应交个人所得税 24000
　　贷：银行存款 45000

【例8-2】201×年8月11日，某医院后勤和管理部门本月职工薪酬总额为1200000元。按规定代扣代交个人所得税10000元，代扣代交个人住房公积金14000元，代扣代交社会保险费11000元。

财会部门根据有关凭证，应编制会计分录如下。

计算本月应付职工薪酬，
财务会计：
借：单位管理费用——其他经费——工资福利费用 1200000
　　贷：应付职工薪酬——基本工资 1200000

代扣个人所得税、社会保险费、住房公积金，
财务会计：
借：应付职工薪酬——基本工资 35000
　　贷：应付职工薪酬——住房公积金 14000
　　　　应付职工薪酬——社会保险费 11000
　　　　其他应交税费——应交个人所得税 10000

支付职工工资及代交个人所得税、住房公积金等，
预算会计：
借：事业支出——其他资金支出——工资福利支出 1200000
　　贷：资金结存——货币资金 1200000
财务会计：
借：应付职工薪酬——基本工资 1165000
　　应付职工薪酬——住房公积金 14000
　　应付职工薪酬——社会保险费 11000

  其他应交税费——应交个人所得税 10000
   贷：银行存款 1200000

【例8-3】201×年12月15日，某医院为离退职工发放工资850000元。财政授权额度支付800000元，医院自有资金支付50000元。

财会部门根据有关凭证，应编制会计分录如下。

计算本月离退休工资时，

财务会计：

借：单位管理费用——财政基本拨款经费
  ——对个人和家庭的补助费用 800000
  单位管理费用——其他经费——对个人和家庭的补助费用 50000
 贷：应付职工薪酬——基本工资 850000

支付离退休工资时，

预算会计：

借：事业支出——财政基本拨款支出 800000
  事业支出——其他资金支出 50000
 贷：资金结存——零余额账户用款额度 800000
   资金结存——货币资金 50000

财务会计：

借：应付职工薪酬——基本工资 850000
 贷：零余额账户用款额度 800000
   银行存款 50000

（2）为医疗业务活动及其辅助活动支付外部人员劳务费。

①按照实际支付给外部人员个人的金额，借记本科目，贷记"财政拨款预算收入""资金结存"科目，如图8-3所示。

记　账　凭　证

凭证号：××　　　　　　日期：201×年×月×日　　　　　　附单据：×张

摘要	财务会计			预算会计		
	科目	借方金额	贷方金额	科目	借方金额	贷方金额
×××	业务活动费用	×××		事业支出	×××	
×××	银行存款/财政拨款收入等		×××	资金结存/财政拨款预算收入		×××
	合计	×××	×××	合计	×××	×××

图8-3　支付外部人员劳务费应填制的记账凭证

②按照规定代交外部人员个人所得税时，按照实际交纳的金额，借记本科目，贷记"财政拨款预算收入""资金结存"科目，如图8-4所示。

记 账 凭 证

凭证号：×× 　　　　　日期：201×年×月×日　　　　　附单据：×张

摘要	财务会计			预算会计		
	科目	借方金额	贷方金额	科目	借方金额	贷方金额
×××	其他应交税费——应交个人所得税	×××		事业支出	×××	
×××	银行存款/财政拨款收入等		×××	资金结存/财政拨款预算收入		×××
	合计	×××	×××	合计	×××	×××

图8-4　代交外部人员个人所得税应填制的记账凭证

【例8-4】201×年8月30日，某医院因为暑假期间临时外聘了5名临时人员帮助医院完成体检工作，按约定需要发放工资合计60000元，已经转账支付到个人账户。

财会部门根据有关凭证，应编制会计分录如下。

预算会计：

借：事业支出——其他资金支出——商品和服务支出　　60000
　　贷：资金结存——货币资金　　　　　　　　　　　　60000

财务会计：

借：业务活动费用——其他经费——商品和服务费用　　60000
　　贷：银行存款　　　　　　　　　　　　　　　　　　60000

（3）开展医疗业务活动及其辅助活动过程中为购买存货、固定资产、无形资产等，以及在建工程支付相关款项（不包括暂付款项）时，按照实际支付的金额，借记本科目，贷记"资金结存""财政拨款预算收入"科目，如图8-5所示。

记 账 凭 证

凭证号：×× 　　　　　日期：201×年×月×日　　　　　附单据：×张

摘要	财务会计			预算会计		
	科目	借方金额	贷方金额	科目	借方金额	贷方金额
×××	库存物资/固定资产/在建工程	×××		事业支出	×××	
×××	零余额账户用款额度/银行存款/财政拨款收入		×××	资金结存/财政拨款预算收入		×××
	合计	×××	×××	合计	×××	×××

图8-5　购买资产或支付在建工程应填制的记账凭证

【例 8-5】201×年 2 月 12 日，某医院向省医药公司采购的西药已经验收入库，价款 480000 元，已经通过网银转账支付。

财会部门根据有关凭证，应编制会计分录如下。

预算会计：

  借：事业支出——其他资金支出——商品和服务支出   480000

    贷：资金结存——货币资金   480000

财务会计：

  借：库存物品——药品   480000

    贷：银行存款   480000

【例 8-6】201×年 4 月 13 日，某医院购入医用 X 胶片一批，价款 90000 元，已验收入库，款项转账支票支付。

财会部门根据有关凭证，应编制会计分录如下。

预算会计：

  借：事业支出——其他资金支出——商品和服务支出   90000

    贷：资金结存——货币资金   90000

财务会计：

  借：库存物品——卫生材料   90000

    贷：银行存款   90000

（4）开展医疗业务活动及其辅助活动过程中发生预付账款时，按照实际支付的金额，借记本科目，贷记"资金结存""财政拨款预算收入"科目，如图 8-6 所示。

记 账 凭 证

凭证号：××   日期：201×年×月×日   附单据：×张

摘要	财务会计			预算会计		
	科目	借方金额	贷方金额	科目	借方金额	贷方金额
×××	预付账款	×××		事业支出	×××	
×××	零余额账户用款额度/银行存款/财政拨款收入		×××	资金结存/财政拨款预算收入		×××
	合计	×××	×××	合计	×××	×××

图 8-6 支付预付账款应填制的记账凭证

对于暂付款项，在支付款项时可不做预算会计处理。

暂付款项在结算或报销时，按照结算或报销的金额，借记本科目，贷记"资金结存""财政拨款预算收入"科目，如图 8-7 所示。

记 账 凭 证

凭证号：×× 日期：201×年×月×日 附单据：×张

摘要	财务会计			预算会计		
	科目	借方金额	贷方金额	科目	借方金额	贷方金额
×××	业务活动费用/单位管理费用等	×××		事业支出	×××	
×××	其他应收款/其他应付款等		×××	资金结存/财政拨款预算收入		×××
	合计	×××	×××	合计	×××	×××

图8-7 结算或报销暂付款应填制的记账凭证

【例8-7】 201×年12月23日，某医院向医疗器械有限公司订购的一批手术吻合器到货，验收入库，价款76000元，原已预付10000元，后医院补付66000元，已通过银行汇出。

财会部门根据有关凭证，应编制会计分录如下。

预算会计：

借：事业支出——其他资金支出——商品和服务支出　　66000
　　贷：资金结存——货币资金　　　　　　　　　　　　　　66000

财务会计：

借：库存物品——卫生材料　　　　　　　　　　　　　76000
　　贷：预付账款　　　　　　　　　　　　　　　　　　　　10000
　　　　银行存款　　　　　　　　　　　　　　　　　　　　66000

（5）开展医疗业务活动及其辅助活动过程中交纳的相关税费，以及发生的其他各项支出，按照实际支付的金额，借记本科目，贷记"资金结存""财政拨款预算收入"科目，如图8-8所示。

记 账 凭 证

凭证号：×× 日期：201×年×月×日 附单据：×张

摘要	财务会计			预算会计		
	科目	借方金额	贷方金额	科目	借方金额	贷方金额
×××	业务活动费用/单位管理费用等	×××		事业支出	×××	
×××	零余额账户用款额度/银行存款/财政拨款收入等		×××	资金结存/财政拨款预算收入		×××
	合计	×××	×××	合计	×××	×××

图8-8 支付税费及其他各项支出应填制的记账凭证

第八章 预算支出的会计核算

【例8-8】201×年4月13日，某医院财务部门当日有两笔报销业务。急诊科张某报销培训费800元，医务科王某报销差旅费1600元，财务科通过转账支付到报销人银行卡。

财会部门根据有关凭证，应编制会计分录如下。

预算会计：

借：事业支出——其他资金支出——商品和服务支出	2400
贷：资金结存——货币资金	2400

财务会计：

借：业务活动费用——其他经费——商品和服务费用	800
单位管理费用——其他经费——商品和服务费用	1600
贷：银行存款	2400

【例8-9】201×年12月31日，某医院营养食堂购买营养粉20000元，款项通过银行支付。

财会部门根据有关凭证，应编制会计分录如下。

预算会计：

借：事业支出——其他资金支出——商品和服务支出	20000
贷：资金结存——货币资金	20000

财务会计：

借：库存物品	20000
贷：银行存款	20000

【例8-10】201×年6月30日，某医院收到银行转来的转账付款凭证，全院电费200000元。总务部门向财务部门提交了当月全院各科室用电情况表，其中临床、医技及医疗辅助部门142000元，行政后勤部门58000元。

财会部门根据有关凭证，应编制会计分录如下。

预算会计：

借：事业支出——其他资金支出——商品和服务支出	200000
贷：资金结存——货币资金	200000

财务会计：

借：业务活动费用——其他经费——商品和服务费用	142000
单位管理费用——其他经费——商品和服务费用	58000
贷：银行存款	200000

【例8-11】201×年7月11日，某医院当月维修费支出30000元。其中，病理标本室维修费9000元、行政楼维修费21000元，款项通过银行转账方式支付维修

公司。

财会部门根据有关凭证，应编制会计分录如下。

预算会计：

借：事业支出——其他资金支出——商品和服务支出　　30000
　　贷：资金结存——货币资金　　　　　　　　　　　　　　30000

财务会计：

借：业务活动费用——其他经费——商品和服务费用　　9000
　　单位管理费用——其他经费——商品和服务费用　　21000
　　贷：银行存款　　　　　　　　　　　　　　　　　　　　30000

【例8-12】201×年11月30日，某医院计算并交纳当月采购合同印花税3000元，通过银行转账方式支付。

财会部门根据有关凭证，应编制会计分录如下。

预算会计：

借：事业支出——其他资金支出——商品和服务支出　　3000
　　贷：资金结存——货币资金　　　　　　　　　　　　　　3000

财务会计：

借：单位管理费用——其他经费——商品和服务费用　　3000
　　贷：银行存款　　　　　　　　　　　　　　　　　　　　3000

（6）开展医疗业务活动及其辅助活动过程中因购货退回等发生款项退回，或者发生差错更正的，属于当年支出收回的，按照收回或更正金额，借记"财政拨款预算收入""资金结存"科目，贷记本科目，如图8-9所示。

记　账　凭　证

凭证号：××　　　　　　　日期：201×年×月×日　　　　　　　附单据：×张

摘要	财务会计			预算会计		
	科目	借方金额	贷方金额	科目	借方金额	贷方金额
×××	零余额账户用款额度/银行存款/财政拨款收入	×××		资金结存/财政拨款预算收入	×××	
×××	业务活动费用/单位管理费用等		×××	事业支出		×××
	合计	×××	×××	合计	×××	×××

如图8-9　购货退回或差错更正应填制的记账凭证

【例8-13】201×年8月30日，某医院在对药品清查盘点时将购入3个月患者使用量较少的价值 18000 元的药品退回给医药公司。医药公司已将药品款项退回医院银行账户。

财会部门根据有关凭证，应编制会计分录如下。

预算会计：

借：资金结存——货币资金　　　　　　　　　　　　　18000

　　贷：事业支出——其他资金支出——商品和服务支出　　18000

财务会计：

借：银行存款　　　　　　　　　　　　　　　　　　　18000

　　贷：库存物品　　　　　　　　　　　　　　　　　　18000

（7）年末，将本科目本年发生额中的财政拨款支出转入财政拨款结转，借记"财政拨款结转——本年收支结转"科目，贷记本科目下各财政拨款支出明细科目；将本科目本年发生额中的非财政专项资金支出转入非财政拨款结转，借记"非财政拨款结转——本年收支结转"科目，贷记本科目下各非财政专项资金支出明细科目；将本科目本年发生额中的其他资金支出（非财政非专项资金支出）转入其他结余，借记"其他结余"科目，贷记本科目下其他资金支出明细科目。账务处理如图 8-10 所示。

记　账　凭　证

凭证号：×× 　　　　　　　日期：201×年×月×日　　　　　　　附单据：×张

摘要	财务会计			预算会计		
	科目	借方金额	贷方金额	科目	借方金额	贷方金额
×××	本期盈余	×××		财政拨款结转——本年收支结转/非财政拨款结转——本年收支结转/其他结余	×××	
×××	业务活动费用/单位管理费用等		×××	事业支出		×××
	合计	×××	×××	合计	×××	×××

如图 8-10　年末结转事业支出应填制的记账凭证

二、上缴上级支出

（一）上缴上级支出的概念

上缴上级支出是医院按照财政部门和卫生行政主管部门的规定上缴上级单位款项

发生的现金流出。

(二) 上缴上级支出的会计核算

1. 上缴上级支出的科目设置

医院应当设置"上缴上级支出"科目核算医院按照财政部门和卫生行政主管部门的规定上缴上级单位款项发生的现金流出。本科目应当按照收缴款项单位、缴款项目、《政府收支分类科目》中"支出功能分类科目"的项级科目和"部门预算支出经济分类科目"的款级科目等进行明细核算。本科目年末结转后，应无余额。

2. 上缴上级支出的账务处理

（1）按照规定将款项上缴上级单位的，按照实际上缴的金额，借记本科目，贷记"资金结存——货币资金"科目，如图8-11所示。

记 账 凭 证

凭证号：×× 　　　　　　　　日期：201×年×月×日 　　　　　　　　附单据：×张

摘要	财务会计			预算会计		
	科目	借方金额	贷方金额	科目	借方金额	贷方金额
×××	上缴上级费用	×××		上缴上级支出	×××	
×××	银行存款		×××	资金结存——货币资金		×××
	合计	×××	×××	合计	×××	×××

图8-11 款项上缴上级单位应填制的记账凭证

【例8-14】某医院根据上级主管部门的规定，每年按照医疗收入的一定比例，上缴人才发展基金，根据医院本年数据，应上缴款项190000元。医院通过银行转账上缴款项。

财会部门根据有关凭证，应编制会计分录如下。

预算会计：

借：上缴上级支出　　　　　　　　　　　　　　　　　　　190000

　　贷：资金结存——货币资金　　　　　　　　　　　　　　190000

财务会计：

借：上缴上级费用　　　　　　　　　　　　　　　　　　　190000

　　贷：银行存款　　　　　　　　　　　　　　　　　　　　190000

（2）年末，将本科目本年发生额转入其他结余，借记"其他结余"科目，贷记本科目，如图8-12所示。

记 账 凭 证

凭证号：×× 日期：201×年×月×日 附单据：×张

摘要	财务会计			预算会计		
	科目	借方金额	贷方金额	科目	借方金额	贷方金额
×××	本期盈余	×××		其他结余	×××	
×××	上缴上级费用		×××	上缴上级支出		×××
	合计	×××	×××	合计	×××	×××

图 8-12 年末结转上缴上级单位支出应填制的记账凭证

【例 8-15】201×年 12 月 31 日，某医院将本月上缴上级支出余额 6100 元进行结转。财会部门根据有关凭证，应编制会计分录如下。

预算会计：

借：其他结余　　　　　　　　　　　　　　　　　　　6100

　　贷：上缴上级支出　　　　　　　　　　　　　　　　　　6100

财务会计：

借：本期盈余——医疗盈余　　　　　　　　　　　　　6100

　　贷：上缴上级费用　　　　　　　　　　　　　　　　　　6100

三、对附属单位补助支出

(一) 对附属单位补助支出的概念

对附属单位补助支出是医院用财政拨款、预算收入之外的收入，对附属单位补助发生的现金流出。

(二) 对附属单位补助支出的会计核算

1. 对附属单位补助支出的科目设置

医院应当设置"对附属单位补助支出"科目核算医院单位用财政拨款、预算收入之外的收入，对附属单位补助发生的现金流出。本科目应当按照接受补助单位、补助项目、《政府收支分类科目》中"支出功能分类科目"的项级科目和"部门预算支出经济分类科目"的款级科目等进行明细核算。本科目年末结转后，应无余额。

2. 对附属单位补助支出的账务处理

(1) 医院发生对附属单位补助支出的，按照实际补助的金额，借记本科目，贷记"资金结存——货币资金"科目，如图 8-13 所示。

记 账 凭 证

凭证号：××　　　　　　　　　日期：201×年×月×日　　　　　　　　　附单据：×张

摘要	财务会计			预算会计		
	科目	借方金额	贷方金额	科目	借方金额	贷方金额
×××	对附属单位补助费用	×××		对附属单位补助支出	×××	
×××	银行存款		×××	资金结存——货币资金		×××
	合计	×××	×××	合计	×××	×××

图8-13　对附属单位补助支出应填制的记账凭证

【例8-16】201×年9月10日，医院用自有资金对所属独立核算的制剂室补助30000元，以银行存款支付。

财会部门根据有关凭证，应编制会计分录如下。

预算会计：

借：对附属单位补助支出　　　　　　　　　　　　　　　　　30000

　　贷：资金结存——货币资金　　　　　　　　　　　　　　30000

财务会计：

借：对附属单位补助费用　　　　　　　　　　　　　　　　　30000

　　贷：银行存款　　　　　　　　　　　　　　　　　　　　30000

（2）年末，将本科目本年发生额转入其他结余，借记"其他结余"科目，贷记本科目，如图8-14所示。

记 账 凭 证

凭证号：××　　　　　　　　　日期：201×年×月×日　　　　　　　　　附单据：×张

摘要	财务会计			预算会计		
	科目	借方金额	贷方金额	科目	借方金额	贷方金额
×××	本期盈余	×××		其他结余	×××	
×××	对附属单位补助费用		×××	对附属单位补助支出		×××
	合计	×××	×××	合计	×××	×××

图8-14　年末结转对附属单位补助支出应填制的记账凭证

【例8-17】201×年12月31日，医院财务部门对本年度对附属单位补助支出本年发生额38000元进行结转。

财会部门根据有关凭证，应编制会计分录如下。

预算会计：

借：其他结余　　　　　　　　　　　　　　　　　　　　38000

　　贷：对附属单位补助支出　　　　　　　　　　　　　　　　38000

财务会计：

借：本期盈余——医疗盈余　　　　　　　　　　　　　　　38000

　　贷：对附属单位补助费用　　　　　　　　　　　　　　　　38000

四、投资支出

（一）投资支出的概念

投资支出是医院以货币资金对外投资发生的现金流出。

（二）投资支出的会计核算

1. 投资支出的科目设置

医院应当设置"投资支出"科目核算医院以货币资金对外投资发生的现金流出。本科目应当按照投资类型、投资对象、《政府收支分类科目》中"支出功能分类科目"的项级科目和"部门预算支出经济分类科目"的款级科目等进行明细核算。本科目年末结转后，应无余额。

2. 投资支出的账务处理

（1）医院以货币资金对外投资时，按照投资金额和所支付的相关税费金额的合计数，借记本科目，贷记"资金结存——货币资金"科目，如图 8-15 所示。

记　账　凭　证

凭证号：××　　　　　　　　日期：201×年×月×日　　　　　　　附单据：×张

摘要	财务会计			预算会计		
	科目	借方金额	贷方金额	科目	借方金额	贷方金额
×××	短期投资/长期股权投资/长期债券投资	×××		投资支出	×××	
×××	银行存款		×××	资金结存——货币资金		×××
	合计	×××	×××	合计	×××	×××

图 8-15　以货币资金对外投资应填制的记账凭证

（2）出售、对外转让或到期收回本年度以货币资金取得的对外投资的，如果按规定将投资收益纳入单位预算，实际取得价款大于投资成本时，按照实际收到的金额，借记"资金结存——货币资金"科目，按照取得投资时"投资支出"科目的发生额，贷记本科目；按照其差额，贷记或借记"投资预算收益"科目。账务处理如图 8-16（a）、图 8-16（b）所示。

记 账 凭 证

凭证号：×× 日期：201×年×月×日 附单据：×张

摘要	财务会计			预算会计		
	科目	借方金额	贷方金额	科目	借方金额	贷方金额
×××	银行存款（实际取得或收回金额）	×××		资金结存——货币资金	×××	
×××	短期投资/长期债券投资等（账面余额）		×××	投资支出		×××
×××	应收利息（账面余额）		×××	投资预算收益		×××
×××	投资收益		×××			
	合计	×××	×××	合计	×××	×××

图 8-16（a） 出售、对外转让或到期收回本年度以货币资金取得的对外投资
并产生投资收益应填制的记账凭证

记 账 凭 证

凭证号：×× 日期：201×年×月×日 附单据：×张

摘要	财务会计			预算会计		
	科目	借方金额	贷方金额	科目	借方金额	贷方金额
×××	银行存款（实际取得或收回金额）	×××		资金结存——货币资金	×××	
×××	短期投资/长期债券投资等（账面余额）		×××	投资支出		×××
×××	应收利息（账面余额）		×××	投资预算收益		×××
×××	投资收益	×××				
	合计	×××	×××	合计	×××	×××

图 8-16（b） 出售、对外转让或到期收回本年度以货币资金取得的对外投资
并产生投资损失应填制的记账凭证

如果按规定将投资收益上缴财政的，按照取得投资时"投资支出"科目的发生额，借记"资金结存"科目，贷记本科目。

(3) 出售、对外转让或到期收回以前年度以货币资金取得的对外投资的，如果按规定将投资收益纳入单位预算，实际取得价款小于投资成本时，按照实际收到的金额，借记"资金结存——货币资金"科目，按照取得投资时"投资支出"科目的发生额，贷记"其他结余"科目，按照其差额，贷记或借记"投资预算收益"科目；如果按规定将投资收益上缴财政的，按照取得投资时"投资支出"科目的发生额，借记"资金结存——货币资金"科目，贷记"其他结余"科目。账务处理如图 8-17（a）、图 8-17（b）所示。

记 账 凭 证

凭证号：××　　　　　　　　日期：201×年×月×日　　　　　　　　附单据：×张

摘要	财务会计			预算会计		
	科目	借方金额	贷方金额	科目	借方金额	贷方金额
×××	银行存款（实际取得或收回金额）	×××		资金结存——货币资金	×××	
×××	投资收益		×××	投资预算收益		×××
×××	短期投资/长期债券投资等（账面余额）		×××	其他结余		×××
×××	应收利息（账面余额）		×××			
	合计	×××	×××	合计	×××	×××

图 8-17（a）　出售、对外转让或到期收回以前年度以货币资金取得的对外投资并产生投资收益应填制的记账凭证

记 账 凭 证

凭证号：××　　　　　　　　日期：201×年×月×日　　　　　　　　附单据：×张

摘要	财务会计			预算会计		
	科目	借方金额	贷方金额	科目	借方金额	贷方金额
×××	银行存款（实际取得或收回金额）	×××		资金结存——货币资金	×××	
×××	投资收益	×××		投资预算收益	×××	
×××	短期投资/长期债券投资等（账面余额）		×××	其他结余		×××
×××	应收利息（账面余额）		×××			
	合计	×××	×××	合计	×××	×××

图 8-17（b）　出售、对外转让或到期收回以前年度以货币资金取得的对外投资并产生投资损失应填制的记账凭证

（4）年末，将本科目本年发生额转入其他结余，借记"其他结余"科目，贷记本科目，如图8-18所示。

记 账 凭 证

凭证号：×× 日期：201×年×月×日 附单据：×张

摘要	财务会计			预算会计		
	科目	借方金额	贷方金额	科目	借方金额	贷方金额
×××				其他结余	×××	
×××				投资支出		×××
	合计			合计	×××	×××

图8-18 年末结转投资支出应填制的记账凭证

【例8-18】201×年1月16日，某医院经上级部门批准，以股权投资的方式对康复治疗中心投资3000000元，占其股权的20%，预计投资年限为6年。

财会部门根据有关凭证，应编制会计分录如下。

对外投资时，

预算会计：

借：投资支出　　　　　　　　　　　　　　　　　　　3000000

　　贷：资金结存——货币资金　　　　　　　　　　　　　　　3000000

财务会计：

借：长期股权投资　　　　　　　　　　　　　　　　　3000000

　　贷：银行存款　　　　　　　　　　　　　　　　　　　　　3000000

12月31日，收到当年投资分红120000元，已经转入医院银行账户，

预算会计：

借：资金结存——货币资金　　　　　　　　　　　　　120000

　　贷：投资预算收益　　　　　　　　　　　　　　　　　　　120000

财务会计：

借：银行存款　　　　　　　　　　　　　　　　　　　120000

　　贷：投资收益　　　　　　　　　　　　　　　　　　　　　120000

年末对投资支出本年发生额进行结转，

预算会计：

借：其他结余　　　　　　　　　　　　　　　　　　　3000000

　　贷：投资支出　　　　　　　　　　　　　　　　　　　　　3000000

五、债务还本支出

(一) 债务还本支出的概念

债务还本支出是医院偿还自身承担的纳入预算管理的从金融机构举借的债务本金的现金流出。

(二) 债务还本支出的会计核算

1. 债务还本支出的科目设置

医院应当设置"债务还本支出"科目核算医院偿还自身承担的纳入预算管理的从金融机构举借的债务本金的现金流出。本科目应当按照贷款单位、贷款种类、《政府收支分类科目》中"支出功能分类科目"的项级科目和"部门预算支出经济分类科目"的款级科目等进行明细核算。本科目年末结转后，应无余额。

2. 债务还本支出的账务处理

(1) 偿还各项短期或长期借款时，按照偿还的借款本金，借记本科目，贷记"资金结存"科目，如图 8-19 所示。

记 账 凭 证

凭证号：××　　　　　　日期：201×年×月×日　　　　　　附单据：×张

摘要	财务会计			预算会计		
	科目	借方金额	贷方金额	科目	借方金额	贷方金额
×××	短期借款/长期借款——本金	×××		债务还本支出	×××	
×××	银行存款		×××	资金结存		×××
	合计	×××	×××	合计	×××	×××

图 8-19　偿还借款本金应填制的记账凭证

【例 8-19】201×年 1 月 1 日，某医院因资金周转的临时性需要，向银行贷款 500000 元。

财会部门根据有关凭证，应编制会计分录如下。

预算会计：

借：资金结存——货币资金　　　　　　　　　　　　　　500000
　　贷：债务预算收入　　　　　　　　　　　　　　　　　　500000

财务会计：

借：银行存款　　　　　　　　　　　　　　　　　　　　500000

　　　　贷：短期借款　　　　　　　　　　　　　　　　　　　　　　　500000

【例 8-20】承【例 8-19】，201×年 3 月 30 日，医院短期借款到期，偿还借款本金 500000 元，按季支付借款利息 6250 元（500000×5%÷12×3≈6250）。

财会部门根据有关凭证，应编制会计分录如下。

预算会计：

借：债务还本支出　　　　　　　　　　　　　　　　　　　　　　　500000
　　其他支出——利息支出　　　　　　　　　　　　　　　　　　　　6250
　　贷：资金结存——货币资金　　　　　　　　　　　　　　　　　　506250

财务会计：

借：短期借款　　　　　　　　　　　　　　　　　　　　　　　　　500000
　　其他费用——利息费用　　　　　　　　　　　　　　　　　　　　6250
　　贷：银行存款　　　　　　　　　　　　　　　　　　　　　　　　506250

【例 8-21】8 月 21 日，医院到期归还年利率 6%、借款期限 8 个月的短期借款 1000000 元。

财会部门根据有关凭证，应编制会计分录如下。

借款时，

预算会计：

借：资金结存——货币资金　　　　　　　　　　　　　　　　　　　1000000
　　贷：债务预算收入　　　　　　　　　　　　　　　　　　　　　　1000000

财务会计：

借：银行存款　　　　　　　　　　　　　　　　　　　　　　　　　1000000
　　贷：短期借款　　　　　　　　　　　　　　　　　　　　　　　　1000000

还款时，

预算会计：

借：债务还本支出　　　　　　　　　　　　　　　　　　　　　　　1000000
　　其他支出——利息支出　　　　　　　　　　　　　　　　　　　　40000
　　贷：资金结存——货币资金　　　　　　　　　　　　　　　　　　1040000

财务会计：

借：短期借款　　　　　　　　　　　　　　　　　　　　　　　　　1000000
　　其他费用——利息费用　　　　　　　　　　　　　　　　　　　　40000
　　贷：银行存款　　　　　　　　　　　　　　　　　　　　　　　　1040000

（2）年末，将本科目本年发生额转入其他结余，借记"其他结余"科目，贷记本科目，如图 8-20 所示。

记 账 凭 证

凭证号：×× 　　　　　　　日期：201×年×月×日　　　　　　　附单据：×张

摘要	财务会计			预算会计		
	科目	借方金额	贷方金额	科目	借方金额	贷方金额
×××				其他结余	×××	
×××				债务还本支出		×××
	合计			合计	×××	×××

图 8-20　年末结转债务还本支出应填制的记账凭证

【例 8-22】201×年12月31日，某医院财务部门对本年度债务还本支出1200000元进行结转。

财会部门根据有关凭证，应编制会计分录如下。

预算会计：

借：其他结余　　　　　　　　　　　　　　　　　　　1200000

　　贷：债务还本支出　　　　　　　　　　　　　　　　　　1200000

第三节　其他支出

一、其他支出的概念

其他支出是医院除事业支出、经营支出、上缴上级支出、对附属单位补助支出、投资支出、债务还本支出以外的各项现金流出。

二、其他支出的会计核算

1. 其他支出的科目设置

医院应当设置"其他支出"科目核算医院除事业支出、经营支出、上缴上级支出、对附属单位补助支出、投资支出、债务还本支出以外的各项现金流出，包括利息支出、对外捐赠现金支出、现金盘亏损失、接受捐赠（调入）和对外捐赠（调出）非现金资产发生的税费支出、资产置换过程中发生的相关税费支出、罚没支出等。

本科目应当按照其他支出的类别，"财政拨款支出""非财政专项资金支出""其他资金支出"、《政府收支分类科目》中"支出功能分类科目"的项级科目和"部门预算支出经济分类科目"的款级科目等进行明细核算。其他支出中如有专项资金支出，还应按照具体项目进行明细核算。本科目年末结转后，应无余额。

2. 其他支出的账务处理

（1）利息支出。支付银行借款利息时，按照实际支付金额，借记本科目，贷记"资金结存——货币资金"科目，如图 8-21 所示。

记 账 凭 证

凭证号：×× 日期：201×年×月×日 附单据：×张

摘要	财务会计			预算会计		
	科目	借方金额	贷方金额	科目	借方金额	贷方金额
×××	应付利息/其他费用	×××		其他支出	×××	
×××	银行存款		×××	资金结存——货币资金		×××
	合计	×××	×××	合计	×××	×××

图 8-21 支付利息应填制的记账凭证

【例 8-23】201×年 3 月 31 日，某医院因医院业务发展需要，从银行借入 5 年期的长期借款用于购买××医疗设备，按规定分期支付借款利息 13000 元。

财会部门根据有关凭证，应编制会计分录如下。

预算会计：

借：其他支出——利息支出　　　　　　　　　　　　13000
　　贷：资金结存——货币资金　　　　　　　　　　　　　13000

财务会计：

借：应付利息　　　　　　　　　　　　　　　　　　13000
　　贷：银行存款　　　　　　　　　　　　　　　　　　　13000

【例 8-24】201×年 5 月 30 日，医院支付短期借款当月利息 2900 元。

财会部门根据有关凭证，应编制会计分录如下。

预算会计：

借：其他支出——利息支出　　　　　　　　　　　　2900
　　贷：资金结存——货币资金　　　　　　　　　　　　　2900

财务会计：

借：其他费用——利息费用　　　　　　　　　　　　2900
　　贷：银行存款　　　　　　　　　　　　　　　　　　　2900

【例 8-25】201×年 12 月 1 日，某医院因流动资金的临时性需要，向银行贷款 700000 元，期限 9 个月，按季支付利息。贷款合同约定年利率为 6%，借款已经到账。

财会部门根据有关凭证，应编制会计分录如下。

2010×年12月1日借入款项，

预算会计：

 借：资金结存——货币资金   700000

   贷：债务预算收入   700000

财务会计：

 借：银行存款   700000

   贷：短期借款   700000

201×年12月31日预提当月应付利息费用，

财务会计：

 借：其他费用——利息费用   3500

   贷：应付利息   3500

按季度支付利息，

预算会计：

 借：其他支出——利息支出   10500

   贷：资金结存——货币资金   10500

财务会计：

 借：应付利息   10500

   贷：银行存款   10500

（2）对外捐赠现金资产。对外捐赠现金资产时，按照捐赠金额，借记本科目，贷记"资金结存——货币资金"科目，如图8-22所示。

记 账 凭 证

凭证号：××   日期：201×年×月×日   附单据：×张

摘要	财务会计			预算会计		
	科目	借方金额	贷方金额	科目	借方金额	贷方金额
×××	其他费用	×××		其他支出	×××	
×××	银行存款/库存现金		×××	资金结存——货币资金		×××
	合计	×××	×××	合计	×××	×××

图8-22 对外捐赠现金资产应填制的记账凭证

【例8-26】201×年4月7日，某医院向定点扶贫地区患病的特困家庭捐赠现金3000元，用于支付住院预交金。

财会部门根据有关凭证，应编制会计分录如下。

预算会计：

借：其他支出 3000
　　贷：资金结存——货币资金 3000

财务会计：

借：其他费用 3000
　　贷：库存现金 3000

【例 8-27】201×年 12 月 1 日，医院经研究决定向定点帮扶医院捐赠 100000 元，款项已通过银行汇出。

财会部门根据有关凭证，应编制会计分录如下。

预算会计：

借：其他支出 100000
　　贷：资金结存——货币资金 100000

财务会计：

借：其他费用 100000
　　贷：银行存款 100000

(3) 现金盘亏损失。

①每日现金账款核对中如发现现金短缺，按照短缺的现金金额，借记本科目，贷记"资金结存——货币资金"科目，如图 8-23 所示。

记 账 凭 证

凭证号：×× 日期：201×年×月×日 附单据：×张

摘要	财务会计			预算会计		
	科目	借方金额	贷方金额	科目	借方金额	贷方金额
×××	待处理财产损溢	×××		其他支出	×××	
×××	库存现金		×××	资金结存——货币资金		×××
	合计	×××	×××	合计	×××	×××

图 8-23 现金盘亏应填制的记账凭证

【例 8-28】201×年 2 月 14 日，医院门诊收费室在现金账核对时发现短缺现金 1100 元，暂时未查明原因。

财会部门根据有关凭证，应编制会计分录如下。

预算会计：

借：其他支出 1100
　　贷：资金结存——货币资金 1100

财务会计：

借：待处理财产损溢　　　　　　　　　　　　　　　　　　　　　1100

　　贷：库存现金　　　　　　　　　　　　　　　　　　　　　　　　1100

②经核实，属于应当由有关责任人员赔偿的，按照收到的赔偿金额，借记"资金结存——货币资金"科目，贷记本科目，如图8-24所示。

记 账 凭 证

凭证号：×× 　　　　　　　　日期：201×年×月×日　　　　　　　　附单据：×张

摘要	财务会计			预算会计		
	科目	借方金额	贷方金额	科目	借方金额	贷方金额
×××	库存现金	×××		资金结存——货币资金	×××	
×××	其他应收款		×××	其他支出		×××
	合计	×××	×××	合计	×××	×××

图8-24 现金盘亏后收到赔偿应填制的记账凭证

【例8-29】承【例8-28】，201×年2月20日，经核实，医院门诊收费室短缺现金1100元是收费员个人差错，由收费员个人赔偿。

财会部门根据有关凭证，应编制会计分录如下。

预算会计：

借：资金结存——货币资金　　　　　　　　　　　　　　　　　　1100

　　贷：其他支出　　　　　　　　　　　　　　　　　　　　　　　　1100

财务会计：

借：其他应收款　　　　　　　　　　　　　　　　　　　　　　　　1100

　　贷：待处理财产损溢　　　　　　　　　　　　　　　　　　　　　1100

借：库存现金　　　　　　　　　　　　　　　　　　　　　　　　　1100

　　贷：其他应收款　　　　　　　　　　　　　　　　　　　　　　　1100

（4）接受捐赠（无偿调入）和对外捐赠（无偿调出）非现金资产发生的税费支出。接受捐赠（无偿调入）非现金资产发生的归属于捐入方（调入方）的相关税费、运输费等，以及对外捐赠（无偿调出）非现金资产发生的归属于捐出方（调出方）的相关税费、运输费等，按照实际支付金额，借记本科目，贷记"资金结存"科目，如图8-25所示。

记 账 凭 证

凭证号：×× 日期：201×年×月×日 附单据：×张

摘要	财务会计			预算会计		
	科目	借方金额	贷方金额	科目	借方金额	贷方金额
×××	其他费用	×××		其他支出	×××	
×××	银行存款/库存现金/零余额账户用款额度		×××	资金结存		×××
	合计	×××	×××	合计	×××	×××

图 8-25 捐赠或调拨非现金资产支付相关税费应填制的记账凭证

【例 8-30】201×年 8 月 3 日，红十字会捐赠医院一批急救设备，运输费 3000 元已由医院转账支付。

财会部门根据有关凭证，应编制会计分录如下。

预算会计：

借：其他支出 3000
　　贷：资金结存——货币资金 3000

财务会计：

借：其他费用 3000
　　贷：库存现金 3000

(5) 资产置换过程中发生的相关税费支出。资产置换过程中发生的相关税费，按照实际支付金额，借记本科目，贷记"资金结存"科目，如图 8-26 所示。

记 账 凭 证

凭证号：×× 日期：201×年×月×日 附单据：×张

摘要	财务会计			预算会计		
	科目	借方金额	贷方金额	科目	借方金额	贷方金额
×××	其他费用	×××		其他支出	×××	
×××	银行存款/库存现金/零余额账户用款额度		×××	资金结存		×××
	合计	×××	×××	合计	×××	×××

图 8-26 支付资产置换发生的相关税费应填制的记账凭证

【例 8-31】201×年 3 月 12 日，经财政部门批准，某医院报废三台心电监护仪，该设备账面价值 280000 元，已提折旧 230000 元。

财会部门根据有关凭证，应编制会计分录如下。

财务会计：

借：资产处置费用　　　　　　　　　　　　　　　　　50000
　　固定资产累计折旧　　　　　　　　　　　　　　　230000
　　　贷：固定资产　　　　　　　　　　　　　　　　　　　　280000

在报废时发生处理费用2200元，已通过银行支付，

预算会计：

借：其他支出　　　　　　　　　　　　　　　　　　　2200
　　　贷：资金结存——货币资金　　　　　　　　　　　　　　2200

财务会计：

借：资产处置费用　　　　　　　　　　　　　　　　　2200
　　　贷：银行存款　　　　　　　　　　　　　　　　　　　　2200

(6) 其他支出。发生罚没等其他支出时，按照实际支出金额，借记本科目，贷记"资金结——货币资金"科目，如图8-27所示。

记 账 凭 证

凭证号：××　　　　　　日期：201×年×月×日　　　　　　附单据：×张

摘要	财务会计			预算会计		
	科目	借方金额	贷方金额	科目	借方金额	贷方金额
×××	其他费用	×××		其他支出	×××	
×××	银行存款/库存现金		×××	资金结存——货币资金		×××
	合计	×××	×××	合计	×××	×××

图8-27　发生罚没等其他支出应填制的记账凭证

【例8-32】201×年7月15日，某医院因违规收费被物价部门罚款80000元，款项已通过银行转账支付。

财会部门根据有关凭证，应编制会计分录如下。

预算会计：

借：其他支出　　　　　　　　　　　　　　　　　　　80000
　　　贷：资金结存——货币资金　　　　　　　　　　　　　　80000

财务会计：

借：其他费用　　　　　　　　　　　　　　　　　　　80000
　　　贷：银行存款　　　　　　　　　　　　　　　　　　　　80000

（7）年末，将本科目本年发生额中的财政拨款支出转入财政拨款结转，借记"财政拨款结转——本年收支结转"科目，贷记本科目下各财政拨款支出明细科目；将本科目本年发生额中的非财政专项资金支出转入非财政拨款结转，借记"非财政拨款结转——本年收支结转"科目，贷记本科目下各非财政专项资金支出明细科目；将本科目本年发生额中的其他资金支出（非财政非专项资金支出）转入其他结余，借记"其他结余"科目，贷记本科目下各其他资金支出明细科目。账务处理如图8-28所示。

记 账 凭 证

凭证号：×× 　　　　　　日期：201×年×月×日　　　　　　附单据：×张

摘要	财务会计			预算会计		
	科目	借方金额	贷方金额	科目	借方金额	贷方金额
×××	本期盈余	×××		其他结余/非财政拨款结转——本年收支结转/财政拨款结转——本年收支结转	×××	
×××	其他费用		×××	其他支出		×××
	合计	×××	×××	合计	×××	×××

图8-28　年末结转其他支出应填制的记账凭证

【例8-33】201×年12月31日，某医院财务部门对本年度其他支出71000元进行结转。

财会部门根据有关凭证，应编制会计分录如下。

预算会计：

借：其他结余　　　　　　　　　　　　　　　　　　　71000

　　贷：其他支出　　　　　　　　　　　　　　　　　　71000

财务会计：

借：本期盈余——医疗盈余　　　　　　　　　　　　　71000

　　贷：其他费用　　　　　　　　　　　　　　　　　　71000

第九章 预算结余的会计核算

第一节 预算结余概述

一、预算结余的概念

政府预算会计要素包括预算收入、预算支出与预算结余。预算结余是指政府会计主体在预算年度内预算收入扣除预算支出后的资金余额,以及历年滚存的资金余额。

预算结余设置"资金结存""财政拨款结转""财政拨款结余""非财政拨款结转""非财政拨款结余""专用结余""经营结余""其他结余""非财政拨款结余分配"科目进行会计核算。其中,"资金结存"科目用于核算日常业务,其他会计科目期末结转使用。

二、预算结余的内容

预算结余包括结余资金和结转资金。

结余资金是指年度终了,预算收入实际完成数扣除预算支出和结转资金后剩余的资金。

结转资金是指预算安排项目的支出年终尚未执行完毕或者因故未执行,且下年需要按原用途继续使用的资金。

三、预算结余的分类

(1) 资金结存,核算医院纳入部门预算管理的资金流入、流出、调整和滚存等情况。

(2) 财政拨款结转,核算医院取得的同级财政拨款结转资金的调整、结转和滚存情况。

(3) 财政拨款结余,核算医院取得的同级财政拨款项目支出结余资金的调整、结转和滚存情况。

(4) 非财政拨款结转,核算医院除财政拨款收支、经营收支以外各非同级财政拨款专项资金的调整、结转和滚存情况。

(5) 非财政拨款结余,核算医院历年滚存的非限定用途的非同级财政拨款结余资金,主要为非财政拨款结余扣除结余分配后滚存的金额。

（6）专用结余，核算医院按照规定从非财政拨款结余中提取的具有专门用途的资金的变动和滚存情况。

（7）经营结余，核算医院本年度经营活动收支相抵后余额弥补以前年度经营亏损后的余额。由于公立医院不涉及经营收入和经营支出，所以本章不再对经营结余进行具体讲解。

（8）其他结余，核算医院本年度除财政拨款收支、非同级财政专项资金收支和经营收支以外各项收支相抵后的余额。

（9）非财政拨款结余分配，核算医院历年滚存的非限定用途的非同级财政拨款结余资金，主要是非财政拨款结余扣除结余分配后滚存的金额。

第二节　资金结存

一、资金结存概述

资金结存是反映医院纳入部门预算管理的资金流入、流出、调整和滚存等情况。

二、资金结存的会计核算

（一）资金结存的科目设置

医院应当设置"资金结存"科目，本科目应当设置"零余额账户用款额度""货币资金""财政应返还额度"明细科目。

（1）"零余额账户用款额度"：本明细科目核算实行国库集中支付的医院根据财政部门批复的用款计划收到和支用的零余额账户用款额度。年末结账后，本明细科目应无余额。

（2）"货币资金"：本明细科目核算医院以库存现金、银行存款、其他货币资金形态存在的资金。本明细科目年末借方余额，反映医院尚未使用的货币资金。

（3）"财政应返还额度"：本明细科目核算实行国库集中支付的医院可以使用的以前年度财政直接支付资金额度和财政应返还的财政授权支付资金额度。本明细科目下可设置"财政直接支付""财政授权支付"两个明细科目进行明细核算。本明细科目年末借方余额，反映医院应收财政返还的资金额度。

本科目年末借方余额，反映医院预算资金的累计滚存情况。

(二) 资金结存的账务处理

1. 资金流入的会计核算

资金流入的经济业务及事项，一般借记本科目，贷记相关的预算会计科目。同时按财务会计分录，借记"库存现金""银行存款""其他货币资金""零余额账户用款额度"以及"财政应返还额度"等科目，贷记相关科目。

(1) 取得预算收入。

①财政授权支付方式下，医院根据代理银行转来的财政授权支付额度到账通知书，按照通知书中的授权支付额度，借记本科目（——零余额账户用款额度），贷记"财政拨款预算收入"科目，如图9-1所示。

记 账 凭 证

凭证号：×× 　　　　　　日期：201×年×月×日 　　　　　　附单据：×张

摘要	财务会计			预算会计		
	科目	借方金额	贷方金额	科目	借方金额	贷方金额
×××	零余额账户用款额度	×××		资金结存——零余额账户用款额度	×××	
×××	财政拨款收入		×××	财政拨款预算收入		×××
	合计	×××	×××	合计	×××	×××

图9-1　财政授权支付取得预算收入应填制的记账凭证

财政直接支付方式下，代理银行根据支付指令将资金直接支付给收款人，医院不发生现金流入。

【例9-1】201×年12月15日，某医院财务部门收到代理银行转来的财政授权支付额度到账通知书，授权支付额度240000元，用于支付采购医疗设备款。

财会部门根据有关凭证，应编制会计分录如下。

预算会计：

借：资金结存——零余额账户用款额度　　　　　　　　　　　240000

　　贷：财政拨款预算收入——项目支出　　　　　　　　　　240000

财务会计：

借：零余额账户用款额度　　　　　　　　　　　　　　　　　240000

　　贷：财政拨款收入——财政项目拨款收入　　　　　　　　240000

②国库集中支付以外的其他支付方式取得预算收入时，按照实际收到的金额，借记本科目（——货币资金），贷记"财政拨款预算收入""事业预算收入"等科目，

如图9-2所示。

记 账 凭 证

凭证号：×× 日期：201×年×月×日 附单据：×张

摘要	财务会计			预算会计		
	科目	借方金额	贷方金额	科目	借方金额	贷方金额
×××	银行存款	×××		资金结存——货币资金	×××	
×××	财政拨款收入/事业收入等		×××	财政拨款预算收入/事业预算收入等		×××
	合计	×××	×××	合计	×××	×××

图9-2 其他支付方式取得预算收入应填制的记账凭证

【例9-2】201×年7月10日某医院当日门诊收入470000元，其中，应收医保款300000元，普通病人诊疗费170000元，款项已经存入银行。

财会部门根据有关凭证，应编制会计分录如下。

预算会计：

借：资金结存——货币资金　　　　　　　　　　　　170000

　　贷：事业预算收入　　　　　　　　　　　　　　170000

财务会计：

借：银行存款　　　　　　　　　　　　　　　　　　170000

　　应收账款——应收医疗款——应收医保款　　　　300000

　　贷：事业收入——医疗收入——门急诊收入　　　470000

（2）收到调入的财政拨款结转资金。

收到从其他单位调入的财政拨款结转资金的，按照实际调入资金的数额，借记本科目（——财政应返还额度、零余额账户用款额度、货币资金），贷记"财政拨款结转——归集调入"科目，如图9-3所示。

记 账 凭 证

凭证号：×× 　　　　　　　日期：201×年×月×日　　　　　　附单据：×张

摘要	财务会计			预算会计		
	科目	借方金额	贷方金额	科目	借方金额	贷方金额
×××	货币资金/零余额账户用款额度/财政应返还额度	×××		资金结存——货币资金/零余额账户用款额度/财政应返还额度	×××	
×××	累计盈余		×××	财政拨款结转——归集调入		×××
	合计	×××	×××	合计	×××	×××

图9-3　调入的财政拨款结转资金应填制的记账凭证

【例9-3】201×年12月31日，A医院按照规定将本年度不再使用的财政项目补助款70000元，调拨给B医院项目使用。

财会部门根据有关凭证，应编制会计分录如下。

A医院：

预算会计：

借：财政拨款结转——归集调出　　　　　　　　　　　　　70000
　　贷：资金结存——零余额账户用款额度　　　　　　　　　　70000

财务会计：

借：累计盈余——财政项目盈余　　　　　　　　　　　　　70000
　　贷：零余额账户用款额度　　　　　　　　　　　　　　　70000

B医院：

预算会计：

借：资金结存——零余额账户用款额度　　　　　　　　　　70000
　　贷：财政拨款结转——归集调入　　　　　　　　　　　　70000

财务会计：

借：零余额账户用款额度　　　　　　　　　　　　　　　　70000
　　贷：累计盈余——财政项目盈余　　　　　　　　　　　　70000

（3）购货退回、差错更正退回。

因购货退回、发生差错更正等退回国库直接支付、授权支付款项，或者收回货币资金的，有以下两种情况。

①属于本年度支付的，借记"财政拨款预算收入"科目或本科目（——零余额账户用款额度、货币资金），贷记相关支出科目，如图9-4所示。

记 账 凭 证

凭证号：×× 日期：201×年×月×日 附单据：×张

摘要	财务会计			预算会计		
	科目	借方金额	贷方金额	科目	借方金额	贷方金额
×××	财政拨款收入/银行存款/零余额账户用款额度	×××		财政拨款预算收入（退回国库直接支付资金）/资金结存——货币资金（收回货币资金）、零余额账户用款额度（收回授权支付款项）	×××	
×××	业务活动费用/库存物品等		×××	事业支出等		×××
	合计	×××	×××	合计	×××	×××

图9-4 属于本年度支付的购货退回、差错更正退回应填制的记账凭证

【例9-4】201×年7月18日，某医院上月购买一批救灾药品，其中价值3700元的药品因不需要再使用退回医药公司。

财会部门根据有关凭证，应编制会计分录如下。

预算会计：

借：财政拨款预算收入——项目支出　　　　　　　　　　　　3700

　　贷：事业支出——财政项目拨款支出　　　　　　　　　　　3700

财务会计：

借：财政拨款收入——财政项目拨款收入　　　　　　　　　　3700

　　贷：库存物品——药品　　　　　　　　　　　　　　　　　3700

②属于以前年度支付的，借记本科目（——财政应返还额度、零余额账户用款额度、货币资金），贷记"财政拨款结转""财政拨款结余""非财政拨款结转""非财政拨款结余"科目，如图9-5所示。

记 账 凭 证

凭证号：×× 　　　　　　　日期：201×年×月×日　　　　　　　附单据：×张

摘要	财务会计			预算会计		
	科目	借方金额	贷方金额	科目	借方金额	贷方金额
×××	财政拨款收入/银行存款/零余额账户用款额度	×××		财政拨款预算收入/资金结存——货币资金/零余额账户用款额度等	×××	
×××	以前年度盈余调整/库存物品等		×××	财政拨款结转/财政拨款结余/非财政拨款结转/非财政拨款结余		×××
	合计	×××	×××	合计	×××	×××

图9-5　属于以前年度支付的购货退回、差错更正退回应填制的记账凭证

【例9-5】某医院在201×年3月31日对药库清查盘点后，发生了两笔由财政资金购买用于应急医疗药品的退药业务：上年11月13日入库的药品9000元、本年1月9日入库的药品3000元。供货商已经通过转账将药品退款支付到医院零余额账户。

财会部门根据有关凭证，应编制会计分录如下。

预算会计：

借：资金结存——零余额账户用款额度　　　　　　　　　　　　12000

　　贷：事业支出——财政项目拨款支出——商品和服务支出　　　3000

　　　　财政拨款结余——年初余额调整　　　　　　　　　　　　9000

财务会计：

借：零余额账户用款额度　　　　　　　　　　　　　　　　　　12000

　　贷：库存物品——药品　　　　　　　　　　　　　　　　　　12000

(4) 年末确认财政未下达的财政用款额度。

年末，根据本年度财政直接支付预算指标数与当年财政直接支付实际支出数的差额，借记本科目（——财政应返还额度），贷记"财政拨款预算收入"科目，如图9-6所示。

记 账 凭 证

凭证号：×× 　　　　日期：201×年×月×日 　　　　附单据：×张

摘要	财务会计			预算会计		
	科目	借方金额	贷方金额	科目	借方金额	贷方金额
×××	财政应返还额度——财政直接支付	×××		资金结存——财政应返还额度	×××	
×××	财政拨款收入		×××	财政拨款预算收入		×××
	合计	×××	×××	合计	×××	×××

图9-6　确认本年度财政直接支付预算指标数大于当年财政直接支付实际支出数的差额应填制的记账凭证

【例9-6】201×年12月31日，某医院本年度财政直接支付预算指标数与实际支出数的差额为410000元。

财会部门根据有关凭证，应编制会计分录如下。

预算会计：

借：资金结存——财政应返还额度　　　　　　　　410000

　　贷：财政拨款预算收入　　　　　　　　　　　　410000

财务会计：

借：财政应返还额度——财政直接支付　　　　　　410000

　　贷：财政拨款收入　　　　　　　　　　　　　　410000

本年度财政授权支付预算指标数大于零余额账户用款额度下达数的，根据未下达的用款额度，借记本科目（——财政应返还额度），贷记"财政拨款预算收入"科目，如图9-7所示。

记 账 凭 证

凭证号：×× 　　　　日期：201×年×月×日 　　　　附单据：×张

摘要	财务会计			预算会计		
	科目	借方金额	贷方金额	科目	借方金额	贷方金额
×××	财政应返还额度——财政授权支付	×××		资金结存——财政应返还额度	×××	
×××	财政拨款收入		×××	财政拨款预算收入		×××
	合计	×××	×××	合计	×××	×××

图9-7　确认本年度财政授权支付预算指标数大于零余额账户用款额度下达数的差额应填制的记账凭证

【例9-7】201×年12月31日,某医院本年度财政授权支付预算指标数大于零余额账户用款额度下达数 8000000 元。

财会部门根据有关凭证,应编制会计分录如下。

预算会计:

借:资金结存——财政应返还额度　　　　　　　　　　8000000
　　贷:财政拨款预算收入　　　　　　　　　　　　　　　8000000

财务会计:

借:财政应返还额度——财政授权支付　　　　　　　　8000000
　　贷:财政拨款收入　　　　　　　　　　　　　　　　　8000000

2. 资金流出的会计核算

(1) 发生预算支出。

①财政授权支付方式下,发生相关支出时,按照实际支付的金额,借记"事业支出"等科目,贷记本科目(——零余额账户用款额度);使用以前年度财政直接支付额度发生支出时,按照实际支付金额,借记"事业支出"等科目,贷记本科目(——财政应返还额度)。账务处理如图9-8所示。

记　账　凭　证

凭证号:××　　　　　　　　　日期:201×年×月×日　　　　　　　　　附单据:×张

摘要	财务会计			预算会计		
	科目	借方金额	贷方金额	科目	借方金额	贷方金额
×××	业务活动费用/单位管理费用/库存物品等	×××		事业支出等	×××	
×××	零余额账户用款额度(财政授权支付)/财政应返还额度(以前年度财政直接支付额度)		×××	资金结存——零余额账户用款额度(财政授权支付)/财政应返还额度(以前年度财政直接支付额度)		×××
	合计	×××	×××	合计	×××	×××

图9-8　财政支付发生的预算支出应填制的记账凭证

【例9-8】某医院本月的人才培养计划聘请专家来医院授课及技术业务指导。201×年10月9日,支付三名专家薪酬13000元,其中支付医疗业务指导专家薪酬9000元,管理专家薪酬4000元,同时按规定代扣代交个人所得税2600元。已通过银行发放至三名专家,个人所得税已经上缴。

财会部门根据有关凭证,应编制会计分录如下。

计算应付薪酬时，

财务会计：

借：业务活动费用——其他经费——商品和服务费用	9000
单位管理费用——其他经费——商品和服务费用	4000
贷：其他应付款	10400
其他应交税费——应交个人所得税	2600

支付薪酬及上交所得税时，

预算会计：

借：事业支出——其他资金支出——商品和服务支出	13000
贷：资金结存——货币资金	13000

财务会计：

借：其他应付款	10400
其他应交税费——应交个人所得税	2600
贷：银行存款	13000

【例9-9】201×年12月14日，某医院财务部门收到财政授权支付入账通知书，医院采购生化分析仪1台，价值4100000元。该设备已办理验收入库手续，并投入使用。

财会部门根据有关凭证，应编制会计分录如下。

预算会计：

借：事业支出	4100000
贷：资金结存——零余额账户用款额度	4100000

财务会计：

借：固定资产——专用设备	4100000
贷：零余额账户用款额度	4100000

②从零余额账户提取现金时，借记本科目（——货币资金），贷记本科目（——零余额账户用款额度）。退回现金时，做相反会计分录。账务处理如图9-9所示。

记 账 凭 证

凭证号：×× 　　　　　　　日期：201×年×月×日　　　　　　　附单据：×张

摘要	财务会计			预算会计		
	科目	借方金额	贷方金额	科目	借方金额	贷方金额
×××	库存现金	×××		资金结存——货币资金	×××	
×××	零余额账户用款额度		×××	资金结存——零余额账户用款额度		×××
	合计	×××	×××	合计	×××	×××

图9-9　从零余额账户提取现金应填制的记账凭证

【例9-10】201×年1月22日，某医院财务部门出纳从零余额账户提取现金10000元。

财会部门根据有关凭证，应编制会计分录如下。

预算会计：

借：资金结存——货币资金　　　　　　　　　　　　10000

　　贷：资金结存——零余额账户用款额度　　　　　　10000

财务会计：

借：库存现金　　　　　　　　　　　　　　　　　　10000

　　贷：零余额账户用款额度　　　　　　　　　　　　10000

③国库集中支付以外的其他支付方式下，发生相关支出时，按照实际支付的金额，借记"事业支出"等科目，贷记本科目（——货币资金），如图9-10所示。

记 账 凭 证

凭证号：×× 　　　　　　　日期：201×年×月×日　　　　　　　附单据：×张

摘要	财务会计			预算会计		
	科目	借方金额	贷方金额	科目	借方金额	贷方金额
×××	业务活动费用/单位管理费用/库存物品等	×××		事业支出等	×××	
×××	银行存款		×××	资金结存——货币资金		×××
	合计	×××	×××	合计	×××	×××

图9-10　发生国库集中支付以外的支出应填制的记账凭证

【例9-11】201×年2月3日，某医院财务部门依据相关部门提出来的审批付款单据，支付维修费43000元，其中用于临床、医技部门32000元，行政后勤经营部门

11000元。

财会部门根据有关凭证，应编制会计分录如下。

预算会计：

借：事业支出——其他资金支出——商品和服务支出　　43000
　　　贷：资金结存——货币资金　　　　　　　　　　　　43000

财务会计：

借：业务活动费用——其他经费——商品和服务费用　　32000
　　单位管理费用——其他经费——商品和服务费用　　11000
　　　贷：银行存款　　　　　　　　　　　　　　　　　　43000

④按照规定使用提取的专用基金支付相关项目款项时，按照实际支付金额，借记"专用结余"科目（从非财政拨款结余中提取的专用基金）或"事业支出"等科目（从预算收入中计提的专用基金），贷记本科目（——货币资金），如图9-11所示。

购置固定资产按照财务制度相关规定执行。

记 账 凭 证

凭证号：×× 　　　　　　日期：201×年×月×日　　　　　　附单据：×张

摘要	财务会计			预算会计		
	科目	借方金额	贷方金额	科目	借方金额	贷方金额
×××	专用基金	×××		事业支出/专用结余等	×××	
	银行存款等		×××	资金结存——货币资金		×××
	合计	×××	×××	合计	×××	×××

图9-11　提取的专用基金支付相关项目款项应填制的记账凭证

【例9-12】201×年12月31日，某医院本年盈余——医疗盈余（扣除财政基本拨款）1000000元，按照10%计提职工福利基金，同时，支付12月份职工食堂补贴20000元，已经通过银行转账支付到食堂账户。

财会部门根据有关凭证，应编制会计分录如下。

预算会计：

借：非财政拨款结余分配　　　　　　　　　　　　　　100000
　　　贷：专用结余——职工福利基金　　　　　　　　　　100000

借：专用结余——职工福利基金　　　　　　　　　　　　20000
　　　贷：资金结存——货币资金　　　　　　　　　　　　20000

财务会计：

借：本年盈余分配——提取职工福利基金　　　　　　　100000

贷：专用基金——职工福利基金　　　　　　　　　　　　　　　100000
　　借：专用基金——职工福利基金　　　　　　　　　　　　　　　20000
　　　　贷：银行存款　　　　　　　　　　　　　　　　　　　　　　20000

【例9-13】201×年7月31日，某医院财务部门根据当月医疗收入40000000元，按1‰比例医疗风险基金，共计40000元。同时，当日转账支付心脏外科患者医疗纠纷赔款16000元。

财会部门根据有关凭证，应编制会计分录如下。

预算会计：

　　借：事业支出　　　　　　　　　　　　　　　　　　　　　　　16000
　　　　贷：资金结存——货币资金　　　　　　　　　　　　　　　　16000

财务会计：

　　借：业务活动费用——其他经费——计提专用基金　　　　　　　40000
　　　　贷：专用基金——医疗风险基金　　　　　　　　　　　　　　40000
　　借：专用基金——医疗风险基金　　　　　　　　　　　　　　　16000
　　　　贷：银行存款　　　　　　　　　　　　　　　　　　　　　　16000

（2）上缴或缴回财政资金。

①按照规定上缴财政拨款结转结余资金或注销财政拨款结转结余资金额度的，按照实际上缴资金数额或注销的资金额度数额，借记"财政拨款结转——归集上缴"或"财政拨款结余——归集上缴"科目，贷记本科目（——财政应返还额度、零余额账户用款额度、货币资金），如图9-12所示。

记　账　凭　证

凭证号：××　　　　　　　　日期：201×年×月×日　　　　　　　　附单据：×张

摘要	财务会计			预算会计		
	科目	借方金额	贷方金额	科目	借方金额	贷方金额
×××	累计盈余	×××		财政拨款结转——归集上缴/财政拨款结余——归集上缴	×××	
×××	财政应返还额度/零余额账户用款额度/银行存款等		×××	资金结存——财政应返还额度、零余额账户用款额度、货币资金		×××
	合计	×××	×××	合计	×××	×××

图9-12　上缴或注销财政拨款结转结余资金应填制的记账凭证

【例9-14】201×年12月20日，医院按规定上缴财政拨款结转资金110000元。

财会部门根据有关凭证,应编制会计分录如下。

预算会计:

借:财政拨款结转——归集上缴 110000
　　贷:资金结存——零余额账户用款额度 110000

财务会计:

借:累计盈余——财政项目盈余 110000
　　贷:零余额账户用款额度 110000

②按规定向原资金拨入单位缴回非财政拨款结转资金的,按照实际缴回资金数额,借记"非财政拨款结转——缴回资金"科目,贷记本科目(——货币资金),如图9-13所示。

记 账 凭 证

凭证号:×× 　　　　　日期:201×年×月×日 　　　　　附单据:×张

摘要	财务会计			预算会计		
	科目	借方金额	贷方金额	科目	借方金额	贷方金额
×××	累计盈余	×××		非财政拨款结转——缴回资金	×××	
×××	银行存款		×××	资金结存——货币资金		×××
	合计	×××	×××	合计	×××	×××

图9-13 向原资金拨入单位缴回非财政拨款结转资金应填制的记账凭证

【例9-15】201×年4月10日,某县级医院将上年收到未使用完毕的市级财政对医院的项目补助经费余额90000元缴回上级财政。

财会部门根据有关凭证,应编制会计分录如下。

预算会计:

借:非财政拨款结转——缴回资金 90000
　　贷:资金结存——货币资金 90000

财务会计:

借:累计盈余 90000
　　贷:银行存款 90000

(3)交纳企业所得税。

医院交纳企业所得税时,按照实际交纳金额,借记"非财政拨款结余——累计结余"科目,贷记本科目(——货币资金),如图9-14所示。

记 账 凭 证

凭证号：×× 日期：201×年×月×日 附单据：×张

摘要	财务会计			预算会计		
	科目	借方金额	贷方金额	科目	借方金额	贷方金额
×××	其他应交税费	×××		非财政拨款结余——累计结余	×××	
×××	银行存款		×××	资金结存——货币资金		×××
	合计	×××	×××	合计	×××	×××

图 9-14 交纳企业所得税应填制的记账凭证

【例 9-16】201×年 10 月 7 日，某医院交纳第三季度企业所得税 320000 元。财会部门根据有关凭证，应编制会计分录如下。

预算会计：

借：非财政拨款结余——累计结余　　　　　　　　　320000
　　贷：资金结存——货币资金　　　　　　　　　　　　　320000

财务会计：

借：其他应交税费——单位应交所得税　　　　　　　320000
　　贷：银行存款　　　　　　　　　　　　　　　　　　　320000

3. 资金形式转换的会计核算

资金形式转换的事项仅涉及"资金结存"明细科目之间的转换。

（1）零余额账户用款额度注销。

年末，医院依据代理银行提供的对账单作注销额度的相关账务处理，借记本科目（——财政应返还额度），贷记本科目（——零余额账户用款额度），如图 9-15 所示。

记 账 凭 证

凭证号：×× 日期：201×年×月×日 附单据：×张

摘要	财务会计			预算会计		
	科目	借方金额	贷方金额	科目	借方金额	贷方金额
×××	财政应返还额度——财政授权支付	×××		资金结存——财政应返还额度	×××	
×××	零余额账户用款额度		×××	资金结存——零余额账户用款额度		×××
	合计	×××	×××	合计	×××	×××

图 9-15 年末零余额账户用款额度注销应填制的记账凭证

（2）下年年初零余额账户用款额度恢复或收到未下达零余额账户用款额度。

下年年初，医院依据代理银行提供的额度恢复到账通知书作恢复额度的相关账务处理，借记本科目（——零余额账户用款额度），贷记本科目（——财政应返还额度）。医院收到财政部门批复的上年年末未下达零余额账户用款额度的，借记本科目（——零余额账户用款额度），贷记本科目（——财政应返还额度），如图9-16所示。

记 账 凭 证

凭证号：×× 　　　　　　　　　日期：201×年×月×日 　　　　　　　　　附单据：×张

摘要	财务会计			预算会计		
	科目	借方金额	贷方金额	科目	借方金额	贷方金额
×××	零余额账户用款额度	×××		资金结存——零余额账户用款额度	×××	
×××	财政应返还额度——财政授权支付		×××	资金结存——财政应返还额度		×××
	合计	×××	×××	合计	×××	×××

图9-16　年初零余额账户用款额度恢复应填制的记账凭证

注意上年年末结转的财政直接支付用款额度，因为不需要通过零余额账户支付，因此不再转入"零余额账户用款额度"。下年使用上年度结转的财政直接支付用款额度时，直接借记支付项目相关科目，贷记"财政应返还额度"科目。

【例9-17】201×年12月31日，某医院财务部门经与代理银行提供的对账单核对无误后，将零余额账户用款额度余额500000元予以注销。

财会部门根据有关凭证，应编制会计分录如下。

年末注销用款额度时，

预算会计：

借：资金结存——财政应返还额度　　　　　　　　　　　　　500000

　　贷：资金结存——零余额账户用款额度　　　　　　　　　　500000

财务会计：

借：财政应返还额度　　　　　　　　　　　　　　　　　　　500000

　　贷：零余额账户用款额度　　　　　　　　　　　　　　　　500000

次年年初恢复用款额度时，

预算会计：

借：资金结存——零余额账户用款额度　　　　　　　　　　　500000

　　贷：资金结存——财政应返还额度　　　　　　　　　　　　500000

财务会计：
借：零余额账户用款额度　　　　　　　　　　　　　　　　500000
　　贷：财政应返还额度　　　　　　　　　　　　　　　　　500000

第三节　结转结余资金

一、结转结余资金概述

（一）结转结余资金的概念

根据《中央部门结转和结余资金管理办法》，结转结余资金，是指与中央财政有缴拨款关系的中央行政单位、事业单位（含企业化管理的事业单位）、社会团体及企业，按照财政部批复的预算，在年度预算执行结束时，未列支出的一般公共预算和政府性基金预算资金。

（二）结转资金管理

结转资金是指预算未全部执行或未执行，下年需按原用途继续使用的预算资金。结转资金包括基本支出结转资金和项目支出结转资金。

1. 基本支出结转资金管理

基本支出结转资金包括人员经费结转资金和日常公用经费结转资金。基本支出结转资金原则上结转下年继续用于基本支出。编制年度预算时，预算部门应充分预计和反映基本支出结转资金，并结合结转资金情况统筹安排以后年度基本支出预算。财政部在批复部门年初预算时一并批复部门上年年底基本支出结转资金。

2. 项目支出结转资金管理

项目实施周期内（基本建设项目竣工之前均视为在实施周期内，下同），年度预算执行结束时，除连续两年未用完的预算资金外，已批复预算资金中尚未列支的部分，作为项目支出结转资金管理。项目实施周期内，项目支出结转资金结转下年，按原用途继续使用。

（三）结余资金管理

结余资金是指项目实施周期已结束、项目目标完成或项目提前终止，尚未列支的项目支出预算资金；因项目实施计划调整，不需要继续支出的预算资金；预算批复后连续两年未用完的预算资金。

1. 项目结余资金的管理

项目目标完成或项目提前终止，尚未列支的项目支出预算资金；实施周期内，因实施计划调整，不需要继续支出的项目支出预算资金；实施周期内，连续两年未用完的项目支出预算资金；实施周期结束，尚未列支的项目支出预算资金。部门机动经费在批复当年未动用的部分作为结余资金管理。基本建设项目结余资金的管理，按照基本建设项目结余资金管理有关规定执行。

2. 科研项目结余资金的管理

按照《关于改进加强中央财政科研项目和资金管理的若干意见》（国发〔2014〕11号）精神，中央财政科研项目结余资金中符合相关条件的，报财政部确认后，可在一定期限内由项目单位统筹安排用于科研活动的直接支出。

（四）结转资金与结余资金的区别（如表9-1所示）

表9-1　结转资金与结余资金的区别

区别	结转资金	结余资金
定义	指当年支出预算已执行但尚未完成，或因故未执行，下年需按原用途继续使用的财政拨款资金，或指结余中有专项用途，可继续安排使用的资金	项目实施周期已结束、项目目标已完成或因故终止、未列支的预算资金。指财政收入大于支出的部分
结算对象	是工作目标未完成的结算结果	是支出预算的一个工作目标已经完成或因故终止的结算结果
下年度使用情况	下年度按原用途继续使用的资金，原则上不得调整用途，转入下年按原用途预算继续使用	因项目实施计划调整，下年度不按原用途继续使用的资金
支出内容	基本支出结转资金、项目支出结转资金	项目支出结余资金。基本支出无结余

二、财政拨款结转

1. 财政拨款结转的科目设置

医院应当设置"财政拨款结转"科目，核算同级财政拨款结转资金的调整、结转和滚存情况。本科目年末贷方余额，反映医院滚存的财政拨款结转资金。

（1）与会计差错更正、以前年度支出收回相关的明细科目。

"年初余额调整"：本明细科目核算因发生会计差错更正、以前年度支出收回等原因，需要调整财政拨款结转的金额。年末结账后，本明细科目应无余额。

(2) 与财政拨款调拨业务相关的明细科目。

①"归集调入"：本明细科目核算按照规定从其他单位调入财政拨款结转资金时，实际调增的额度数额或调入的资金数额。年末结账后，本明细科目应无余额。

②"归集调出"：本明细科目核算按照规定向其他单位调出财政拨款结转资金时，实际调减的额度数额或调出的资金数额。年末结账后，本明细科目应无余额。

③"归集上缴"：本明细科目核算按照规定上缴财政拨款结转资金时，实际核销的额度数额或上缴的资金数额。年末结账后，本明细科目应无余额。

④"单位内部调剂"：本明细科目核算经财政部门批准对财政拨款结余资金改变用途，调整用于本单位其他未完成项目等的调整金额。年末结账后，本明细科目应无余额。

(3) 与年末财政拨款结转业务相关的明细科目。

①"本年收支结转"：本明细科目核算单位本年度财政拨款收支相抵后的余额。年末结账后，本明细科目应无余额。

②"累计结转"：本明细科目核算单位滚存的财政拨款结转资金。本明细科目年末贷方余额，反映单位财政拨款滚存的结转资金数额。

本科目还应当设置"基本支出结转""项目支出结转"两个明细科目，并在"基本支出结转"明细科目下按照"人员经费""日常公用经费"进行明细核算，在"项目支出结转"明细科目下按照具体项目进行明细核算；同时，本科目还应按照《政府收支分类科目》中"支出功能分类科目"的相关科目进行明细核算。

有一般公共预算财政拨款、政府性基金预算财政拨款等两种或两种以上财政拨款的，还应当在本科目下按照财政拨款的种类进行明细核算。

2. 财政拨款结转的账务处理

(1) 与会计差错更正、以前年度支出收回相关的账务处理。

①发生会计差错更正、购货退回、预付款项收回等以前年度调整事项，涉及以前年度收入和费用调整。

a. 业务涉及国库直接支付款项、授权支付款项或货币资金退回时，借记"资金结存——财政应返还额度、零余额账户用款额度、货币资金"科目，贷记本科目（——年初余额调整），如图9-17所示。

记 账 凭 证

凭证号：×× 日期：201×年×月×日 附单据：×张

摘要	财务会计			预算会计		
	科目	借方金额	贷方金额	科目	借方金额	贷方金额
×××	银行存款/零余额账户用款额度/财政应返还额度等	×××		资金结存——财政应返还额度、零余额账户用款额度、货币资金	×××	
×××	以前年度盈余调整		×××	财政拨款结转——年初余额调整		×××
	合计	×××	×××	合计	×××	×××

图 9-17 业务涉及国库直接支付款项退回等应填制的记账凭证

b. 业务涉及增加国库直接支付款项、授权支付款项或货币资金支出时，借记本科目（——年初余额调整），贷记"资金结存——财政应返还额度、零余额账户用款额度、货币资金"科目，如图 9-18 所示。

记 账 凭 证

凭证号：×× 日期：201×年×月×日 附单据：×张

摘要	财务会计			预算会计		
	科目	借方金额	贷方金额	科目	借方金额	贷方金额
×××	以前年度盈余调整	×××		财政拨款结转——年初余额调整	×××	
×××	银行存款/零余额账户用款额度/财政应返还额度等		×××	资金结存——财政应返还额度、零余额账户用款额度、货币资金		×××
	合计	×××	×××	合计	×××	×××

图 9-18 业务涉及增加国库直接支付款项支出等应填制的记账凭证

【例 9-18】201×年 4 月，某医院年初收到退回的上年度国库授权支付的设备采购款 52000 元。

财会部门根据有关凭证，应编制会计分录如下。

预算会计：

借：资金结存——零余额账户用款额度　　　　　　　　　　52000
　　　贷：财政拨款结转——年初余额调整　　　　　　　　　　52000

财务会计：

借：零余额账户用款额度　　　　　　　　　　　　　　　　52000

　　贷：以前年度盈余调整　　　　　　　　　　　　　　　　52000

②发生会计差错更正、购货退回、预付款项收回等以前年度调整事项，仅涉及以前年度资产负债科目之间的调整，当业务涉及国库直接支付款项、授权支付款项或货币资金退回时，借记"资金结存——财政应返还额度、零余额账户用款额度、货币资金"科目，贷记本科目（——年初余额调整），如图9-19所示。

记 账 凭 证

凭证号：××　　　　　　日期：201×年×月×日　　　　　　附单据：×张

摘要	财务会计			预算会计		
	科目	借方金额	贷方金额	科目	借方金额	贷方金额
×××	有关资产或负债科目	×××		资金结存——财政应返还额度、零余额账户用款额度、货币资金	×××	
×××	有关资产或负债科目		×××	财政拨款结转——年初余额调整		×××
	合计	×××	×××	合计	×××	×××

图9-19　涉及国库直接支付款项等资金退回但仅涉及以前年度资产负债科目之间的调整应填制的记账凭证

【例9-19】201×年2月4日，某医院将上年度财政资金购买的不用的库存物品退货，价值14000元，款项已经收到。

财会部门根据有关凭证，应编制会计分录如下。

预算会计：

借：资金结存——零余额账户用款额度　　　　　　　　　　14000

　　贷：财政拨款结转——年初余额调整　　　　　　　　　　14000

财务会计：

借：零余额账户用款额度　　　　　　　　　　　　　　　　14000

　　贷：库存物品　　　　　　　　　　　　　　　　　　　　14000

发生会计差错更正、购货退回、预付款项收回等以前年度调整事项，仅涉及以前年度资产负债科目之间的调整，当业务涉及增加国库直接支付款项、授权支付款项或货币资金支出时，借记本科目（——年初余额调整），贷记"资金结存——财政应返还额度、零余额账户用款额度、货币资金"科目，如图9-20所示。

记 账 凭 证

凭证号：×× 　　　　　　　　日期：201×年×月×日　　　　　　　　附单据：×张

摘要	财务会计			预算会计		
	科目	借方金额	贷方金额	科目	借方金额	贷方金额
×××	有关资产或负债科目	×××		财政拨款结转——年初余额调整	×××	
×××	有关资产或负债科目		×××	资金结存——财政应返还额度、零余额账户用款额度、货币资金		×××
	合计	×××	×××	合计	×××	×××

图9-20　涉及增加国库直接支付款项等资金支出但仅涉及以前年度资产负债科目之间的调整应填制的记账凭证

（2）与财政拨款结转资金调整业务相关的账务处理。

按照规定从其他单位调入财政拨款结转资金的，按照实际调增的额度数额或调入的资金数额，借记"资金结存——财政应返还额度、零余额账户用款额度、货币资金"科目，贷记本科目（——归集调入），如图9-21所示。

记 账 凭 证

凭证号：×× 　　　　　　　　日期：201×年×月×日　　　　　　　　附单据：×张

摘要	财务会计			预算会计		
	科目	借方金额	贷方金额	科目	借方金额	贷方金额
×××	财政应返还额度/零余额账户用款额度/银行存款	×××		资金结存——财政应返还额度、零余额账户用款额度、货币资金	×××	
×××	累计盈余		×××	财政拨款结转——归集调入		×××
	合计	×××	×××	合计	×××	×××

图9-21　从其他单位调入财政拨款结转资金应填制的记账凭证

【例9-20】201×年2月11日，按照规定财政部门将疾控中心结转的部分艾滋病项目资金230000元，以授权支付方式调入医院，继续完成疾病预防项目。

财会部门根据有关凭证，应编制会计分录如下。

预算会计：

借：资金结存——零余额账户用款额度　　　　　　　　　　230000

贷：财政拨款结转——归集调入　　　　　　　　　　　　　　230000

财务会计：

借：零余额账户用款额度　　　　　　　　　　　　　　　230000

　　贷：累计盈余——财政项目盈余　　　　　　　　　　　　230000

按照规定向其他单位调出财政拨款结转资金的，按照实际调减的额度数额或调出的资金数额，借记本科目（——归集调出），贷记"资金结存——财政应返还额度、零余额账户用款额度、货币资金"科目，如图9-22所示。

记 账 凭 证

凭证号：××　　　　　　　日期：201×年×月×日　　　　　　附单据：×张

摘要	财务会计			预算会计		
	科目	借方金额	贷方金额	科目	借方金额	贷方金额
×××	累计盈余	×××		财政拨款结转——归集调出	×××	
×××	财政应返还额度/零余额账户用款额度/银行存款		×××	资金结存——财政应返还额度、零余额账户用款额度、货币资金		×××
	合计	×××	×××	合计	×××	×××

图9-22　向其他单位调出财政拨款结转资金应填制的记账凭证

【例9-21】201×年11月20日，财政部门将医院承担的艾滋病项目中授权支付部分资金80000元，调拨到疾控中心完成部分项目内容。

财会部门根据有关凭证，应编制会计分录如下。

预算会计：

借：财政拨款结转——归集调出　　　　　　　　　　　　　80000

　　贷：资金结存——零余额账户用款额度　　　　　　　　　　80000

财务会计：

借：累计盈余——财政项目盈余　　　　　　　　　　　　　80000

　　贷：零余额账户用款额度　　　　　　　　　　　　　　　　80000

按照规定上缴财政拨款结转资金或注销财政拨款结转资金额度的，按照实际上缴资金数额或注销的资金额度数额，借记本科目（——归集上缴），贷记"资金结存——财政应返还额度、零余额账户用款额度、货币资金"科目，如图9-23所示。

记 账 凭 证

凭证号：×× 　　　　　　　　日期：201×年×月×日　　　　　　　　附单据：×张

摘要	财务会计			预算会计		
	科目	借方金额	贷方金额	科目	借方金额	贷方金额
×××	累计盈余	×××		财政拨款结转——归集上缴	×××	
×××	财政应返还额度/零余额账户用款额度/银行存款		×××	资金结存——财政应返还额度、零余额账户用款额度、货币资金		×××
	合计	×××	×××	合计	×××	×××

图9-23　上缴财政拨款结转资金或注销财政拨款结转资金应填制的记账凭证

【例9-22】201×年12月10日，某医院将本年度财政拨款用于发放学员生活补贴的剩余经费110000元上缴财政。

财会部门根据有关凭证，应编制会计分录如下。

预算会计：

借：财政拨款结转——归集上缴　　　　　　　　　　　　　　　　110000

　　贷：资金结存——零余额账户用款额度　　　　　　　　　　　　110000

财务会计：

借：累计盈余——财政项目盈余　　　　　　　　　　　　　　　　110000

　　贷：零余额账户用款额度　　　　　　　　　　　　　　　　　　110000

（3）与年末财政拨款结转和结余业务相关的账务处理。

年末，结转财政拨款预算收入。将财政拨款预算收入本年发生额转入本科目，借记"财政拨款预算收入"科目，贷记本科目（——本年收支结转），如图9-24所示。

记 账 凭 证

凭证号：×× 　　　　　　　　日期：201×年×月×日　　　　　　　　附单据：×张

摘要	财务会计			预算会计		
	科目	借方金额	贷方金额	科目	借方金额	贷方金额
×××	财政拨款收入	×××		财政拨款预算收入	×××	
×××	本期盈余		×××	财政拨款结转——本年收支结转		×××
	合计	×××	×××	合计	×××	×××

图9-24　结转财政拨款预算收入应填制的记账凭证

【例9-23】201×年12月31日，某医院将本年度财政拨款项目预算收入2600000元进行结转。

财会部门根据有关凭证，应编制会计分录如下。

预算会计：

借：财政拨款预算收入　　　　　　　　　　　　　　　2600000
　　贷：财政拨款结转——本年收支结转　　　　　　　　　　2600000

财务会计：

借：财政拨款收入——财政项目拨款收入　　　　　　　2600000
　　贷：本期盈余——财政项目盈余　　　　　　　　　　　　2600000

结转财政拨款预算支出。将各项支出中财政拨款支出本年发生额转入本科目，借记本科目（——本年收支结转），贷记"事业支出"（财政拨款支出部分）科目，如图9-25所示。

记　账　凭　证

凭证号：×× 　　　　　　日期：201×年×月×日　　　　　　附单据：×张

摘要	财务会计			预算会计		
	科目	借方金额	贷方金额	科目	借方金额	贷方金额
×××	本期盈余	×××		财政拨款结转——本年收支结转	×××	
×××	业务活动费用/单位管理费用		×××	事业支出（财政拨款支出部分）		×××
	合计	×××	×××	合计	×××	×××

图9-25　结转财政拨款预算支出应填制的记账凭证

【例9-24】201×年12月31日，某医院将本期财政项目补助收入21000000元和财政项目补助支出18000000元分别进行结转。

财会部门根据有关凭证，应编制会计分录如下。

结转项目拨款收入，

预算会计：

借：财政拨款预算收入——项目支出　　　　　　　　21000000
　　贷：财政拨款结转——本年收支结转　　　　　　　　　21000000

财务会计：

借：财政拨款收入——财政项目拨款收入　　　　　　21000000
　　贷：本期盈余——财政项目盈余　　　　　　　　　　　21000000

结转项目拨款支出,

预算会计:

借:财政拨款结转——本年收支结转　　　　　　　　18000000
　　贷:事业支出——财政项目拨款支出　　　　　　　18000000

财务会计:

借:本期盈余——财政项目盈余　　　　　　　　　　18000000
　　贷:业务活动费用——财政项目拨款经费　　　　　18000000

年末冲销有关明细科目余额。将本科目(——本年收支结转、年初余额调整、归集调入、归集调出、归集上缴、单位内部调剂)余额转入本科目(——累计结转)。结转后,本科目除"累计结转"明细科目外,其他明细科目应无余额。

【例9-25】201×年12月31日,某医院将本年度"财政拨款结转"相关明细科目余额转入"累计结转"明细科目。"年初余额调整"借方余额3000元、贷方余额10000元;"归集调入"贷方余额60000元,"归集上缴"借方余额4000元,"归集调出"借方余额20000元;"单位内部调剂"贷方余额30000元,"本年收支结转"借方余额6000元、贷方余额9000元。

财会部门根据有关凭证,应编制会计分录如下。

预算会计:

借:财政拨款结转——年初余额调整　　　　　　　　10000
　　财政拨款结转——归集调入　　　　　　　　　　60000
　　财政拨款结转——单位内部调剂　　　　　　　　30000
　　财政拨款结转——本年收支结转　　　　　　　　9000
　　贷:财政拨款结转——累计结转　　　　　　　　109000
借:财政拨款结转——累计结转　　　　　　　　　　33000
　　贷:财政拨款结转——年初余额调整　　　　　　3000
　　　　财政拨款结转——归集上缴　　　　　　　　4000
　　　　财政拨款结转——归集调出　　　　　　　　20000
　　　　财政拨款结转——本年收支结转　　　　　　6000

年末完成上述结转后,应当对财政拨款结转各明细项目执行情况进行分析,按照有关规定将符合财政拨款结余性质的项目余额转入财政拨款结余,借记本科目(——累计结转),贷记"财政拨款结余——结转转入"科目,如图9-26所示。

记 账 凭 证

凭证号：×× 　　　　　　　日期：201×年×月×日 　　　　　　附单据：×张

摘要	财务会计			预算会计		
	科目	借方金额	贷方金额	科目	借方金额	贷方金额
×××				财政拨款结转——累计结转	×××	
×××				财政拨款结余——结转转入		×××
	合计			合计	×××	×××

图9-26　年末将符合财政拨款结余性质的项目余额转入财政拨款结余应填制的记账凭证

【例9-26】201×年12月31日，某医院财务部门按规定完成相关结转后，对财政拨款结转各明细项目进行分析，将符合财政拨款结余项目的余额编制项目明细汇总表后，对余额570000元进行结转。

财会部门根据有关凭证，应编制会计分录如下。

预算会计：

借：财政拨款结转——累计结转　　　　　　　　　　　　　　570000

　　贷：财政拨款结余——结转转入　　　　　　　　　　　　570000

【例9-27】201×年12月31日，某医院结转某财政授权支付项目补助结余40000元。

财会部门根据有关凭证，应编制会计分录如下。

预算会计：

借：财政拨款结转——累计结转　　　　　　　　　　　　　　40000

　　贷：财政拨款结余——结转转入　　　　　　　　　　　　40000

三、财政拨款结余

（一）财政拨款结余的概念

财政拨款结余核算医院取得的同级财政拨款项目支出结余资金的调整、结转和滚存情况。

（二）财政拨款结余的会计核算

1. 财政拨款结余的科目设置

医院应当设置"财政拨款结余"科目，核算医院取得的同级财政拨款项目支出结余资金的调整、结转和滚存情况。

(1) 与会计差错更正、以前年度支出收回相关的明细科目"年初余额调整"：本明细科目核算因发生会计差错更正、以前年度支出收回等原因，需要调整财政拨款结余的金额。年末结账后，本明细科目应无余额。

(2) 与财政拨款结余资金调整业务相关的明细科目。

①"归集上缴"：本明细科目核算医院按照规定上缴财政拨款结余资金时，实际核销的额度数额或上缴的资金数额。年末结账后，本明细科目应无余额。

②"单位内部调剂"：本明细科目核算经财政部门批准对财政拨款结余资金改变用途，调整用于本单位其他未完成项目等的调整金额。年末结账后，本明细科目应无余额。

③与年末财政拨款结余业务相关的明细科目如下。

a. "结转转入"：本明细科目核算医院按照规定转入财政拨款结余的财政拨款结转资金。年末结账后，本明细科目应无余额。

b. "累计结余"：本明细科目核算医院滚存的财政拨款结余资金。本明细科目年末贷方余额，反映医院财政拨款滚存的结余资金数额。

本科目还应当按照具体项目、《政府收支分类科目》中"支出功能分类科目"的相关科目等进行明细核算。

有一般公共预算财政拨款、政府性基金预算财政拨款等两种或两种以上财政拨款的，还应当在本科目下按照财政拨款的种类进行明细核算。

2. 财政拨款结余的账务处理

(1) 与会计差错更正、以前年度支出收回相关的账务处理。

①发生会计差错更正、购货退回、预付款收回等以前年度调整事项，涉及以前年度收入费用调整。

a. 当业务涉及国库直接支付款项、授权支付款项或财政性货币资金退回时，借记"资金结存——财政应返还额度、零余额账户用款额度、货币资金"科目，贷记本科目（——年初余额调整），如图9-27所示。

记 账 凭 证

凭证号：×× 日期：201×年×月×日 附单据：×张

摘要	财务会计			预算会计		
	科目	借方金额	贷方金额	科目	借方金额	贷方金额
×××	银行存款/零余额账户用款额度/财政应返还额度	×××		资金结存——财政应返还额度、零余额账户用款额度、货币资金	×××	
×××	以前年度盈余调整		×××	财政拨款结余——年初余额调整		×××
	合计	×××	×××	合计	×××	×××

图 9-27　涉及国库直接支付款项、授权支付款项等资金退回时应填制的记账凭证

b. 业务涉及增加国库直接支付款项、授权支付款项或财政性货币资金支出时，借记本科目（——年初余额调整），贷记"资金结存——财政应返还额度、零余额账户用款额度、货币资金"科目，如图 9-28 所示。

记 账 凭 证

凭证号：×× 日期：201×年×月×日 附单据：×张

摘要	财务会计			预算会计		
	科目	借方金额	贷方金额	科目	借方金额	贷方金额
×××	以前年度盈余调整	×××		财政拨款结余——年初余额调整	×××	
×××	银行存款/零余额账户用款额度/财政应返还额度		×××	资金结存——财政应返还额度、零余额账户用款额度、货币资金		×××
	合计	×××	×××	合计	×××	×××

图 9-28　涉及增加国库直接支付款项、授权支付款项等资金支出时应填制的记账凭证

【例 9-28】201×年 6 月 3 日，某医院上年财政项目拨款经费以转账方式支付给某知名医院的专家工作站。因工作内容调整，对方医院退回 80000 元。

财会部门根据有关凭证，应编制会计分录如下。

预算会计：

借：资金结存——零余额账户用款额度　　　　　　　　　80000
　　贷：财政拨款结余——年初余额调整　　　　　　　　　　　80000

财务会计：

借：零余额账户用款额度　　　　　　　　　　　　　　　80000
　　贷：以前年度盈余调整　　　　　　　　　　　　　　　　　80000

②会计差错更正、购货退回、预付款项收回等发生以前年度调整事项,仅涉及以前年度资产负债科目之间的调整。

a. 当业务涉及国库直接支付、授权支付款项或财政性货币资金退回时,借记"资金结存——财政应返还额度、零余额账户用款额度、货币资金"科目,贷记本科目(——年初余额调整),如图9-29所示。

记 账 凭 证

凭证号：×× 　　　　　　日期：201×年×月×日 　　　　　　附单据：×张

摘要	财务会计			预算会计		
	科目	借方金额	贷方金额	科目	借方金额	贷方金额
×××	有关资产或负债科目	×××		资金结存——财政应返还额度、零余额账户用款额度、货币资金	×××	
×××	有关资产或负债科目		×××	财政拨款结余——年初余额调整		×××
	合计	×××	×××	合计	×××	×××

图9-29 涉及国库直接支付款项等资金退回但仅涉及以前年度资产负债科目之间的调整应填制的记账凭证

【例9-29】201×年4月28日,某医院因上年度使用财政项目拨款经费购买医疗设备的协议约定的赠品不能履行,对方退回4000元。

财会部门根据有关凭证,应编制会计分录如下。

预算会计：

借：资金结存——零余额账户用款额度　　　　　　　　　　　4000
　　贷：财政拨款结余——年初余额调整　　　　　　　　　　　4000

财务会计：

借：零余额账户用款额度　　　　　　　　　　　　　　　　　　4000
　　贷：预付账款　　　　　　　　　　　　　　　　　　　　　　4000

b. 业务涉及增加国库直接支付、授权支付款项或财政性货币资金支出时,借记本科目(——年初余额调整),贷记"资金结存——财政应返还额度、零余额账户用款额度、货币资金"科目,如图9-30所示。

记 账 凭 证

凭证号：×× 日期：201×年×月×日 附单据：×张

摘要	财务会计			预算会计		
	科目	借方金额	贷方金额	科目	借方金额	贷方金额
×××	有关资产或负债科目	×××		财政拨款结余——年初余额调整	×××	
×××	有关资产或负债科目		×××	资金结存——财政应返还额度、零余额账户用款额度、货币资金		×××
	合计	×××	×××	合计	×××	×××

图9-30 涉及增加国库直接支付款项等资金支出但仅涉及以前年度资产负债科目之间的调整应填制的记账凭证

【例9-30】201×年3月18日，某医院上年度使用财政项目拨款经费购买进口医疗设备，已经预付了设备价款，并约定汇率差价验收时结算。在本月验收时，支付汇率结算差价6100元。

财会部门根据有关凭证，应编制会计分录如下。

预算会计：

借：财政拨款结余——年初余额调整　　　　　　　　　　　6100
　　贷：资金结存——零余额账户用款额度　　　　　　　　　6100

财务会计：

借：固定资产——专用设备　　　　　　　　　　　　　　　6100
　　贷：零余额账户用款额度　　　　　　　　　　　　　　　6100

（2）与财政拨款结余资金调整业务相关的账务处理。

①经财政部门批准对财政拨款结余资金改变用途，调整用于本单位基本支出或其他未完成项目支出的，按照批准调剂的金额，借记本科目（——单位内部调剂），贷记"财政拨款结转——单位内部调剂"科目，如图9-31所示。

记 账 凭 证

凭证号：××　　　　　　　日期：201×年×月×日　　　　　　　附单据：×张

摘要	财务会计			预算会计		
	科目	借方金额	贷方金额	科目	借方金额	贷方金额
×××				财政拨款结余——单位内部调剂	×××	
×××				财政拨款结转——单位内部调剂		×××
	合计			合计	×××	×××

图9-31　财政拨款结余资金改变用途应填制的记账凭证

【例9-31】201×年8月10日，某医院经财政部门批准，将高层次人才培养项目拨款结余资金400000元调整用于高科技人才培养项目。

财会部门根据有关凭证，应编制会计分录如下。

预算会计：

借：财政拨款结余——单位内部调剂　　　　　　　400000
　　贷：财政拨款结转——单位内部调剂　　　　　　400000

②按照规定上缴财政拨款结余资金或注销财政拨款结余资金额度的，按照实际上缴资金数额或注销的资金额度数额，借记本科目（——归集上缴），贷记"资金结存——财政应返还额度、零余额账户用款额度、货币资金"科目，如图9-32所示。

记 账 凭 证

凭证号：××　　　　　　　日期：201×年×月×日　　　　　　　附单据：×张

摘要	财务会计			预算会计		
	科目	借方金额	贷方金额	科目	借方金额	贷方金额
×××	累计盈余	×××		财政拨款结余——归集上缴	×××	
×××	财政应返还额度/零余额账户用款额度/货币资金		×××	资金结存——财政应返还额度、零余额账户用款额度、货币资金		×××
	合计	×××	×××	合计	×××	×××

图9-32　上缴财政拨款结余资金应填制的记账凭证

【例9-32】201×年12月31日，某医院本年度注销财政拨款结余资金610000元。

财会部门根据有关凭证，应编制会计分录如下。

预算会计：

借：财政拨款结余——归集上缴　　　　　　　　　　　　　　610000
　　贷：资金结存——零余额账户用款额度　　　　　　　　　　610000

财务会计：

借：累计盈余——财政项目盈余　　　　　　　　　　　　　　610000
　　贷：零余额账户用款额度　　　　　　　　　　　　　　　　610000

(3) 与年末财政拨款结转和结余业务相关的账务处理。

年末，对财政拨款结转各明细项目执行情况进行分析，按照有关规定将符合财政拨款结余性质的项目余额转入财政拨款结余，借记"财政拨款结转——累计结转"科目，贷记本科目（——结转转入），如图9-33所示。

记　账　凭　证

凭证号：××　　　　　　　日期：201×年×月×日　　　　　　　附单据：×张

摘要	财务会计			预算会计		
	科目	借方金额	贷方金额	科目	借方金额	贷方金额
×××				财政拨款结转——累计结转	×××	
×××				财政拨款结余——结转转入		×××
	合计			合计	×××	×××

图9-33　年末将符合财政拨款结余性质的项目余额转入财政拨款结余应填制的记账凭证

【例9-33】201×年12月31日，某医院财务部门按规定完成相关结转后，对财政拨款结转各明细项目进行分析，将财政拨款结余项目的余额编制项目明细汇总表后，对余额320000元进行结转。

财会部门根据有关凭证，应编制会计分录如下。

预算会计：

借：财政拨款结转——累计结转　　　　　　　　　　　　　　320000
　　贷：财政拨款结余——结转转入　　　　　　　　　　　　　320000

年末冲销有关明细科目余额。将本科目（——年初余额调整、归集上缴、单位内部调剂、结转转入）余额转入本科目（——累计结余）。结转后，本科目除"累计结余"明细科目外，其他明细科目应无余额。

【例9-34】201×年12月31日，某医院将本年度"财政拨款结余"相关明细科目余额转入"累计结余"明细科目。"年初余额调整"借方余额3000元、贷方余额20000元；"结转转入"贷方余额90000元，"归集上缴"借方余额35000元，"单位内部调剂"借方余额 25000 元。

财会部门根据有关凭证，应编制会计分录如下。

预算会计：

借：财政拨款结余——年初余额调整　　　　　　　　　　20000
　　　财政拨款结余——结转转入　　　　　　　　　　　　90000
　　贷：财政拨款结余——累计结余　　　　　　　　　　　110000
借：财政拨款结余——累计结余　　　　　　　　　　　　63000
　　贷：财政拨款结余——年初余额调整　　　　　　　　　　3000
　　　　财政拨款结余——归集上缴　　　　　　　　　　　35000
　　　　财政拨款结余——单位内部调剂　　　　　　　　　25000

四、非财政拨款结转

（一）非财政拨款结转的概念

非财政拨款结转核算医院除财政拨款收支、经营收支以外各种非同级财政拨款专项资金的调整、结转和滚存情况。

（二）非财政拨款结转的会计核算

1. 非财政拨款结转的科目设置

医院应设置"非财政拨款结转"科目核算医院除财政拨款收支、经营收支以外各种非同级财政拨款专项资金的调整、结转和滚存情况。本科目年末贷方余额，反映单位滚存的非同级财政拨款专项结转资金数额。

（1）"年初余额调整"：本明细科目核算医院因发生会计差错更正、以前年度支出收回等原因，需要调整非财政拨款结转的资金。年末结账后，本明细科目应无余额。

（2）"缴回资金"：本明细科目核算医院按照规定缴回非财政拨款结转资金时，实际缴回的资金数额。年末结账后，本明细科目应无余额。

（3）"项目间接费用或管理费"：本明细科目核算医院取得的科研项目预算收入中，按照规定计提项目间接费用或管理费的数额。年末结账后，本明细科目应无余额。

（4）"本年收支结转"：本明细科目核算医院本年度非同级财政拨款专项收支相抵后的余额。年末结账后，本明细科目应无余额。

（5）"累计结转"：本明细科目核算医院滚存的非同级财政拨款专项结转资金。本明细科目年末贷方余额，反映医院非同级财政拨款滚存的专项结转资金数额。

本科目还应当按照具体项目、《政府收支分类科目》中"支出功能分类科目"的

2. 非财政拨款结转的账务处理

(1) 按照规定从科研项目预算收入中提取项目管理费或间接费用时，按照提取金额，借记本科目（——项目间接费用或管理费），贷记"非财政拨款结余——项目间接费用或管理费"科目，如图 9-34 所示。

记 账 凭 证

凭证号：×× 　　　　　　日期：201×年×月×日　　　　　　附单据：×张

摘要	财务会计			预算会计		
	科目	借方金额	贷方金额	科目	借方金额	贷方金额
×××	单位管理费用/业务活动费用	×××		非财政拨款结转——项目间接费用或管理费	×××	
×××	预提费用——项目间接费用或管理费		×××	非财政拨款结转——项目间接费用或管理费		×××
	合计	×××	×××	合计	×××	×××

图 9-34　从科研项目预算收入中提取项目管理费或间接费用应填制的记账凭证

【例 9-35】201×年 5 月 31 日，某省级医院从市级财政申报取得某科研项目研究立项，研究期限为一年，项目经费 800000 元。医院财务部门按照规定的比例提取项目管理费 40000 元。

财会部门根据有关凭证，应编制会计分录如下。

预算会计：

借：非财政拨款结转——项目间接费用或管理费　　　　　　40000
　　贷：非财政拨款结余——项目间接费用或管理费　　　　　　40000

财务会计：

借：单位管理费用　　　　　　　　　　　　　　　　　　　　40000
　　贷：预提费用——项目间接费用或管理费　　　　　　　　　40000

(2) 会计差错更正、购货退回、预付款项收回等以前年度调整事项。

①涉及以前年度收入费用调整。

a. 当业务涉及收到非同级财政拨款货币资金时，借记"资金结存——货币资金"科目，贷记本科目（——年初余额调整），如图 9-35 所示。

记 账 凭 证

凭证号：×× 　　　　　　　日期：201×年×月×日 　　　　　　　附单据：×张

摘要	财务会计			预算会计		
	科目	借方金额	贷方金额	科目	借方金额	贷方金额
×××	银行存款等	×××		资金结存——货币资金	×××	
×××	以前年度盈余调整		×××	非财政拨款结转——年初余额调整		×××
	合计	×××	×××	合计	×××	×××

图9-35 业务涉及收到非同级财政拨款货币资金应填制的记账凭证（涉及以前年度收入费用调整）

【例9-36】201×年3月20日，某县级医院上年使用市级财政项目补助经费预付160000元给某医药公司采购突发传染病药品，当年因该传染病已经得到控制，扣除实际到货入库的药品，医院收到医药公司退回的余款110000元。

财会部门根据有关凭证，应编制会计分录如下。

预算会计：

借：资金结存——货币资金　　　　　　　　　　　110000
　　贷：非财政拨款结转——年初余额调整　　　　　　　110000

财务会计：

借：银行存款　　　　　　　　　　　　　　　　　110000
　　贷：以前年度盈余调整　　　　　　　　　　　　　　110000

b. 当业务涉及货币资金支出时，借记本科目（——年初余额调整），贷记"资金结存——货币资金"科目，如图9-36所示。

记 账 凭 证

凭证号：×× 　　　　　　　日期：201×年×月×日 　　　　　　　附单据：×张

摘要	财务会计			预算会计		
	科目	借方金额	贷方金额	科目	借方金额	贷方金额
×××	以前年度盈余调整	×××		非财政拨款结转——年初余额调整	×××	
×××	银行存款等		×××	资金结存——货币资金		×××
	合计	×××	×××	合计	×××	×××

图9-36 业务涉及货币资金支出应填制的记账凭证（涉及以前年度收入费用调整）

【例9-37】201×年1月21日，某县级医院使用上年市级财政补助结转资金10000元开展健康教育宣传活动，款项已经支付。

财会部门根据有关凭证,应编制会计分录如下。

预算会计:

借:非财政拨款结转——年初余额调整 10000
　　贷:资金结存——货币资金 10000

财务会计:

借:以前年度盈余调整 10000
　　贷:银行存款 10000

②涉及以前年度资产负债科目之间的调整。

a. 当业务涉及收到非同级财政拨款货币资金时,借记"资金结存——货币资金"科目,贷记本科目(——年初余额调整),如图9-37所示。

记 账 凭 证

凭证号:×× 　　　　　　日期:201×年×月×日　　　　　　附单据:×张

摘要	财务会计			预算会计		
	科目	借方金额	贷方金额	科目	借方金额	贷方金额
×××	有关资产或负债科目	×××		资金结存——货币资金	×××	
×××	有关资产或负债科目		×××	非财政拨款结转——年初余额调整		×××
	合计	×××	×××	合计	×××	×××

图9-37　业务涉及收到非同级财政拨款货币资金应填制的记账凭证
(涉及以前年度资产负债科目之间的调整)

【例9-38】201×年4月2日,某县医院收到上年度市级财政项目补助经费购买医疗设备,因不能履行约定赠品,对方退回4000元。

财会部门根据有关凭证,应编制会计分录如下。

预算会计:

借:资金结存——货币资金 4000
　　贷:非财政拨款结转——年初余额调整 4000

财务会计:

借:银行存款 4000
　　贷:预付账款 4000

b. 当业务涉及非同级财政拨款货币资金支出时,借记本科目(——年初余额调整),贷记"资金结存——货币资金"科目,如图9-38所示。

记 账 凭 证

凭证号：×× 　　　　　　　日期：201×年×月×日　　　　　　　附单据：×张

摘要	财务会计			预算会计		
	科目	借方金额	贷方金额	科目	借方金额	贷方金额
×××	有关资产或负债科目	×××		非财政拨款结转——年初余额调整	×××	
×××	有关资产或负债科目		×××	资金结存——货币资金		×××
	合计	×××	×××	合计	×××	×××

图 9-38　业务涉及非同级财政拨款货币资金支出应填制的记账凭证
（涉及以前年度资产负债科目之间的调整）

【例 9-39】201×年 2 月 11 日，某县级医院上年度使用中央财政项目补助经费购买进口医疗设备，已经预付了设备价款，并约定汇率差价验收时结算。在本月验收时，支付了汇率结算差价 7000 元。

财会部门根据有关凭证，应编制会计分录如下。

预算会计：

借：非财政拨款结转——年初余额调整　　　　　　7000
　　贷：资金结存——货币资金　　　　　　　　　　7000

财务会计：

借：固定资产——专用设备　　　　　　　　　　　7000
　　贷：银行存款　　　　　　　　　　　　　　　　7000

（3）按照规定缴回非财政拨款结转资金的，按照实际缴回资金数额，借记本科目（——缴回资金），贷记"资金结存——货币资金"科目，如图 9-39 所示。

记 账 凭 证

凭证号：×× 　　　　　　　日期：201×年×月×日　　　　　　　附单据：×张

摘要	财务会计			预算会计		
	科目	借方金额	贷方金额	科目	借方金额	贷方金额
×××	累计盈余	×××		非财政拨款结转——缴回资金	×××	
×××	银行存款等		×××	资金结存——货币资金		×××
	合计	×××	×××	合计	×××	×××

图 9-39　缴回非财政拨款结转资金应填制的记账凭证

【例 9-40】201×年 3 月 26 日，某市级医院按照规定缴回省级财政拨款结余资金 17000 元。

财会部门根据有关凭证，应编制会计分录如下。

预算会计：

借：非财政拨款结转——缴回资金　　　　　　　　17000
　　贷：资金结存——货币资金　　　　　　　　　　　　　17000

财务会计：

借：累计盈余　　　　　　　　　　　　　　　　　17000
　　贷：银行存款　　　　　　　　　　　　　　　　　　　17000

（4）年末结转。

①结转非财政拨款收入和支出。

a. 结转非财政拨款专项收入。将事业预算收入、上级补助预算收入、附属单位上缴预算收入、非同级财政拨款预算收入、债务预算收入、其他预算收入本年发生额中的专项资金收入转入本科目，借记"事业预算收入""上级补助预算收入""附属单位上缴预算收入""非同级财政拨款预算收入""债务预算收入""其他预算收入"科目下各专项资金收入明细科目，贷记本科目（——本年收支结转），如图9-40所示。

记 账 凭 证

凭证号：××　　　　　　　日期：201×年×月×日　　　　　　　附单据：×张

摘要	财务会计			预算会计		
	科目	借方金额	贷方金额	科目	借方金额	贷方金额
×××				事业预算收入/上级补助预算收入/附属单位上缴预算收入等	×××	
×××				非财政拨款结转——本年收支结转		×××
	合计			合计	×××	×××

图9-40　结转非财政拨款专项收入应填制的记账凭证

【例9-41】201×年12月31日，某医院将本年度"非财政拨款收入"进行结转。事业预算收入50000000元，上级补助预算收入6000000元，附属单位上缴预算收入120000元，经营预算收入90000元，非同级财政拨款预算收入300000元，其他预算收入70000元。

财会部门根据有关凭证，应编制会计分录如下。

预算会计：

借：事业预算收入　　　　　　　　　　　　　　　50000000

　　　上级补助预算收入　　　　　　　　　　　　　6000000

　　　附属单位上缴预算收入　　　　　　　　　　　120000

　　　经营预算收入　　　　　　　　　　　　　　　90000

　　　非同级财政拨款预算收入　　　　　　　　　　300000

　　　其他预算收入　　　　　　　　　　　　　　　70000

　　贷：非财政拨款结转——本年收支结转　　　　　56580000

b. 结转非财政拨款专项支出。将事业支出、其他支出本年发生额中的非财政拨款专项资金支出转入本科目，借记本科目（——本年收支结转），贷记"事业支出""其他支出"科目下各非财政拨款专项资金支出明细科目，如图9-41所示。

记 账 凭 证

凭证号：××　　　　　　　　日期：201×年×月×日　　　　　　　　附单据：×张

摘要	财务会计			预算会计		
	科目	借方金额	贷方金额	科目	借方金额	贷方金额
×××				非财政拨款结转——本年收支结转	×××	
×××				事业支出/其他支出		×××
	合计			合计	×××	×××

图9-41　结转非财政拨款专项支出应填制的记账凭证

【例9-42】201×年12月31日，某医院将本年度"非财政拨款支出"进行结转。事业支出54000000元，经营支出80000元，上缴上级支出60000元，对附属单位补助支出100000元，投资支出200000元，其他支出50000元。

财会部门根据有关凭证，应编制会计分录如下。

预算会计：

借：非财政拨款结转——本年收支结转　　　　　　54490000

　　贷：事业支出　　　　　　　　　　　　　　　54000000

　　　　经营支出　　　　　　　　　　　　　　　80000

　　　　上缴上级支出　　　　　　　　　　　　　60000

　　　　对附属单位补助支出　　　　　　　　　　100000

　　　　投资支出　　　　　　　　　　　　　　　200000

　　　　其他支出　　　　　　　　　　　　　　　50000

②冲销本科目有关明细科目余额。结转后,本科目除"累计结转"明细科目外,其他明细科目应无余额。

a. 冲销有关明细科目贷方余额。将本科目(——年初余额调整、本年收支结转)余额转入本科目(——累计结转),如图9-42所示。

记 账 凭 证

凭证号:×× 　　　　　　日期:201×年×月×日　　　　　　附单据:×张

摘要	财务会计			预算会计		
	科目	借方金额	贷方金额	科目	借方金额	贷方金额
×××				非财政拨款结转——年初余额调整、本年收支结转(贷方余额时)	×××	
×××				非财政拨款结转——累计结转		×××
	合计			合计	×××	×××

图9-42　冲销有关明细科目贷方余额应填制的记账凭证

【例9-43】201×年12月31日,某医院年末"非财政拨款结转"科目明细科目贷方余额情况如下:"年初余额调整"贷方110000元,"本年收支结转"贷方240000元。

财会部门根据有关凭证,应编制会计分录如下。

预算会计:

借:非财政拨款结转——年初余额调整　　　　　　　　110000
　　非财政拨款结转——本年收支结转　　　　　　　　240000
　　贷:非财政拨款结转——累计结转　　　　　　　　　　　350000

b. 冲销有关明细科目借方余额。将本科目(——年初余额调整、项目间接费用或管理费、缴回资金、本年收支结转)余额转入本科目(——累计结转),如图9-43所示。

记账凭证

凭证号：×× 日期：201×年×月×日 附单据：×张

摘要	财务会计			预算会计		
	科目	借方金额	贷方金额	科目	借方金额	贷方金额
×××				非财政拨款结转——累计结转	×××	
×××				非财政拨款结转——年初余额调整、项目间接费用或管理费、缴回资金、本年收支结转（借方余额时）		×××
	合计			合计	×××	×××

图9-43 冲销有关明细科目借方余额应填制的记账凭证

【例9-44】201×年12月31日，某医院年末"非财政拨款结转"科目明细科目借方余额情况如下："年初余额调整"90000元，"项目间接费用"4000元，"项目管理费"8000元，"缴回资金"30000元，"本年收支结转"70000元。

财会部门根据有关凭证，应编制会计分录如下。

预算会计：

借：非财政拨款结转——累计结转 202000
　　贷：非财政拨款结转——年初余额调整 90000
　　　　非财政拨款结转——项目间接费用 4000
　　　　非财政拨款结转——项目管理费 8000
　　　　非财政拨款结转——缴回资金 30000
　　　　非财政拨款结转——本年收支结转 70000

③将留归本单位使用的非财政拨款专项剩余资金转入非财政拨款结余。

年末完成上述结转后，应当对非财政拨款专项结转资金各项目情况进行分析，将留归本单位使用的非财政拨款专项（项目已完成）剩余资金转入非财政拨款结余，借记本科目（——累计结转），贷记"非财政拨款结余——结转转入"科目，如图9-44所示。

记 账 凭 证

凭证号：××　　　　　　　　日期：201×年×月×日　　　　　　　　附单据：×张

摘要	财务会计			预算会计		
	科目	借方金额	贷方金额	科目	借方金额	贷方金额
×××				非财政拨款结转——累计结转	×××	
×××				非财政拨款结余——结转转入		×××
	合计			合计	×××	×××

图9-44　留用的非财政拨款专项剩余资金转入非财政拨款结余应填制的记账凭证

【例9-45】201×年12月31日，某医院财务部门按规定完成相关结转后，对非财政拨款结转各明细项目进行分析，将非财政拨款结转项目的余额编制项目明细汇总表后，对余额320000元进行结转。

财会部门根据有关凭证，应编制会计分录如下。

预算会计：

借：非财政拨款结转——累计结转　　　　　　　　　　　320000

　　贷：非财政拨款结余——结转转入　　　　　　　　　　320000

五、非财政拨款结余

（一）非财政拨款结余的概念

非财政拨款结余核算医院历年滚存的非限定用途的非同级财政拨款结余资金。

（二）非财政拨款结余的会计核算

1. 非财政拨款结余的科目设置

医院应设置"非财政拨款结余"科目，核算医院历年滚存的非限定用途的非同级财政拨款结余资金，主要为非财政拨款结余扣除结余分配后滚存的金额。

（1）"年初余额调整"：本明细科目核算医院因发生会计差错更正、以前年度支出收回等原因，需要调整非财政拨款结余的资金。年末结账后，本明细科目应无余额。

（2）"项目间接费用或管理费"：本明细科目核算医院取得的科研项目预算收入中，按照规定计提的项目间接费用或管理费数额。年末结账后，本明细科目应无余额。

(3)"结转转入":本明细科目核算按照规定留归医院使用,由医院统筹调配,纳入医院非财政拨款结余的非同级财政拨款专项剩余资金。年末结账后,本明细科目应无余额。

(4)"累计结余":本明细科目核算医院历年滚存的非同级财政拨款、非专项结余资金。本明细科目年末贷方余额,反映单位非同级财政拨款滚存的非专项结余资金数额。

本科目还应当按照《政府收支分类科目》中"支出功能分类科目"的相关科目进行明细核算。

2. 非财政拨款结余的账务处理

(1)从科研项目预算收入提取项目管理费。

按照规定从科研项目预算收入中提取项目管理费或间接费用时,借记"非财政拨款结转——项目间接费用或管理费"科目,贷记本科目(——项目间接费用或管理费),如图9-45所示。

记 账 凭 证

凭证号:××　　　　　日期:201×年×月×日　　　　　附单据:×张

摘要	财务会计			预算会计		
	科目	借方金额	贷方金额	科目	借方金额	贷方金额
×××	单位管理费用/业务活动费用	×××		非财政拨款结转——项目间接费用或管理费	×××	
×××	预提费用——项目间接费用或管理费		×××	非财政拨款结余——项目间接费用或管理费		×××
	合计	×××	×××	合计	×××	×××

图9-45 从科研项目预算收入中提取项目管理费或间接费应填制的记账凭证

【例9-46】201×年3月8日,某医院财务部门收到科研项目管理部门转来的科研项目立项通知书,立项省级重大研究项目,经费700000元,按规定可以提取5%的项目管理费用,即700000×5%=35000元。

财会部门根据有关凭证,应编制会计分录如下。

预算会计:

借:非财政拨款结转——项目间接费用或管理费　　　　35000
　　贷:非财政拨款结余——项目间接费用或管理费　　　　35000

财务会计:

借:单位管理费用　　　　35000

贷：预提费用——项目间接费用或管理费　　　　　　　　　　35000

(2) 交纳企业所得税。

有企业所得税交纳义务的医院实际交纳企业所得税时，按照交纳金额，借记本科目（——累计结余），贷记"资金结存——货币资金"科目，如图9-46所示。

记　账　凭　证

凭证号：××　　　　　　　日期：201×年×月×日　　　　　　　附单据：×张

摘要	财务会计			预算会计		
	科目	借方金额	贷方金额	科目	借方金额	贷方金额
×××	其他应交税费——单位应交所得税	×××		非财政拨款结余——累计结余	×××	
×××	银行存款等		×××	资金结存——货币资金		×××
	合计	×××	×××	合计	×××	×××

图9-46　交纳企业所得税应填制的记账凭证

【例9-47】201×年4月8日，某医院交纳第一季度的企业所得税71000元。财会部门根据有关凭证，应编制会计分录如下。

预算会计：

借：非财政拨款结余——累计结余　　　　　　　　　　　　71000

　　贷：资金结存——货币资金　　　　　　　　　　　　　　　71000

财务会计：

借：其他应交税费——单位应交所得税　　　　　　　　　　71000

　　贷：银行存款　　　　　　　　　　　　　　　　　　　　　71000

(3) 会计差错更正、购货退回、预付款项收回等以前年度调整事项。

①涉及以前年度收入费用调整。

a. 当业务涉及国库直接支付、授权支付款项，或货币资金退回时，借记"资金结存——货币资金"科目，贷记本科目（——年初余额调整），如图9-47所示。

记 账 凭 证

凭证号：×× 　　　　　日期：201×年×月×日 　　　　　附单据：×张

摘要	财务会计			预算会计		
	科目	借方金额	贷方金额	科目	借方金额	贷方金额
×××	银行存款等	×××		资金结存——货币资金	×××	
×××	以前年度盈余调整		×××	非财政拨款结余——年初余额调整		×××
	合计	×××	×××	合计	×××	×××

图 9-47 涉及国库直接支付款项等资金退回应填制的记账凭证（涉及以前年度收入费用调整）

b. 当业务涉及增加国库直接支付、授权支付款项，或货币资金支出时，借记本科目（——年初余额调整），贷记"资金结存——货币资金"科目，如图 9-48 所示。

记 账 凭 证

凭证号：×× 　　　　　日期：201×年×月×日 　　　　　附单据：×张

摘要	财务会计			预算会计		
	科目	借方金额	贷方金额	科目	借方金额	贷方金额
×××	以前年度盈余调整	×××		非财政拨款结余——年初余额调整	×××	
×××	银行存款等		×××	资金结存——货币资金		×××
	合计	×××	×××	合计	×××	×××

图 9-48 涉及增加国库直接支付款项等资金支出应填制的记账凭证（涉及以前年度收入费用调整）

【例 9-48】201×年 3 月 21 日，某县级医院用两年前结余的市级财政补助结余资金 12000 元开展社区健康教育宣传活动，款项已经支付。

财会部门根据有关凭证，应编制会计分录如下。

预算会计：

借：非财政拨款结余——年初余额调整　　　　　　　　　　　　12000
　　贷：资金结存——货币资金　　　　　　　　　　　　　　　　12000

财务会计：

借：以前年度盈余调整　　　　　　　　　　　　　　　　　　　12000
　　贷：银行存款　　　　　　　　　　　　　　　　　　　　　　12000

②涉及以前年度资产负债科目之间的调整。

a. 当业务涉及国库直接支付、授权支付款项，或货币资金退回时，借记"资金结存——货币资金"科目，贷记本科目（——年初余额调整），如图 9-49 所示。

记 账 凭 证

凭证号：×× 　　　　　　日期：201×年×月×日　　　　　　附单据：×张

摘要	财务会计			预算会计		
	科目	借方金额	贷方金额	科目	借方金额	贷方金额
×××	有关资产或负债科目	×××		资金结存——货币资金	×××	
×××	有关资产或负债科目		×××	非财政拨款结余——年初余额调整		×××
	合计	×××	×××	合计	×××	×××

图 9-49　涉及国库直接支付款项等资金退回应填制的记账凭证

（涉及以前年度资产负债科目之间的调整）

b. 当业务涉及增加国库直接支付、授权支付款项，或货币资金支出时，借记本科目（——年初余额调整），贷记"资金结存——货币资金"科目，如图 9-50 所示。

记 账 凭 证

凭证号：×× 　　　　　　日期：201×年×月×日　　　　　　附单据：×张

摘要	财务会计			预算会计		
	科目	借方金额	贷方金额	科目	借方金额	贷方金额
×××	有关资产或负债科目	×××		非财政拨款结余——年初余额调整	×××	
×××	有关资产或负债科目		×××	资金结存——货币资金		×××
	合计	×××	×××	合计	×××	×××

图 9-50　业务涉及增加国库直接支付等资金支出应填制的记账凭证

（涉及以前年度资产负债科目之间的调整）

【例 9-49】201×年 2 月 23 日，某县级医院使用多年来省财政项目拨款结余经费购买医疗设备（含配件），并按合同约定验收合格后支付配件款 3700 元。

财会部门根据有关凭证，应编制会计分录如下。

预算会计：

借：非财政拨款结余——年初余额调整　　　　　　　　　　3700
　　贷：资金结存——货币资金　　　　　　　　　　　　　　3700

财务会计：

借：固定资产——专用设备　　　　　　　　　　　　　　　3700
　　贷：银行存款　　　　　　　　　　　　　　　　　　　　3700

（4）年末结转。

①将留归医院使用的非财政拨款专项（项目已完成）剩余资金转入非财政拨款结余。借记"非财政拨款结转——累计结转"科目，贷记本科目（——结转转入），

如图9-51所示。

记 账 凭 证

凭证号：×× 　　　　　　日期：201×年×月×日　　　　　　附单据：×张

摘要	财务会计			预算会计		
	科目	借方金额	贷方金额	科目	借方金额	贷方金额
×××				非财政拨款结转——累计结转	×××	
×××				非财政拨款结余——结转转入		×××
	合计			合计	×××	×××

图9-51　结转非财政拨款专项（项目已完成）剩余资金应填制的记账凭证

【例9-50】201×年12月31日，某医院财务部门将非同级财政部门拨款中项目已经完成的剩余资金67000元进行结转。

财会部门根据有关凭证，应编制会计分录如下。

预算会计：

借：非财政拨款结转——累计结转　　　　　　　　　　　67000

　　贷：非财政拨款结余——结转转入　　　　　　　　　67000

②冲销本科目有关明细科目余额。

a.冲销有关明细科目贷方余额。将本科目（——年初余额调整、项目间接费用或管理费、结转转入）余额结转入本科目（——累计结余）。结转后，本科目除"累计结余"明细科目外，其他明细科目应无余额，如图9-52所示。

记 账 凭 证

凭证号：×× 　　　　　　日期：201×年×月×日　　　　　　附单据：×张

摘要	财务会计			预算会计		
	科目	借方金额	贷方金额	科目	借方金额	贷方金额
×××				非财政拨款结余——年初余额调整（贷方余额时）、项目间接费用或管理费、结转转入	×××	
×××				非财政拨款结余——累计结余		×××
	合计			合计	×××	×××

图9-52　冲销有关明细科目贷方余额应填制的记账凭证

【例9-51】201×年12月31日，某医院年末"非财政拨款结余"科目明细科目贷方余额情况如下："年初余额调整"38000元，"项目间接费用"19000元，"项目管理费"5000元，"结转转入"60000元。

财会部门根据有关凭证，应编制会计分录如下。

预算会计：

借：非财政拨款结余——年初余额调整　　　　　　　　　38000
　　非财政拨款结余——项目间接费用　　　　　　　　　19000
　　非财政拨款结余——项目管理费　　　　　　　　　　5000
　　非财政拨款结余——结转转入　　　　　　　　　　　60000
　　贷：非财政拨款结余——累计结余　　　　　　　　　122000

b. 冲销有关明细科目借方余额。年末，将"非财政拨款结余"科目（——年初余额调整）借方余额转入非财政拨款结余（——累计结余），如图9-53所示。

【例9-52】201×年12月31日，某医院年末冲销"非财政拨款结余——年初余额调整"借方余额81000元。

财会部门根据有关凭证，应编制会计分录如下。

预算会计：

借：非财政拨款结余——累计结余　　　　　　　　　　　81000
　　贷：非财政拨款结余——年初余额调整　　　　　　　81000

记　账　凭　证

凭证号：×× 　　　　　　　日期：201×年×月×日　　　　　　　附单据：×张

摘要	财务会计			预算会计		
	科目	借方金额	贷方金额	科目	借方金额	贷方金额
×××				非财政拨款结余——累计结余	×××	
×××				非财政拨款结余——年初余额调整（借方余额时）		×××
	合计			合计	×××	×××

图9-53　冲销有关明细科目借方余额应填制的记账凭证

③非财政拨款结余分配科目结转。

a. 非财政拨款结余分配为贷方余额时，如图9-54所示。

记 账 凭 证

凭证号：×× 日期：201×年×月×日 附单据：×张

摘要	财务会计			预算会计		
	科目	借方金额	贷方金额	科目	借方金额	贷方金额
×××				非财政拨款结余分配（贷方余额时）	×××	
×××				非财政拨款结余——累计结余		×××
	合计			合计	×××	×××

图9-54 非财政拨款结余分配为贷方余额应填制的记账凭证

【例9-53】201×年12月31日，某医院年末对"非财政拨款结余分配"科目进行年末结转，该科目贷方余额122000元。

财会部门根据有关凭证，应编制会计分录如下。

预算会计：

借：非财政拨款结余分配　　　　　　　　　　　　　　122000

　　贷：非财政拨款结余——累计结余　　　　　　　　　　　122000

b. 非财政拨款结余分配为借方余额时，如图9-55所示。

记 账 凭 证

凭证号：×× 日期：201×年×月×日 附单据：×张

摘要	财务会计			预算会计		
	科目	借方金额	贷方金额	科目	借方金额	贷方金额
×××				非财政拨款结余——累计结余（借方余额时）	×××	
×××				非财政拨款结余分配		×××
	合计			合计	×××	×××

图9-55 非财政拨款结余分配为借方余额应填制的记账凭证

【例9-54】201×年12月31日，某医院年末对"非财政拨款结余分配"科目进行年末结转，该科目借方余额51000元。

财会部门根据有关凭证，应编制会计分录如下。

预算会计：

借：非财政拨款结余——累计结余　　　　　　　　　　51000

　　贷：非财政拨款结余分配　　　　　　　　　　　　　　　51000

第四节 专用结余资金

一、专用结余概述

专用结余核算医院按照规定从非财政拨款结余中提取的具有专门用途的资金的变动和滚存情况。

二、专用结余的会计核算

1. 专用结余的科目设置

医院应当设置"专用结余"科目，核算医院按规定从非财政拨款结余中提取的具有专门用途的资金的变动和滚存情况。按照专用结余的类别进行明细核算。本科目年末贷方余额，反映医院从非同级财政拨款结余中提取的专用基金的累计滚存数额。

2. 专用结余的账务处理

（1）从预算收入中按照一定比例计提专用基金时，预算会计不做账务处理。

（2）根据有关规定从本年度非财政拨款结余中提取基金的，医院提取的专用基金主要是职工福利基金。按照提取金额，借记"非财政拨款结余分配"科目，贷记本科目，如图9-56所示。

记 账 凭 证

凭证号：×× 日期：201×年×月×日 附单据：×张

摘要	财务会计			预算会计		
	科目	借方金额	贷方金额	科目	借方金额	贷方金额
×××	本年盈余分配	×××		非财政拨款结余分配	×××	
×××	专用基金		×××	专用结余		×××
	合计	×××	×××	合计	×××	×××

图9-56 非财政拨款结余或经营结余中提取基金应填制的记账凭证

【例9-55】201×年12月31日，某医院"本年盈余——医疗盈余（扣除财政基本经费）"8000000元，按照10%计提职工福利基金。

财会部门根据有关凭证，应编制会计分录如下。

预算会计：

借：非财政拨款结余分配 800000

贷：专用结余   800000
财务会计：
借：本年盈余分配——提取职工福利基金   800000
  贷：专用基金——职工福利基金   800000

根据规定使用从非财政拨款结余或经营结余中提取的专用基金，用于购置固定资产、无形资产、或其他用途时，按照使用金额，借记本科目，贷记"资金结存——货币资金"科目，如图9-57所示。

(3) 根据有关规定及资金来源渠道设置其他专用基金时，预算会计不进行账务处理。

记 账 凭 证

凭证号：××　　　　　　日期：201×年×月×日　　　　　　附单据：×张

摘要	财务会计			预算会计		
	科目	借方金额	贷方金额	科目	借方金额	贷方金额
专用基金购置资产	固定资产/无形资产	×××		专用结余	×××	
	银行存款		×××	资金结存——货币资金		×××
	专用基金	×××				
	累计盈余		×××			
其他用途	专用基金	×××		专用结余	×××	
	银行存款等		×××	资金结存——货币资金		×××
	合计	×××	×××	合计	×××	×××

图9-57　使用专用基金购置固定资产等应填制的记账凭证

第五节　其他结余

一、其他结余概述

其他结余核算医院本年度除财政拨款收支、非同级财政专项资金收支和经营收支以外各项收支相抵后的余额。

二、其他结余的会计核算

1. 其他结余的科目设置

医院应设置"其他结余"科目，核算医院本年度除财政拨款收支、非同级财政专项资金收支和经营收支以外各项收支相抵后的余额。

2. 其他结余的账务处理

(1) 年末,将事业预算收入、上级补助预算收入、附属单位上缴预算收入、非同级财政拨款预算收入、债务预算收入、其他预算收入本年发生额中的非专项资金收入以及投资预算收益本年发生额转入本科目,借记"事业预算收入""上级补助预算收入""附属单位上缴预算收入""非同级财政拨款预算收入""债务预算收入""其他预算收入"科目下各非专项资金收入明细科目和"投资预算收益"科目,贷记本科目("投资预算收益"科目本年发生额为借方净额时,借记本科目,贷记"投资预算收益"科目);将事业支出、其他支出本年发生额中的非同级财政、非专项资金支出,以及上缴上级支出、对附属单位补助支出、投资支出、债务还本支出本年发生额转入本科目,借记本科目,贷记"事业支出""其他支出"科目下各非同级财政、非专项资金支出明细科目和"上缴上级支出""对附属单位补助支出""投资支出""债务还本支出"科目,如图9-58所示。

记 账 凭 证

凭证号:×× 日期:201×年×月×日 附单据:×张

摘要	财务会计			预算会计		
	科目	借方金额	贷方金额	科目	借方金额	贷方金额
结转收入				事业预算收入/上级补助预算收入/附属单位上缴预算收入/非同级财政拨款预算收入/债务预算收入/其他预算收入/投资预算收益	×××	
				其他结余		×××
结转支出				其他结余	×××	
				事业支出/其他支出/上缴上级支出/对附属单位补助支出/投资支出/债务还本支出		×××
	合计			合计	×××	×××

图9-58 年末事业预算收入和事业支出等收支转入其他结余应填制的记账凭证

【例9-56】201×年12月31日,某医院对"其他结余"科目进行年末结转。

①预算收入相关科目发生额如下:"事业预算收入"发生额60000000元、"上级补助预算收入"发生额2000000元、"附属单位上缴预算收入"发生额100000元、

"非同级财政拨款预算收入"发生额 800000 元、"债务预算收入"发生额 1000000 元、"其他预算收入"发生额 3000000 元、"投资预算收益"发生额 120000 元。

财会部门根据有关凭证,应编制会计分录如下。

预算会计:

借:事业预算收入——医疗预算收入	60000000
上级补助预算收入	2000000
附属单位上缴预算收入	100000
非同级财政拨款预算收入	800000
债务预算收入	1000000
其他预算收入	3000000
投资预算收益	120000
贷:其他结余	67020000

②预算支出相关科目发生额如下:"事业支出"发生额 61500000 元、"其他支出"发生额 2800000 元、"上缴上级支出"发生额 600000 元、"对附属单位补助支出"发生额 500000 元、"投资支出"发生额 1000000 元、"债务还本支出"发生额 41000 元。

财会部门根据有关凭证,应编制会计分录如下。

预算会计:

借:其他结余	66441000
贷:事业支出	61500000
其他支出	2800000
上缴上级支出	600000
对附属单位补助支出	500000
投资支出	1000000
债务还本支出	41000

(2) 年末,完成上述(1)结转后,医院将本科目余额转入"非财政拨款结余分配"科目。

①当本科目为贷方余额时,借记本科目,贷记"非财政拨款结余分配"科目,如图 9-59 所示。

记 账 凭 证

凭证号：××　　　　　　　　日期：201×年×月×日　　　　　　　　附单据：×张

摘要	财务会计			预算会计		
	科目	借方金额	贷方金额	科目	借方金额	贷方金额
×××				其他结余	×××	
×××				非财政拨款结余分配		×××
	合计			合计	×××	×××

图9-59　其他结余贷方余额结转应填制的记账凭证

【例9-57】承【例9-56】，201×年12月31日，医院将"其他结余"科目余额转入"非财政拨款结余分配"。其他结余贷方余额：67020000 - 66441000 = 579000元。

财会部门根据有关凭证，应编制会计分录如下。

预算会计：

借：其他结余　　　　　　　　　　　　　　　　　　　579000

　　贷：非财政拨款结余分配　　　　　　　　　　　　　　579000

②当本科目为借方余额时，借记"非财政拨款结余分配"科目，贷记本科目，如图9-60所示。

记 账 凭 证

凭证号：××　　　　　　　　日期：201×年×月×日　　　　　　　　附单据：×张

摘要	财务会计			预算会计		
	科目	借方金额	贷方金额	科目	借方金额	贷方金额
×××				非财政拨款结余分配	×××	
×××				其他结余		×××
	合计			合计	×××	×××

图9-60　其他结余借方余额结转应填制的记账凭证

第六节　非财政拨款结余分配

一、非财政拨款结余分配概述

非财政拨款结余分配是医院对本年度非财政拨款结余进行分配。

二、非财政拨款结余分配的会计核算

1. 非财政拨款结余分配的科目设置

医院应当设置"非财政拨款结余分配"科目,核算医院本年度非财政拨款结余分配的情况和结果。年末结账后,本科目应无余额。

2. 非财政拨款结余分配的账务处理

(1) 年末,结转其他结余。将"其他结余"科目余额转入本科目,当"其他结余"科目为贷方余额时,借记"其他结余"科目,贷记本科目;当"其他结余"科目为借方余额时,借记本科目,贷记"其他结余"科目。账务处理如图9-61(a)、图9-61(b)所示。

记 账 凭 证

凭证号:××　　　　　　日期:201×年×月×日　　　　　　附单据:×张

摘要	财务会计			预算会计		
	科目	借方金额	贷方金额	科目	借方金额	贷方金额
×××				其他结余	×××	
×××				非财政拨款结余分配		×××
	合计			合计	×××	×××

图9-61(a)　结转其他结余(贷方余额)应填制的记账凭证

记 账 凭 证

凭证号:××　　　　　　日期:201×年×月×日　　　　　　附单据:×张

摘要	财务会计			预算会计		
	科目	借方金额	贷方金额	科目	借方金额	贷方金额
×××				非财政拨款结余分配	×××	
×××				其他结余		×××
	合计			合计	×××	×××

图9-61(b)　结转其他结余(借方余额)应填制的记账凭证

【例9-58】承【例9-57】,201×年12月31日,医院将"其他结余"科目贷方余额579000元,转入"非财政拨款结余分配"。

财会部门根据有关凭证,应编制会计分录如下。

预算会计:

借:其他结余　　　　　　　　　　　　　　　　　　　　579000
　　贷:非财政拨款结余分配　　　　　　　　　　　　　　　　579000

(2) 根据有关规定提取专用基金的，按照提取的金额，借记本科目，贷记"专用结余"科目，如图 9-62 所示。

记 账 凭 证

凭证号：××   日期：201×年×月×日   附单据：×张

摘要	财务会计			预算会计		
	科目	借方金额	贷方金额	科目	借方金额	贷方金额
×××	本年盈余分配	×××		非财政拨款结余分配	×××	
×××	专用基金		×××	专用结余		×××
	合计	×××	×××	合计	×××	×××

图 9-62 提取专用基金应填制的记账凭证

【例 9-59】201×年 12 月 31 日，医院按财务会计下医疗盈余（不含财政基本补助）计算提取职工福利基金 240000 元，并转入"非财政拨款结余分配"。

财会部门根据有关凭证，应编制会计分录如下。

预算会计：

借：非财政拨款结余分配   240000
    贷：专用结余   240000

财务会计：

借：本年盈余分配——提取职工福利基金   240000
    贷：专用基金——职工福利基金   240000

(3) 年末，按照规定完成上述（1）（2）处理后，将本科目余额转入非财政拨款结余。当本科目为借方余额时，借记"非财政拨款结余——累计结余"科目，贷记本科目；当本科目为贷方余额时，借记本科目，贷记"非财政拨款结余——累计结余"科目，如图 9-63 所示。

记 账 凭 证

凭证号：××   日期：201×年×月×日   附单据：×张

摘要	财务会计			预算会计		
	科目	借方金额	贷方金额	科目	借方金额	贷方金额
×××				非财政拨款结余分配	×××	
×××				非财政拨款结余——累计结余		×××
	合计			合计	×××	×××

图 9-63 结转非财政拨款结余分配贷方余额应填制的记账凭证

【例9-60】201×年12月31日,医院将"非财政拨款结余分配"计算后(贷方余额)转入"非财政拨款结余——累计结余"。"非财政拨款结余分配"贷方余额419000元。

财会部门根据有关凭证,应编制会计分录如下。

预算会计:

借:非财政拨款结余分配 419000
　　贷:非财政拨款结余——累计结余 419000

第十章 财务报表和预算会计报表

第一节 报表概述

一、报表的作用

(一) 可以如实反映医院的财务状况

一般而言，会计具有反映和监督两个职能，其中，反映职能是会计最本质的职能。医院通过编制财务报告和决算报告，可以真实、完整地反映其所控制的经济资源、承担的债务状况、取得的收入、成本费用情况以及现金流量情况等，从而可以反映出医院的经济实力、偿债能力、运营绩效和现金周转情况等信息。

(二) 可以解脱单位管理层的受托责任

由于医院的资金属于国有资产，上级管理部门或政府监管部门与医院管理层之间形成了委托与受托之间的关系，即医院管理层主要是受上级管理部门之托来从事日常业务活动，医院管理层为了解脱其受托责任，必须向委托人披露相关的财务和绩效信息，而定期编制并对外提供财务报告和决算报告即可达到这一目的，有效解脱医院管理层的受托责任。

(三) 可以提供对使用者决策有用的会计信息

医院定期编制财务报告可以满足包括各级人民代表大会常务委员会、债权人、各级政府及其有关部门、政府会计主体自身和其他利益相关者的信息需要；定期编制决算报告可以为包括各级人民代表大会、各级政府及其有关部门、政府会计主体自身、社会公众和其他利益相关者提供与其决策有用的信息。

(四) 可以提高医院的透明度，增强其社会公信力

由于医院的业务活动宗旨是"以病人为中心"，所以，医院这一行业实际上是建立在信任或者诚信基础上的一个行业，信息的透明对于这个行业的发展至关重要。为此，医院通过编制财务报告和决算报告，可以有效提高其透明度，增强其社会公信力，从而有利于医院在社会公众中树立良好、可信的形象，促进其长远发展。

二、报表的构成

医院报表包括财务报表和预算会计报表两部分。

（一）财务报表

医院财务报表是反映医院一定时期财务状况、收支情况和现金流量的书面文件，是上级部门了解医院情况，指导其预算执行工作的重要资料，也是编制下年度财务收支计划的依据。编制和分析财务报表是会计工作的一个重要环节。财务报表的编制主要以权责发生制为基础，以医院财务会计核算生成的数据为准，由会计报表及其附注构成。

1. 会计报表

会计报表主要包括资产负债表、收入费用表、医疗活动收入费用明细表、净资产变动表及现金流量表、医院各科室直接成本表、医院临床服务类科室全成本表、医院临床服务类科室全成本构成分析表。

（1）资产负债表，编号为会政财 01 表，按月度、年度编报。

（2）收入费用表，编号为会政财 02 表，按月度、年度编报。

（3）医疗活动收入费用明细表，编号为会政财 02 表附表 01，按月度、年度编报。

（4）净资产变动表，编号为会政财 03 表，按年度编报。

（5）现金流量表，编号为会政财 04 表，按年度编报。

（6）医院各科室直接成本表，编号为成本医 01 表，按月度、年度编报。

（7）医院临床服务类科室全成本表，编号为成本医 02 表，按月度、年度编报。

（8）医院临床服务类科室全成本构成分析表，编号为成本医 03 表，按月度、年度编报。

2. 附注

附注是对在会计报表中列示的项目所作的进一步说明，以及对未能在会计报表中列示项目的说明。附注是财务报表的重要组成部分。凡对报表使用者的决策有重要影响的会计信息，不论制度是否有明确规定，医院均应当充分披露。附注主要包括下列内容：医院的基本情况、会计报表编制基础、遵循政府会计准则及制度的声明、重要会计政策和会计估计及会计报表重要项目说明。

附注按年度编报。

（二）预算会计报表

医院预算会计报表是反映医院财务状况和预算执行结果的书面文件。预算会计报表的编制主要以收付实现制为基础,以医院预算会计核算生成的数据为准,主要包括预算收入支出表、预算结转结余变动表和财政拨款预算收入支出表。

(1) 预算收入支出表,编号为会政预 01 表,按年度编报。

(2) 预算结转结余变动表,编号为会政预 02 表,按年度编报。

(3) 财政拨款预算收入支出表,编号为会政预 03 表,按年度编报。

三、报表的编制要求

(1) 医院应当至少按照年度编制财务报表和预算会计报表。

(2) 医院应当根据制度规定编制真实、完整的财务报表和预算会计报表,不得违反制度规定随意改变财务报表和预算会计报表的编制基础、编制依据、编制原则和方法,不得随意改变制度规定的财务报表和预算会计报表有关数据的会计口径。

(3) 财务报表和预算会计报表(简称报表)应当根据登记完整、核对无误的账簿记录和其他有关资料编制,做到数字真实、计算准确、内容完整、报送及时,如图 10-1 所示。

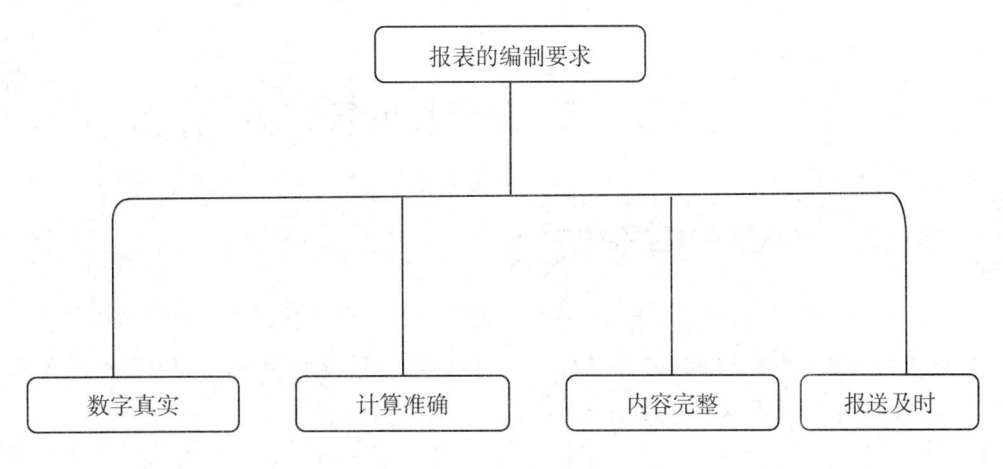

图 10-1 报表的编制要求

①数字真实。

医院报表必须真实可靠、数字准确,如实反映单位预算执行情况。编报时要以核对无误的会计账簿数字为依据,不能以估计数、计划数填报,更不能弄虚作假、篡改和伪造会计数据,也不能由上级单位以估计数代编。因此,医院必须按期结账,一般不能为赶编报表而提前结账。编制报表前,要认真核对有关账目,切实做到账表相符、账证相符、账账相符和账实相符,保证会计报表的真实性。

②计算准确。

医院应在会计账簿和其他有关资料真实可靠的前提下,严格按照制度规定编制报表；做到表内各项目之间、报表与报表之间相互衔接，本期报表与上期报表之间有关数字应当相互衔接；严禁任何人用任何方式篡改会计报表数字。

③内容完整。

医院报表必须内容完整，按照统一规定的报表种类、格式内容编报齐全。规定的格式栏次不论是表内项目还是补充资料，应填的项目、内容要填列齐全，使之成为一套完整的指标体系，以保证报表在本部门、本地区及全国的逐级汇总分析需要。

④报送及时。

医院报表必须按照国家或上级机关规定的期限和程序，在保证报表真实、完整的前提下，在规定的期限内报送上级单位。如果一个单位的报表不及时报送，就会影响主管单位、财政部门乃至全国的逐级汇总，影响全局对会计信息的分析。因此，应当科学、合理地组织好日常的会计核算工作，加强会计部门内部及会计部门与有关部门的协作与配合，以便尽快地编制出报表，满足预算管理和财务管理的需要。

(4) 财务报表和预算会计报表应当由单位负责人和主管会计工作的负责人、会计机构负责人（会计主管人员）签名并盖章。

第二节 资产负债表

一、资产负债表的内容和格式

资产负债表是反映医院在某一特定日期的财务状况的会计报表。它反映医院在某一特定日期所拥有或控制的经济资源，所承担的现时义务和所有者对净资产的要求权。具体内容和格式如表10-1所示。

表 10－1　资产负债表

会政财 01 表

编制单位：　　　　　　　　　年　月　日　　　　　　　　　　单位：元

资产	期末余额	年初余额	负债和净资产	期末余额	年初余额
流动资产：			流动负债：		
货币资金			短期借款		
短期投资			应交增值税		
财政应返还额度			其他应交税费		
应收票据			应缴财政款		
应收账款净额			应付职工薪酬		
预付账款			应付票据		
应收股利			应付账款		
应收利息			应付政府补贴款		
其他应收款净额			应付利息		
存货			预收账款		
待摊费用			其他应付款		
一年内到期的非流动资产			预提费用		
其他流动资产			一年内到期的非流动负债		
			其他流动负债		
流动资产合计			**流动负债合计**		
非流动资产：			非流动负债：		
长期股权投资			长期借款		
长期债券投资			长期应付款		
固定资产原值			预计负债		
减：固定资产累计折旧			其他非流动负债		
固定资产净值			**非流动负债合计**		
工程物资			**受托代理负债**		
在建工程			**负债合计**		
无形资产原值					
减：无形资产累计摊销					
无形资产净值					
研发支出					
公共基础设施原值					

续表

资产	期末余额	年初余额	负债和净资产	期末余额	年初余额
减：公共基础设施累计折旧（摊销）					
公共基础设施净值			净资产：		
政府储备物资			累计盈余		
文物文化资产			其中：财政项目盈余		
保障性住房原值			医疗盈余		
减：保障性住房累计折旧			科教盈余		
保障性住房净值			新旧转换盈余		
长期待摊费用			专用基金		
待处理财产损溢			权益法调整		
其他非流动资产			无偿调拨净资产*		
非流动资产合计			**本期盈余***		
受托代理资产			**净资产合计**		
资产总计			**负债和净资产总计**		

注："*"标识项目为月报项目，年报中不需列示。

二、资产负债表的编制方法

本表反映单位在某一特定日期全部资产、负债和净资产的情况。

本表"年初余额"栏内各项数字，应当根据上年年末资产负债表"期末余额"栏内数字填列。

如果本年度资产负债表规定的项目的名称和内容同上年度不一致，应当对上年年末资产负债表项目的名称和数字按照本年度的规定进行调整，将调整后的数字填入本表"年初余额"栏内。

如果本年度单位发生了因前期差错更正、会计政策变更等调整以前年度盈余的事项，还应当对"年初余额"栏中的有关项目金额进行相应调整。

本表"期末余额"是指某一会计期末的数字，即期末或者年末的数字。资产负债表各项目"期末余额"的数据来源一般可以通过以下几种方式取得：

一是直接根据总账科目的余额填列；

二是根据几个总账科目的余额计算填列；

三是根据有关明细科目的余额计算填列；

四是根据总账科目和明细科目的余额分析计算填列；

五是根据有关资产科目与其备抵科目抵销后的净额填列。

本表中"资产总计"项目期末（年初）余额应当与"负债和净资产总计"项目期末（年初）余额相等。

本表的具体项目和填列方法如下。

1. 资产类项目

（1）"货币资金"项目，反映单位期末库存现金、银行存款、零余额账户用款额度、其他货币资金的合计数。本项目应当根据"库存现金""银行存款""零余额账户用款额度""其他货币资金"科目的期末余额的合计数填列；若单位存在通过"库存现金""银行存款"科目核算的受托代理资产还应当按照前述合计数扣减"库存现金""银行存款"科目下"受托代理资产"明细科目的期末余额后的金额填列。

（2）"短期投资"项目，反映单位期末持有的短期投资账面余额。本项目应当根据"短期投资"科目的期末余额填列。

（3）"财政应返还额度"项目，反映单位期末财政应返还额度的金额。本项目应当根据"财政应返还额度"科目的期末余额填列。

（4）"应收票据"项目，反映单位期末持有的应收票据的票面金额。本项目应当根据"应收票据"科目的期末余额填列。

（5）"应收账款净额"项目，反映单位期末尚未收回的应收账款减去已计提的坏账准备后的净额。本项目应当根据"应收账款"科目的期末余额，减去"坏账准备"科目中对应收账款计提的坏账准备的期末余额后的金额填列。

（6）"预付账款"项目，反映单位期末预付给商品或者劳务供应单位的款项。本项目应当根据"预付账款"科目的期末余额填列。

（7）"应收股利"项目，反映单位期末因股权投资而应收取的现金股利或应当分得的利润。本项目应当根据"应收股利"科目的期末余额填列。

（8）"应收利息"项目，反映单位期末因债券投资等而应收取的利息。单位购入的到期一次还本付息的长期债券投资持有期间应收的利息，不包括在本项目内。本项目应当根据"应收利息"科目的期末余额填列。

（9）"其他应收款净额"项目，反映单位期末尚未收回的其他应收款减去已计提的坏账准备后的净额。本项目应当根据"其他应收款"科目的期末余额减去"坏账准备"科目中对其他应收款计提的坏账准备的期末余额后的金额填列。

（10）"存货"项目，反映单位期末存储的存货的实际成本。本项目应当根据"在途物品""库存物品""加工物品"科目的期末余额的合计数填列。

（11）"待摊费用"项目，反映单位期末已经支出，但应当由本期和以后各期负担的分摊期在一年以内（含一年）的各项费用。本项目应当根据"待摊费用"科目的期末余额填列。

（12）"一年内到期的非流动资产"项目，反映单位期末非流动资产项目中将在一年内（含一年）到期的金额，如单位将在一年内（含一年）到期的长期债券投资金额。本项目应当根据"长期债券投资"等科目的明细科目的期末余额分析填列。

（13）"其他流动资产"项目，反映单位期末除本表中上述各项之外的其他流动资产的合计金额。本项目应当根据有关科目期末余额的合计数填列。

（14）"流动资产合计"项目，反映单位期末流动资产的合计数。本项目应当根据本表中"货币资金""短期投资""财政应返还额度""应收票据""应收账款净额""预付账款""应收股利""应收利息""其他应收款净额""存货""待摊费用""一年内到期的非流动资产""其他流动资产"项目金额的合计数填列。

（15）"长期股权投资"项目，反映单位期末持有的长期股权投资的账面余额。本项目应当根据"长期股权投资"科目的期末余额填列。

（16）"长期债券投资"项目，反映单位期末持有的长期债券投资的账面余额。本项目应当根据"长期债券投资"科目的期末余额减去其中将于一年内（含一年）到期的长期债券投资余额后的金额填列。

（17）"固定资产原值"项目，反映单位期末固定资产的原值。本项目应当根据"固定资产"科目的期末余额填列。

"固定资产累计折旧"项目，反映单位期末固定资产已计提的累计折旧金额。本项目应当根据"固定资产累计折旧"科目的期末余额填列。

"固定资产净值"项目，反映单位期末固定资产的账面价值。本项目应当根据"固定资产"科目期末余额减去"固定资产累计折旧"科目期末余额后的金额填列。

（18）"工程物资"项目，反映单位期末为在建工程准备的各种物资的实际成本。本项目应当根据"工程物资"科目的期末余额填列。

（19）"在建工程"项目，反映单位期末所有的建设项目工程的实际成本。本项目应当根据"在建工程"科目的期末余额填列。

（20）"无形资产原值"项目，反映单位期末无形资产的原值。本项目应当根据"无形资产"科目的期末余额填列。

"无形资产累计摊销"项目，反映单位期末无形资产已计提的累计摊销金额。本项目应当根据"无形资产累计摊销"科目的期末余额填列。

"无形资产净值"项目，反映单位期末无形资产的账面价值。本项目应当根据"无形资产"科目期末余额减去"无形资产累计摊销"科目期末余额后的金额填列。

（21）"研发支出"项目，反映单位期末正在进行的无形资产开发项目开发阶段发生的累计支出数。本项目应当根据"研发支出"科目的期末余额填列。

（22）"公共基础设施原值"项目，反映单位期末控制的公共基础设施的原值。本项目应当根据"公共基础设施"科目的期末余额填列。

"公共基础设施累计折旧（摊销）"项目，反映单位期末控制的公共基础设施已计提的累计折旧和累计摊销金额。本项目应当根据"公共基础设施累计折旧（摊销）"科目的期末余额填列。

"公共基础设施净值"项目，反映单位期末控制的公共基础设施的账面价值。本项目应当根据"公共基础设施"科目期末余额减去"公共基础设施累计折旧（摊销）"科目期末余额后的金额填列。

（23）"政府储备物资"项目，反映单位期末控制的政府储备物资的实际成本。本项目应当根据"政府储备物资"科目的期末余额填列。

（24）"文物文化资产"项目，反映单位期末控制的文物文化资产的成本。本项目应当根据"文物文化资产"科目的期末余额填列。

（25）"保障性住房原值"项目，反映单位期末控制的保障性住房的原值。本项目应当根据"保障性住房"科目的期末余额填列。

"保障性住房累计折旧"项目，反映单位期末控制的保障性住房已计提的累计折旧金额。本项目应当根据"保障性住房累计折旧"科目的期末余额填列。

"保障性住房净值"项目，反映单位期末控制的保障性住房的账面价值。本项目应当根据"保障性住房"科目期末余额减去"保障性住房累计折旧"科目期末余额后的金额填列。

（26）"长期待摊费用"项目，反映单位期末已经支出，但应由本期和以后各期负担的分摊期限在一年以上（不含一年）的各项费用。本项目应当根据"长期待摊费用"科目的期末余额填列。

（27）"待处理财产损溢"项目，反映单位期末尚未处理完毕的各种资产的净损失或净溢余。本项目应当根据"待处理财产损溢"科目的期末借方余额填列；如"待处理财产损溢"科目期末为贷方余额，以"-"号填列。

（28）"其他非流动资产"项目，反映单位期末除本表中上述各项之外的其他非流动资产的合计数。本项目应当根据有关科目的期末余额合计数填列。

（29）"非流动资产合计"项目，反映单位期末非流动资产的合计数。本项目应当根据本表中"长期股权投资""长期债券投资""固定资产净值""工程物资""在建工程""无形资产净值""研发支出""公共基础设施净值""政府储备物资""文物文化资产""保障性住房净值""长期待摊费用""待处理财产损溢""其他非流动资产"项目金额的合计数填列。

(30)"受托代理资产"项目，反映单位期末受托代理资产的价值。本项目应当根据"受托代理资产"科目的期末余额与"库存现金""银行存款"科目下"受托代理资产"明细科目的期末余额的合计数填列。

(31)"资产总计"项目，反映单位期末资产的合计数。本项目应当根据本表中"流动资产合计""非流动资产合计""受托代理资产"项目金额的合计数填列。

2. 负债类项目

(32)"短期借款"项目，反映单位期末短期借款的余额。本项目应当根据"短期借款"科目的期末余额填列。

(33)"应交增值税"项目，反映单位期末应交未缴的增值税税额。本项目应当根据"应交增值税"科目的期末余额填列；如"应交增值税"科目期末为借方余额，以"－"号填列。

(34)"其他应交税费"项目，反映单位期末应交未缴的除增值税以外的税费金额。本项目应当根据"其他应交税费"科目的期末余额填列，如"其他应交税费"科目期末为借方余额，以"－"号填列。

(35)"应缴财政款"项目，反映单位期末应当上缴财政但尚未交纳的款项。本项目应当根据"应缴财政款"科目的期末余额填列。

(36)"应付职工薪酬"项目，反映单位期末按有关规定应付给职工及为职工支付的各种薪酬。本项目应当根据"应付职工薪酬"科目的期末余额填列。

(37)"应付票据"项目，反映单位期末应付票据的金额。本项目应当根据"应付票据"科目的期末余额填列。

(38)"应付账款"项目，反映单位期末应当支付但尚未支付的偿还期限在一年以内（含一年）的应付账款的金额。本项目应当根据"应付账款"科目的期末余额填列。

(39)"应付政府补贴款"项目，反映负责发放政府补贴的行政单位期末按照规定应当支付给政府补贴接受者的各种政府补贴款余额。本项目应当根据"应付政府补贴款"科目的期末余额填列。

(40)"应付利息"项目，反映单位期末按照合同约定应支付的借款利息。单位到期一次性还本付息的长期借款利息不包括在本项目内。本项目应当根据"应付利息"科目的期末余额填列。

(41)"预收账款"项目，反映单位期末预先收取但尚未确认收入和实际结算的款项余额。本项目应当根据"预收账款"科目的期末余额填列。

(42)"其他应付款"项目，反映单位期末其他各项偿还期限在一年内（含一年）的应付及暂收款项余额。本项目应当根据"其他应付款"科目的期末余额填列。

(43)"预提费用"项目，反映单位期末已预先提取的已经发生但尚未支付的各项费用。本项目应当根据"预提费用"科目的期末余额填列。

（44）"一年内到期的非流动负债"项目，反映单位期末将于一年内（含一年）偿还的非流动负债的余额。本项目应当根据"长期应付款""长期借款"等科目的明细科目的期末余额分析填列。

（45）"其他流动负债"项目，反映单位期末除本表中上述各项之外的其他流动负债的合计数。本项目应当根据有关科目的期末余额的合计数填列。

（46）"流动负债合计"项目，反映单位期末流动负债合计数。本项目应当根据本表"短期借款""应交增值税""其他应交税费""应缴财政款""应付职工薪酬""应付票据""应付账款""应付政府补贴款""应付利息""预收账款""其他应付款""预提费用""一年内到期的非流动负债""其他流动负债"项目金额的合计数填列。

（47）"长期借款"项目，反映单位期末长期借款的余额。本项目应当根据"长期借款"科目的期末余额减去其中将于一年内（含一年）到期的长期借款余额后的金额填列。

（48）"长期应付款"项目，反映单位期末长期应付款的余额。本项目应当根据"长期应付款"科目的期末余额减去其中将于一年内（含一年）到期的长期应付款余额后的金额填列。

（49）"预计负债"项目，反映单位期末已确认但尚未偿付的预计负债的余额。本项目应当根据"预计负债"科目的期末余额填列。

（50）"其他非流动负债"项目，反映单位期末除本表中上述各项之外的其他非流动负债的合计数。本项目应当根据有关科目的期末余额合计数填列。

（51）"非流动负债合计"项目，反映单位期末非流动负债合计数。本项目应当根据本表中"长期借款""长期应付款""预计负债""其他非流动负债"项目金额的合计数填列。

（52）"受托代理负债"项目，反映单位期末受托代理负债的金额。本项目应当根据"受托代理负债"科目的期末余额填列。

（53）"负债合计"项目，反映单位期末负债的合计数。本项目应当根据本表中"流动负债合计""非流动负债合计""受托代理负债"项目金额的合计数填列。

3. 净资产类项目

（54）"累计盈余"项目，反映单位期末未分配盈余（或未弥补亏损）以及无偿调拨净资产变动的累计数。本项目应当根据"累计盈余"科目的期末余额填列，其中包括以下4项。

①"财政项目盈余"项目，反映医院接受财政项目拨款产生的累计盈余。本项目应当根据"累计盈余——财政项目盈余"科目的期末余额填列。

②"医疗盈余"项目,反映医院开展医疗活动产生的累计盈余。本项目应当根据"累计盈余——医疗盈余"科目的期末余额填列。

③"科教盈余"项目,反映医院开展科研教学活动产生的累计盈余。本项目应当根据"累计盈余——科教盈余"科目的期末余额填列。

④"新旧转换盈余"项目,反映医院在新旧制度衔接时形成的转换盈余扣除执行新制度后累计弥补医疗亏损后的金额。本项目应当根据"累计盈余——新旧转换盈余"科目的期末余额填列。

(55)"专用基金"项目,反映单位期末累计提取或设置但尚未使用的专用基金余额。本项目应当根据"专用基金"科目的期末余额填列。

(56)"权益法调整"项目,反映单位期末在被投资单位除净损益和利润分配以外的所有者权益变动中累积享有的份额。本项目应当根据"权益法调整"科目的期末余额填列。如"权益法调整"科目期末为借方余额,以"-"号填列。

(57)"无偿调拨净资产"项目,反映单位本年度截至报告期期末无偿调入的非现金资产价值扣减无偿调出的非现金资产价值后的净值。本项目仅在月度报表中列示,年度报表中不列示。月度报表中本项目应当根据"无偿调拨净资产"科目的期末余额填列;"无偿调拨净资产"科目期末为借方余额时,以"-"号填列。

(58)"本期盈余"项目,反映单位本年度截至报告期期末实现的累计盈余或亏损。本项目仅在月度报表中列示,年度报表中不列示。月度报表中本项目应当根据"本期盈余"科目的期末余额填列;"本期盈余"科目期末为借方余额时,以"-"号填列。

(59)"净资产合计"项目,反映单位期末净资产合计数。本项目应当根据本表中"累计盈余""专用基金""权益法调整""无偿调拨净资产"(月度报表)、"本期盈余"(月度报表)项目金额的合计数填列。

(60)"负债和净资产总计"项目,应当按照本表中"负债合计""净资产合计"项目金额的合计数填列。

三、资产负债表的编制案例

【例10-1】根据某医院2019年年初资产负债表(见表10-2)及年末结账后各资产、负债和净资产类会计科目余额表(见表10-3)。据此编制该医院2019年年末资产负债表,如表10-4所示。[①]

[①] 本书有关2019年的所有案例或举例,只是作者根据读者学习《政府会计制度》的需要而进行的模拟设计,不反映任何医院已经发生的实际情况或将要发生的情况预测。

表 10-2 资产负债表

会政财 01 表

编制单位：某医院　　　　　　2019年1月1日　　　　　　单位：元

资产	年初余额	负债和净资产	年初余额
流动资产：		流动负债：	
货币资金	730000400	短期借款	50000
短期投资	0	应交增值税	150000
财政应返还额度	6500000	其他应交税费	1060000
应收票据	0	应缴财政款	50000
应收账款净额	107837798	应付职工薪酬	74314400
预付账款	11025700	应付票据	104500
应收股利	0	应付账款	62950000
应收利息	0	应付政府补贴款	0
其他应收款净额	8255802	应付利息	372000
存货	38937200	预收账款	60600000
待摊费用	158000	其他应付款	73999900
一年内到期的非流动资产	0	预提费用	1000000
其他流动资产	0	一年内到期的非流动负债	0
		其他流动负债	0
流动资产合计	**902714900**	**流动负债合计**	**274650800**
非流动资产：		非流动负债：	
长期股权投资	0	长期借款	20000000
长期债券投资	0	长期应付款	3000000
固定资产原值	1288480000	预计负债	50000
减：固定资产累计折旧	605463000	其他非流动负债	0
固定资产净值	683017000	**非流动负债合计**	**23050000**
工程物资	6000000	**受托代理负债**	**4000100**
在建工程	60000000	**负债合计**	**301700900**
无形资产原值	4730000		
减：无形资产累计摊销	1800900		
无形资产净值	2929100		
研发支出	0		
公共基础设施原值	0		

续表

资产	年初余额	负债和净资产	年初余额
减：公共基础设施累计折旧（摊销）	0		
公共基础设施净值	0		
政府储备物资	0		
文物文化资产	0	净资产：	
保障性住房原值	0	累计盈余	1323860200
减：保障性住房累计折旧	0	其中：财政项目盈余	156350000
保障性住房净值	0	医疗盈余	80000
长期待摊费用	10700000	科教盈余	24850000
待处理财产损溢	500000	新旧转换盈余	1142580200
其他非流动资产	0	专用基金	44300000
非流动资产合计	763146100	权益法调整	0
受托代理资产	4000100	净资产合计	1368160200
资产总计	1669861100	负债和净资产总计	1669861100

表10-3 会计科目余额表

编制单位：某医院　　　　2019年12月31日　　　　单位：元

序号	科目编号	科目名称	2019年12月31日期末余额
	1	一、资产类	1845742673
1	1001	库存现金	500
	100101	本单位	400
	100102	受托代理资产	100
2	1002	银行存款	930662250
	100201	本单位	928662250
	100202	受托代理资产	2000000
3	1003	零余额账户用款额度	0
4	1021	其他货币资金	
5	1101	短期投资	0
6	1201	财政应返还额度	12478025
	1212	应收账款	78329454
7	121201	应收在院病人医疗款	4374873
	121202	应收医疗款	94194581

续表

序号	科目编号	科目名称	2019年12月31日期末余额
8	1214	预付账款	5309901
9	1215	应收股利	0
10	1216	应收利息	0
11	1218	其他应收款	6144177
12	1219	坏账准备	3201550
13	1301	在途物品	500000
14	1302	库存物品	42782145
15	1303	加工物品	127200
16	1401	待摊费用	129997
17	1501	长期股权投资	0
18	1502	长期债券投资	0
19	1601	固定资产	1421416027
20	1602	固定资产累计折旧	674148730
21	1611	工程物资	6000000
22	1613	在建工程	4733386
23	1701	无形资产	4730000
24	1702	无形资产累计摊销	2273069
25	1811	政府储备物资	0
26	1891	受托代理资产	2000000
27	1901	长期待摊费用	10022960
28	1902	待处理财产损溢	0
	2	二、负债类	362669905
1	2001	短期借款	50000
2	2101	应交增值税	119996
3	2102	其他应交税费	1060000
4	2103	应缴财政款	30000
5	2201	应付职工薪酬	59884805
6	2301	应付票据	104500
7	2302	应付账款	102211853
8	2304	应付利息	372000
9	2305	预收账款	59239792
10	2307	其他应付款	111374779

续表

序号	科目编号	科目名称	2019 年 12 月 31 日期末余额
11	2401	预提费用	1172080
12	2501	长期借款	20000000
13	2502	长期应付款	3000000
14	2601	预计负债	50000
15	2901	受托代理负债	4000100
	3	**三、所有者权益类**	1483072768
1	3001	累计盈余	1419971686
	300101	其中：财政项目盈余	162035967
	300102	医疗盈余	88661678
	300103	科教盈余	26693841
	300104	新旧转换盈余	1142580200
2	3101	专用基金	63101082

表 10-4 资产负债表

会政财 01 表

编制单位：某医院　　　　　2019 年 12 月 31 日　　　　　单位：元

资产	期末余额	年初余额	负债和净资产	期末余额	年初余额
流动资产：			流动负债：		
货币资金	928662650	730000400	短期借款	50000	50000
短期投资	0	0	应交增值税	119996	150000
财政应返还额度	12478025	6500000	其他应交税费	1060000	1060000
应收票据	0	0	应缴财政款	30000	50000
应收账款净额	75323949	107837798	应付职工薪酬	59884805	74314400
预付账款	5309901	11025700	应付票据	104500	104500
应收股利	0	0	应付账款	102211853	62950000
应收利息	0	0	应付政府补贴款		0
其他应收款净额	5948132	8255802	应付利息	372000	372000
存货	43409345	38937200	预收账款	59239792	60600000
待摊费用	129997	158000	其他应付款	111374779	73999900
一年内到期的非流动资产	0	0	预提费用	1172080	1000000
其他流动资产	0	0	一年内到期的非流动负债	0	0

续表

资产	期末余额	年初余额	负债和净资产	期末余额	年初余额
			其他流动负债	0	0
流动资产合计	1071261999	902714900	**流动负债合计**	335619805	274650800
非流动资产：			**非流动负债：**		
长期股权投资	0	0	长期借款	20000000	20000000
长期债券投资	0	0	长期应付款	3000000	3000000
固定资产原值	1421416027	1288480000	预计负债	50000	50000
减：固定资产累计折旧	674148730	605463000	其他非流动负债	0	0
固定资产净值	747267297	683017000	**非流动负债合计**	23050000	23050000
工程物资	6000000	6000000	**受托代理负债**	4000100	4000100
在建工程	4733386	60000000	**负债合计**	362669905	301700900
无形资产原值	4730000	4730000			
减：无形资产累计摊销	2273069	1800900			
无形资产净值	2456931	2929100			
研发支出	0	0			
公共基础设施原值	0	0			
减：公共基础设施累计折旧（摊销）	0	0			
公共基础设施净值	0	0			
政府储备物资	0	0			
文物文化资产	0	0	**净资产：**		
保障性住房原值	0	0	累计盈余	1419971686	1323860200
减：保障性住房累计折旧	0	0	其中：财政项目盈余	162035967	156350000
保障性住房净值	0	0	医疗盈余	88661678	80000
长期待摊费用	10022960	10700000	科教盈余	26693841	24850000
待处理财产损溢	0	500000	新旧转换盈余	1142580200	1142580200
其他非流动资产	0	0	专用基金	63101082	44300000
非流动资产合计	770480574	763146100	权益法调整	0	0
受托代理资产	4000100	4000100	**净资产合计**	1483072768	1368160200
资产总计	1845742673	1669861100	**负债和净资产总计**	1845742673	1669861100

表 10-4 中"年初余额"栏内各项数字,应当根据上年年末资产负债表"期末余额"栏内数字填列。"期末余额"栏内各项数字根据各账户的期末余额直接填列、合并填列或分析填列。

主要项目的填列说明如下。

(1) 货币资金项目。

货币资金的数额为库存现金、银行存款和零余额账户用款额度的合计数,扣除"库存现金——受托代理资产""银行存款——受托代理资产"的数额填列。

货币资金 = 400 + 928662250 + 0 = 928662650(元)

(2) 固定资产、无形资产项目。

固定资产、无形资产按扣除累计折旧、累计摊销的数额填列。

固定资产净值 = 1421416027 - 674148730 = 747267297(元)

无形资产净值 = 4730000 - 2273069 = 2456931(元)

(3) 存货。

存货的数额为在途物品、库存物品和加工物品的合计数。

存货 = 500000 + 42782145 + 127200 = 43409345(元)

(4) 应收账款净额。

应收账款净额按应收账款扣除"坏账准备——应收账款坏账准备"的数额填列。

应收账款净额 = 78329454 - 3005505 = 75323949(元)

(5) 其他应收款净额。

其他应收款净额按其他应收款扣除"坏账准备——其他应收账款坏账准备"的数额填列。

其他应收账款净额 = 6144177 - 196045 = 5948132(元)

(6) 受托代理资产。

受托代理资产按"库存现金——受托代理资产""银行存款——受托代理资产"和"受托代理资产"合计数列填列。

受托代理资产 = 100 + 2000000 + 2000000 = 4000100(元)

(7) 其他项目。

其他各项目均可根据各账户的期末余额直接填列。资产总计、负债合计、净资产合计等项目的数据按其内容汇总后填列。编制完成的年度资产负债表如表 10-4 所示。

第三节 收入费用表

一、收入费用表的内容和格式

收入费用表是反映医院在某一会计期间财务成果情况的会计报表。医院在开展医疗服务的过程中，不断发生各种费用，同时取得各种收入，收入减去费用，剩余的部分就是医院的结余。取得的收入和发生的费用的对比情况就是医院的经营成果。本表具体内容和格式如表 10-5 所示。

表 10-5 收入费用表

会政财 02 表

编制单位：　　　　　　　　　　　年　　月　　　　　　　　　　单位：元

项目	本月数	本年累计数
一、本期收入		
（一）财政拨款收入		
其中：政府性基金收入		
财政基本拨款收入		
财政项目拨款收入		
（二）事业收入		
其中：医疗收入		
科教收入		
（三）上级补助收入		
（四）附属单位上缴收入		
（五）经营收入		
（六）非同级财政拨款收入		
（七）投资收益		
（八）捐赠收入		
（九）利息收入		
（十）租金收入		
（十一）其他收入		

续表

项目	本月数	本年累计数
二、本期费用		
（一）业务活动费用		
其中：财政基本拨款经费		
财政项目拨款经费		
科教经费		
其他经费		
（二）单位管理费用		
其中：财政基本拨款经费		
财政项目拨款经费		
科教经费		
其他经费		
（三）经营费用		
（四）资产处置费用		
（五）上缴上级费用		
（六）对附属单位补助费用		
（七）所得税费用		
（八）其他费用		
三、本期盈余		
其中：财政项目盈余		
医疗盈余		
科教盈余		

二、收入费用表的编制方法

本表反映单位在某一会计期间内发生的收入、费用及当期盈余情况。

本表"本月数"栏反映各项目的本月实际发生数。编制年度收入费用表时，应当将本栏改为"本年数"，反映本年度各项目的实际发生数。

本表"本年累计数"栏反映各项目自年初至报告期期末的累计实际发生数。编制年度收入费用表时，应当将本栏改为"上年数"，反映上年度各项目的实际发生数。"上年数"栏应当根据上年年度收入费用表中"本年数"栏内所列数字填列。

如果本年度收入费用表规定的项目的名称和内容同上年度不一致，应当对上年度收入费用表项目的名称和数字按照本年度的规定进行调整，将调整后的金额填入本年度收入费用表的"上年数"栏内。

如果本年度单位发生了因前期差错更正、会计政策变更等调整以前年度盈余的事项，还应当对年度收入费用表中"上年数"栏中的有关项目金额进行相应调整。

本表的具体项目和填列方法如下。

1. 本期收入

（1）"本期收入"项目，反映单位本期收入总额。本项目应当根据本表中"财政拨款收入""事业收入""上级补助收入""附属单位上缴收入""经营收入""非同级财政拨款收入""投资收益""捐赠收入""利息收入""租金收入""其他收入"项目金额的合计数填列。

（2）"财政拨款收入"项目，反映单位本期从同级政府财政部门取得的各类财政拨款。本项目应当根据"财政拨款收入"科目的本期发生额填列。

"政府性基金收入"项目，反映单位本期取得的财政拨款收入中属于政府性基金预算拨款的金额。本项目应当根据"财政拨款收入——政府性基金收入"科目的本期发生额填列。

"财政基本拨款收入"项目，反映单位本期取得的财政拨款收入中属于财政基本拨款的金额。本项目应当根据"财政拨款收入——财政基本拨款收入"科目的本期发生额填列。

"财政项目拨款收入"项目，反映单位本期取得的财政拨款收入中属于财政项目拨款的金额。本项目应当根据"财政拨款收入——财政项目拨款收入"科目的本期发生额填列。

（3）"事业收入"项目，反映单位本期开展专业业务活动及其辅助活动实现的收入。本项目应当根据"事业收入"科目的本期发生额填列。

在"事业收入"项目下设置"医疗收入""科教收入"项目。"医疗收入"项目，反映医院本期开展医疗活动实现的收入。本项目应当根据"事业收入——医疗收入"科目的本期发生额填列。"科教收入"项目，反映医院本期开展科研教学活动实现的收入。本项目应当根据"事业收入——科教收入"科目的本期发生额填列。

（4）"上级补助收入"项目，反映单位本期从主管部门和上级单位收到或应收的非财政拨款收入。本项目应当根据"上级补助收入"科目的本期发生额填列。

（5）"附属单位上缴收入"项目，反映单位本期收到或应收的独立核算的附属单位按照有关规定上缴的收入。本项目应当根据"附属单位上缴收入"科目的本期发生额填列。

（6）"经营收入"项目，反映单位本期在专业业务活动及其辅助活动之外开展非独立核算经营活动实现的收入。本项目应当根据"经营收入"科目的本期发生额填列。

（7）"非同级财政拨款收入"项目，反映单位本期从非同级政府财政部门取得的财政拨款，不包括单位因开展科研及其辅助活动从非同级财政部门取得的经费拨款。本项目应当根据"非同级财政拨款收入"科目的本期发生额填列。

（8）"投资收益"项目，反映单位本期股权投资和债券投资所实现的收益或发生的损失。本项目应当根据"投资收益"科目的本期发生额填列，如为投资净损失，以"-"号填列。

（9）"捐赠收入"项目，反映单位本期接受捐赠取得的收入。本项目应当根据"捐赠收入"科目的本期发生额填列。

（10）"利息收入"项目，反映单位本期取得的银行存款利息收入。本项目应当根据"利息收入"科目的本期发生额填列。

（11）"租金收入"项目，反映单位本期经批准利用国有资产出租取得并按规定纳入本单位预算管理的租金收入。本项目应当根据"租金收入"科目的本期发生额填列。

（12）"其他收入"项目，反映单位本期取得的除以上收入项目外的其他收入的总额。本项目应当根据"其他收入"科目的本期发生额填列。

2. 本期费用

（13）"本期费用"项目，反映单位本期费用总额。本项目应当根据本表中"业务活动费用""单位管理费用""经营费用""资产处置费用""上缴上级费用""对附属单位补助费用""所得税费用"和"其他费用"项目金额的合计数填列。

（14）"业务活动费用"项目，反映单位本期为实现其职能目标，依法履职或开展专业业务活动及其辅助活动所发生的各项费用。本项目应当根据"业务活动费用"科目本期发生额填列。本项目下设置"财政基本拨款经费""财政项目拨款经费""科教经费""其他经费"项目。

"财政基本拨款经费"项目，反映医院本期使用财政基本拨款经费发生的各项业务活动费用。本项目应当根据业务活动费用中经费性质为财政基本拨款经费部分的本期发生额填列。

"财政项目拨款经费"项目，反映医院本期使用财政项目拨款经费发生的各项业务活动费用。本项目应当根据业务活动费用中经费性质为财政项目拨款经费部分的本期发生额填列。

"科教经费"项目，反映医院本期为开展科研教学活动所发生的各项业务活动费用。本项目应当根据业务活动费用中经费性质为科教经费部分的本期发生额填列。

"其他经费"项目，反映医院本期为开展医疗活动所发生的各项业务活动费用。

本项目应当根据业务活动费用中经费性质为其他经费部分的本期发生额填列。

（15）"单位管理费用"项目，反映单位本期本级行政及后勤管理部门开展管理活动发生的各项费用，以及由单位统一负担的离退休人员经费、工会经费、诉讼费、中介费等。本项目应当根据"单位管理费用"科目的本期发生额填列。本项目下设置"财政基本拨款经费""财政项目拨款经费""科教经费""其他经费"项目。

"财政基本拨款经费"项目，反映医院本期使用财政基本拨款经费发生的各项单位管理费用。本项目应当根据单位管理费用中经费性质为财政基本拨款经费部分的本期发生额填列。

"财政项目拨款经费"项目，反映医院本期使用财政项目拨款经费发生的各项单位管理费用。本项目应当根据单位管理费用中经费性质为财政项目拨款经费部分的本期发生额填列。

"科教经费"项目，反映医院本期为开展科研教学活动所发生的各项单位管理费用。本项目应当根据单位管理费用中经费性质为科教经费部分的本期发生额填列。

"其他经费"项目，反映医院本期为开展医疗活动所发生的各项单位管理费用。本项目应当根据单位管理费用中经费性质为其他经费部分的本期发生额填列。

（16）"经营费用"项目，反映单位本期在专业业务活动及其辅助活动之外开展非独立核算经营活动发生的各项费用。本项目应当根据"经营费用"科目的本期发生额填列。

（17）"资产处置费用"项目，反映单位本期经批准处置资产时转销的资产价值以及在处置过程中发生的相关费用或者处置收入小于处置费用形成的净支出。本项目应当根据"资产处置费用"科目的本期发生额填列。

（18）"上缴上级费用"项目，反映单位按照规定上缴上级单位款项发生的费用。本项目应当根据"上缴上级费用"科目的本期发生额填列。

（19）"对附属单位补助费用"项目，反映单位用财政拨款收入之外的收入对附属单位补助发生的费用。本项目应当根据"对附属单位补助费用"科目的本期发生额填列。

（20）"所得税费用"项目，反映有企业所得税交纳义务的单位本期计算应交纳的企业所得税。本项目应当根据"所得税费用"科目的本期发生额填列。

（21）"其他费用"项目，反映单位本期发生的除以上费用项目外的其他费用的总额。本项目应当根据"其他费用"科目的本期发生额填列。

3. 本期盈余

（22）"本期盈余"项目，反映单位本期收入扣除本期费用后的净额。本项目应当根据本表中"本期收入"项目金额减去"本期费用"项目金额后的金额填列，如为负数，以"-"号填列。本项目下设置"财政项目盈余""医疗盈余""科教盈余"项目。

"财政项目盈余"项目，反映医院本期财政项目拨款收入扣除使用财政项目拨款经费发生的费用后的净额。本项目应当根据"本期盈余——财政项目盈余"科目的本期发生额填列。

"医疗盈余"项目，反映医院本期医疗活动收入扣除医疗活动费用后的净额。本项目应当根据"本期盈余——医疗盈余"科目的本期发生额填列。

"科教盈余"项目，反映医院本期科研教学活动收入扣除科研教学活动费用后的净额。本项目应当根据"本期盈余——科教盈余"科目的本期发生额填列。

三、收入费用表的编制案例

【例10-2】根据某医院2019年收入、费用类发生额（见表10-6），编制某医院2019年度收入费用表（见表10-7）。

表10-6 收入、费用类科目发生额

编制单位：某医院　　　　　　　　2019年　　　　　　　　单位：元

费用类	借方发生额	收入类	贷方发生额
（一）业务活动费用	1407162546	（一）财政拨款收入	56525335
其中：财政基本拨款经费	2180316	其中：财政基本拨款收入	5003191
财政项目拨款经费	42349769	财政项目拨款收入	51522144
科教经费	5057037	（二）事业收入	1555533093
其他经费	1357575424	其中：医疗收入	1548185587
（二）单位管理费用	124277927	科教收入	7347506
其中：财政基本拨款经费	2902875	（三）上级补助收入	0
财政项目拨款经费	3740251	（四）附属单位上缴收入	0
科教经费	446628	（五）经营收入	0
其他经费	117188173	（六）非同级财政拨款收入	0
（三）经营费用	0	（七）投资收益	0
（四）资产处置费用	0	（八）捐赠收入	0
（五）上缴上级费用	0	（九）利息收入	10130877
（六）对附属单位补助费用	0	（十）租金收入	0
（七）所得税费用	0	（十一）其他收入	6592827
（八）其他费用	1134658		
费用合计	1532575131	收入合计	1628782132

表 10-7 收入费用表

会政财 02 表

编制单位：某医院　　　　　　　　　2019 年　　　　　　　　　单位：元

项目	本年数	上年数
一、本期收入	1628782132	-
（一）财政拨款收入	56525335	-
其中：政府性基金收入	0	-
财政基本拨款收入	5003191	-
财政项目拨款收入	51522144	-
（二）事业收入	1555533093	-
其中：医疗收入	1548185587	-
科教收入	7347506	-
（三）上级补助收入	0	-
（四）附属单位上缴收入	0	-
（五）经营收入	0	-
（六）非同级财政拨款收入	0	-
（七）投资收益	0	-
（八）捐赠收入	0	-
（九）利息收入	10130877	-
（十）租金收入	0	-
（十一）其他收入	6592827	-
二、本期费用	1532575131	-
（一）业务活动费用	1407162546	-
其中：财政基本拨款经费	2180316	-
财政项目拨款经费	42349769	-
科教经费	5057037	-
其他经费	1357575424	-
（二）单位管理费用	124277927	-
其中：财政基本拨款经费	2902875	-
财政项目拨款经费	3740251	-
科教经费	446628	-
其他经费	117188173	-
（三）经营费用	0	-
（四）资产处置费用	0	-

续表

项目	本年数	上年数
（五）上缴上级费用	0	—
（六）对附属单位补助费用	0	—
（七）所得税费用	0	—
（八）其他费用	1134658	—
三、本期盈余	96207001	—
其中：财政项目盈余	5432124	—
医疗盈余	88931036	—
科教盈余	1843841	—

表10-7中"本年数"一列数字主要项目的填列说明如下。

（1）本期收入的发生额为财政拨款收入、事业收入、上级补助收入、附属单位上缴收入、经营收入、非同级财政拨款收入、投资收益、捐赠收入、利息收入、租金收入和其他收入的合计数。

本期收入 = 56525335 + 1555533093 + 0 + 0 + 0 + 0 + 0 + 10130877 + 0 + 6592827
= 1628782132（元）

（2）本期费用的发生额为业务活动费用、单位管理费用、经营费用、资产处置费用、上缴上级费用、对附属单位补助费用、所得税费用和其他费用的合计数。

本期费用 = 1407162546 + 124277927 + 0 + 0 + 0 + 0 + 0 + 1134658
= 1532575131（元）

（3）本期盈余为本期收入扣除本期费用后的净额。

本期盈余 = 1628782132 - 1532575131 = 96207001（元）

（4）财政项目盈余为财政项目拨款收入扣除财政项目拨款经费后的净额。

财政项目盈余 = 51522144 - 42349769 - 3740251 = 5432124（元）

（5）医疗盈余为医疗活动收入扣除医疗活动费用后的净额（医疗活动收入金额和医疗活动费用金额见表10-15）。

医疗盈余 = 1569912482 - 1480981446 = 88931036（元）

（6）科教盈余为科教收入扣除科教经费后的净额。

科教盈余 = 7347506 - 5057037 - 446628 = 1843841（元）

第四节 净资产变动表

一、净资产变动表的内容和格式

净资产变动表是反映医院在某一会计年度内各项净资产变动的情况报表。净资产变动表是医院会计报表的重要组成部分，可以提供一定时期医院净资产各个组成项目金额的变动情况。医院应当定期编制净资产变动表，披露医院在一定会计期间的资产结存状况。本表具体内容和格式如表10-8所示。

表10-8 净资产变动表

会政财03表

编制单位：　　　　　　　　　　　　年　　　　　　　　　　　　单位：元

项目	本年数				上年数			
	累计盈余	专用基金	权益法调整	净资产合计	累计盈余	专用基金	权益法调整	净资产合计
一、上年年末余额								
二、以前年度盈余调整（减少以"-"号填列）		-	-			-	-	
三、本年年初余额								
四、本年变动金额（减少以"-"号填列）								
（一）本年盈余		-	-			-	-	
（二）无偿调拨净资产		-	-			-	-	
（三）归集调整预算结转结余		-	-			-	-	
（四）提取或设置专用基金								
其中：从财务会计相关收入中提取	-		-		-		-	
从本期盈余中提取			-				-	
设置的专用基金	-				-			
（五）使用专用基金								
（六）权益法调整	-	-			-	-		
五、本年年末余额								

注："-"标识的单元格不需填列。

二、净资产变动表的编制方法

本表"本年数"栏反映本年度各项目的实际变动数。本表"上年数"栏反映上年度各项目的实际变动数,应当根据上年度净资产变动表中"本年数"栏内所列数字填列。

如果上年度净资产变动表规定的项目名称和内容与本年度不一致,应对上年度净资产变动表项目的名称和数字按照本年度的规定进行调整,将调整后的金额填入本年度净资产变动表"上年数"栏内。

本表的具体项目和填列方法如下。

(1)"上年年末余额"行,反映单位净资产各项目上年年末的余额。本行各项目应当根据"累计盈余""专用基金""权益法调整"科目上年年末余额填列。

(2)"以前年度盈余调整"行,反映单位本年度调整以前年度盈余的事项对累计盈余进行调整的金额。本行"累计盈余"项目应当根据本年度"以前年度盈余调整"科目转入"累计盈余"科目的金额填列;如调整减少累计盈余,以"-"号填列。

(3)"本年年初余额"行,反映经过以前年度盈余调整后,单位净资产各项目的本年年初余额。本行"累计盈余""专用基金""权益法调整"项目应当根据其各自在"上年年末余额"和"以前年度盈余调整"行对应项目金额的合计数填列。

(4)"本年变动金额"行,反映单位净资产各项目本年变动总金额。本行"累计盈余""专用基金""权益法调整"项目应当根据其各自在"本年盈余""无偿调拨净资产""归集调整预算结转结余""提取或设置专用基金""使用专用基金""权益法调整"行对应项目金额的合计数填列。

(5)"本年盈余"行,反映单位本年发生的收入、费用对净资产的影响。本行"累计盈余"项目应当根据年末由"本期盈余"科目转入"本年盈余分配"科目的金额填列;如转入时借记"本年盈余分配"科目,则以"-"号填列。

(6)"无偿调拨净资产"行,反映单位本年无偿调入、调出非现金资产事项对净资产的影响。本行"累计盈余"项目应当根据年末由"无偿调拨净资产"科目转入"累计盈余"科目的金额填列;如转入时借记"累计盈余"科目,则以"-"号填列。

(7)"归集调整预算结转结余"行,反映单位本年财政拨款结转结余资金归集调入、归集上缴或调出,以及非财政拨款结转资金缴回对净资产的影响。本行"累计盈余"项目应当根据"累计盈余"科目明细账记录的分析填列;如归集调整减少预算结转结余,则以"-"号填列。

(8)"提取或设置专用基金"行,反映单位本年提取或设置专用基金对净资产的影响。本行"累计盈余"项目应当根据"从本期盈余中提取"行"累计盈余"项目的金额填列。本行"专用基金"项目应当根据"从财务会计相关收入中提取""从本期盈余中提取""设置的专用基金"行"专用基金"项目金额的合计数填列。

"从财务会计相关收入中提取"行，反映单位本年从财务会计相关收入中提取专用基金对净资产的影响。本行"专用基金"项目应当通过对"专用基金"科目明细账记录的分析，根据本年按有关规定从财务会计相关收入中提取基金的金额填列。

"从本期盈余中提取"行，反映单位本年根据有关规定从本年度盈余中提取专用基金对净资产的影响。本行"累计盈余""专用基金"项目应当通过对"专用基金"科目明细账记录的分析，根据本年按有关规定从本年度盈余中提取专用基金的金额填列；本行"累计盈余"项目以"－"号填列。

"设置的专用基金"行，反映单位本年根据有关规定设置的其他专用基金对净资产的影响。本行"专用基金"项目应当通过对"专用基金"科目明细账记录的分析，根据本年按有关规定设置的其他专用基金的金额填列。

（9）"使用专用基金"行，反映单位本年按规定使用专用基金对净资产的影响。本行"累计盈余""专用基金"项目应当通过对"专用基金"科目明细账记录的分析，根据本年按规定使用专用基金的金额填列；本行"专用基金"项目以"－"号填列。

（10）"权益法调整"行，反映单位本年按照被投资单位除净损益和利润分配以外的所有者权益变动份额而调整长期股权投资账面余额对净资产的影响。本行"权益法调整"项目应当根据"权益法调整"科目本年发生额填列；若本年净发生额为借方时，以"－"号填列。

（11）"本年年末余额"行，反映单位本年各净资产项目的年末余额。本行"累计盈余""专用基金""权益法调整"项目应当根据其各自在"本年年初余额""本年变动金额"行对应项目金额的合计数填列。

（12）本表各行"净资产合计"项目，应当根据所在行"累计盈余""专用基金""权益法调整"项目金额的合计数填列。

三、净资产变动表的编制案例

【例10-3】某医院2019年12月31日调整以前年度盈余18997582元，本期盈余96207001元，其中财政项目盈余5432124元，科教盈余1843841元。提取专用基金23865421元，其中医疗风险金811275元，职工福利基金19093097元，使用专用基金5064339元。据此编制截至2019年12月31日的净资产变动表，如表10-9所示。

表 10-9　净资产变动表

编制单位：某医院　　　　　　　　　　　2019 年　　　　　　　　　　　　　　会政财 03 表
单位：元

项目	本年数 累计盈余	本年数 专用基金	本年数 权益法调整	本年数 净资产合计	上年数 累计盈余	上年数 专用基金	上年数 权益法调整	上年数 净资产合计
一、上年年末余额	1323860200	44300000	0	1368160200	—	—	—	—
二、以前年度盈余调整（减少以"-"号填列）	18997582	—	—	18997582	—	—	—	—
三、本年年初余额	1342857782	44300000	—	1387157782	—	—	—	—
四、本年变动金额（减少以"-"号填列）	77113904	18801082	—	95914986	—	—	—	—
（一）本年盈余	96207001	—	—	96207001	—	—	—	—
（二）无偿调拨净资产	—	—	—	0	—	—	—	—
（三）归集调整预算结转结余	—	—	—	0	—	—	—	—
（四）提取或设置专用基金	-19093097	23865421	—	4772324	—	—	—	—
其中：从财务会计相关收入中提取	—	811275	—	811275	—	—	—	—
从本期盈余中提取	-19093097	19093097	—	0	—	—	—	—
设置的专用基金	—	3961049	—	3961049	—	—	—	—
（五）使用专用基金	—	-5064339	—	-5064339	—	—	—	—
（六）权益法调整	—	—	0	0	—	—	—	—
五、本年年末余额	1419971686	63101082	—	1483072768	—	—	—	—

注："—"标识单元格不需填列。

第五节 现金流量表

一、现金流量表的内容和格式

现金流量表反映医院在某一会计期间内现金流入和流出的信息。现金，是指医院的库存现金以及可以随时用于支付的存款，包括库存现金、可以随时用于支付的银行存款、零余额账户用款额度和其他货币资金等。本表所指的现金流量，是指现金的流入和流出。本表具体内容和格式如表10-10所示。

表10-10 现金流量表

会政财04表

编制单位：　　　　　　　　　　　年　　　　　　　　　　　单位：元

项目	本年金额	上年金额
一、日常活动产生的现金流量：		
财政基本支出拨款收到的现金		
财政非资本性项目拨款收到的现金		
事业活动收到的除财政拨款以外的现金		
收到的其他与日常活动有关的现金		
日常活动的现金流入小计		
购买商品、接受劳务支付的现金		
支付给职工以及为职工支付的现金		
支付的各项税费		
支付的其他与日常活动有关的现金		
日常活动的现金流出小计		
日常活动产生的现金流量净额		
二、投资活动产生的现金流量：		
收回投资收到的现金		
取得投资收益收到的现金		
处置固定资产、无形资产、公共基础设施等收回的现金净额		
收到的其他与投资活动有关的现金		
投资活动的现金流入小计		
购建固定资产、无形资产、公共基础设施等支付的现金		

续表

项目	本年金额	上年金额
对外投资支付的现金		
上缴处置固定资产、无形资产、公共基础设施等净收入支付的现金		
支付的其他与投资活动有关的现金		
投资活动的现金流出小计		
投资活动产生的现金流量净额		
三、筹资活动产生的现金流量：		
财政资本性项目拨款收到的现金		
取得借款收到的现金		
收到的其他与筹资活动有关的现金		
筹资活动的现金流入小计		
偿还借款支付的现金		
偿还利息支付的现金		
支付的其他与筹资活动有关的现金		
筹资活动的现金流出小计		
筹资活动产生的现金流量净额		
四、汇率变动对现金的影响额		
五、现金净增加额		

二、现金流量表的编制方法

本表所指的现金，是指单位的库存现金以及其他可以随时用于支付的款项，包括库存现金、可以随时用于支付的银行存款、其他货币资金、零余额账户用款额度、财政应返还额度，以及通过财政直接支付方式支付的款项。

现金流量表应当按照日常活动、投资活动、筹资活动的现金流量分别反映。本表所指的现金流量，是指现金的流入和流出。

本表"本年金额"栏反映各项目的本年实际发生数。本表"上年金额"栏反映各项目的上年实际发生数，应当根据上年现金流量表中"本年金额"栏内所列数字填列。

单位应当采用直接法编制现金流量表。

本表的具体项目和填列方法如下。

1. 日常活动产生的现金流量

（1）"财政基本支出拨款收到的现金"项目，反映单位本年接受财政基本支出拨款取得的现金。本项目应当根据"零余额账户用款额度""财政拨款收入""银行存款"等科目及其所属明细科目的记录分析填列。

（2）"财政非资本性项目拨款收到的现金"项目，反映单位本年接受除用于购建固定资产、无形资产、公共基础设施等资本性项目以外的财政项目拨款取得的现金。本项目应当根据"银行存款""零余额账户用款额度""财政拨款收入"等科目及其所属明细科目的记录分析填列。

（3）"事业活动收到的除财政拨款以外的现金"项目，反映单位本年开展专业业务活动及其辅助活动取得的除财政拨款以外的现金。本项目应当根据"库存现金""银行存款""其他货币资金""应收账款""应收票据""预收账款""事业收入"等科目及其所属明细科目的记录分析填列。

（4）"收到的其他与日常活动有关的现金"项目，反映单位本年收到的除以上项目之外的与日常活动有关的现金。本项目应当根据"库存现金""银行存款""其他货币资金""上级补助收入""附属单位上缴收入""经营收入""非同级财政拨款收入""捐赠收入""利息收入""租金收入""其他收入"等科目及其所属明细科目的记录分析填列。

（5）"日常活动的现金流入小计"项目，反映单位本年日常活动产生的现金流入的合计数。本项目应当根据本表中"财政基本支出拨款收到的现金""财政非资本性项目拨款收到的现金""事业活动收到的除财政拨款以外的现金""收到的其他与日常活动有关的现金"项目金额的合计数填列。

（6）"购买商品、接受劳务支付的现金"项目，反映单位本年在日常活动中用于购买商品、接受劳务支付的现金。本项目应当根据"库存现金""银行存款""财政拨款收入""零余额账户用款额度""预付账款""在途物品""库存物品""应付账款""应付票据""业务活动费用""单位管理费用""经营费用"等科目及其所属明细科目的记录分析填列。

（7）"支付给职工以及为职工支付的现金"项目，反映单位本年支付给职工以及为职工支付的现金。本项目应当根据"库存现金""银行存款""零余额账户用款额度""财政拨款收入""应付职工薪酬""业务活动费用""单位管理费用""经营费用"等科目及其所属明细科目的记录分析填列。

（8）"支付的各项税费"项目，反映单位本年用于交纳日常活动相关税费而支付的现金。本项目应当根据"库存现金""银行存款""零余额账户用款额度""应交增值税""其他应交税费""业务活动费用""单位管理费用""经营费用""所得税费用"等科目及其所属明细科目的记录分析填列。

（9）"支付的其他与日常活动有关的现金"项目，反映单位本年支付的除上述项目之外与日常活动有关的现金。本项目应当根据"库存现金""银行存款""零余额账户用款额度""财政拨款收入""其他应付款""业务活动费用""单位管理费用""经营费用""其他费用"等科目及其所属明细科目的记录分析填列。

(10) "日常活动的现金流出小计"项目，反映单位本年日常活动产生的现金流出的合计数。本项目应当根据本表中"购买商品、接受劳务支付的现金""支付给职工以及为职工支付的现金""支付的各项税费""支付的其他与日常活动有关的现金"项目金额的合计数填列。

(11) "日常活动产生的现金流量净额"项目，应当按照本表中"日常活动的现金流入小计"项目金额减去"日常活动的现金流出小计"项目金额后的金额填列；如为负数，以"－"号填列。

2. 投资活动产生的现金流量

(12) "收回投资收到的现金"项目，反映单位本年出售、转让或者收回投资收到的现金。本项目应该根据"库存现金""银行存款""短期投资""长期股权投资""长期债券投资"等科目的记录分析填列。

(13) "取得投资收益收到的现金"项目，反映单位本年因对外投资而收到被投资单位分配的股利或利润，以及收到投资利息而取得的现金。本项目应当根据"库存现金""银行存款""应收股利""应收利息""投资收益"等科目的记录分析填列。

(14) "处置固定资产、无形资产、公共基础设施等收回的现金净额"项目，反映单位本年处置固定资产、无形资产、公共基础设施等非流动资产所取得的现金，减去为处置这些资产而支付的有关费用之后的净额。由于自然灾害所造成的固定资产等长期资产损失而收到的保险赔款收入，也在本项目反映。本项目应当根据"库存现金""银行存款""待处理财产损溢"等科目的记录分析填列。

(15) "收到的其他与投资活动有关的现金"项目，反映单位本年收到的除上述项目之外与投资活动有关的现金。对于金额较大的现金流入，应当单列项目反映。本项目应当根据"库存现金""银行存款"等有关科目的记录分析填列。

(16) "投资活动的现金流入小计"项目，反映单位本年投资活动产生的现金流入的合计数。本项目应当根据本表中"收回投资收到的现金""取得投资收益收到的现金""处置固定资产、无形资产、公共基础设施等收回的现金净额""收到的其他与投资活动有关的现金"项目金额的合计数填列。

(17) "购建固定资产、无形资产、公共基础设施等支付的现金"项目，反映单位本年购买和建造固定资产、无形资产、公共基础设施等非流动资产所支付的现金；融资租入固定资产支付的租赁费不在本项目反映，在筹资活动的现金流量中反映。本项目应当根据"库存现金""银行存款""固定资产""工程物资""在建工程""无形资产""研发支出""公共基础设施""保障性住房"等科目的记录分析填列。

（18）"对外投资支付的现金"项目，反映单位本年为取得短期投资、长期股权投资、长期债券投资而支付的现金。本项目应当根据"库存现金""银行存款""短期投资""长期股权投资""长期债券投资"等科目的记录分析填列。

（19）"上缴处置固定资产、无形资产、公共基础设施等净收入支付的现金"项目，反映单位本年将处置固定资产、无形资产、公共基础设施等非流动资产所收回的现金净额予以上缴财政所支付的现金。本项目应当根据"库存现金""银行存款""应缴财政款"等科目的记录分析填列。

（20）"支付的其他与投资活动有关的现金"项目，反映单位本年支付的除上述项目之外与投资活动有关的现金。对于金额较大的现金流出，应当单列项目反映。本项目应当根据"库存现金""银行存款"等有关科目的记录分析填列。

（21）"投资活动的现金流出小计"项目，反映单位本年投资活动产生的现金流出的合计数。本项目应当根据本表中"购建固定资产、无形资产、公共基础设施等支付的现金""对外投资支付的现金""上缴处置固定资产、无形资产、公共基础设施等净收入支付的现金""支付的其他与投资活动有关的现金"项目金额的合计数填列。

（22）"投资活动产生的现金流量净额"项目，应当按照本表中"投资活动的现金流入小计"项目金额减去"投资活动的现金流出小计"项目金额后的金额填列；如为负数，以"-"号填列。

3. 筹资活动产生的现金流量

（23）"财政资本性项目拨款收到的现金"项目，反映单位本年接受用于购建固定资产、无形资产、公共基础设施等资本性项目的财政项目拨款取得的现金。本项目应当根据"银行存款""零余额账户用款额度""财政拨款收入"等科目及其所属明细科目的记录分析填列。

（24）"取得借款收到的现金"项目，反映单位本年举借短期、长期借款所收到的现金。本项目应当根据"库存现金""银行存款""短期借款""长期借款"等科目的记录分析填列。

（25）"收到的其他与筹资活动有关的现金"项目，反映单位本年收到的除上述项目之外与筹资活动有关的现金。对于金额较大的现金流入，应当单列项目反映。本项目应当根据"库存现金""银行存款"等有关科目的记录分析填列。

（26）"筹资活动的现金流入小计"项目，反映单位本年筹资活动产生的现金流入的合计数。本项目应当根据本表中"财政资本性项目拨款收到的现金""取得借款收到的现金""收到的其他与筹资活动有关的现金"项目金额的合计数填列。

(27)"偿还借款支付的现金"项目,反映单位本年偿还借款本金所支付的现金。本项目应当根据"库存现金""银行存款""短期借款""长期借款"等科目的记录分析填列。

(28)"偿还利息支付的现金"项目,反映单位本年支付的借款利息等。本项目应当根据"库存现金""银行存款""应付利息""长期借款"等科目的记录分析填列。

(29)"支付的其他与筹资活动有关的现金"项目,反映单位本年支付的除上述项目之外与筹资活动有关的现金,如融资租入固定资产所支付的租赁费。本项目应当根据"库存现金""银行存款""长期应付款"等科目的记录分析填列。

(30)"筹资活动的现金流出小计"项目,反映单位本年筹资活动产生的现金流出的合计数。本项目应当根据本表中"偿还借款支付的现金""偿还利息支付的现金""支付的其他与筹资活动有关的现金"项目金额的合计数填列。

(31)"筹资活动产生的现金流量净额"项目,应当按照本表中"筹资活动的现金流入小计"项目金额减去"筹资活动的现金流出小计"金额后的金额填列;如为负数,以"-"号填列。

4. 汇率变动对现金的影响额

反映单位本年外币现金流量折算为人民币时,所采用的现金流量发生日的汇率折算的人民币金额与外币现金流量净额按期末汇率折算的人民币金额之间的差额。

5. 现金净增加额

反映单位本年现金变动的净额。本项目应当根据本表中"日常活动产生的现金流量净额""投资活动产生的现金流量净额""筹资活动产生的现金流量净额"和"汇率变动对现金的影响额"项目金额的合计数填列;如为负数,以"-"号填列。

三、现金流量表的编制案例

【例10-4】根据某医院2019年现金流量日常活动、投资活动、筹资活动事项(见表10-11),编制年度现金流量表,如表10-12所示。

表 10-11　日常活动、投资活动、筹资活动类科目发生额

编制单位：某医院　　　　　　　　2019 年　　　　　　　　　单位：元

摘要	借	贷	现金流入	现金流出
支付工资		504164699		支付给职工以及为职工支付的现金
财政基本拨款	5003191		财政基本支出拨款收到的现金	
购买固定资产		34222493		购建固定资产、无形资产、公共基础设施等支付的现金
财政非资本性项目拨款	51522144		财政非资本性项目拨款收到的现金	
事业活动收到的现金	1609250414		事业活动收到的除财政拨款以外的现金	
收到的其他与日常活动有关的现金	25629772		收到的其他与日常活动有关的现金	
购买商品		874994016		购买商品、接受劳务支付的现金
支付税金		23549704		支付的各项税费
支付的其他与日常活动有关的现金		53583732		支付的其他与日常活动有关的现金
收到的其他与投资活动有关的现金	2097216			收到的其他与投资活动有关的现金
处置固定资产收回的现金净额	150000		处置固定资产、无形资产、公共基础设施等收回的现金净额	
支付的其他与投资活动有关的现金		4475842		支付的其他与投资活动有关的现金

表 10-12　现金流量表

会政财 04 表

编制单位：某医院　　　　　　2019 年　　　　　　单位：元

项目	本年金额	上年金额
一、日常活动产生的现金流量：		—
财政基本支出拨款收到的现金	5003191	—
财政非资本性项目拨款收到的现金	51522144	—
事业活动收到的除财政拨款以外的现金	1609250414	—
收到的其他与日常活动有关的现金	25629772	—
日常活动的现金流入小计	1691405521	—
购买商品、接受劳务支付的现金	874994016	—
支付给职工以及为职工支付的现金	504164699	—
支付的各项税费	23549704	—
支付的其他与日常活动有关的现金	53583732	—
日常活动的现金流出小计	1456292151	—
日常活动产生的现金流量净额	235113370	—
二、投资活动产生的现金流量：		
收回投资收到的现金	0	—
取得投资收益收到的现金	0	—
处置固定资产、无形资产、公共基础设施等收回的现金净额	150000	—
收到的其他与投资活动有关的现金	2097216	—
投资活动的现金流入小计	2247216	—
购建固定资产、无形资产、公共基础设施等支付的现金	34222493	—
对外投资支付的现金	0	—
上缴处置固定资产、无形资产、公共基础设施等净收入支付的现金	0	—
支付的其他与投资活动有关的现金	4475842	—
投资活动的现金流出小计	38698335	—
投资活动产生的现金流量净额	-36451119	—
三、筹资活动产生的现金流量：		
财政资本性项目拨款收到的现金	0	—
取得借款收到的现金	0	—
收到的其他与筹资活动有关的现金	0	—
筹资活动的现金流入小计	0	—

续表

项目	本年金额	上年金额
偿还借款支付的现金	0	—
偿还利息支付的现金	0	—
支付的其他与筹资活动有关的现金	0	—
筹资活动的现金流出小计	0	—
筹资活动产生的现金流量净额	0	—
四、汇率变动对现金的影响额	0	—
五、现金净增加额	198662251	—

表10-12中"本年金额"的主要项目的填列说明如下。

(1) 日常活动现金流入。

本年经营流入 = 5003191 + 51522144 + 1609250414 + 25629772 = 1691405521（元）

(2) 日常活动现金流出。

本年经营流出 = 874994016 + 504164699 + 23549704 + 53583732
            = 1456292151（元）

(3) 日常活动现金流量净额。

本年经营活动现金流量净额 = 1691405521 - 1456292151 = 235113370（元）

(4) 投资活动现金流入。

本年投资流入 = 150000 + 2097216 = 2247216（元）

(5) 投资活动现金流出。

本年投资流出 = 34222493 + 4475842 = 38698335（元）

(6) 投资活动现金流量净额。

本年投资活动现金流量净额 = 2247216 - 38698335 = -36451119（元）

(7) 筹资活动现金流入。

本年筹资流入 = 0（元）

(8) 筹资活动现金流出。

本年筹资流出 = 0（元）

(9) 筹资活动现金流量净额。

本年筹资活动现金流量净额 = 0（元）

(10) 现金净增加额。

本年现金净增加额 = 235113370 - 36451119 + 0 = 198662251（元）

第六节 医疗活动收入费用明细表

一、医疗活动收入费用明细表的内容和格式

医疗活动收入费用明细表是反映医院在某一会计期间内医疗活动相关收入、费用及其所属明细项目的详细情况。

医疗活动收入费用明细表是收入费用表的进一步细化。本表具体内容和格式如表10-13所示。

表 10-13 医疗活动收入费用明细表

会政财 02 表附表 01

编制单位： 年 月 单位：元

项目	本月数	本年累计数	项目	本月数	本年累计数
医疗活动收入合计			医疗活动费用合计		
财政基本拨款收入					
医疗收入			业务活动费用		
门急诊收入			人员经费		
挂号收入			其中：工资福利费用		
诊察收入			对个人和家庭的补助费用		
检查收入			商品和服务费用		
化验收入			固定资产折旧费		
治疗收入			无形资产摊销费		
手术收入			计提专用基金		
卫生材料收入					
药品收入			单位管理费用		
其他门急诊收入			人员经费		
			其中：工资福利费用		
住院收入			对个人和家庭的补助费用		
床位收入			商品和服务费用		

续表

项目	本月数	本年累计数	项目	本月数	本年累计数
诊察收入			固定资产折旧费		
检查收入			无形资产摊销费		
化验收入					
治疗收入					
手术收入			经营费用		
护理收入			资产处置费用		
卫生材料收入			上缴上级费用		
药品收入			对附属单位补助费用		
其他住院收入			所得税费用		
结算差额			其他费用		
上级补助收入					
附属单位上缴收入					
经营收入					
非同级财政拨款收入					
投资收益					
捐赠收入					
利息收入					
租金收入					
其他收入					

二、医疗活动收入费用明细表的编制方法

医疗活动收入费用明细表采用左右结构，左边列示医疗活动收入明细项目，右边列示医疗活动费用明细项目。需要注意的是，医疗活动收入和医疗活动费用不完全对应。

本表"本月数"栏反映各项目的本月实际发生数。编制年度收入费用明细表时，应当将本栏改为"本年数"，反映本年度各项目的实际发生数。

本表"本年累计数"栏反映各项目自年初至报告期期末的累计实际发生数。编制年度医疗活动收入费用明细表时，应当将本栏改为"上年数"，反映上年度各项目的实际发生数，"上年数"栏应当根据上年年度医疗活动收入费用明细表中"本年数"栏内所列数字填列。

如果本年度医疗活动收入费用明细表规定的项目名称和内容同上年度不一致，应当对上年度医疗活动收入费用明细表项目名称和数字按照本年度的规定进行调整，将调整后的金额填入本年度医疗活动收入费用明细表的"上年数"栏内。

本表的具体项目和填列方法如下。

1. 医疗活动收入

"医疗活动收入合计"项目，反映医院本期医疗活动收入总额。本项目应当根据本表中"财政基本拨款收入""医疗收入""上级补助收入""附属单位上缴收入""经营收入""非同级财政拨款收入""投资收益""捐赠收入""利息收入""租金收入""其他收入"项目金额的合计数填列。

"财政基本拨款收入"项目应根据"财政拨款收入——基本拨款收入"明细科目本期发生额填列。

"医疗收入"及其所属各明细项目应根据所对应的明细科目的本期发生额填列。

"上级补助收入""附属单位上缴收入""经营收入""非同级财政拨款收入""投资收益""捐赠收入""利息收入""租金收入""其他收入"项目应根据所对应的科目的本期发生额填列。

2. 医疗活动费用

"医疗活动费用合计"项目，反映医院本期医疗活动费用总额。本项目应当根据本表中"业务活动费用""单位管理费用""经营费用""资产处置费用""上缴上级费用""对附属单位补助费用""所得税费用""其他费用"项目金额的合计数填列。

"业务活动费用""单位管理费用"及其所属各明细项目应根据所对应的明细科目中经费性质为财政基本补助经费和其他经费的本期发生额填列。

"经营费用""资产处置费用""上缴上级费用""对附属单位补助费用""其他费用"项目应根据所对应的科目的本期发生额填列。

三、医疗活动收入费用明细表的编制案例

【例 10-5】某医院 2019 年收入、费用类科目财政基本补助经费和其他经费发生额情况表如表 10-14 所示（利息收入金额和其他收入金额见表 10-6），据此编制医疗活动收入费用明细表如表 10-15 所示。

表10-14 收入、费用类科目发生额情况表

编制单位：某医院　　　　　　　　2019年12月　　　　　　　　单位：元

项目	本年累计数	项目	本年累计数
财政拨款收入－基本拨款收入	5003191	业务活动费用（财政基本补助经费和其他经费）	1359755740
医疗收入	1548185587	人员经费	412714510
门急诊收入	174366709	其中：工资福利费用	366404162
挂号收入	0	对个人和家庭的补助费用	46310348
诊察收入	5319930	药品费用	689442098
检查收入	76551113	卫生材料费用	201850228
化验收入	15489974	固定资产折旧费	54497049
治疗收入	3448195	无形资产摊销费	440580
手术收入	321718	计提专用基金	811275
卫生材料收入	4587872	单位管理费用	120091048
药品收入	68395202	人员经费	89139152
其他门急诊收入	252705	其中：工资福利费用	69444730
住院收入	1373818878	对个人和家庭的补助费用	19694422
床位收入	24596527	卫生材料费用	22963543
诊察收入	18923553	固定资产折旧费	7956764
检查收入	132211255	无形资产摊销费	31589
化验收入	58612464	经营费用	0
治疗收入	312668233	资产处置费用	0
手术收入	40471314	上缴上级费用	0
护理收入	29268068	对附属单位补助费用	0
卫生材料收入	131759628	所得税费用	0
药品收入	615405857	其他费用	1134658
其他住院收入	9901979		
结算差额	0		
上级补助收入	0		
附属单位上缴收入	0		
经营收入	0		
非同级财政拨款收入	0		

续表

项目	本年累计数	项目	本年累计数
投资收益	0		
捐赠收入	0		
利息收入	10130877		
租金收入	0		
其他收入	6592827		

表 10-15 医疗活动收入费用明细表

会政财 02 表附表 01

编制单位：某医院　　　　　　　　2019 年 12 月　　　　　　　　单位：元

项目	本年数	上年数	项目	本年数	上年数
医疗活动收入合计	1569912482	-	医疗活动费用合计	1480981446	-
财政基本拨款收入	5003191	-	业务活动费用	1359755740	-
医疗收入	1548185587		人员经费	412714510	
门急诊收入	174366709	-	其中：工资福利费用	366404162	-
挂号收入	0	-	对个人和家庭的补助费用	46310348	-
诊察收入	5319930	-	商品和服务费用	891292326	-
检查收入	76551113	-	固定资产折旧费	54497049	-
化验收入	15489974	-	无形资产摊销费	440580	-
治疗收入	3448195	-	计提专用基金	811275	-
手术收入	321718	-	单位管理费用	120091048	-
卫生材料收入	4587872	-	人员经费	89139152	-
药品收入	68395202	-	其中：工资福利费用	69444730	-
其他门急诊收入	252705	-	对个人和家庭的补助费用	19694422	-
住院收入	1373818878	-	商品和服务费用	22963543	-
床位收入	24596527	-	固定资产折旧费	7956764	-
诊察收入	18923553	-	无形资产摊销费	31589	-
检查收入	132211255	-	经营费用	0	-
化验收入	58612464	-	资产处置费用	0	-
治疗收入	312668233	-	上缴上级费用	0	-

续表

项目	本年数	上年数	项目	本年数	上年数
手术收入	40471314	-	对附属单位补助费用	0	-
护理收入	29268068	-	所得税费用	0	-
卫生材料收入	131759628	-	其他费用	1134658	-
药品收入	615405857	-			
其他住院收入	9901979	-			
结算差额	0	-			
上级补助收入	0	-			
附属单位上缴收入	0	-			
经营收入	0	-			
非同级财政拨款收入	0	-			
投资收益	0	-			
捐赠收入	0	-			
利息收入	10130877	-			
租金收入	0	-			
其他收入	6592827	-			

第七节 预算收入支出表

一、预算收入支出表的内容和格式

预算收入支出表是反映医院在某一会计年度内各项预算收入、预算支出、预算收支差额的情况。预算收入支出表是医院会计报表的重要组成部分，可以提供一定时期医院预算收入总额及构成情况、预算支出总额及构成情况，以及预算收支差额的数额会计信息。医院应当定期编制预算收入支出表，披露医院在一定会计期间的预算情况。本表具体内容和格式如表10-16所示。

表10-16 预算收入支出表

会政预01表

编制单位：　　　　　　　　　　　　　年　　　　　　　　　　　　单位：元

项目	本年数	上年数
一、本年预算收入		
（一）财政拨款预算收入		
其中：政府性基金收入		
财政基本拨款预算收入		
财政项目拨款预算收入		
（二）事业预算收入		
其中：医疗预算收入		
科教预算收入		
（三）上级补助预算收入		
（四）附属单位上缴预算收入		
（五）经营预算收入		
（六）债务预算收入		
（七）非同级财政拨款预算收入		
（八）投资预算收益		
（九）其他预算收入		
其中：利息预算收入		
捐赠预算收入		
租金预算收入		
二、本年预算支出		
（一）行政支出		
（二）事业支出		
其中：财政基本拨款支出		
财政项目拨款支出		
科教资金支出		
其他资金支出		
（三）经营支出		
（四）上缴上级支出		
（五）对附属单位补助支出		
（六）投资支出		
（七）债务还本支出		

续表

项目	本年数	上年数
（八）其他支出		
其中：利息支出		
捐赠支出		
三、本年预算收支差额		
其中：财政项目拨款收支差额		
医疗收支差额		
科教收支差额		

二、预算收入支出表的编制方法

本表"本年数"栏反映各项目的本年实际发生数。本表"上年数"栏反映各项目上年度的实际发生数，应当根据上年度预算收入支出表中"本年数"栏内所列数字填列。

如果本年度预算收入支出表规定的项目名称和内容同上年度不一致，应当对上年度预算收入支出表项目的名称和数字按照本年度的规定进行调整，将调整后的金额填入本年度预算收入支出表的"上年数"栏。

本表的具体项目和填列方法如下。

1. 本年预算收入

（1）"本年预算收入"项目，反映单位本年预算收入总额。本项目应当根据本表中"财政拨款预算收入""事业预算收入""上级补助预算收入""附属单位上缴预算收入""经营预算收入""债务预算收入""非同级财政拨款预算收入""投资预算收益""其他预算收入"项目金额的合计数填列。

（2）"财政拨款预算收入"项目，反映单位本年从同级政府财政部门取得的各类财政拨款。本项目应当根据"财政拨款预算收入"科目的本年发生额填列。

"政府性基金收入"项目，反映单位本年取得的财政拨款收入中属于政府性基金预算拨款的金额。本项目应当根据"财政拨款预算收入"相关明细科目的本年发生额填列。

"财政基本拨款预算收入"项目，反映单位本年取得的财政拨款预算收入中属于财政基本支出拨款的金额。本项目应当根据"财政拨款预算收入——财政基本拨款预算收入"科目的本年发生额填列。

"财政项目拨款预算收入"项目，反映单位本年取得的财政拨款预算收入中属于财政项目支出拨款的金额。本项目应当根据"财政拨款预算收入——财政项目拨款预算收入"科目的本年发生额填列。

（3）"事业预算收入"项目，反映单位本年开展专业业务活动及其辅助活动取得的预算收入。本项目应当根据"事业预算收入"科目的本年发生额填列。本项目下设置"医疗预算收入""科教预算收入"项目。

"医疗预算收入"项目，反映医院本期开展医疗活动取得的预算收入。本项目应当根据"事业预算收入——医疗预算收入"科目的本期发生额填列。

"科教预算收入"项目，反映医院本期开展科研教学活动取得的预算收入。本项目应当根据"事业预算收入——科教预算收入"科目的本期发生额填列。

（4）"上级补助预算收入"项目，反映单位本年从主管部门和上级单位取得的非财政补助预算收入。本项目应当根据"上级补助预算收入"科目的本年发生额填列。

（5）"附属单位上缴预算收入"项目，反映单位本年收到的独立核算的附属单位按照有关规定上缴的预算收入。本项目应当根据"附属单位上缴预算收入"科目的本年发生额填列。

（6）"经营预算收入"项目，反映单位本年在专业业务活动及其辅助活动之外开展非独立核算经营活动取得的预算收入。本项目应当根据"经营预算收入"科目的本年发生额填列。

（7）"债务预算收入"项目，反映单位本年按照规定从金融机构等借入的、纳入部门预算管理的债务预算收入。本项目应当根据"债务预算收入"的本年发生额填列。

（8）"非同级财政拨款预算收入"项目，反映单位本年从非同级政府财政部门取得的财政拨款。本项目应当根据"非同级财政拨款预算收入"科目的本年发生额填列。

（9）"投资预算收益"项目，反映单位本年取得的按规定纳入单位预算管理的投资收益。本项目应当根据"投资预算收益"科目的本年发生额填列。

（10）"其他预算收入"项目，反映单位本年取得的除上述收入以外的纳入单位预算管理的各项预算收入。本项目应当根据"其他预算收入"科目的本年发生额填列。

"利息预算收入"项目，反映单位本年取得的利息预算收入。本项目应当根据"其他预算收入"科目的明细记录分析填列。单位单设"利息预算收入"科目的，应当根据"利息预算收入"科目的本年发生额填列。

"捐赠预算收入"项目，反映单位本年取得的捐赠预算收入。本项目应当根据"其他预算收入"科目明细账记录的分析填列。单位单设"捐赠预算收入"科目的，应当根据"捐赠预算收入"科目的本年发生额填列。

"租金预算收入"项目,反映单位本年取得的租金预算收入。本项目应当根据"其他预算收入"科目明细账记录的分析填列。单位单设"租金预算收入"科目的,应当根据"租金预算收入"科目的本年发生额填列。

2. 本年预算支出

(11)"本年预算支出"项目,反映单位本年预算支出总额。本项目应当根据本表中"行政支出""事业支出""经营支出""上缴上级支出""对附属单位补助支出""投资支出""债务还本支出"和"其他支出"项目金额的合计数填列。

(12)"行政支出"项目,反映行政单位本年履行职责实际发生的支出。本项目应当根据"行政支出"科目的本年发生额填列。

(13)"事业支出"项目,反映单位本年开展专业业务活动及其辅助活动发生的支出。本项目应当根据"事业支出"科目的本年发生额填列。本项目下设置"财政基本拨款支出""财政项目拨款支出""科教资金支出""其他资金支出"项目。

"财政基本拨款支出"项目,反映医院本期使用财政基本拨款发生的各项支出。本项目应当根据事业支出中资金性质为财政基本拨款部分的本期发生额填列。

"财政项目拨款支出"项目,反映医院本期使用财政项目拨款发生的各项支出。本项目应当根据事业支出中资金性质为财政项目拨款部分的本期发生额填列。

"科教资金支出"项目,反映医院本期为开展科研教学活动所发生的各项支出。本项目应当根据事业支出中资金性质为科教资金部分的本期发生额填列。

"其他资金支出"项目,反映医院本期为开展医疗活动所发生的各项支出。本项目应当根据事业支出中资金性质为其他资金部分的本期发生额填列。

(14)"经营支出"项目,反映单位本年在专业业务活动及其辅助活动之外开展非独立核算经营活动发生的支出。本项目应当根据"经营支出"科目的本年发生额填列。

(15)"上缴上级支出"项目,反映单位本年按照财政部门和主管部门的规定上缴上级单位的支出。本项目应当根据"上缴上级支出"科目的本年发生额填列。

(16)"对附属单位补助支出"项目,反映单位本年用财政拨款收入之外的收入对附属单位补助发生的支出。本项目应当根据"对附属单位补助支出"科目的本年发生额填列。

(17)"投资支出"项目,反映单位本年以货币资金对外投资发生的支出。本项目应当根据"投资支出"科目的本年发生额填列。

(18)"债务还本支出"项目,反映单位本年偿还自身承担的纳入预算管理的从金融机构举借的债务本金的支出。本项目应当根据"债务还本支出"科目的本年发生额填列。

（19)"其他支出"项目，反映单位本年除以上支出以外的各项支出。本项目应当根据"其他支出"科目的本年发生额填列。

"利息支出"项目，反映单位本年发生的利息支出。本项目应当根据"其他支出"科目明细账记录的分析填列。单位单设"利息支出"科目的，应当根据"利息支出"科目的本年发生额填列。

"捐赠支出"项目，反映单位本年发生的捐赠支出。本项目应当根据"其他支出"科目明细账记录的分析填列。单位单设"捐赠支出"科目的，应当根据"捐赠支出"科目的本年发生额填列。

3. 本年预算收支差额

（20)"本年预算收支差额"项目，反映单位本年各项预算收支相抵后的差额。本项目应当根据本表中"本年预算收入"项目金额减去"本年预算支出"项目金额后的金额填列，如相减后金额为负数，以"－"号填列。本项目下设置"财政项目拨款收支差额""医疗收支差额""科教收支差额"项目。

"财政项目拨款收支差额"项目，反映医院本年财政项目拨款预算收入扣除财政项目拨款支出后的差额，应当根据"财政项目拨款预算收入"科目的本年发生额减去本表中"事业支出"项目下"财政项目拨款支出"项目的金额后填列，如相减后金额为负数，以"－"号填列。

"医疗收支差额"项目，反映医院本期医疗活动相关的事业预算收入等预算收入扣除相关支出后的差额，应当根据"财政拨款预算收入——财政基本拨款预算收入"科目的本期发生额以及本表中"事业预算收入——医疗预算收入""上级补助预算收入""附属单位上缴预算收入""经营预算收入""债务预算收入""非同级财政拨款预算收入""投资预算收益""其他预算收入"项目金额合计数减去"事业支出——财政基本拨款支出""事业支出——其他资金支出""经营支出""上缴上级支出""对附属单位补助支出""投资支出""债务还本支出""其他支出"后的金额填列，如相减后金额为负数，以"－"号填列。

"科教收支差额"项目，反映医院本期开展科研教学活动产生的相关预算收入扣除相关支出后的差额，应当根据本表中"事业预算收入——科教预算收入"项目减去"事业支出——科教资金支出"项目后的金额填列，如相减后金额为负数，以"－"号填列。

三、预算收入支出表的编制案例

【例10-6】某医院2019年的预算收入、支出类科目发生额情况表如表10-17所示，据此编制预算收入支出表如表10-18所示。

表10－17 预算收入、支出类科目发生额情况表

编制单位：某医院　　　　　　　　　2019年　　　　　　　　　　　单位：元

支出类	借方发生额	收入类	贷方发生额
（一）行政支出		（一）财政拨款预算收入	56525335
（二）事业支出	1531440473	其中：政府性基金收入	0
其中：财政基本拨款支出	5083191	财政基本拨款预算收入	5003191
财政项目拨款支出	46090020	财政项目拨款预算收入	51522144
科教资金支出	5503665	（二）事业预算收入	1555533093
其他资金支出	1474763597	其中：医疗预算收入	1548185587
（三）经营支出		科教预算收入	7347506
（四）上缴上级支出		（三）上级补助预算收入	
（五）对附属单位补助支出		（四）附属单位上缴预算收入	
（六）投资支出		（五）经营预算收入	
（七）债务还本支出		（六）债务预算收入	
（八）其他支出	1134658	（七）非同级财政拨款预算收入	
其中：利息支出	0	（八）投资预算收益	
捐赠支出	200000	（九）其他预算收入	16723704
		其中：利息预算收入	10130877
		捐赠预算收入	0
		租金预算收入	0
支出合计	1532575131	收入合计	1628782132

表10－18 预算收入支出表

会政预01表

编制单位：某医院　　　　　　　　　2019年　　　　　　　　　　　单位：元

项目	本年数	上年数
一、本年预算收入	1628782132	－
（一）财政拨款预算收入	56525335	－
其中：政府性基金收入	0	－
财政基本拨款预算收入	5003191	－
财政项目拨款预算收入	51522144	－
（二）事业预算收入	1555533093	－

续表

项目	本年数	上年数
其中：医疗预算收入	1548185587	-
科教预算收入	7347506	-
（三）上级补助预算收入		-
（四）附属单位上缴预算收入		-
（五）经营预算收入		-
（六）债务预算收入		-
（七）非同级财政拨款预算收入		-
（八）投资预算收益		-
（九）其他预算收入	16723704	-
其中：利息预算收入	10130877	-
捐赠预算收入	0	-
租金预算收入	0	-
二、本年预算支出	1532575131	-
（一）行政支出		-
（二）事业支出	1531440473	-
其中：财政基本拨款支出	5083191	-
财政项目拨款支出	46090020	-
科教资金支出	5503665	-
其他资金支出	1474763597	-
（三）经营支出		-
（四）上缴上级支出		-
（五）对附属单位补助支出		-
（六）投资支出		-
（七）债务还本支出		-
（八）其他支出	1134658	-
其中：利息支出	0	-
捐赠支出	200000	-
三、本年预算收支差额	96207001	-
其中：财政项目拨款收支差额	5432124	-
医疗收支差额	88931036	-
科教收支差额	1843841	-

表 10-18 中的主要项目数据填列说明如下：

（1）本年预算收入。

本年预算收入 = 56525335 + 1555533093 + 16723704 = 1628782132（元）

（2）本年预算支出。

本年预算支出 = 1531440473 + 1134658 = 1532575131（元）

（3）本年预算收支差额。

本年预算收支差额 = 1628782132 - 1532575131 = 96207001（元）

其中：财政项目拨款收支差额 = 51522144 - 46090020 = 5432124（元）

科教收支差额 = 7347506 - 5503665 = 1843841（元）

医疗收支差额 = 5003191 + 1548185587 + 16723704 - 5083191 - 1474763597 - 1134658 = 88931036（元）

第八节 预算结转结余变动表

一、预算结转结余变动表的内容和格式

预算结转结余变动表是反映医院在某一会计年度内预算结转结余变动情况的报表。预算结转结余变动表是医院会计报表的重要组成部分，可以提供一定时期医院预算结转结余各个组成项目金额的变动情况。医院应当定期编制预算结转结余变动表，披露医院在一定会计期间的预算结转结余状况。本表具体内容和格式如表 10-19 所示。

表 10-19 预算结转结余变动表

会政预 02 表

编制单位：　　　　　　　　　　年　　　　　　　　　　单位：元

项目	本年数	上年数
一、年初预算结转结余		
（一）财政拨款结转结余		
（二）其他资金结转结余		
二、年初余额调整（减少以"-"号填列）		
（一）财政拨款结转结余		
（二）其他资金结转结余		
三、本年变动金额（减少以"-"号填列）		

续表

项目	本年数	上年数
（一）财政拨款结转结余		
1. 本年收支差额		
2. 归集调入		
3. 归集上缴或调出		
（二）其他资金结转结余		
1. 本年收支差额		
2. 缴回资金		
3. 使用专用结余		
4. 支付所得税		
四、年末预算结转结余		
（一）财政拨款结转结余		
1. 财政拨款结转		
2. 财政拨款结余		
（二）其他资金结转结余		
1. 非财政拨款结转		
2. 非财政拨款结余		
3. 专用结余		
4. 经营结余（如有余额，以"－"号填列）		

二、预算结转结余变动表的编制方法

本表"本年数"栏反映各项目的本年实际发生数。本表"上年数"栏反映各项目的上年实际发生数，应当根据上年度预算结转结余变动表中"本年数"栏内所列数字填列。

如果本年度预算结转结余变动表规定的项目名称和内容同上年度不一致，应当对上年度预算结转结余变动表项目的名称和数字按照本年度的规定进行调整，将调整后的金额填入本年度预算结转结余变动表的"上年数"栏。

本表中"年末预算结转结余"项目金额等于"年初预算结转结余""年初余额调整""本年变动金额"三个项目的合计数。

本表的具体项目和填列方法如下。

1. 年初预算结转结余

"年初预算结转结余"项目，反映单位本年预算结转结余的年初余额。本项目应当根据本项目下"财政拨款结转结余""其他资金结转结余"项目金额的合计数填列。

(1) "财政拨款结转结余"项目,反映单位本年财政拨款结转结余资金的年初余额。本项目应当根据"财政拨款结转""财政拨款结余"科目本年年初余额合计数填列。

(2) "其他资金结转结余"项目,反映单位本年其他资金结转结余的年初余额。本项目应当根据"非财政拨款结转""非财政拨款结余""专用结余""经营结余"科目本年年初余额的合计数填列。

2. 年初余额调整

"年初余额调整"项目,反映单位本年预算结转结余年初余额调整的金额。本项目应当根据本项目下"财政拨款结转结余""其他资金结转结余"项目金额的合计数填列。

(1) "财政拨款结转结余"项目,反映单位本年财政拨款结转结余资金的年初余额调整金额。本项目应当根据"财政拨款结转""财政拨款结余"科目下"年初余额调整"明细科目的本年发生额的合计数填列,如调整减少年初财政拨款结转结余,以"-"号填列。

(2) "其他资金结转结余"项目,反映单位本年其他资金结转结余的年初余额调整金额。本项目应当根据"非财政拨款结转""非财政拨款结余"科目下"年初余额调整"明细科目的本年发生额的合计数填列,如调整减少年初其他资金结转结余,以"-"号填列。

3. 本年变动金额

"本年变动金额"项目,反映单位本年预算结转结余变动的金额。本项目应当根据本项目下"财政拨款结转结余""其他资金结转结余"项目金额的合计数填列。

(1) "财政拨款结转结余"项目,反映单位本年财政拨款结转结余资金的变动。本项目应当根据本项目下"本年收支差额""归集调入""归集上缴或调出"项目金额的合计数填列。

① "本年收支差额"项目,反映单位本年财政拨款资金收支相抵后的差额。本项目应当根据"财政拨款结转"科目下"本年收支结转"明细科目本年转入的预算收入与预算支出的差额填列,差额为负数的,以"-"号填列。

② "归集调入"项目,反映单位本年按照规定从其他单位归集调入的财政拨款结转资金。本项目应当根据"财政拨款结转"科目下"归集调入"明细科目的本年发生额填列。

③ "归集上缴或调出"项目,反映单位本年按照规定上缴的财政拨款结转结余

资金及按照规定向其他单位调出的财政拨款结转资金。本项目应当根据"财政拨款结转""财政拨款结余"科目下"归集上缴"明细科目,以及"财政拨款结转"科目下"归集调出"明细科目本年发生额的合计数填列,以"-"号填列。

（2）"其他资金结转结余"项目,反映单位本年其他资金结转结余的变动。本项目应当根据本项目下"本年收支差额""缴回资金""使用专用结余""支付所得税"项目金额的合计数填列。

①"本年收支差额"项目,反映单位本年除财政拨款外的其他资金收支相抵后的差额。本项目应当根据"非财政拨款结转"科目下"本年收支结转"明细科目、"其他结余"科目、"经营结余"科目本年转入的预算收入与预算支出的差额的合计数填列,如为负数,以"-"号填列。

②"缴回资金"项目,反映单位本年按照规定缴回的非财政拨款结转资金。本项目应当根据"非财政拨款结转"科目下"缴回资金"明细科目本年发生额的合计数填列,以"-"号填列。

③"使用专用结余"项目,反映本年单位根据规定使用从非财政拨款结余或经营结余中提取的专用基金的金额。本项目应当根据"专用结余"科目明细账中本年使用专用结余业务的发生额填列,以"-"号填列。

④"支付所得税"项目,反映有企业所得税交纳义务的单位本年实际交纳的企业所得税金额。本项目应当根据"非财政拨款结余"明细账中本年实际交纳企业所得税业务的发生额填列,以"-"号填列。

4. 年末预算结转结余

"年末预算结转结余"项目,反映单位本年预算结转结余的年末余额。本项目应当根据本项目下"财政拨款结转结余""其他资金结转结余"项目金额的合计数填列。

（1）"财政拨款结转结余"项目,反映单位本年财政拨款结转结余的年末余额。本项目应当根据本项目下"财政拨款结转""财政拨款结余"项目金额的合计数填列。

本项目下"财政拨款结转""财政拨款结余"项目,应当分别根据"财政拨款结转""财政拨款结余"科目的本年年末余额填列。

（2）"其他资金结转结余"项目,反映单位本年其他资金结转结余的年末余额。本项目应当根据本项目下"非财政拨款结转""非财政拨款结余""专用结余""经营结余"项目金额的合计数填列。

本项目下"非财政拨款结转""非财政拨款结余""专用结余""经营结余"项目,应当分别根据"非财政拨款结转""非财政拨款结余""专用结余""经营结余"

科目的本年年末余额填列。

三、预算结转结余变动表的编制案例

【例 10-7】某医院 2019 年 12 月 31 日结账后各资产、负债和净资产类会计科目余额如表 10-20 所示。据此编制该医院的预算结转结余变动表如表 10-21 所示。

表 10-20 会计科目余额情况表

编制单位：某医院　　　　　　　　　2019 年　　　　　　　　　单位：元

会计科目	年初数	年末数	本年变动数（依据本年明细科目发生数）
财政拨款结转	6720000	12352124	5632124
——年初余额调整	280000	0	-280000
——归集调入			
——归集调出			
——归集上缴			
——单位内部调剂			
——本年收支结转			
——累计结转	6440000	12352124	5912124
财政拨款结余	80000	80000	0
——年初余额调整			
——归集上缴			
——单位内部调剂			
——结转收入			
——累计结转	80000	80000	0
非财政拨款结转	19120000	20843841	1723841
——年初余额调整			
——缴回资金			
——项目间接费用或管理费			
——本年收支结转			
——累计结转	19120000	20843841	1723841
非财政拨款结余	611030500	858952760	247922260
——年初余额调整			
——项目间接费用或管理费			
——结转收入			
——累计结转	611030500	858952760	247922260

续表

会计科目	年初数	年末数	本年变动数（依据本年明细科目发生数）
专用结余	30000000	48831950	18831950
经营结余			
其他结余	660150500	928628551	268478051
——年初余额调整	177703174	0	-177703174
——累计结转	482447326	928628551	446181225

表 10-21 预算结转结余变动表

会政预 02 表

编制单位：某医院　　　　　　　2019 年　　　　　　　单位：元

项目	本年数	上年数
一、年初预算结转结余	666950500	-
（一）财政拨款结转结余	6800000	-
（二）其他资金结转结余	660150500	-
二、年初余额调整（减少以"-"号填列）	177983174	-
（一）财政拨款结转结余	280000	-
（二）其他资金结转结余	177703174	-
三、本年变动金额（减少以"-"号填列）	96127001	-
（一）财政拨款结转结余	5352124	-
1. 本年收支差额	5352124	-
2. 归集调入		-
3. 归集上缴或调出		-
（二）其他资金结转结余	90774877	-
1. 本年收支差额	95839216	-
2. 缴回资金		
3. 使用专用结余	-5064339	-
4. 支付所得税		-
四、年末预算结转结余	941060675	666950500
（一）财政拨款结转结余	12432124	6800000
1. 财政拨款结转	12352124	6720000
2. 财政拨款结余	80000	80000

续表

项目	本年数	上年数
(二) 其他资金结转结余	928628551	660150500
1. 非财政拨款结转	20843841	19120000
2. 非财政拨款结余	858952760	611030500
3. 专用结余	48831950	30000000
4. 经营结余（如有余额，以"-"号填列）	0	0

第九节 财政拨款预算收入支出表

一、财政拨款预算收入支出表的内容和格式

财政拨款预算收入支出表是反映医院本年财政拨款预算资金收入、支出及相关变动的具体情况的报表。财政拨款预算收入支出表是医院会计报表的重要组成部分，可以提供一定时期医院财政拨款收入支出各个组成项目金额的变动情况。医院应当定期编制财政拨款预算收入支出表，披露医院在一定会计期间的财政拨款收入支出的变动状况。本表具体内容和格式如表10-22所示。

表10-22 财政拨款预算收入支出表

会政预03表

编制单位： 年 单位：元

项目	年初财政拨款结转结余		调整年初财政拨款结转结余	本年归集调入	本年归集上缴或调出	单位内部调剂		本年财政拨款收入	本年财政拨款支出	年末财政拨款结转结余	
	结转	结余				结转	结余			结转	结余
一、一般公共预算财政拨款											
(一) 基本支出											
1. 人员经费											
2. 日常公用经费											
(二) 项目支出											
1. ××项目											

续表

项目	年初财政拨款结转结余		调整年初财政拨款结转结余	本年归集调入	本年归集上缴或调出	单位内部调剂		本年财政拨款收入	本年财政拨款支出	年末财政拨款结转结余	
	结转	结余				结转	结余			结转	结余
2.××项目											
……											
二、政府性基金预算财政拨款											
(一) 基本支出											
1. 人员经费											
2. 日常公用经费											
(二) 项目支出											
1.××项目											
2.××项目											
……											
总计											

二、财政拨款预算收入支出表的编制方法

本表"项目"栏内各项目，应当根据单位取得的财政拨款种类分项设置。其中"项目支出"项目下，根据每个项目设置；单位取得除一般公共预算财政拨款和政府性基金预算财政拨款以外的其他财政拨款的，应当按照财政拨款种类增加相应的资金项目及其明细项目。

本表的具体项目和填列方法如下。

（1）"年初财政拨款结转结余"栏中各项目，反映单位年初各项财政拨款结转结余的金额。各项目应当根据"财政拨款结转""财政拨款结余"及其明细科目的年初余额填列。本栏中各项目的数额应当与上年度财政拨款预算收入支出表中"年末财政拨款结转结余"栏中各项目的数额相等。

（2）"调整年初财政拨款结转结余"栏中各项目，反映单位对年初财政拨款结转结余的调整金额。各项目应当根据"财政拨款结转""财政拨款结余"科目下"年初余额调整"明细科目及其所属明细科目的本年发生额填列；如调整减少年初财政拨款结转结余，以"-"号填列。

(3) "本年归集调入"栏中各项目,反映单位本年按规定从其他单位调入的财政拨款结转资金金额。各项目应当根据"财政拨款结转"科目下"归集调入"明细科目及其所属明细科目的本年发生额填列。

(4) "本年归集上缴或调出"栏中各项目,反映单位本年按规定实际上缴的财政拨款结转结余资金,及按照规定向其他单位调出的财政拨款结转资金金额。各项目应当根据"财政拨款结转""财政拨款结余"科目下"归集上缴"科目和"财政拨款结转"科目下"归集调出"明细科目,及其所属明细科目的本年发生额填列,以"-"号填列。

(5) "单位内部调剂"栏中各项目,反映单位本年财政拨款结转结余资金在单位内部不同项目之间的调剂金额。各项目应当根据"财政拨款结转"和"财政拨款结余"科目下的"单位内部调剂"明细科目及其所属明细科目的本年发生额填列;对单位内部调剂减少的财政拨款结余金额,以"-"号填列。

(6) "本年财政拨款收入"栏中各项目,反映单位本年从同级财政部门取得的各类财政预算拨款金额。各项目应当根据"财政拨款预算收入"科目及其所属明细科目的本年发生额填列。

(7) "本年财政拨款支出"栏中各项目,反映单位本年发生的财政拨款支出金额。各项目应当根据"行政支出""事业支出"等科目及其所属明细科目本年发生额中的财政拨款支出数的合计数填列。

(8) "年末财政拨款结转结余"栏中各项目,反映单位年末财政拨款结转结余的金额。各项目应当根据"财政拨款结转""财政拨款结余"科目及其所属明细科目的年末余额填列。

三、财政拨款预算收入支出表的编制案例

【例10-8】某医院2019年12月31日结账后各资产、负债和净资产类会计科目余额如表10-23所示,编制该医院财政拨款预算收入支出表如表10-24所示。

表10-23 科目余额情况表

编制单位:某医院　　　　　　　　2019年　　　　　　　　单位:元

会计科目	年初数	年末数	本年变动数(依据本年明细科目发生数)
财政拨款结转	6720000	12352124	5632124
——年初余额调整	280000		280000
——归集调入			
——归集调出			

续表

会计科目	年初数	年末数	本年变动数（依据本年明细科目发生数）
——归集上缴			
——单位内部调剂			
——本年收支结转			
——累计结转	6440000	12352124	5912124
财政拨款结余	80000	80000	0
——年初余额调整			
——归集上缴			
——单位内部调剂			
——结转收入			
——累计结转			
非财政拨款结转			
——年初余额调整			
——缴回资金			
——项目间接费用或管理费			
——本年收支结转			
——累计结转			
非财政拨款结余			
——年初余额调整			
——项目间接费用或管理费			
——结转收入			
——累计结转			
专用结余			
经营结余			
其他结余			

表10-24 财政拨款预算收入支出表

2019年

编制单位：某医院　　　　　　　　　　　　　　　　　　　　　　　会政预03表
　　　　　　　　　　　　　　　　　　　　　　　　　　　　　　　　单位：元

项目	年初财政拨款结转结余		调整年初财政拨款结转结余	本年归集调入	本年归集上缴或调出	单位内部调剂		本年财政拨款收入	本年财政拨款支出	年末财政拨款结转结余	
	结转	结余				结转	结余			结转	结余
一、一般公共预算财政拨款	6720000	80000	280000					56525335	51173211	12352124	80000
（一）基本支出	80000	80000	0					5003191	5083191	0	0
1. 人员经费	80000							4553191	4633191	0	0
2. 日常公用经费								450000	450000	0	0
（二）项目支出	6640000	80000	280000					51522144	46090020	12352124	80000
1. ××项目				0	0	0	0				
2. ××项目	0	0	0	0	0	0	0	0	0	0	0
……											
二、政府性基金预算财政拨款	0	0	0	0	0	0	0	0	0	0	0
（一）基本支出	0	0	0	0	0	0	0	0	0	0	0
1. 人员经费											
2. 日常公用经费											
（二）项目支出	0	0	0	0	0	0	0	0	0	0	0
1. ××项目											
2. ××项目											
……											
总计	6720000	80000	280000					56525335	51173211	12352124	80000

第十节 成本报表

一、成本报表的内容和格式

医院应当按月度和年度编制成本报表,具体包括医院各科室直接成本表(见表10-25)、医院临床服务类科室全成本表(见表10-26)和医院临床服务类科室全成本构成分析表(见表10-27)。成本报表主要以科室、诊次和床日为成本核算对象,所反映的成本均不包括财政项目拨款经费、科教经费形成的各项费用。

表10-25 医院各科室直接成本表

成本医01表

编制单位:　　　　　　　　　　年　　月　　　　　　　　单位:元

成本项目＼科室名称	人员经费(1)	卫生材料费(2)	药品费(3)	固定资产折旧费(4)	无形资产摊销费(5)	提取医疗风险基金(6)	其他费用(7)	合计(8)=(1)+(2)+(3)+(4)+(5)+(6)+(7)
临床服务类科室1 临床服务类科室2 …… 小计								
医疗技术类科室1 医疗技术类科室2 …… 小计								
医疗辅助类科室1 医疗辅助类科室2 …… 小计								
医疗业务成本合计								
管理费用								
本月总计								

表 10-26　医院临床服务类科室全成本表

成本医 02 表

编制单位：　　　　　　　　　　　　年　月　　　　　　　　　　　单位：元

成本项目＼科室名称	人员经费 (1)			卫生材料费 (2)			药品费 (3)			固定资产折旧费 (4)			无形资产摊销费 (5)			提取医疗风险基金 (6)			其他费用 (7)			合计 (8)=(1)+(2)+(3)+(4)+(5)+(6)+(7)		
	直接成本	间接成本	全成本	直接成本	间接成本	全成本	直接成本	间接成本	全成本	直接成本	间接成本	全成本	直接成本	间接成本	全成本	直接成本	间接成本	全成本	直接成本	间接成本	全成本	直接成本	间接成本	全成本
临床服务类科室 1																								
临床服务类科室 2																								
……																								
科室全成本合计																								

表 10-27　医院临床服务类科室全成本构成分析表

成本医 03 表

编制单位：　　　　　　　　　　　　年　月　　　　　　　　　　　单位：元

成本项目＼科室名称	临床服务类科室 1		……		各临床服务类科室合计	
	金额	%			金额	%
人员经费						
卫生材料费						
药品费						
固定资产折旧费						
无形资产摊销费						
提取医疗风险基金						
其他费用						
科室全成本合计		100%				100%
科室收入						
收入——成本						
床日成本						
诊次成本						

二、成本报表的编制方法

(一) 医院各科室直接成本表

(1) 本表反映在将医院的单位管理费用（行政后勤类科室成本）和医疗技术、医疗辅助科室成本分摊至临床服务类科室成本前各科室直接成本情况。直接成本是指科室为开展医疗服务活动而发生的能够直接计入或采用一定方法计算后直接计入的各种费用。

各科室直接成本需要按成本项目，即人员经费、卫生材料费、药品费、固定资产折旧费、无形资产摊销费、提取医疗风险基金和其他费用分别列示。

(2) 编制说明。

①医院各科室直接成本表的各项目应根据"业务活动费用""单位管理费用"有关科目记录直接或分析填列。

"人员经费"项目应当根据"工资福利费用"和"对个人和家庭的补助费用"科目的本期发生额分析填列，"卫生材料费"项目应当根据"商品和服务费用——专用材料费——卫生材料费"科目的本期发生额分析填列，"药品费"项目应当根据"商品和服务费用——专用材料费——药品费"科目的本期发生额分析填列，"固定资产折旧费"项目应当根据"固定资产折旧费"科目的本期发生额分析填列，"无形资产摊销费"项目应当根据"无形资产摊销费"科目的本期发生额分析填列，"提取医疗风险基金"项目应当根据"计提专用基金——医疗风险基金"科目的本期发生额分析填列，"其他费用"应当根据"业务活动费用""单位管理费用"中除以上科目外其他科目的本期发生额分析填列。

②医疗业务成本合计 = 临床服务类科室成本小计 + 医疗技术类科室成本小计 + 医疗辅助类科室成本小计。

③本月总计 = 医疗业务成本合计 + 管理费用。

【例10-9】某医院2019年×月部分费用类科目借方发生额及各科室费用明细表如表10-28和表10-29所示。根据所给的材料编制医院各科室直接成本表如表10-30所示。

表 10-28　部分费用类科目发生额

编制单位：某医院　　　　　　　　2019 年 × 月　　　　　　　　单位：元

科目代码	项目	金额
5001	业务活动费用	115080616
500101	人员经费	32414523
50010101	工资福利费用	28873490
50010102	对个人和家庭的补助费用	3541033
500102	商品和服务费用	82666093
50010201	卫生材料费	17675223
50010202	药品费	56774769
50010203	固定资产折旧费	4224909
50010204	无形资产摊销费	36715
50010205	提取医疗风险基金	0
50010206	其他费用	3954477
5101	单位管理费用	10649245
510101	人员经费	8519857
51010101	工资福利费用	6271760
51010102	对个人和家庭的补助费用	2248098
510102	商品和服务费用	2129388
51010201	卫生材料费	0
51010202	药品费	0
51010203	固定资产折旧费	473287
51010204	无形资产摊销费	2632
51010205	提取医疗风险基金	0
51010206	其他费用	1653468

表 10-29　科室费用明细表

编制单位：某医院　　　　　　　　2019 年 × 月　　　　　　　　单位：元

科室名称	人员经费	卫生材料费	药品费	固定资产折旧费	无形资产摊销费	提取医疗风险金	其他费用
临床服务类科室 1	932238	146119	1870175	11975	867	0	45797
临床服务类科室 2	513925	266384	1569582	12782	867	0	42776
医疗技术类科室 1	706473	228820	1435690	14921	0	0	24081
医疗技术类科室 2	810834	573248	0	76508	0	0	81956
医疗辅助类科室 1	47638	0	0	1406	0	0	4328
医疗辅助类科室 2	402738	0	0	2560	0	0	11685
……							
合计	40934380	17675223	56774769	4698197	39347	0	5607945

表 10-30 医院各科室直接成本表

编制单位：某医院　　2019 年 × 月　　　　　　　　　　　　　　　　　　　　　　　成本医 01 表
单位：元

成本项目 科室名称	人员经费 (1)	卫生材料费 (2)	药品费 (3)	固定资产 折旧费 (4)	无形资产 摊销费 (5)	提取医疗风 险基金 (6)	其他费用 (7)	合计 (8)=(1)+(2)+(3)+ (4)+(5)+(6)+(7)
临床服务类科室 1	932238	146119	1870175	11975	867	0	45797	3007170
临床服务类科室 2	513925	266384	1569582	12782	867	0	42776	2406315
……								
小计	18891547	3259294	55035394	222312	22474	0	1293167	78724187
医疗技术类科室 1	706473	228820	1435690	14921	0	0	24081	2409985
医疗技术类科室 2	810834	573248	0	76508	0	0	81956	1542546
……								
小计	11601546	14368986	1739375	3961738	5241	0	2342879	34019765
医疗辅助类科室 1	47638	0	0	1406	0	0	4328	53372
医疗辅助类科室 2	402738	0	0	2560	0	0	11685	416984
……								
小计	1921430	46943	0	40860	9000	0	318431	2336664
医疗业务成本合计	32414523	17675223	56774769	4224909	36715	0	3954477	115080616
管理费用	8519857	0	0	473287	2632	0	1653468	10649245
本月总计	40934380	17675223	56774769	4698197	39347	0	5607945	125729861

(二) 医院临床服务类科室全成本表

(1) 本表反映医院根据《医院财务制度》规定的原则和程序，将单位管理费用、医疗辅助类科室直接成本、医疗技术类科室直接成本逐步分摊转移到临床服务类科室后，各临床服务类科室的全成本情况。临床服务类科室全成本包括科室直接成本和分摊转移的间接成本。

各临床服务类科室的直接成本、间接成本和全成本应当按照人员经费、卫生材料费、药品费、固定资产折旧费、无形资产摊销费、提取医疗风险基金和其他费用等成本项目分别列示。

(2) 编制说明。

医院临床服务类科室全成本表中的"直接成本"栏应当根据"业务活动费用""单位管理费用"有关科目记录填列。该栏目金额应当与"医院各科室直接成本表"中对应栏目金额保持一致。

"间接成本"栏应当根据《医院财务制度》规定的方法计算填列。"全成本"栏应根据本表中"直接成本"栏金额和"间接成本"栏金额合计数填列。

【例10-10】根据医院各科室直接成本表及分项逐级分步结转法，编制该院2019年×月医院临床服务类科室全成本表如表10-31所示。

表 10-31 医院临床服务类科室全成本表

编制单位：某医院　　　　2019 年 × 月　　　　成本医 02 表　单位：元

成本项目 / 科室名称	人员经费 (1) 直接成本	人员经费 (1) 间接成本	人员经费 (1) 全成本	…… 直接成本	…… 间接成本	其他费用 (7) 直接成本	其他费用 (7) 间接成本	其他费用 (7) 全成本	合计 (8)=(1)+(2)+(3)+(4)+(5)+(6)+(7) 直接成本	合计 间接成本	合计 全成本
临床服务类科室 1	932238	883059	1815297			45797	177403	223200	3007170	1901777	4908947
临床服务类科室 2	513925	752483	1266407			42776	153285	196061	2406315	1721396	4127711
……											
科室全成本合计	18891547	22042833	40934380		1293167		4314778	5607945	78724187	47005674	125729861

表 10-31 填制说明如下。

（1）根据科室基础数字统计表（见表 10-32），医院可选择按科室人数、科室面积、工作量或医疗收入将间接成本按分项逐级分步结转的方法进行分摊，最终使医疗技术类科室、医疗辅助类科室和管理类科室的成本分步结转到临床服务类科室。

表 10-32　科室基础数字统计表

编制单位：某医院　　　　　　　　　　　　　　　　　　　　　　　　　　2019 年 × 月

科室名称	科室面积/m²	科室人数/人	医疗收入/元	实际占用床日数/床日
临床服务类科室 1	1349	29	5575567	1997
临床服务类科室 2	1349	15	5443374	1541
……				
合计	77411	1427	136837264	59039

人员经费的间接成本合计 = 医疗技术类科室人员经费小计 + 医疗辅助类科室人员经费小计 + 管理类科室人员经费小计 = 22042833（元）

卫生材料费的间接成本合计 = 医疗技术类科室卫生材料费小计 + 医疗辅助类科室卫生材料费小计 + 管理类科室卫生材料费小计 = 14415929（元）

药品费的间接成本合计 = 医疗技术类科室药品费小计 + 医疗辅助类科室药品费小计 + 管理类科室药品费小计 = 1739375（元）

固定资产折旧费的间接成本合计 = 医疗技术类科室固定资产折旧费小计 + 医疗辅助类科室固定资产折旧费小计 + 管理类科室固定资产折旧费小计 = 4475885（元）

提取风险基金的间接成本合计 = 医疗技术类科室提取风险基金小计 + 医疗辅助类科室提取风险基金小计 + 管理类科室提取风险基金小计 = 0（元）

无形资产摊销费的间接成本合计 = 医疗技术类科室无形资产摊销费小计 + 医疗辅助类科室无形资产摊销费小计 + 管理类科室无形资产摊销费小计 = 16874（元）

其他费用的间接成本合计 = 医疗技术类科室其他费用小计 + 医疗辅助类科室其他费用小计 + 管理类科室其他费用小计 = 4314778（元）

（2）医院临床服务类科室全成本表的"直接成本"取自"医院各科室直接成本表"。

（三）医院临床服务类科室全成本构成分析表

（1）本表反映各临床服务类科室的全成本中各项成本所占的比例情况，以及各临床服务类科室的床日成本、诊次成本情况。

诊次和床日成本核算是以诊次、床日为核算对象，将科室成本进一步分摊到门急诊人次、住院床日中，计算出诊次成本、床日成本。

（2）编制说明。

①医院临床服务类科室全成本构成分析表各项目需要依据医院临床服务类科室全成本表的数据计算填列，其中，床日成本、诊次成本需要根据《医院财务制度》计算填列。

②医院临床服务类科室全成本构成分析表用于对医院临床服务类科室全成本要素及其结构进行分析与监测。临床服务类科室不同成本项目的构成比，用于分析临床服务类科室的成本结构，确定各科室内部成本管理的重点成本项目。计算方法说明如下。

某临床服务类科室人员经费% ＝（某一临床服务类科室人员经费金额/该科室全成本合计）×100%

各临床服务类科室人员经费金额合计 ＝ 各临床服务类科室人员经费之和

各临床服务类科室人员经费金额合计% ＝（各临床服务类科室人员经费之和/各临床服务类科室全成本合计）×100%

【例10-11】根据医院临床服务类科室全成本表（见表10-31）、科室收入床日数和诊次数等科室基础数据表如表10-33所示，编制某医院2019年×月医院临床服务类科室全成本构成分析表如表10-34所示。

表10-33 科室基础数据表

编制单位：某医院　　　　　　　　　　　　　　　　　　　　　　　　2019年×月

科室名称	医疗收入/元	实际占用床日数/床日	门急诊人次/诊次
临床服务类科室1	5575567.02	1997	-
临床服务类科室2	5443373.92	1541	-
……			
合计	136837264	59039	20724

第十章 财务报表和预算会计报表

表 10-34 医院临床服务类科室全成本构成分析表

编制单位：某医院　　　　　　　　　　2019 年 × 月　　　　　　　　　　成本医 03 表
　　　　　　　　　　　　　　　　　　　　　　　　　　　　　　　　　　单位：元

科室名称 成本项目	临床服务类科室 1		……		各临床服务类科室合计	
	金额	%			金额	%
人员经费	1815297	37			40934380	33
卫生材料费	733317	15			17675223	14
药品费	1941066	39			56774769	45
固定资产折旧费	194629	4			4698197	4
无形资产摊销费	1439	0			39347	0
提取医疗风险基金	0	0			0	0
其他费用	223200	5			5607945	4
科室全成本合计	4908947	100			125729861	100
科室收入	5575567				136837264	
收入——成本	666620				11107403	
床日成本	2458				1916	
诊次成本	0				591	

表 10-33 中有关数据填列说明如下。

(1) 各临床服务类科室人员经费、卫生材料费、药品费、固定资产折旧费、无形资产摊销费、提取风险医疗基金、其他费用和科室全成本合计根据医院临床服务类科室全成本表（如表 10-31 所示）填制。

(2) 科室收入取自科室基础数据表的医疗收入。

(3) 床日成本（临床服务类科室 1）= 科室住院全成本/实际占用床日数 = 4908947.16/1997 ≈ 2458。

(4) 诊次成本（临床服务类科室 1）= 科室门诊全成本/门急诊人次数 = 0。

(5) 人员经费%（临床服务类科室 1）=（某一临床服务类科室人员经费金额/该科室全成本合计）×100% = 1815297/4908947 × 100% ≈ 37%。

(6) 人员经费金额合计 = 各临床服务类科室人员经费之和 = 40934380。

(7) 人员经费金额合计% =（各临床服务类科室人员经费之和/各临床服务类科室全成本合计）×100% = 40934380/125729861 × 100% ≈ 33%。

第十一节 附注

一、附注的概念

附注是对在会计报表中列示的项目所做出的进一步说明，以及对未能在会计报表中列示项目的说明。附注是财务报表的重要组成部分。凡对报表使用者的决策有重要影响的会计信息，不论《政府会计制度》是否有明确规定，医院均应当充分披露。

二、附注的主要内容

1. 医院的基本情况

医院应当简要披露其基本情况，包括单位主要职能、主要业务活动、所在地、预算管理关系等。

2. 会计报表编制基础

3. 遵循政府会计准则、制度的声明

4. 重要会计政策和会计估计

医院应当采用与其业务特点相适应的具体会计政策，并充分披露报告期内采用的重要会计政策和会计估计。主要包括以下内容。

（1）会计期间。

（2）记账本位币，外币折算汇率。

（3）坏账准备的计提方法。

（4）存货类别、发出存货的计价方法、存货的盘存制度，以及低值易耗品和包装物的摊销方法。

（5）长期股权投资的核算方法。

（6）固定资产分类、折旧方法、折旧年限和年折旧率；融资租入固定资产的计价和折旧方法。

（7）无形资产的计价方法；使用寿命有限的无形资产，其使用寿命估计情况；使用寿命不确定的无形资产，其使用寿命不确定的判断依据；单位内部研究开发项目划分研究阶段和开发阶段的具体标准。

（8）公共基础设施的分类、折旧（摊销）方法、折旧（摊销）年限，以及其确定依据。

（9）政府储备物资分类，以及确定其发出成本所采用的方法。

（10）保障性住房的分类、折旧方法、折旧年限。

（11）其他重要的会计政策和会计估计。

（12）本期发生重要会计政策和会计估计变更的，变更的内容和原因、受其重要影响的报表项目名称和金额、相关审批程序，以及会计估计变更开始适用的时点。

5. 会计报表重要项目的说明

医院应当按照资产负债表和收入费用表项目列示顺序，采用文字和数据描述相结合的方式披露重要项目的明细信息。报表重要项目的明细金额合计，应当与报表项目金额相衔接。报表重要项目说明应包括但不限于下列内容。

（1）货币资金的披露格式如表10-35所示。

表10-35 货币资金

项目	期末余额	年初余额
现金		
银行存款		
其他货币资金		
合计		

(2) 应收账款按照债务人类别披露的格式如表 10-36 所示。

表 10-36　应收账款

债务人类别	期末余额	年初余额
政府会计主体：		
部门内部单位		
单位 1		
……		
部门外部单位		
单位 1		
……		
其他		
单位 1		
……		
合计		

注：①"部门内部单位"是指纳入单位所属部门财务报告合并范围的单位（下同）。

②有应收票据、预付账款、其他应收款的，可比照应收账款进行披露。

(3) 存货的披露格式如表 10-37 所示。

表 10-37　存货

存货种类	期末余额	年初余额
1.		
……		
合计		

(4) 其他流动资产的披露格式如表 10-38 所示。

表 10-38　其他流动资产

项目	期末余额	年初余额
1.		

续表

项目	期末余额	年初余额
……		
合计		

注：有长期待摊费用、其他非流动资产的，可比照其他流动资产进行披露。

(5) 长期投资。

①长期债券投资的披露格式如表10-39所示。

表10-39 长期债券投资

债券发行主体	年初余额	本期增加额	本期减少额	期末余额
1.				
……				
合计				

注：有短期投资的，可比照长期债券投资进行披露。

②长期股权投资的披露格式如表10-40所示。

表10-40 长期股权投资

被投资单位	核算方法	年初余额	本期增加额	本期减少额	期末余额
1.					
……					
合计					

③当期发生的重大投资净损益项目、金额及原因。

(6) 固定资产。

①固定资产的披露格式如表10-41所示。

表10-41 固定资产

项目	年初余额	本期增加额	本期减少额	期末余额
一、原值合计				
其中：房屋及构筑物				
通用设备				
专用设备				

续表

项目	年初余额	本期增加额	本期减少额	期末余额
文物和陈列品				
图书、档案				
家具、用具、装具及动植物				
二、累计折旧合计				
其中：房屋及构筑物				
通用设备				
专用设备				
家具、用具、装具及动植物				
三、账面价值合计				
其中：房屋及构筑物				
通用设备				
专用设备				
文物和陈列品				
图书、档案				
家具、用具、装具及动植物				

②已提足折旧的固定资产名称、数量等情况。

③出租、出借固定资产以及固定资产对外投资等情况。

(7) 在建工程的披露格式如表10-42所示。

表10-42 在建工程

项目	年初余额	本期增加额	本期减少额	期末余额
1.				
……				
合计				

(8) 无形资产。

①各类无形资产的披露格式如表10-43所示。

表10-43 无形资产

项目	年初余额	本期增加额	本期减少额	期末余额
一、原值合计				
1.				

续表

项目	年初余额	本期增加额	本期减少额	期末余额
……				
二、累计摊销合计				
1.				
……				
三、账面价值合计				
1.				
……				

②计入当期损益的研发支出金额、确认为无形资产的研发支出金额。

③无形资产出售、对外投资等处置情况。

(9) 公共基础设施。

①公共基础设施的披露格式如表10-44所示。

表10-44 公共基础设施

项目	年初余额	本期增加额	本期减少额	期末余额
原值合计				
市政基础设施				
1.				
……				
交通基础设施				
1.				
……				
水利基础设施				
1.				
……				
其他				
……				
累计折旧合计				
市政基础设施				
1.				
……				

续表

项目	年初余额	本期增加额	本期减少额	期末余额
交通基础设施				
1.				
……				
水利基础设施				
1.				
……				
其他				
……				
账面价值合计				
市政基础设施				
1.				
……				
交通基础设施				
1.				
……				
水利基础设施				
1.				
……				
其他				
……				

②确认为公共基础设施的单独计价入账的土地使用权的账面余额、累计摊销额及变动情况。

③已提足折旧继续使用的公共基础设施的名称、数量等。

(10) 政府储备物资的披露格式如表10-45所示。

表10-45 政府储备物资

物资类别	年初余额	本期增加额	本期减少额	期末余额
1.				
……				
合计				

注：如医院有因动用而发出需要收回或者预期可能收回，但期末尚未收回的政府储备物资，应当单独披露其期末账面余额。

(11) 受托代理资产的披露格式如表 10-46 所示。

表 10-46　受托代理资产

资产类别	年初余额	本期增加额	本期减少额	期末余额
货币资金				
受托转赠物资				
受托存储保管物资				
罚没物资				
其他				
合计				

(12) 应付账款按照债权人类别披露的格式如表 10-47 所示。

表 10-47　应付账款

债权人类别	期末余额	年初余额
政府会计主体：		
部门内部单位		
单位 1		
……		
部门外部单位		
单位 1		
……		
其他		
单位 1		
……		
合计		

注：有应付票据、预收账款、其他应付款、长期应付款的，可比照应付账款进行披露。

(13) 其他流动负债的披露格式如表 10-48 所示。

表 10-48　其他流动负债

项目	期末余额	年初余额
1.		
……		
合计		

注：有预计负债、其他非流动负债的，可比照其他流动负债进行披露。

(14) 长期借款。

①长期借款按照债权人披露的格式如表10-49所示。

表10-49　长期借款

债权人	期末余额	年初余额
1.		
……		
合计		

注：有短期借款的，可比照长期借款进行披露。

②单位有基建借款的，应当分基建项目披露长期借款年初数、本年变动数、年末数及到期期限。

(15) 事业收入按照收入来源的披露格式如表10-50所示。

表10-50　事业收入

收入来源	本期发生额	上期发生额
来自财政专户管理资金		
本部门内部单位		
单位1		
……		
本部门以外同级政府单位		
单位1		
……		
其他		
单位1		
……		
合计		

(16) 非同级财政拨款收入按收入来源的披露格式如表 10-51 所示。

表 10-51　非同级财政拨款收入

收入来源	本期发生额	上期发生额
本部门以外同级政府单位		
单位 1		
……		
本部门以外非同级政府单位		
单位 1		
……		
合计		

(17) 其他收入按照收入来源的披露格式如表 10-52 所示。

表 10-52　其他收入

收入来源	本期发生额	上期发生额
本部门内部单位		
单位 1		
……		
本部门以外同级政府单位		
单位 1		
……		
本部门以外非同级政府单位		
单位 1		
……		
其他		
单位 1		
……		
合计		

(18) 业务活动费用。

①按经济分类的披露格式如表 10-53 所示。

表 10-53　业务活动费用（按经济分类）

项目	本期发生额	上期发生额
工资福利费用		
商品和服务费用		
对个人和家庭的补助费用		
对企业补助费用		
固定资产折旧费		
无形资产摊销费		
公共基础设施折旧（摊销）费		
保障性住房折旧费		
计提专用基金		
……		
合计		

注：有单位管理费用、经营费用的，可比照此表进行披露。

②按支付对象的披露格式如表 10-54 所示。

表 10-54　业务活动费用（按支付对象）

支付对象	本期发生额	上期发生额
本部门内部单位		
单位 1		
……		
本部门以外同级政府单位		
单位 1		
……		
其他		
单位 1		
……		
合计		

注：有单位管理费用、经营费用的，可比照此表进行披露。

(19) 其他费用按照类别披露的格式如表 10-55 所示。

表 10-55　其他费用

费用类别	本期发生额	上期发生额
利息费用		
坏账损失		
罚没支出		
……		
合计		

(20) 本期费用按照经济分类的披露格式如表 10-56 所示。

表 10-56　本期费用

项目	本年数	上年数
工资福利费用		
商品和服务费用		
对个人和家庭的补助费用		
对企业的补助费用		
固定资产折旧费		
无形资产摊销费		
公共基础设施折旧（摊销）费		
保障性住房折旧费		
计提专用基金		
所得税费用		
资产处置费用		
上缴上级费用		
对附属单位补助费用		
其他费用		
本期费用合计		

注：单位在按照制度规定编制收入费用表的基础上，可以根据需要按照此表披露的内容编制收入费用表。

6. 本年盈余与预算结余的差异情况说明

为了反映医院财务会计和预算会计因核算基础和核算范围不同所产生的本年盈余数与本年预算结余数之间的差异，医院应当按照重要性原则，对本年度发生的各类影响收入（预算收入）和费用（预算支出）的业务进行适度归并和分析，披露将年度预算收入支出表中"本年预算收支差额"调节为年度收入费用表中"本期盈余"的信息。有关披露格式如表 10-57 所示。

表 10-57　本年盈余与预算结余的差异

项目	金额
一、本年预算结余（本年预算收支差额）	
二、差异调节	
（一）重要事项的差异	
加：1. 当期确认为收入但没有确认为预算收入	
（1）应收款项、预收账款确认的收入	
（2）接受非货币性资产捐赠确认的收入	
2. 当期确认为预算支出但没有确认为费用	
（1）支付应付款项、预付账款的支出	
（2）为取得存货、政府储备物资等计入物资成本的支出	
（3）为购建固定资产等的资本性支出	
（4）偿还借款本息支出	
减：1. 当期确认为预算收入但没有确认为收入	
（1）收到应收款项、预收账款确认的预算收入	
（2）取得借款确认的预算收入	
2. 当期确认为费用但没有确认为预算支出	
（1）发出存货、政府储备物资等确认的费用	
（2）计提的折旧费用和摊销费用	
（3）确认的资产处置费用（处置资产价值）	
（4）应付款项、预付账款确认的费用	
（二）其他事项差异	
三、本年盈余（本年收入与费用的差额）	

7. 其他重要事项说明

（1）资产负债表日存在的重要或有事项说明。没有重要或有事项的，也应说明。

（2）以名义金额计量的资产名称、数量等情况，以及以名义金额计量理由的说明。

（3）通过债务资金形成的固定资产、公共基础设施、保障性住房等资产的账面价值、使用情况、收益情况及与此相关的债务偿还情况等的说明。

（4）重要资产置换、无偿调入（出）、捐入（出）、报废、重大毁损等情况的说明。

（5）医院将单位内部独立核算单位的会计信息纳入本单位财务报表情况的说明。

（6）政府会计具体准则中要求附注披露的其他内容。

（7）有助于理解和分析单位财务报表需要说明的其他事项。

第十一章 医院新旧会计制度衔接

第一节 执行《政府会计制度》衔接总要求

一、新旧制度衔接时间要求

根据财政部的统一要求，自2019年1月1日起，各公立医院应当严格按照《政府会计制度》及相关补充规定和衔接规定（以下简称新制度）进行会计核算，编制财务报表和预算会计报表。

二、新旧制度衔接工作内容和步骤

医院应当按照财政部2017年10月24日发布的《政府会计制度——行政事业单位会计科目和报表》（财会〔2017〕25号）及2018年8月27日发布的《关于医院执行<政府会计制度——行政事业单位会计科目和报表>的补充规定和衔接规定》（财会〔2018〕24号）中的有关衔接问题处理规定（以下简称衔接规定）的要求，认真做好新旧制度转换工作。一要摸清各项资产负债情况，将固定资产、无形资产及基建项目作为重点清查对象，确保国有资产信息全面完整。二要及时清理往来款项，全面开展往来款项专项清理和账龄分析，做好坏账准备计提工作。三要规范合同管理，特别是科研项目的合同要明确收入权责确认依据和时点要求，以及付款依据和进度时间，为按权责发生制的要求进行账务处理提供依据。四是清理基建会计账务，为基本建设业务纳入单位会计"大账"做好准备。五是梳理和分析各项结转结余资金的性质和构成，按照衔接规定确定各项预算结余科目及净资产科目的金额，为新旧制度衔接奠定坚定的工作基础。主要包括以下几个方面。

（1）衔接的前期准备工作。

①应对本单位的资产和负债进行全面清查、盘点和核实，对于清查出的流动资产盘盈、盘亏、毁损，固定资产盘盈、盘亏，以及应确认而未确认的资产、负债，应当报经批准后，按照具体制度规定处理完毕。

②应对本单位固定资产、无形资产的原价、形成的经费性质、已使用年限、尚可使用年限等进行核查。

③应按照新制度中库存物品、在加工物品、固定资产等资产的明细分类，对本单位的库存物品、在加工物品、固定资产等资产进行重新分类，并对资产管理系统进行

更新。

④应对本单位的应收及应付往来账进行全面清查,按照往来账管理相关规定进行对账、清理及核销。

(2) 根据原账编制 2018 年 12 月 31 日的科目余额表,并按照衔接规定要求,编制原账的部分科目余额明细表。

(3) 按照新制度要求设立 2019 年 1 月 1 日的新账。

(4) 按照衔接规定要求,登记新账的财务会计科目余额和预算结余科目余额,包括将原账科目 2018 年 12 月 31 日余额转入新账财务会计科目(原账科目是指按照原制度规定设置的会计科目);按照原账科目余额登记新账预算结余科目;将未入账事项登记新账科目,并对相关新账科目余额进行调整。

(5) 按照登记及调整后新账的各会计科目余额,编制 2019 年 1 月 1 日的科目余额表,作为新账各会计科目的期初余额。

(6) 根据新账各会计科目期初余额,按照新制度要求编制 2019 年 1 月 1 日期初资产负债表。

第二节 财务会计账户的衔接

一、根据原账编制 2018 年 12 月 31 日的科目余额表

假设某医院在 2018 年 12 月 31 日之前执行《医院会计制度》(以下简称原制度),其将于 2019 年 1 月 1 日开始实施《政府会计制度》,该医院按规定编制 2018 年 12 月 31 日科目余额表,如表 11-1 所示。

表 11-1 某医院 2018 年 12 月 31 日科目余额表

单位:元

序号	科目编号	科目名称	余额
1	1	一、资产类	1670873600
2	1001	库存现金	500
3	1002	银行存款	732000000
4	1003	零余额账户用款额度	0
5	1004	其他货币资金	0
6	1101	短期投资	0

续表

序号	科目编号	科目名称	余额
7	1201	财政应返还额度	6500000
8	1211	应收在院病人医疗款	16100000
9	1212	应收医疗款	95500000
10	1215	其他应收款	8760000
11	1221	坏账准备	3127800
12	1231	预付账款	11425700
13	1301	库存物资	39800000
14	1302	在加工物资	127200
15	1401	待摊费用	158000
16	1501	长期投资	0
17	1601	固定资产	1288400000
18	1602	累计折旧	603900000
19	1611	在建工程	65000000
20	1621	固定资产清理	500000
21	1701	无形资产	4730000
22	1702	累计摊销	1800000
23	1801	长期待摊费用	10700000
24	1901	待处理财产损溢	0
25	2	二、负债类	302870900
26	2001	短期借款	0
27	2101	应缴款项	50000
28	2201	应付票据	104500
29	2202	应付账款	63000000
30	2203	预收医疗款	60600000
31	2204	应付职工薪酬	0
32	2205	应付福利费	2720000
33	2206	应付社会保障费	74314400
34	2207	应交税费	1210000
35	2209	其他应付款	76500000
36	2301	预提费用	1022000
37	2401	长期借款	20350000
38	2402	长期应付款	3000000

续表

序号	科目编号	科目名称	余额
39	3	三、所有者权益类	1368002700
40	3001	事业基金	1141622700
41	3101	专用基金	44300000
42	3201	待冲基金	156000000
43	3301	财政补助结转（余）	7080000
44	3302	科教项目结转（余）	19000000
45	3401	本期结余	0
46	3501	结余分配	0

二、编制原账的部分科目余额明细表

某医院按照新制度要求，对原账的会计科目余额进行分析，编制医院原会计科目余额明细表，如表11-2所示。

表11-2 某医院原会计科目余额明细表

单位：元

序号	原账总账科目	新账明细分类	金额	备注
1	库存现金	库存现金	400	
		受托代理现金	100	
2	银行存款	银行存款	730000000	
		受托代理银行存款	2000000	
3	其他应收款	应收股利	0	应收长期股权投资的利润
		应收利息	0	应收长期债券投资的利息
		应收账款	60000	出租资产、出售物资等应收取的款项
		在途物品	100000	已经付款或开出商业汇票、尚未收到物资
		其他应收款	8600000	
4	预付账款	在途物品	400000	已经付款，尚未收到物资
		预付账款	11025700	
5	库存物资	受托代理资产	500000	医院受托存储保管的物资和受托转赠的物资
		工程物资	1000000	为在建工程购买和使用的材料物资
		库存物品	38300000	

续表

序号	原账总账科目	新账明细分类	金额	备注
6	长期投资	长期股权投资		
		长期债券投资		
7	在建工程	在建工程	60000000	
		工程物资	5000000	属于工程物资
8	应付账款	应付账款	62950000	
		短期借款	50000	无力支付银行承兑汇票而转入应付账款
9	应缴款项	应缴财政款	50000	应缴财政款项
		其他应付款	0	
10	应交税费	应交增值税	150000	属于应交增值税的
		其他应交税费	1060000	
11	其他应付款	受托代理负债	2500100	属于新制度规定的受托代理负债
		其他应付款	73999900	
12	预提费用	应付利息	22000	短期借款应付利息
		预提费用	1000000	
13	长期借款	应付利息	350000	分期付息、到期还本的长期借款应付利息
		长期借款	20000000	
14	待冲基金	累计盈余——财政项目盈余	150000000	使用财政性资金购置物资及购建固定资产、无形资产、在建工程形成待冲基金
		累计盈余——科教盈余	6000000	使用科教资金购置物资及购建固定资产、无形资产、在建工程形成待冲基金
15	财政补助结转（余）	累计盈余——财政项目盈余	7000000	
		累计盈余——医疗盈余	80000	

三、设立2019年1月1日新账，将原账科目余额转入新账

（一）资产类科目余额转入新账

原制度的医院资产类一级会计科目与新制度的会计科目对照表如表11-3所示。

表11-3 资产类科目新旧对照表

序号	新制度科目 编号	新制度科目 名称	旧制度科目 编号	旧制度科目 名称
1	1001	库存现金	1001	库存现金
2	1002	银行存款	1002	银行存款
3	1011	零余额账户用款额度	1003	零余额账户用款额度
4	1021	其他货币资金	1004	其他货币资金
5	1201	财政应返还额度	1201	财政应返还额度
6	1101	短期投资	1101	短期投资
7	1212	应收账款	1211	应收在院病人医疗款
			1212	应收医疗款
8	1218	其他应收款	1215	其他应收款
9	1215	应收股利		
10	1216	应收利息		
11	1212	应收账款		
12	1301	在途物品		
13	1219	坏账准备	1221	坏账准备
14	1214	预付账款	1231	预付账款
15	1301	在途物品		
16	1302	库存物品	1301	库存物资
17	1611	工程物资		
18	1891	受托代理资产		
19	1303	加工物品	1302	在加工物资
20	1401	待摊费用	1401	待摊费用
21	1501	长期股权投资	1501	长期投资
22	1502	长期债券投资		

续表

序号	新制度科目 编号	新制度科目 名称	旧制度科目 编号	旧制度科目 名称
23	1601	固定资产	1601	固定资产
24	1602	固定资产累计折旧	1602	累计折旧
25	1611	工程物资	1611	在建工程
26	1613	在建工程		
27	1902	待处理财产损溢	1621	固定资产清理
28	1701	无形资产	1701	无形资产
29	1702	无形资产累计摊销	1702	累计摊销
30	1901	长期待摊费用	1801	长期待摊费用
31	1902	待处理财产损溢	1901	待处理财产损溢

新旧会计制度衔接时，原制度23个资产类一级科目分别通过以下5种方式进行处理。

一是按照原科目名称及期末余额直接结转。

这种结转方式适用于核算内容与原账相应科目的核算内容基本相同的"库存现金""银行存款""其他货币资金""财政应返还额度""短期投资""坏账准备""待摊费用""固定资产""无形资产""长期待摊费用""待处理财产损溢"科目。转账时，医院应当将原账的上述科目余额直接转入新账的相应科目。其中，还应当将原账的"库存现金""银行存款"科目余额中属于新制度规定受托代理资产的金额转入新账的"库存现金""银行存款"科目下"受托代理资产"明细科目。

二是变更原科目名称后，将期末余额直接结转。

这种结转方式适用于在新制度中科目名称发生变化，但核算内容没有变化的原账中的"在加工物资""累计折旧""累计摊销"科目，转账时，医院应当将原账的上述科目余额直接转入新账的"加工物品""固定资产累计折旧""无形资产累计摊销"科目。

三是将原科目按其性质重新划分。

这种方法适用于原账中的"其他应收款""预付账款""库存物资""长期投资""在建工程"科目。转账时，医院应当对原账的上述科目余额进行分析后转入新账的相应科目。

四是将原账中的多个科目合并成新账中的一个科目。

这种方法适用于原账中的"应收在院病人医疗款"和"应收医疗款"科目。新制度设置了"应收账款"科目，并在该科目下设置了"应收在院病人医疗款""应收医疗款"明细科目。"应收在院病人医疗款"和"应收医疗款"明细科目的核算内容与原账的"应收在院病人医疗款"和"应收医疗款"科目的核算内容基本相同。转账时,医院应当将原账的"应收在院病人医疗款"和"应收医疗款"科目余额转入新账的"应收账款"科目下的"应收在院病人医疗款"和"应收医疗款"明细科目。

五是在新制度中取消的原账科目,将其期末余额结转至新账中相关科目。

这种方法适用于原账中的"固定资产清理"科目。新制度设置了"待处理财产损溢"科目,该科目的核算内容包含了原账的"固定资产清理"科目的核算内容。转账时,医院应当将原账的"固定资产清理"科目余额,转入新账的"待处理财产损溢"科目。

各科目结转方法如下。

1. "库存现金""银行存款""其他货币资金""财政应返还额度""短期投资""坏账准备""待摊费用""固定资产""无形资产""长期待摊费用""待处理财产损溢"科目

新制度设置了"库存现金""银行存款""其他货币资金""财政应返还额度""短期投资""坏账准备""待摊费用""固定资产""无形资产""长期待摊费用""待处理财产损溢"科目,其核算内容与原账中上述相应科目的核算内容基本相同。转账时,医院应将原账中上述科目的余额直接转入新账中的相应科目。新账中的相应科目设有明细科目的,应将原账中上述科目的余额加以分析,分别转入新账中相应科目的相关明细科目。

(1)"库存现金"科目。

新制度设置了"库存现金"科目,其核算内容与原制度"库存现金"科目的核算内容相同。转账时,应当区分"库存现金"的资金性质,属于新制度规定受托代理资产的金额转入"库存现金"科目下"受托代理资产"明细科目;属于本单位自有的金额转入"库存现金"科目下"本单位"明细科目。

【例11-1】2018年12月31日,某医院"库存现金"科目借方余额为500元,其中属于受托代理资产的金额有100元,属于本单位自有的金额有400元。

2019年1月1日,结转"库存现金"科目的财务会计分录如下。

借:库存现金——本单位(新)　　　　　　　　　　400
　　库存现金——受托代理资产(新)　　　　　　　100
　　贷:库存现金(旧)　　　　　　　　　　　　　　　　500

(2)"银行存款"科目。

新制度设置了"银行存款"科目,其核算内容与原制度"银行存款"科目的核算内容相同。转账时，应当区分"银行存款"的资金性质，属于新制度规定受托代理资产的金额转入"银行存款"科目下"受托代理资产"明细科目；属于本单位自有的金额转入"银行存款"科目下"本单位"明细科目。

【例 11-2】2018 年 12 月 31 日，某医院"银行存款"科目借方余额为 732000000 元，其中属于受托代理资产的金额有 2000000 元，属于本单位自有的金额有 730000000 元。

2019 年 1 月 1 日，结转"银行存款"科目的财务会计分录如下。

  借：银行存款——本单位（新）   730000000
    银行存款——受托代理资产（新）   2000000
   贷：银行存款（旧）   732000000

（3）"其他货币资金"科目。

新制度设置了"其他货币资金"科目，其核算内容与原账中相应科目的核算内容基本相同。转账时，医院应将原账中"其他货币资金"科目的余额直接转入新账中"其他货币资金"科目。

【例 11-3】2018 年 12 月 31 日，某医院"其他货币资金"科目无余额，所以无需进行账务处理。

（4）"财政应返还额度"科目。

新制度设置了"财政应返还额度"科目，其核算内容与原制度"财政应返还额度"科目的核算内容相同。转账时，医院应将原账中"财政应返还额度"科目的余额直接转入新账中"财政应返还额度"科目。

【例 11-4】2018 年 12 月 31 日，某医院"财政应返还额度"科目借方余额为 6500000 元。

2019 年 1 月 1 日，结转"财政应返还额度"科目的财务会计分录如下。

  借：财政应返还额度（新）   6500000
   贷：财政应返还额度（旧）   6500000

（5）"短期投资"科目。

新制度设置了"短期投资"科目，其核算内容与原账中相应科目的核算内容相同。转账时，医院应将原账中"短期投资"科目的余额直接转入新账中"短期投资"科目。

【例 11-5】2018 年 12 月 31 日，某医院"短期投资"科目无余额，所以无需进行账务处理。

（6）"坏账准备"科目。

新制度设置了"坏账准备"科目，其核算内容与原制度"坏账准备"科目的核算内容相同。转账时，医院应将原账中"坏账准备"科目的余额中属于按"应收医疗款"科目余额计提的坏账准备转入新账中"坏账准备——应收账款坏账准备"科目中，属于按"其他应收款"科目余额计提的坏账准备转入新账中"坏账准备——其他应收款坏账准备"科目中。

【例 11 - 6】2018 年 12 月 31 日，某医院"坏账准备"科目贷方余额为 3127800 元，其中，按"应收医疗款"科目余额计提的坏账准备金额为 2865000 元，按"其他应收款"科目余额计提的坏账准备金额为 262800 元。

2019 年 1 月 1 日，结转"坏账准备"科目的财务会计分录如下。

  借：坏账准备（旧）   3127800
    贷：坏账准备——应收账款坏账准备（新）   2865000
      坏账准备——其他应收款坏账准备（新）   262800

（7）"待摊费用"科目。

新制度设置了"待摊费用"科目，其核算内容与原制度"待摊费用"科目的核算内容相同。转账时，医院应将原账中"待摊费用"科目的余额直接转入新账中"待摊费用"科目。

【例 11 - 7】2018 年 12 月 31 日，某医院"待摊费用"科目借方余额为 158000 元。

2019 年 1 月 1 日，结转"待摊费用"科目的财务会计分录如下。

  借：待摊费用（新）   158000
    贷：待摊费用（旧）   158000

（8）"固定资产"科目。

新制度设置了"固定资产"科目，其核算内容与原制度"固定资产"科目的核算内容相同。转账时，医院应将原账中"固定资产"科目的余额直接转入新账中"固定资产"科目。

【例 11 - 8】2018 年 12 月 31 日，某医院"固定资产"经资产核查确认后，科目借方余额为 1288400000 元。

2019 年 1 月 1 日，结转"固定资产"科目的财务会计分录如下。

  借：固定资产（新）   1288400000
    贷：固定资产（旧）   1288400000

（9）"无形资产"科目。

新制度设置了"无形资产"科目，其核算内容与原制度"无形资产"科目的核算内容相同。转账时，医院应将原账中"无形资产"科目的余额直接转入新账中"无形资产"科目。

【例 11-9】2018 年 12 月 31 日，某医院"无形资产"科目借方金额为 4730000 元。

2019 年 1 月 1 日，结转"无形资产"科目的财务会计分录如下。

  借：无形资产（新）   4730000
    贷：无形资产（旧）   4730000

（10）"长期待摊费用"科目。

新制度设置了"长期待摊费用"科目，其核算内容与原制度"长期待摊费用"科目的核算内容相同。转账时，医院应将原账中"长期待摊费用"科目的余额直接转入新账中"长期待摊费用"科目。

【例 11-10】2018 年 12 月 31 日，某医院"长期待摊费用"科目借方余额为 10700000 元。

2019 年 1 月 1 日，结转"长期待摊费用"科目的财务会计分录如下。

  借：长期待摊费用（新）   10700000
    贷：长期待摊费用（旧）   10700000

（11）"待处理财产损溢"科目。

新制度设置了"待处理财产损溢"科目，其核算内容与原账中相应科目的核算内容基本相同。转账时，医院应将原账中"待处理财产损溢"科目的余额直接转入新账中"待处理财产损溢"科目。

【例 11-11】2018 年 12 月 31 日，某医院"待处理财产损溢"科目无余额，所以无需进行账务处理。

2. "应收在院病人医疗款"和"应收医疗款"科目

新制度设置了"应收账款"科目，并在该科目下设置了"应收在院病人医疗款""应收医疗款"和"其他应收账款"一级明细科目，进行明细核算。"应收在院病人医疗款"和"应收医疗款"明细科目的核算内容与原账的"应收在院病人医疗款"和"应收医疗款"科目的核算内容相同。转账时，医院应当将原账的"应收在院病人医疗款"和"应收医疗款"科目余额转入新账的"应收账款"科目下"应收在院病人医疗款"和"应收医疗款"二级明细科目。

【例 11-12】2018 年 12 月 31 日，某医院"应收在院病人医疗款"科目借方余额为 16100000 元。

2019 年 1 月 1 日，结转"应收在院病人医疗款"科目的财务会计分录如下。

  借：应收账款——应收在院病人医疗款（新）   16100000
    贷：应收在院病人医疗款（旧）   16100000

【例 11-13】2018 年 12 月 31 日，某医院"应收医疗款"科目借方余额为

95500000 元。

2019 年 1 月 1 日，结转"应收医疗款"科目的财务会计分录如下。

借：应收账款——应收医疗款（新）　　　　　　　95500000
　　贷：应收医疗款（旧）　　　　　　　　　　　　　　　95500000

3. "其他应收款"科目

新制度设置了"其他应收款"科目。转账时，医院应当对原账的"其他应收款"科目余额进行分析，将原账"其他应收款"科目中核算的应收长期股权投资的利润，转入新账的"应收股利"科目；将原账"其他应收款"科目中核算的应收长期债券投资的利息，转入新账的"应收利息"科目；将原账"其他应收款"科目中核算出租资产、出售物资等应收取的款项，转入新账的"应收账款"科目；将原账"其他应收款"科目中核算已经付款或开出商业汇票、尚未收到物资的金额，转入新账的"在途物品"科目；将剩余金额，转入新账的"其他应收款"科目。

【例 11-14】2018 年 12 月 31 日，某医院"其他应收款"科目借方余额为 8760000 元，其中，属于已经付款或开出商业汇票、尚未收到物资的金额有 100000 元，属于出租资产、出售物资等应收取的款项 60000 元；剩余属于新制度"其他应收款"科目核算内容的金额为 8600000 元。

2019 年 1 月 1 日结转"其他应收款"科目的财务会计分录如下。

借：其他应收款（新）　　　　　　　　　　　　　8600000
　　应收账款（新）　　　　　　　　　　　　　　　60000
　　在途物品（新）　　　　　　　　　　　　　　　100000
　　贷：其他应收款（旧）　　　　　　　　　　　　　　　8760000

4. "预付账款"科目

新制度设置了"预付账款"科目。转账时，医院应当对原账的"预付账款"科目余额进行分析，将原账"预付账款"科目中核算的已经付款或开出商业汇票、尚未收到库存物品的金额，转入新账的"在途物品"科目，将剩余金额，转入新账的"预付账款"科目。

【例 11-15】2018 年 12 月 31 日，某医院"预付账款"科目借方余额为 11425700 元，其中，已经付款但尚未收到库存物品的金额为 400000 元，剩余属于新制度"预付账款"科目核算内容的金额为 11025700 元。

2019 年 1 月 1 日，结转"预付账款"科目的财务会计分录如下。

借：预付账款（新）　　　　　　　　　　　　　　11025700
　　在途物品（新）　　　　　　　　　　　　　　　400000
　　贷：预付账款（旧）　　　　　　　　　　　　　　　11425700

5. "库存物资"科目

新制度设置了"库存物品"科目,原制度设置了"库存物资"科目。转账时,医院应当对原账的"库存物资"科目余额进行分析,将原账"库存物资"科目余额中属于医院受托存储保管的物资和受托转赠的物资金额,转入新账的"受托代理资产"科目;将原账"库存物资"科目余额中属于为在建工程购买和使用的材料物资金额,转入新账"工程物资"科目;将剩余金额,按照医院库存物品的类别(如药品、卫生材料等),分别转入新账的"库存物品"科目下设的明细科目中。

【例 11-16】2018 年 12 月 31 日,某医院"库存物资"科目借方余额为 39800000 元,其中,属于医院受托存储保管的物资和受托转赠的物资的金额为 500000 元;属于为在建工程购买和使用的材料物资的金额为 1000000 元;剩余金额中药品 22000000 元,卫生材料 13000000 元,低值易耗品 2000000 元,其他材料 1300000 元。

2019 年 1 月 1 日,结转"库存物资"科目的财务会计分录如下。

借:库存物品——药品(新)　　　　　　　　　　22000000
　　库存物品——卫生材料(新)　　　　　　　　13000000
　　库存物品——低值易耗品(新)　　　　　　　 2000000
　　库存物品——其他材料(新)　　　　　　　　 1300000
　　受托代理资产(新)　　　　　　　　　　　　　500000
　　工程物资(新)　　　　　　　　　　　　　　 1000000
　　贷:库存物资(旧)　　　　　　　　　　　　39800000

6. "在加工物资"科目

新制度设置了"加工物品"科目,其核算内容与原账的"在加工物资"科目的核算内容基本相同。转账时,医院应当将原账的"在加工物资"科目余额转入新账的"加工物品"科目。

【例 11-17】2018 年 12 月 31 日,某医院"在加工物资"科目借方余额为 127200 元。

2019 年 1 月 1 日,结转"在加工物资"科目的财务会计分录如下。

借:加工物品(新)　　　　　　　　　　　　　　　127200
　　贷:在加工物资(旧)　　　　　　　　　　　　127200

7. "长期投资"科目

新制度设置了"长期股权投资"和"长期债券投资"科目,原制度设置了"长期投资"科目。转账时,医院应当对原账的"长期投资"科目余额进行分析,将原账的"长期投资"科目中核算的股权投资金额,转入新账的"长期股权投资"科目及其明细科目;将原账的"长期投资"科目中核算的债券投资金额,转入新账的"长期债券投资"科目及其明细科目。

【例 11-18】2018 年 12 月 31 日,某医院"长期投资"科目无余额,所以无需进行账务处理。

8. "累计折旧"科目

新制度设置了"固定资产累计折旧"科目,其核算内容与原账的"累计折旧"科目的核算内容相同。转账时,医院应当将原账的"累计折旧"科目余额转入新账的"固定资产累计折旧"科目。

【例 11-19】2018 年 12 月 31 日,某医院"累计折旧"科目贷方余额为 603900000 元。

2019 年 1 月 1 日,结转"累计折旧"科目的财务会计分录如下。

借:累计折旧(旧)　　　　　　　　　　　603900000
　　贷:固定资产累计折旧(新)　　　　　　　　　603900000

9. "累计摊销"科目

新制度设置了"无形资产累计摊销"科目,其核算内容与原账的"累计摊销"科目的核算内容相同。转账时,医院应当将原账的"累计摊销"科目余额转入新账的"无形资产累计摊销"科目。

【例 11-20】2018 年 12 月 31 日,某医院"累计摊销"科目贷方余额为 1800000 元。

2019 年 1 月 1 日,结转"累计摊销"科目的财务会计分录如下。

借:累计摊销(旧)　　　　　　　　　　　1800000
　　贷:无形资产累计摊销(新)　　　　　　　　　1800000

10. "在建工程"科目

新制度设置了"在建工程"科目。转账时,医院应当对原账的"在建工程"科目余额(基建"并账"后的金额)进行分析,将原账"在建工程"科目中核算了按照新制度规定应当记入"工程物资"科目内容的,应当将原账"在建工程"科目余额中属于工程物资的金额,转入新账的"工程物资"科目;属于预付工程款、预付备料款的金额,转入"预付账款"科目;剩余的"在建工程"科目余额,转入新账的"在建工程"科目。

【例 11-21】2018 年 12 月 31 日,某医院"在建工程"科目借方余额(基建"并账"后的金额)为 65000000 元,其中属于"工程物资"的金额为 5000000 元,属于预付工程款、预付备料款 20000000 元,剩余属于新制度"在建工程"科目核算内容的金额为 40000000 元。

2019年1月1日,结转"在建工程"科目的财务会计分录如下。

借:在建工程(新)   40000000
    工程物资(新)   5000000
    预付账款(新)   20000000
  贷:在建工程(旧)   65000000

11. "固定资产清理"科目

新制度设置了"待处理财产损溢"科目,其核算内容包含了原账的"固定资产清理"科目的核算内容。转账时,医院应当将原账的"固定资产清理"科目余额转入新账的"待处理财产损溢"科目。

【例11-22】2018年12月31日,某医院"固定资产清理"科目借方余额为500000元,其中,属于出售固定资产的金额为300000元;属于报废、毁损等原因处置固定资产的金额为200000元。

2019年1月1日,结转"固定资产清理"科目的财务会计分录如下。

借:待处理财产损溢(新)   500000
  贷:固定资产清理(旧)   500000

12. "零余额账户用款额度"科目

新制度设置了"零余额账户用款额度"科目,其核算内容与原账的"零余额账户用款额度"科目的核算内容相同。由于原账的"零余额账户用款额度"科目年末无余额,该科目无需进行转账处理。

(二)负债类科目余额转入新账

原制度的医院负债类一级会计科目与新制度的会计科目对照表如表11-4所示。

表11-4 负债类科目新旧对照表

序号	新制度科目 编号	新制度科目 名称	旧制度科目 编号	旧制度科目 名称
1	2001	短期借款	2001	短期借款
2	2103	应缴财政款	2101	应缴款项
3	2307	其他应付款	2101	应缴款项
4	2301	应付票据	2201	应付票据
5	2302	应付账款	2202	应付账款
6	2001	短期借款	2202	应付账款

续表

序号	新制度科目		旧制度科目	
	编号	名称	编号	名称
7	2305	预收账款	2203	预收医疗款
8	2201	应付职工薪酬	2204	应付职工薪酬
9	3001	累计盈余	2205	应付福利费
10	2201	应付职工薪酬	2206	应付社会保障费
11	2101	应交增值税	2207	应交税费
12	2102	其他应交税费		
13	2307	其他应付款	2209	其他应付款
14	2901	受托代理负债		
15	2401	预提费用	2301	预提费用
16	2304	应付利息		
17	2501	长期借款	2401	长期借款
18	2304	应付利息		
19	2502	长期应付款	2402	长期应付款

新旧会计制度衔接时，原制度13个负债类一级科目分别通过以下5种方式进行处理。

一是按照原科目名称及期末余额直接结转。

这种结转方式适用于新制度中科目名称未发生变化，且核算内容基本相同的"短期借款""应付票据""长期应付款"科目。转账时，医院应当将原账的上述科目余额直接转入新账的相应科目。

二是变更原科目名称后，将期末余额直接结转。

这种结转方式适用于在新制度中科目名称发生变化，但核算内容基本相同或包含在新账科目的原账中的"预收医疗款"科目。转账时，医院应当将原账的"预收医疗款"科目余额直接转入新账的"预收账款"科目的"预收医疗款"明细科目。

三是将原科目期末余额按其性质重新划分。

这种方法适用于原账中的"应缴款项""应付账款""应交税费""其他应付款""预提费用"和"长期借款"科目。转账时，医院应当对原账的上述科目余额进行分析后转入新账的相应科目。

四是将原账中的多个科目合并成新账中的一个科目。

这种方法适用于原账中的"应付职工薪酬""应付社会保障费"科目。新制度设置了"应付职工薪酬"科目，其核算内容包含原账的"应付职工薪酬""应付社会保障费"科目的核算内容。转账时,医院应当将原账的"应付职工薪酬""应付社会保障费"科目余额转入新账的"应付职工薪酬"科目。

五是在新制度中取消的原科目,将其期末余额分析结转至新账中相关科目。

这种方法适用于原账中的"应付福利费"。新制度取消了"应付福利费"科目,转账时,医院应当将原账的"应付福利费"科目余额转入新账的"累计盈余——新旧转换盈余"科目。

各科目结转方法如下。

1. "短期借款""应付票据""长期应付款"科目

新制度设置了"短期借款""长期应付款"科目,其核算内容与原账中上述相应科目的核算内容相同。转账时,医院应将原账中上述科目的余额直接转入新账中相应科目。

(1) "短期借款"科目。

新制度设置了"短期借款"科目,其核算内容与原制度"短期借款"科目的核算内容相同。转账时,医院应将原账中"短期借款"科目的余额直接转入新账中"短期借款"科目。

【例 11-23】2018 年 12 月 31 日,某医院"短期借款"科目无余额,所以无需进行账务处理。

(2) "应付票据"科目。

新制度设置了"应付票据"科目,其核算内容与原制度"应付票据"科目的核算内容相同。转账时,医院应当将原账的"应付票据"科目余额直接转入新账的"应付票据"科目。

【例 11-24】2018 年 12 月 31 日,某医院"应付票据"科目贷方余额 104500 元。2019 年 1 月 1 日结转"应付票据"科目的财务会计分录如下。

借:应付票据(旧) 104500
　　贷:应付票据(新) 104500

(3) "长期应付款"科目。

新制度设置了"长期应付款"科目,其核算内容与原制度"长期应付款"科目的核算内容相同。转账时,医院应将原账中的"长期应付款"科目的余额直接转入新账中"长期应付款"科目。

【例 11-25】2018 年 12 月 31 日,某医院"长期应付款"科目贷方余额 3000000 元。

2019 年 1 月 1 日结转"长期应付款"科目的财务会计分录如下。

借:长期应付款(旧) 3000000

贷：长期应付款（新） 3000000

2. "应付账款"科目

新制度设置了"应付账款"科目，其核算内容与原制度中"应付账款"科目的核算内容基本相同。转账时，医院应当对原账的"应付账款"科目余额进行分析，将原账的"应付账款"科目中核算了无力支付银行承兑汇票而转入应付账款科目的余额，应当将其转入新账的"短期借款"科目，剩余余额转入新账的"应付账款"科目。

【例 11-26】2018 年 12 月 31 日，某医院"应付账款"科目贷方余额 63000000 元，其中，无力支付银行承兑汇票而转入应付账款科目的金额为 50000 元，剩余属于新制度"应付账款"科目核算内容的金额为 62950000 元。

2019 年 1 月 1 日结转"应付账款"科目的财务会计分录如下。

借：应付账款（旧） 63000000
　　贷：应付账款（新） 62950000
　　　　短期借款（新） 50000

3. "应缴款项"科目

新制度设置了"应缴财政款"科目，其核算内容包含了原账的"应缴款项"科目中核算的应缴财政款项的内容。转账时，医院应当对原账的"应缴款项"科目余额进行分析，将原账的"应缴款项"科目余额中应缴财政款项的金额转入新账的"应缴财政款"科目，将原账的"应缴款项"科目余额减去属于应缴财政款项金额后的差额转入新账的"其他应付款"科目。

【例 11-27】2018 年 12 月 31 日，某医院"应缴款项"科目贷方余额 50000 元，全部为应缴财政款。

2019 年 1 月 1 日结转"应缴款项"科目的财务会计分录如下。

借：应缴款项——应缴财政款（旧） 50000
　　贷：应缴财政款（新） 50000

4. "预收医疗款"科目

新制度设置了"预收账款"科目，其核算内容包含了原账的"预收医疗款"科目的核算内容。转账时，医院应当将原账的"预收医疗款"科目余额转入新账的"预收账款——预收医疗款"科目。

【例 11-28】2018 年 12 月 31 日，某医院"预收医疗款"科目贷方余额 60600000 元。

2019 年 1 月 1 日结转"预收医疗款"科目的财务会计分录如下。

借：预收医疗款（旧） 60600000

贷：预收账款——预收医疗款（新） 60600000

5. "应付职工薪酬""应付社会保障费"科目

新制度设置了"应付职工薪酬"科目，其核算内容包含原账的"应付职工薪酬""应付社会保障费"科目的核算内容。转账时，医院应当将原账的"应付职工薪酬""应付社会保障费"科目余额转入新账的"应付职工薪酬"科目。

【例11-29】2018年12月31日，某医院"应付职工薪酬"科目无余额，"应付社会保障费"科目贷方余额74314400元。

2019年1月1日结转"应付社会保障费"科目的财务会计分录如下。

借：应付社会保障费（旧） 74314400
　　贷：应付职工薪酬——应付社会保障费（新） 74314400

6. "应付福利费"科目

新制度未设置"应付福利费"科目。转账时，医院应当将原账的"应付福利费"科目余额转入新账的"累计盈余——新旧转换盈余"科目。

【例11-30】2018年12月31日，某医院"应付福利费"科目贷方余额2720000元。

2019年1月1日结转"应付福利费"科目的财务会计分录如下。

借：应付福利费（旧） 2720000
　　贷：累计盈余——新旧转换盈余（新） 2720000

7. "应交税费"科目

新制度设置了"应交增值税"和"其他应交税费"科目，原制度设置了"应交税费"科目。转账时，医院应当对原账的"应交税费"科目余额进行分析，将原账的"应交税费——应交增值税"科目余额转入新账的"应交增值税"科目，将原账的"应交税费"科目余额减去属于应交增值税金额后的差额转入新账的"其他应交税费"科目。

【例11-31】2018年12月31日，某医院"应交税费"科目贷方余额1210000元，其中，应交增值税150000元，应交其他税费1060000元。

2019年1月1日结转"应交税费"科目的财务会计分录如下。

借：应交税费（旧） 1210000
　　贷：应交增值税（新） 150000
　　　　其他应交税费（新） 1060000

8. "其他应付款"科目

新制度设置了"其他应付款"科目，其核算内容与原账的"其他应付款"科目的核算内容基本相同。转账时，医院应当对原账的"其他应付款"科目余额进行分析,如果在原账的"其他应付款"科目中核算属于新制度规定的受托代理负债,应当将原账的"其他应付款"科目余额中属于受托代理负债的金额转入新账的"受托代理负债"科目;将剩余金额,转入新账的"其他应付款"科目。

【例11-32】2018年12月31日,某医院"其他应付款"科目贷方余额76500000元,其中,属于受托代理负债的金额为2500100元,包括受托代理现金100元,受托代理银行存款2000000元,受托代理库存物品500000元;剩余属于新制度"其他应付款"科目核算内容的金额为73999900元。

2019年1月1日结转"其他应付款"科目的财务会计分录如下。

借:其他应付款(旧) 76500000
　　贷:其他应付款(新) 73999900
　　　　受托代理负债(新) 2500100

9. "预提费用"科目

新制度设置了"预提费用"科目,其核算内容与原账的"预提费用"科目的核算内容相同。转账时,医院应当对原账的"预提费用"科目余额进行分析,将原账的"预提费用"科目余额中属于预提短期借款应付未付利息的金额转入新账的"应付利息"科目,将剩余余额转入新账的"预提费用"科目。

【例11-33】2018年12月31日,某医院"预提费用"科目贷方余额1022000元,其中,属于预提短期借款应付未付利息的金额为22000元,剩余属于新制度"预提费用"科目核算内容的金额为1000000元。

2019年1月1日结转"预提费用"科目的财务会计分录如下。

借:预提费用(旧) 1022000
　　贷:预提费用(新) 1000000
　　　　应付利息(新) 22000

10. "长期借款"科目

新制度设置了"长期借款"科目,其核算内容与原账的"长期借款"科目的核算内容基本相同。转账时,医院应当对原账的"长期借款"科目余额进行分析,将原账的"长期借款"科目余额中属于分期付息、到期还本的长期借款应付利息金额转入新账的"应付利息"科目,将剩余金额转入新账的"长期借款"科目。

【例11-34】2018年12月31日,某医院"长期借款"科目贷方余额20350000元,其中,属于分期付息、到期还本的长期借款应付利息的金额为350000元,剩余属于新制度"长期借款"科目核算内容的金额为20000000元。

2019年1月1日结转"长期借款"科目的财务会计分录如下。

借:长期借款(旧) 20350000

贷：长期借款（新）　　　　　　　　　　　　　　　　　20000000
　　　　应付利息（新）　　　　　　　　　　　　　　　　　　350000

（三）净资产类科目余额转入新账

原制度的医院净资产类一级会计科目与新制度的会计科目对照表如表 11-5 所示。

表 11-5　净资产类科目新旧对照表

序号	新制度科目		旧制度科目	
	编号	名称	编号	名称
1	3001	累计盈余	3001	事业基金
			3201	待冲基金
			3301	财政补助结转（余）
			3302	科教项目结转（余）
		累计盈余（借方）	3501	结余分配（借方）
2	3101	专用基金	3101	专用基金
3	3201	权益法调整		
4	3301	本期盈余	3401	本期结余
5	3302	本年盈余分配	3501	结余分配
6	3401	无偿调拨净资产		
7	3501	以前年度盈余调整		

　　原制度的 7 个净资产类科目除"本期结余"科目年末无余额无需进行转账处理外，其余科目可分别通过以下两种方式结转。

　　一是按照原科目名称及期末余额直接结转。

　　这种结转方式适用于新制度中科目名称未发生变化，且核算内容相同的原账中的"专用基金"科目。转账时，医院应当将原账的上述科目余额直接转入新账的相应科目。

　　二是将原账中的多个科目合并成新账中的一个科目。

　　这种结转方式适用于原账中的"事业基金""待冲基金""财政补助结转（余）""科教项目结转（余）"科目。新制度设置了"累计盈余"科目，其核算内容包含原账的"事业基金""待冲基金""财政补助结转（余）""科教项目结转（余）"科目的核算内容。转账时，医院应当将原账的"事业基金""待冲基金""财政补助结转（余）""科教项目结转（余）"科目余额转入新账的"累计盈余"科目。

各科目结转方法如下。

1. "事业基金"科目

新制度取消了"事业基金"科目,设置了"累计盈余"科目,核算内容包含了原账的"事业基金"科目的核算内容。转账时,医院应当将原账的"事业基金"科目余额转入新账的"累计盈余——新旧转换盈余"科目。

【例11-35】2018年12月31日,某医院"事业基金"科目贷方余额为1141622700元。

2019年1月1日结转"事业基金"科目的财务会计分录如下。

借:事业基金(旧)　　　　　　　　　　　　1141622700
　　贷:累计盈余——新旧转换盈余(新)　　　　1141622700

2. "专用基金"科目

新制度设置了"专用基金"科目,该科目的核算内容与原账的"专用基金"科目的核算内容相同。转账时,医院应当将原账的"专用基金"科目余额转入新账的"专用基金"科目。

【例11-36】2018年12月31日,某医院"专用基金"科目贷方余额为44300000元。

2019年1月1日结转"专用基金"科目的财务会计分录如下。

借:专用基金(旧)　　　　　　　　　　　　44300000
　　贷:专用基金(新)　　　　　　　　　　　44300000

3. "待冲基金"科目

新制度取消了"待冲基金"科目,转账时,医院应当将原账的"待冲基金——待冲财政基金"科目的余额转入新账的"累计盈余——财政项目盈余"科目;将原账的"待冲基金——待冲科教项目基金"科目的余额转入新账的"累计盈余——科教盈余"科目。

【例11-37】2018年12月31日,某医院"待冲基金"科目贷方余额为156000000元,其中,使用财政性资金购置物资及购建固定资产、无形资产、在建工程形成待冲基金150000000元,使用科教项目资金购置物资及购建固定资产和无形资产形成待冲基金6000000元。

2019年1月1日结转"待冲基金"科目的财务会计分录如下。

借:待冲基金——待冲财政基金(旧)　　　　　150000000
　　待冲基金——待冲科教项目基金(旧)　　　　6000000
　　贷:累计盈余——财政项目盈余(新)　　　　150000000
　　　　累计盈余——科教盈余(新)　　　　　　6000000

4. "财政补助结转(余)""科教项目结转(余)"科目

新制度取消了"财政补助结转(余)""科教项目结转(余)"科目,设置了"累计盈余"科目,转账时,医院应当将原账的"财政补助结转(余)"科目中项目支出结转和项目支出结余部分的余额转入新账的"累计盈余——财政项目盈余"科目,将原账的"财政补助结转(余)"科目中基本支出结转部分的余额转入新账的"累计盈余——医疗盈余"科目;将原账的"科教项目结转(余)"科目余额转入新账的"累计盈余——科教盈余"科目。

【例11-38】2018年12月31日,某医院"财政补助结转(余)"科目贷方余额为7080000元,其中,项目支出结转和项目支出结余7000000元,基本支出结转80000元;科教项目结转(余)科目贷方余额为19000000元。

2019年1月1日结转"财政补助结转(余)""科教项目结转(余)"科目的财务会计分录如下。

借:财政补助结转(余)(旧)　　　　　　　　　　7080000
　　科教项目结转(余)(旧)　　　　　　　　　　19000000
　　贷:累计盈余——财政项目盈余(新)　　　　　　7000000
　　　　累计盈余——医疗盈余(新)　　　　　　　　80000
　　　　累计盈余——科教盈余(新)　　　　　　　　19000000

5. "结余分配"科目

新制度设置了"本年盈余分配"科目,该科目的核算内容与原账的"结余分配"科目的核算内容相同。新制度规定"本年盈余分配"科目余额转入"累计盈余"科目。如果原账的"结余分配"科目有借方余额,转账时,医院应当将原账的"结余分配"科目借方余额转入新账的"累计盈余——新旧转换盈余"科目借方。

6. "本期结余"科目

新制度设置了"本期盈余"科目,该科目的核算内容与原账的"本期结余"科目的核算内容基本相同。由于原账的"本期结余"科目年末无余额,该科目不需进行转账处理。

(四)收入费用类科目新、旧制度衔接

由于原账中收入类、费用类科目年末无余额,不需进行转账处理。自2019年1月1日起,应当按照新制度设置收入类、费用类科目并进行账务处理。

四、将原未入账事项登记新账财务会计科目

1. 受托代理资产

医院在新旧制度转换时,应当将 2018 年 12 月 31 日前未入账的受托代理资产按照新制度规定记入新账。登记新账时,按照确定的受托代理物资金额,借记"受托代理资产"科目,贷记"受托代理负债"科目。

【例 11-39】2018 年 12 月 31 日,某医院有未入账的受托代理物资一批,价值 1500000 元。

2019 年 1 月 1 日,登记新账的财务会计分录如下。

借:受托代理资产(新)　　　　　　　　　　　　　　1500000
　　贷:受托代理负债(新)　　　　　　　　　　　　　　1500000

2. 盘盈资产

医院在新旧制度转换时,应当将 2018 年 12 月 31 日前未入账的盘盈资产按照新制度规定记入新账。登记新账时,按照确定的盘盈资产及其成本,分别借记有关资产科目,按照盘盈资产成本的合计金额,贷记"累计盈余——新旧转换盈余"科目。

【例 11-40】2019 年 1 月 1 日,某医院有 2018 年 12 月 31 日前未入账的盘盈专用设备一台,价值 80000 元;盘盈卫生材料一批,价值 10000 元。

2019 年 1 月 1 日,登记新账的财务会计分录如下。

借:固定资产(新)　　　　　　　　　　　　　　　　80000
　　库存物品(新)　　　　　　　　　　　　　　　　10000
　　贷:累计盈余——新旧转换盈余(新)　　　　　　　90000

3. 预计负债

医院在新旧制度转换时,应当将 2018 年 12 月 31 日前未入账的预计负债按照新制度规定记入新账。登记新账时,按照确定的预计负债金额,借记"累计盈余——新旧转换盈余"科目,贷记"预计负债"科目。

【例 11-41】2019 年 1 月 1 日,某医院将 2018 年 12 月 31 日前发生的一起因医疗纠纷引起的未决诉讼确认预计负债,预计赔偿金额 50000 元。

2019 年 1 月 1 日,登记新账的财务会计分录如下。

借:累计盈余——新旧转换盈余(新)　　　　　　　　50000
　　贷:预计负债(新)　　　　　　　　　　　　　　　50000

五、对新账的相关财务会计科目余额按照新制度规定的会计核算基础进行调整

医院对新账的财务会计账户期初余额进行追溯调整时,应当编制记账凭证,并就

追溯调整事项的确认依据制作原始凭证。

1. 调整坏账准备

在新旧制度转换时，医院应当按照新账无须上缴财政的"应收账款"科目扣除应收在院病人医疗款的余额，以及"其他应收款"科目余额，计算应计提的坏账准备金额，对比原账"坏账准备"余额进行调整。补提坏账准备时，借记"累计盈余——新旧转换盈余"科目，贷记"坏账准备"科目；冲回多提坏账准备时，借记"坏账准备"科目，贷记"累计盈余——新旧转换盈余"科目。

【例11-42】2018年12月31日，某医院原制度下按账龄分析法确认年末原账"坏账准备"余额为3127800元，其中，按"应收医疗款"科目余额计提的坏账准备金额为2865000元；按"其他应收款"科目余额计提的坏账准备金额为262800元。2019年1月1日，原账"坏账准备"余额3127800元直接转入新账中"坏账准备"科目。执行新制度后，医院采用应收款项余额百分比法计提坏账准备，假设提取比例为4%，坏账准备的计提方法如下。

坏账准备 = （应收账款余额 - 应收在院病人医疗款余额）×4% + 其他应收款×4%

$$= 95560000 \times 4\% + 8600000 \times 4\%$$
$$= 3822400 + 344000$$
$$= 4166400（元）$$

应补提的坏账准备 = 重新计算的坏账准备金额 - 原账中"坏账准备"科目余额

$$= 4166400 - 3127800$$
$$= 1038600（元）$$

其中：

①应补提的应收医疗款坏账准备 = 应收医疗款明细余额×4% - 原账中按"应收医疗款"科目余额计提的坏账准备金额

$$= 95500000 \times 4\% - 2865000$$
$$= 955000（元）$$

②应补提的其他应收账款坏账准备 = 其他应收账款明细余额×4%

$$= 60000 \times 4\%$$
$$= 2400（元）$$

③应补提的其他应收款坏账准备 = 其他应收款余额×4% - 原账中按"其他应收款"科目余额计提的坏账准备金额

$$= 8600000 \times 4\% - 262800$$
$$= 81200（元）$$

2019年1月1日，调整的财务会计分录如下。

借：累计盈余——新旧转换盈余（新） 1038600
　　贷：坏账准备——应收医疗款坏账准备（新） 955000
　　　　坏账准备——其他应收账款坏账准备（新） 2400
　　　　坏账准备——其他应收款坏账准备（新） 81200

2. 按照权益法调整长期股权投资账面余额

对按照新制度规定应当采用权益法核算的长期股权投资，在新旧制度转换时，医院应当在"长期股权投资"科目下设置"新旧制度转换调整"明细科目，依据被投资单位2018年12月31日财务报表的所有者权益账面余额，以及医院持有被投资单位的股权比例，计算应享有或应分担的被投资单位所有者权益的份额，调整长期股权投资的账面余额，借记或贷记"长期股权投资——新旧制度转换调整"科目，贷记或借记"累计盈余——新旧转换盈余"科目。

【例11-43】2018年12月31日，某医院无长期股权投资，所以无需进行调整账务处理。

3. 固定资产折旧

新制度规定，当月增加固定资产，当月计提折旧。因此，在新旧制度转换时，医院应当对截至2018年12月31日前购置的未计提完折旧的固定资产，按照新制度规定的折旧年限补提一个月折旧，按照补提的金额，借记"累计盈余"科目，贷记"固定资产累计折旧"科目。

【例11-44】2019年1月1日，某医院在新旧制度转换时，按新制度规定，对截至2018年12月31日前购置的未计提完折旧的固定资产按照新制度规定的折旧年限补提一个月折旧，折旧金额为1563000元，其中，使用财政性资金购建固定资产的折旧额为650000元，使用科教项目资金购建固定资产的折旧额为150000元。

2019年1月1日，调整的财务会计分录如下。

借：累计盈余——新旧转换盈余（新） 763000
　　累计盈余——财政项目盈余（新） 650000
　　累计盈余——科教盈余（新） 150000
　　贷：固定资产累计折旧（新） 1563000

4. 无形资产摊销

医院应当对截至2018年12月31日尚未将应摊销额全部摊销、小于等于1000元的无形资产，按照尚未计提的摊销额，借记"累计盈余——新旧转换盈余"科目，贷记"无形资产累计摊销"科目。

【例11-45】2019年1月1日，某医院在新旧制度转换时，按新制度规定，对截至 2018 年 12 月 31 日尚未将应摊销额全部摊销、小于等于 1000 元的无形资产尚未计提的摊销额 900 元，全部为医院自有资金形成。

2019 年 1 月 1 日，调整的财务会计分录如下。

借：累计盈余——新旧转换盈余（新）　　　　　　　　　　　　　900
　　贷：无形资产累计摊销（新）　　　　　　　　　　　　　　　　　900

六、编制新账科目期初余额表

医院应当根据以上原账科目余额转入新账会计分录、将原未入账事项登记新账的会计分录及追溯调整会计分录，编制新账科目期初余额表。编制方法主要采用科目法，即根据原账目余额转入新账、将原未入账事项登记新账、部分资产负债表项目追溯调整后的会计科目余额，编制会计科目余额对照表，如表 11-6 所示。

表11-6　×医院新的会计科目余额对照表

单位：元

2018年12月31日原会计科目余额			原账科目余额转入新账		将原未入账事项登记新账		部分资产负债表项目追溯调整		2019年1月1日会计科目余额	
类别	期末数		借方	贷方	借方	贷方	借方	贷方	类别	年初数
一、资产类	1670873600								一、资产类	1669861100
库存现金	500								库存现金	500
其中：受托代理现金	100								其中：受托代理现金	100
银行存款	732000000								银行存款	732000000
其中：受托代理银行存款	2000000								其中：受托代理银行存款	2000000
零余额账户用款额度	0								零余额账户用款额度	0
其他货币资金	0								其他货币资金	0
短期投资	0								短期投资	0
财政应返还额度	6500000								财政应返还额度	6500000
应收在院病人医疗款	16100000									
应收医疗款	95500000		60000⑭	100000⑭					应收账款	111660000
									应收股利	0
									应收利息	0
其他应收款	8760000					60000⑭			其他应收款	8600000
坏账准备	3127800							1038600⑫	坏账准备	4166400

续表

2018年12月31日 原会计科目余额		原账转入新账 原账科目余额		将原未入账事项登记新账		部分资产追溯调整项目		2019年1月1日 会计科目余额	
类别	期末数	借方	贷方	借方	贷方	借方	贷方	类别	年初数
预付账款	11425700	20000000㉓	400000⑮					预付账款	31025700
库存物资	39800000		500000⑯	10000⑱	1000000⑲			库存物品	38310000
在加工物资	127200							加工物品	127200
待摊费用	158000							待摊费用	158000
								在途物品	500000
长期投资	0	100000⑭						长期股权投资	0
		400000⑮						长期债券投资	0
固定资产	1288400000			80000⑱				固定资产	1288480000
累计折旧	603900000						1563000⑭	固定资产累计折旧	605463000
		1000000⑯						工程物资	6000000
		5000000㉑							
在建工程	65000000		25000000㉑					在建工程	40000000
固定资产清理	500000		500000㉒						
无形资产	4730000							无形资产	4730000
累计摊销	1800000						900⑮	无形资产累计摊销	1800900

续表

2018年12月31日原会计科目余额			原账科目余额转入新账		将原未入账事项登记新账		部分资产负债表项目追溯调整		2019年1月1日会计科目余额		
类别	期末数		借方	贷方	借方	贷方	借方	贷方	类别		年初数
									受托代理资产		2000000
长期待摊费用	10700000		500000⑯		1500000㉙				长期待摊费用		10700000
待处理财产损溢	0		500000㉒						待处理财产损溢		500000
二、负债类	302870900								二、负债类		301700900
短期借款	0			50000㉖					短期借款		50000
应缴财政款	50000								应缴财政款		50000
应付票据	104500								应付票据		104500
应付账款	63000000		50000㉕						应付账款		62950000
			22000㉝						应付利息		372000
			350000㉞								
预收医疗款	60600000								预收账款		60600000
应付职工薪酬	0		2720000㉚	74314400㉗					应付职工薪酬		74314400
应付福利费	2720000		2720000㉚								
应付社会保障费	74314400		74314400㉗								
应交税费	1210000								应交增值税		150000
									其他应交税费		1060000
其他应付款	76500000		2500100㉜						其他应付款		73999900

续表

2018年12月31日 原会计科目余额			原账科目余额转入新账		将原未入账事项登记新账		部分资产负债表项目追溯调整		2019年1月1日 会计科目余额		年初数
类别	期末数		借方	贷方	借方	贷方	借方	贷方	类别	
预提费用	1022000		22000③						预提费用	1000000
长期借款	20350000		350000⑭						长期借款	20000000
长期应付款	3000000								长期应付款	3000000
				2500100⑰		50000㊶			预计负债	50000
						1500000㊵			受托代理负债	4000100
三、净资产类	1368002700								三、净资产类	1368160200
专用基金	44300000								专用基金	44300000
事业基金	1141622700									
待冲基金	156000000									
财政补助结转（余）	7080000				50000㊸	90000㊿	1038600㊷		累计盈余	1323860200
科教项目结转（余）	19000000						1563000㊹			
本期结余	0			2720000㉚			900㊺			

备注：格中带圈数为本章本节例题编号，如"例11–1"为①。

第三节 预算会计账户的衔接

一、编制原账的部分科目余额明细表

按照衔接规定的要求,编制原账的部分科目余额明细表,如表 11-7 所示。

表 11-7 医院原会计科目余额按新账明细分类表

单位:元

原账总账科目	新账明细分类	金额	备注
财政补助结转（余）	财政补助结转	7000000	
	加：已计入支出尚未支付财政资金的金额	150000	
	减：已经支付财政资金尚未计入支出的金额	430000	
	财政补助结余	80000	
科教项目结转（余）	科教项目结转（余）	19000000	
	加：已经计入支出尚未支付非财政补助专项资金的金额	750000	
	减：已经支付非财政补助专项资金尚未计入支出的金额	630000	
其他应收款	预付款项	4200000	扣除职工预借的差旅费等（60000元）
	其中：财政补助资金预付	30000	
	非财政补助专项资金预付	165000	
	非财政补助非专项资金预付	4005000	
	非预付账款（需要收回及其他）	4500000	如支付的押金、应收为职工垫付的款项等
	其中：发生时计入医疗收入或其他收入的金额	1500000	
预付账款	财政补助资金预付	380000	
	非财政补助专项资金预付	450000	
	非财政补助非专项资金预付	10595700	
库存物资	购入库存物资	36300000	
	减：对应待冲基金	300000	
	非购入库存物资	3500000	如接受捐赠、无偿调入物资等

续表

原账总账科目	新账明细分类	金额	备注
在加工物资	加工过程中支付资金	77200	
	其中：用财政补助资金支付	20000	
	用非财政补助专项资金支付	15000	
	用非财政补助非专项资金支付	42200	
	加工过程中未支付资金	50000	
固定资产 无形资产 在建工程	固定资产	1288400000	
	累计折旧	603900000	
	对应固定资产的待冲基金	125200000	
	无形资产	4730000	
	累计摊销	1800000	
	对应无形资产的待冲基金	500000	
	在建工程	65000000	
	对应在建工程的待冲基金	30000000	
应付票据 应付账款	发生时未计入支出	1842200	
	发生时计入支出	61262300	
	其中：财政拨款资金应付	150000	
	非财政拨款专项资金应付	750000	
	非财政拨款非专项资金应付	60362300	
长期借款	借款本金	20000000	
	其他	350000	
待冲基金	对应非流动资产的待冲基金	155700000	
	对应库存物资的待冲基金	300000	
专用基金	从非财政补助结余中分配形成	30000000	
	其他	14300000	

二、预算会计科目的新旧衔接

（一）"财政拨款结转"和"财政拨款结余"科目及对应的"资金结存"科目余额

新制度设置了"财政拨款结转""财政拨款结余"科目及对应的"资金结存"科目。在新旧制度转换时，医院应当对原账的"财政补助结转（余）"科目余额中结转资金的金额进行逐项分析，加上各项结转转入的支出中已经计入支出尚未支付财政资金（如发生时列支的应付账款）的金额，减去已经支付财政资金尚未计入支出（如预付账款等）的金额，按照增减后的金额登记新账的"财政拨款结转"科目及其明细科目贷方，按照原账的"财政补助结转（余）"科目余额中结余资金的金额登记新账的"财政拨款结余"科目及其明细科目贷方。

医院应当按照原账"财政应返还额度"科目余额登记新账"资金结存——财政应返还额度"科目的借方；按照新账"财政拨款结转"和"财政拨款结余"科目贷方余额合计数，减去新账"资金结存——财政应返还额度"科目借方余额后的差额，登记新账"资金结存——货币资金"科目的借方。

【例11-46】2018年12月31日，某医院"财政补助结转（余）"科目贷方余额为7080000元，其中，"财政补助结转"明细科目余额7000000元，"财政补助结余"明细科目余额80000元。已计入支出尚未支付财政资金的金额150000元，已经支付财政资金尚未计入支出的金额430000元。"财政应返还额度"科目的借方余额6500000元。

新账的"财政拨款结转"科目期初余额

= 原账"财政补助结转"明细科目余额 + 已计入支出尚未支付财政资金 - 已经支付财政资金尚未计入支出的金额

= 7000000 + 150000 - 430000

= 6720000 元

应计入"资金结存——货币资金"金额

= "财政拨款结转" + "财政拨款结余" - "资金结存——财政应返还额度"

= 6720000 + 80000 - 6500000

= 300000 元

2019年1月1日，登记新账的预算会计分录如下。

借：资金结存——财政应返还额度　　　　　　　　6500000
　　资金结存——货币资金　　　　　　　　　　　　300000
　　贷：财政拨款结转　　　　　　　　　　　　　　6720000
　　　　财政拨款结余　　　　　　　　　　　　　　　80000

（二）"非财政拨款结转"科目及对应的"资金结存"科目余额

新制度设置了"非财政拨款结转"科目及对应的"资金结存"科目。在新旧制度转换时，医院应当对原账的"科教项目结转（余）"科目余额进行逐项分析，加上各项结转（余）转入的支出中已经计入支出尚未支付非财政补助专项资金（如发生时列支的应付账款）的金额，减去已经支付非财政补助专项资金尚未计入支出（如预付账款等）的金额，按照增减后的金额登记新账的"非财政拨款结转"科目及其明细科目贷方；同时，按照相同的金额登记新账"资金结存——货币资金"科目的借方。

【例 11-47】2018 年 12 月 31 日，某医院"科教项目结转（余）"科目贷方余额为 19000000 元，其中，已经计入支出尚未支付非财政补助专项资金的金额 750000 元，已经支付非财政补助专项资金尚未计入支出的金额 630000 元。

新账的"非财政拨款结转"科目期初余额

=原账"科教项目结转（余）"科目余额+已经计入支出尚未支付的非财政补助专项资金-已经支付非财政补助专项资金尚未计入支出的金额

=19000000+750000-630000

=19120000 元

2019 年 1 月 1 日，登记新账的财务会计分录如下。

借：资金结存——货币资金　　　　　　　　　　19120000

　　贷：非财政拨款结转　　　　　　　　　　　　　19120000

（三）"非财政拨款结余"科目及对应的"资金结存"科目余额

在新旧制度转换时，医院应当在新账的"库存现金""银行存款""其他货币资金""财政应返还额度"科目借方余额合计数基础上，对不纳入单位预算管理的资金进行调整（如减去新账中货币资金形式的受托代理资产、应缴财政款、已收取将来需要退回资金的其他应付款，加上已支付将来需要收回资金的其他应收款），按照调整后的金额减去新账的"财政拨款结转""财政拨款结余""非财政拨款结转""专用结余"科目贷方余额合计数，加上"经营结余"科目借方余额后的金额，登记新账的"非财政拨款结余"科目贷方；同时，按照相同的金额登记新账的"资金结存——货币资金"科目借方。

【例 11-48】根据某医院 2019 年 1 月 1 日新制度科目余额表及期初资产负债表计算"非财政拨款结余"科目余额，如表 11-8 所示。

表 11-8　"非财政拨款结余"科目余额

单位：元

项目	金额
一、合计：新账"库存现金""银行存款""其他货币资金"及"财政应返还额度"科目借方余额	
（一）库存现金	500
（二）银行存款	732000000

续表

项目	金额
（三）其他货币资金	0
（四）财政应返还额度	6500000
合计	738500500
二、调整不纳入单位预算管理的资金	
（一）调减：受托代理现金	100
受托代理银行存款	2000000
应缴财政款	50000
已收取将来需要退回资金的其他应付款	73999900
（二）调增：已支付将来需收回资金的其他应收款	4500000
调整后余额	666950500
三、减：新账"财政拨款结转""财政拨款结余""非财政拨款结转""专用结余"科目贷方余额	
（一）财政拨款结转	6720000
（二）财政拨款结余	80000
（三）非财政拨款结转	19120000
（四）专用结余	30000000
四、加："经营结余"科目借方余额	
经营结余（借方）	0
五、非财政拨款结余	611030500

2019年1月1日，登记"资金结存——货币资金"和"非财政拨款结余"科目的预算会计分录如下。

借：资金结存——货币资金　　　　　　　　611030500
　　贷：非财政拨款结余　　　　　　　　　　　　611030500

除以上方法，医院也可通过直接登记和对新账"非财政拨款结余"科目及"资金结存"科目余额进行追溯调整的方式进行新旧衔接。

1. 登记"非财政拨款结余"科目余额

新制度设置了"非财政拨款结余"科目及对应的"资金结存"科目。在新旧制度转换时，医院应当按照原账"事业基金"科目的余额借记新账的"资金结存——货币资金"科目，贷记新账的"非财政拨款结余"科目。

【例11-49】2018年12月31日，某医院"事业基金"科目贷方余额为1141622700元。

2019年1月1日，登记新账的预算会计分录如下。

借：资金结存——货币资金　　　　　　　　　　　　1141622700
　　贷：非财政拨款结余　　　　　　　　　　　　　　1141622700

2. 对新账"非财政拨款结余"科目及"资金结存"科目余额进行追溯调整

（1）调整短期投资对非财政拨款结余的影响。

医院应当按照原账的"短期投资"科目余额，借记"非财政拨款结余"科目，贷记"资金结存——货币资金"科目。

【例11-50】2018年12月31日，某医院"短期投资"科目无余额。无需进行衔接处理。

（2）调整应收在院病人医疗款、应收医疗款对非财政拨款结余的影响。

医院应当按照原账的"应收在院病人医疗款""应收医疗款"科目扣除相应坏账准备后的余额，借记"非财政拨款结余"科目，贷记"资金结存——货币资金"科目。

【例11-51】2018年12月31日，某医院"应收在院病人医疗款"科目借方余额为16100000元，"应收医疗款"科目借方余额为95500000元，扣除对应坏账准备2865000元后净值为92635000元。

2019年1月1日，调整非财政拨款结余的预算会计分录如下。

借：非财政拨款结余　　　　　　　　　　　　　　　16100000
　　非财政拨款结余　　　　　　　　　　　　　　　92635000
　　贷：资金结存——货币资金　　　　　　　　　　108735000

（3）调整其他应收款对非财政拨款结余的影响。

医院按照新制度规定将原账其他应收款中的预付款项计入预算支出的，应当对原账的"其他应收款"科目余额进行分析，将差旅费借款剔除后，再区分其中预付款项的金额（将来很可能列支）和非预付款项的金额，并对预付款项的金额划分为财政补助资金预付的金额、非财政补助专项资金预付的金额和非财政补助非专项资金预付的金额，按照非财政补助非专项资金预付的金额，借记"非财政拨款结余"科目，贷记"资金结存——货币资金"科目。对非预付款项的金额中发生时计入医疗收入或其他收入的部分，按其扣除相应坏账准备后的余额，借记"非财政拨款结余"科目，贷记"资金结存——货币资金"科目。

【例11-52】2018年12月31日，某医院"其他应收款"科目借方余额为8760000元，扣除职工预借的差旅费等60000元后，预付款项为4200000元，非预付账款（需要收回及其他）为4500000元。预付款项中财政补助资金预付30000元，非财政补助专项资金预付165000元，非财政补助非专项资金预付4005000元；非预付款项中发生时计入医疗收入或其他收入的金额为1500000元，扣除相应的坏账准备

45000 元后的净值为 1455000 元。

2019 年 1 月 1 日，调整非财政拨款结余的预算会计分录如下。

借：非财政拨款结余　　　　　　　　　　　　　4005000
　　非财政拨款结余　　　　　　　　　　　　　1455000
　　贷：资金结存——货币资金　　　　　　　　　　　5460000

(4) 调整预付账款对非财政拨款结余的影响。

医院应当对原账的"预付账款"科目余额进行分析，区分其中由财政补助资金预付的金额、非财政补助专项资金预付的金额和非财政补助非专项资金预付的金额，按照非财政补助非专项资金预付的金额借记"非财政拨款结余"科目，贷记"资金结存——货币资金"科目。

【例 11 - 53】2018 年 12 月 31 日，某医院"预付账款"科目借方余额为 11425700 元，其中，财政补助资金预付 380000 元，非财政补助专项资金预付 450000 元，非财政补助非专项资金预付 10595700 元。

2019 年 1 月 1 日，调整非财政拨款结余的预算会计分录如下。

借：非财政拨款结余　　　　　　　　　　　　　10595700
　　贷：资金结存——货币资金　　　　　　　　　　　10595700

(5) 调整库存物资对非财政拨款结余的影响。

医院应当对原账的"库存物资"科目余额进行分析，区分购入的库存物资金额和非购入的库存物资金额。按照购入库存物资的金额减去对应库存物资的待冲基金金额后的差额借记"非财政拨款结余"科目，贷记"资金结存——货币资金"科目。

【例 11 - 54】2018 年 12 月 31 日，某医院"库存物资"科目借方余额为 39800000 元，其中，购入库存物资 36300000 元，扣除对应的待冲基金 300000 元后的差额为 36000000 元；非购入的库存物资金额 3500000 元。

2019 年 1 月 1 日，调整非财政拨款结余的预算会计分录如下。

借：非财政拨款结余　　　　　　　　　　　　　36000000
　　贷：资金结存——货币资金　　　　　　　　　　　36000000

(6) 调整在加工物资对非财政拨款结余的影响。

医院应当对原账的"在加工物资"科目余额进行分析，区分其中加工过程中支付资金的金额和未支付资金的金额，并对支付资金的金额划分为财政补助资金支付的金额、非财政补助专项资金支付的金额和非财政补助非专项资金支付的金额，按照非财政补助非专项资金支付的金额借记"非财政拨款结余"科目，贷记"资金结存——货币资金"科目。

【例 11 - 55】2018 年 12 月 31 日，某医院"在加工物资"科目借方余额为

127200元,其中,加工过程中用财政补助资金支付20000元,用非财政补助专项资金支付15000元,用非财政补助非专项资金支付42200元,尚未支付资金50000元。

2019年1月1日,调整非财政拨款结余的预算会计分录如下。

  借:非财政拨款结余   42200
    贷:资金结存——货币资金   42200

(7)调整待摊费用对非财政拨款结余的影响。

医院应当按照原账的"待摊费用"科目余额,借记"非财政拨款结余"科目,贷记"资金结存——货币资金"科目。

【例11-56】2018年12月31日,某医院"待摊费用"科目借方余额为158000元。

2019年1月1日,调整非财政拨款结余的预算会计分录如下。

  借:非财政拨款结余   158000
    贷:资金结存——货币资金   158000

(8)调整长期股权投资对非财政拨款结余的影响。

医院应当对原账的"长期投资"科目余额中属于股权投资的余额进行分析,区分其中用现金资产取得的金额和用非现金资产及其他方式取得的金额,按照用现金资产取得的金额借记"非财政拨款结余"科目,贷记"资金结存——货币资金"科目。

【例11-57】2018年12月31日,某医院"长期投资"科目无余额。无需进行衔接处理。

(9)调整长期债券投资对非财政拨款结余的影响。

医院应当按照转账前原账的"长期投资"科目余额中属于债券投资成本的金额,借记"非财政拨款结余"科目,贷记"资金结存——货币资金"科目。

【例11-58】2018年12月31日,某医院"长期投资"科目无余额。无需进行衔接处理。

(10)调整固定资产、无形资产、在建工程对非财政拨款结余的影响。

医院应当对原账的"待冲基金"科目余额进行分析,区分其中对应库存物资的金额和对应非流动资产的金额。按照下列公式计算调整非财政拨款结余:

调整金额=(原账"固定资产"科目余额-原账"累计折旧"科目余额)+(原账"无形资产"科目余额-原账"累计摊销"科目余额)+原账"在建工程"科目余额-原账"待冲基金"科目余额中对应非流动资产的金额-无偿调入、接受捐赠的固定资产、无形资产净值

按照上述公式计算的调整金额,借记"非财政拨款结余"科目,贷记"资金结存——货币资金"科目。

【例 11-59】2018 年 12 月 31 日，某医院"固定资产"科目借方余额为 1288400000 元，"累计折旧"科目贷方余额为 603900000 元；"无形资产"科目借方余额为 4730000 元，"累计摊销"科目贷方余额为 1800000 元；"在建工程"科目借方余额为 65000000 元；"待冲基金"科目余额中对应非流动资产的金额 155700000 元。

调整金额 =（1288400000 - 603900000）+（4730000 - 1800000）+ 65000000 - 155700000 = 596730000（元）

2019 年 1 月 1 日，调整非财政拨款结余的预算会计分录如下。

借：非财政拨款结余　　　　　　　　　　　　　596730000
　　贷：资金结存——货币资金　　　　　　　　　　596730000

(11) 调整长期待摊费用对非财政拨款结余的影响。

医院应当按照原账"长期待摊费用"科目余额，借记"非财政拨款结余"科目，贷记"资金结存——货币资金"科目。

【例 11-60】2018 年 12 月 31 日，某医院"长期待摊费用"科目借方余额为 10700000 元。

2019 年 1 月 1 日，调整非财政拨款结余的预算会计分录如下。

借：非财政拨款结余　　　　　　　　　　　　　10700000
　　贷：资金结存——货币资金　　　　　　　　　　10700000

(12) 调整短期借款对非财政拨款结余的影响。

医院应当按照原账的"短期借款"科目余额，借记"资金结存——货币资金"科目，贷记"非财政拨款结余"科目。

【例 11-61】2018 年 12 月 31 日，某医院"短期借款"科目无余额。无需进行衔接处理。

(13) 调整长期借款对非财政拨款结余的影响。

医院应当按照原账的"长期借款"科目余额中借款本金的金额，借记"资金结存——货币资金"科目，贷记"非财政拨款结余"科目。

【例 11-62】2018 年 12 月 31 日，某医院"长期借款"科目贷方余额为 20350000 元，其中，借款本金 20000000 元，借款利息为 350000 元。

2019 年 1 月 1 日，调整非财政拨款结余的预算会计分录如下。

借：资金结存——货币资金　　　　　　　　　　20000000
　　贷：非财政拨款结余　　　　　　　　　　　　　20000000

(14) 调整应付票据、应付账款对非财政拨款结余的影响。

医院应当对转账前原账的"应付票据""应付账款"科目余额进行分析，区分其中发生时计入支出的金额和未计入支出的金额。将计入支出的金额划分为财政拨款应付的金额、非财政拨款专项资金应付的金额和非财政拨款非专项资金应付的金额，按照非财政拨款非专项资金应付的金额借记"资金结存——货币资金"科目，贷记"非财政拨款结余"科目。

【例 11 - 63】2018 年 12 月 31 日，某医院"应付票据"科目贷方余额为 104500 元，"应付账款"科目贷方余额为 63000000 元。其中，发生时未计入支出的金额为 1842200 元；发生时计入支出属于财政拨款资金应付的金额为 150000 元，属于非财政拨款专项资金应付的金额为 750000 元，属于非财政拨款非专项资金应付的金额为 60362300 元。

2019 年 1 月 1 日，调整非财政拨款结余的预算会计分录如下。

  借：资金结存——货币资金   60362300
    贷：非财政拨款结余   60362300

（15）调整预收医疗款对非财政拨款结余的影响。

医院应当按照转账前原账的"预收医疗款"科目余额，借记"资金结存——货币资金"科目，贷记"非财政拨款结余"科目。

【例 11 - 64】2018 年 12 月 31 日，某医院"预收医疗款"科目贷方余额为 60600000 元。

2019 年 1 月 1 日，调整非财政拨款结余的预算会计分录如下。

  借：资金结存——货币资金   60600000
    贷：非财政拨款结余   60600000

（16）调整应付职工薪酬、应付社会保障费、应付福利费对非财政拨款结余的影响。

医院应当按照原账的"应付职工薪酬""应付社会保障费""应付福利费"科目余额，借记"资金结存——货币资金"科目，贷记"非财政拨款结余"科目。

【例 11 - 65】2018 年 12 月 31 日，某医院"应付职工薪酬"科目无余额，"应付社会保障费"科目贷方余额为 74314400 元，"应付福利费"科目贷方余额为 2720000 元。

2019 年 1 月 1 日，调整非财政拨款结余的预算会计分录如下。

  借：资金结存——货币资金   77034400
    贷：非财政拨款结余   74314400
      非财政拨款结余   2720000

（17）调整应交税费对非财政拨款结余的影响。

医院应当按照原账的"应交税费"科目余额，借记"资金结存——货币资金"科目，贷记"非财政拨款结余"科目。

【例 11 - 66】2018 年 12 月 31 日，某医院"应交税费"科目贷方余额为

1210000 元。

2019 年 1 月 1 日，调整非财政拨款结余的预算会计分录如下。

  借：资金结存——货币资金   1210000
    贷：非财政拨款结余   1210000

(18) 调整预提费用对非财政拨款结余的影响。

医院应当按照原账的"预提费用"科目余额，借记"资金结存——货币资金"科目，贷记"非财政拨款结余"科目。

【例 11 - 67】2018 年 12 月 31 日，某医院"预提费用"科目贷方余额为 1022000 元。

2019 年 1 月 1 日，调整非财政拨款结余的预算会计分录如下。

  借：资金结存——货币资金   1022000
    贷：非财政拨款结余   1022000

(19) 调整长期应付款对非财政拨款结余的影响。

医院应当按照原账"长期应付款"科目余额，借记"资金结存——货币资金"科目，贷记"非财政拨款结余"科目。

【例 11 - 68】2018 年 12 月 31 日，某医院"长期应付款"科目贷方余额为 3000000 元。

2019 年 1 月 1 日，调整非财政拨款结余的预算会计分录如下。

  借：资金结存——货币资金   3000000
    贷：非财政拨款结余   3000000

(20) 调整专用基金对非财政拨款结余的影响。

医院应当对原账的"专用基金"科目余额进行分析，区分通过非财政补助结余分配形成的金额和其他金额，按照其他金额，借记"资金结存——货币资金"科目，贷记"非财政拨款结余"科目。

【例 11 - 69】2018 年 12 月 31 日，某医院"专用基金"科目贷方余额为 44300000 元，其中，从非财政补助结余中分配形成专用基金 30000000 元，其他专用基金 14300000 元。

2019 年 1 月 1 日，调整非财政拨款结余的预算会计分录如下。

  借：资金结存——货币资金   14300000
    贷：非财政拨款结余   14300000

通过以上直接登记和追溯调整新账，可以得到新账"非财政拨款结余"科目余额如表 11 - 9 所示。

表 11-9 非财政拨款结余——登记和追溯调整法

单位：元

借方		贷方	
科目	金额	科目	金额
短期投资	0	事业基金	1141622700
应收在院病人医疗款	16100000	累计折旧	603900000
应收医疗款	92635000	累计摊销	1800000
其他应收款	5460000	待冲基金	156000000
预付账款	10595700	短期借款	0
库存物资	36000000	长期借款	20000000
在加工物资	42200	应付票据、应付账款	60362300
待摊费用	158000	预收医疗款	60600000
长期投资	0	应付职工薪酬、应付社会保障费、应付福利费	77034400
固定资产	1288400000	应交税费	1210000
无形资产	4730000	预提费用	1022000
在建工程	65000000	长期应付款	3000000
长期待摊费用	10700000	专用基金-其他专用基金	14300000
		余额	611030500

（四）"专用结余"科目及对应的"资金结存"科目余额

新制度设置了"专用结余"科目及对应的"资金结存"科目。在新旧制度转换时，医院应当按照原账"专用基金"科目余额中通过非财政拨款结余分配形成的金额，借记新账的"资金结存——货币资金"科目，贷记新账的"专用结余"科目。

【例11-70】 2018年12月31日，某医院"专用基金"科目贷方余额为44300000元，其中，从非财政拨款结余中分配形成专用基金30000000元，其他专用基金14300000元。

2019年1月1日，登记新账的预算会计分录如下。

借：资金结存——货币资金　　　　　　　　　　　　　30000000
　　　贷：专用结余　　　　　　　　　　　　　　　　　　30000000

（五）"经营结余"科目

新制度设置了"经营结余"科目，该科目的核算内容原来医院不核算。在新旧制度转换时,无需对"经营结余"科目进行新账年初余额登记。

(六)"其他结余""非财政拨款结余分配"科目

新制度设置了"其他结余"和"非财政拨款结余分配"科目。由于这两个科目年初无余额,在新旧制度转换时,无需对"其他结余"和"非财政拨款结余分配"科目进行新账年初余额登记。

(七)预算收入类、预算支出类会计科目

由于预算收入类、预算支出类会计科目年初无余额,在新旧制度转换时,无需对预算收入类、预算支出类会计科目进行新账年初余额登记。

自2019年1月1日起,应当按照新制度设置预算收入类、预算支出类科目并进行账务处理。

(八)编制新账预算会计账户科目期初余额表

医院如有2018年12月31日前需要按照新制度预算会计核算基础追溯调整预算会计科目期初余额的其他事项,应当比照上述做法调整新账的相应预算会计科目期初余额。

医院对预算会计账户的期初余额登记和追溯调整,应当编制记账凭证,并将登记期初余额和追溯调整的依据制作原始凭证,转入新账预算会计账户科目T字账户。

1. "资金结存"科目(见表11-10、表11-11)

表11-10 资金结存(方法一)

借方		贷方
(例11-46)财政拨款结转	6720000	
(例11-46)财政拨款结余	80000	
(例11-47)非财政拨款结转	19120000	
(例11-48)非财政拨款结余	611030500	
(例11-70)专用结余	30000000	
余额	666950500	

表 11-11　资金结存（方法二）

借方	贷方
（例 11-46）财政拨款结转　　　　6720000	（例 11-51）原账"应收在院病人医疗款"　　　　16100000
（例 11-46）财政拨款结余　　　　80000	（例 11-51）原账"应收医疗款"　95500000
（例 11-47）非财政拨款结转　　　19120000	（例 11-52）原账"其他应收款"中非财政补助非专项资金预付　　　4005000
（例 11-49）原账"事业基金"　1141622700	（例 11-52）原账"其他应收款"中发生时计入医疗收入或其他收入的金额　1500000
（例 11-51）原账"应收医疗款"对应坏账准备　　　　　　　　　　　　2865000	（例 11-53）原账"预付账款"中非财政补助非专项资金预付　　　10595700
（例 11-52）原账"其他应收款"对应坏账准备　　　　　　　　　　　　　45000	（例 11-54）原账"库存物资"中使用医院自有资金购入的金额　　　36000000
（例 11-59）原账"累计折旧"　603900000	（例 11-55）原账"在加工物资"中用非财政补助非专项资金支付　　　42200
（例 11-59）原账"累计摊销"　　1800000	（例 11-56）原账"待摊费用"　　158000
（例 11-54、例 11-59）原账"待冲基金"　　　　　　　　　　　156000000	（例 11-59）原账"固定资产"　1288400000
（例 11-62）原账"长期借款"　　20000000	（例 11-59）原账"无形资产"　　4730000
（例 11-63）原账"应付票据""应付账款"中计入支出的非财政拨款非专项资金应付　　　　　　　　　60362300	（例 11-59）原账"在建工程"　65000000
（例 11-64）原账"预收医疗款"　60600000	（例 11-60）原账"长期待摊费用"　　　　　　　　　　　　　10700000
（例 11-65）原账"应付社会保障费"　　　　　　　　　　　74314400	
（例 11-65）原账"应付福利费"　2720000	
（例 11-66）原账"应交税费"　　1210000	
（例 11-67）原账"预提费用"　　1022000	
（例 11-68）原账"长期应付款"　3000000	
（例 11-69、例 11-70）原账"专用基金"　　　　　　　　　　44300000	
余额　　　　　　　　　　　666950500	

2. "财政拨款结转"科目（见表11-12）

表11-12 财政拨款结转

借方	贷方
（例11-46）已经支付财政资金尚未计入支出的金额　　　　　　　　430000	（例11-46）原财政补助结转（余）——财政补助结转转入　　　　　　7000000
	（例11-46）已计入支出尚未支付财政资金的金额　　　　　　　　　　150000
	余额　　　　　　　　　　　　6720000

3. "财政拨款结余"科目（见表11-13）

表11-13 财政拨款结余

借方	贷方
	（例11-46）原财政补助结转（余）——财政补助结余转入　　　　　　80000
	余额　　　　　　　　　　　　　80000

4. "非财政拨款结转"科目（见表11-14）

表11-14 非财政拨款结转

借方	贷方
（例11-47）已经支付非财政补助专项资金尚未计入支出的金额　　　　　　630000	（例11-47）原账"科教项目结转（余）"科目余额　　　　　　　　　　19000000
	（例11-47）已经计入支出尚未支付非财政补助专项资金的金额　　　　　750000
	余额　　　　　　　　　　　19120000

5. "非财政拨款结余"科目（见表11-15、表11-16）

表11-15 非财政拨款结余（方法一）（例11-48）

借方	贷方
新账"库存现金——受托代理资产"期初余额　　　　　　　　　　　　100	新账"库存现金"期初余额　　　　500
新账"银行存款——受托代理资产"期初余额　　　　　　　　　2000000	新账"银行存款"期初余额　　732000000

续表

借方	贷方
新账"应缴财政款"期初余额　　50000	新账"财政应返还额度"期初余额　　6500000
已收取将来需退回的其他应付款　73999900	已支付将来需收回的其他应收款　　4500000
新账"财政拨款结转"期初余额　　6720000	
新账"财政拨款结余"期初余额　　80000	
新账"非财政拨款结转"期初余额　19120000	
新账"专用结余"期初余额　　30000000	
	余额　　611030500

表11-16　非财政拨款结余（方法二）

借方	贷方
（例11-51）原账"应收在院病人医疗款"　　16100000	（例11-49）原账"事业基金"　　1141622700
（例11-51）原账"应收医疗款"　　95500000	（例11-51）原账"应收医疗款"对应坏账准备　　2865000
（例11-52）原账"其他应收款"中非财政补助非专项资金预付　　4005000	（例11-52）原账"其他应收款"对应坏账准备　　45000
（例11-52）原账"其他应收款"中发生时计入医疗收入或其他收入的金额　　1500000	（例11-59）原账"累计折旧"　　603900000
（例11-53）原账"预付账款"中非财政补助非专项资金预付　　10595700	（例11-59）原账"累计摊销"　　1800000
（例11-54）原账"库存物资"中使用医院自有资金购入的金额　　36000000	（例11-54、例11-59）原账"待冲基金"　　156000000
（例11-55）原账"在加工物资"中用非财政补助非专项资金支付　　42200	（例11-62）原账"长期借款"　　20000000
（例11-56）原账"待摊费用"　　158000	（例11-63）原账"应付票据""应付账款"中计入支出的非财政拨款非专项资金应付　　60362300
（例11-59）原账"固定资产"　　1288400000	（例11-64）原账"预收医疗款"　　60600000
（例11-59）原账"无形资产"　　4730000	（例11-65）原账"应付社会保障费"　　74314400
（例11-59）原账"在建工程"　　65000000	（例11-65）原账"应付福利费"　　2720000
（例11-60）原账"长期待摊费用"　　10700000	（例11-66）原账"应交税费"　　1210000

续表

借方	贷方
	（例11-67）原账"预提费用" 1022000
	（例11-68）原账"长期应付款" 3000000
	（例11-69）原账"专用基金" 14300000
	余额 611030500

6. "专用结余"科目（见表11-17）

表11-17 专用结余

借方	贷方
	（例11-70）原账"专用基金"科目余额中从非财政拨款结余中分配形成专用基金转入 30000000
	余额 30000000

7. "经营结余"科目（见表11-18）

表11-18 经营结余

借方	贷方
	余额 0

8. "其他结余"科目（见表11-19）

表11-19 其他结余

借方	贷方
	余额 0

9. "非财政拨款结余分配"科目（见表11-20）

表11-20 非财政拨款结余分配

借方	贷方
	余额 0

第四节　财务会计报表和预算会计报表的衔接

一、财务会计报表的衔接

医院应当根据 2019 年 1 月 1 日新账的财务会计科目余额，按照新制度编制 2019 年 1 月 1 日资产负债表（仅要求填列各项目"年初余额"）。

（1）根据旧资产负债表的期初余额和 T 字账户余额编制新旧资产负债对照表如表 11-21 所示。

（2）按照登记及调整后新账的各会计科目余额，编制 2019 年 1 月 1 日的科目余额表，作为新账各会计科目的期初余额，如表 11-22 所示。

（3）根据新账各会计科目期初余额，按照新制度编制 2019 年 1 月 1 日资产负债表如表 11-23 所示。

第十一章 医院新旧会计制度衔接

表 11-21 资产负债对照表

制表单位：某医院　　　　　　　　　　　2019年1月1日　　　　　　　　　　　单位：元

旧制度		新制度		旧制度		新制度	
资产	期初余额	资产	期初余额	负债和净资产	期初余额	负债和净资产	期初余额
流动资产：		流动资产：		流动负债：		流动负债：	
货币资金	732000500	货币资金	730000400	短期借款	0	短期借款	50000
短期投资	0	短期投资		应缴款项	50000	应交增值税	150000
财政应返还额度	6500000	财政应返还额度	6500000	应付票据	104500	其他应交税费	1060000
应收在院病人医疗款	16100000	应收票据	0	应付账款	63000000	应缴财政款	50000
应收医疗款	95500000	应收账款净额	107837600	预收医疗款	60600000	应付职工薪酬	74314400
预付账款	8760000	预付账款	31025700	应付职工薪酬	0	应付票据	104500
其他应收款	3127800	应收利息	0	应付福利费	2720000	应付账款	62950000
减：坏账准备		应收股利	0	应付社会保障费	74314400	应付政府补贴款	0
存货	11425700	其他应收款净额	8256000	应交税费	1210000	应付利息	372000
待摊费用	39927200	存货	38937200	其他应付款	76500000	预收账款	60600000
一年内到期的长期债权投资	158000	待摊费用	158000	预提费用	1022000	其他应付款	73999900
		一年内到期的非流动资产	0	一年内到期的长期负债		预提费用	1000000
		其他流动资产	0			一年内到期的非流动负债	
						其他流动负债	

续表

旧制度		新制度		旧制度		新制度	
资产	期初余额	资产	期初余额	负债和净资产	期初余额	负债和净资产	期初余额
流动资产合计	907243600	流动资产合计	922714900	流动负债合计	279520900	流动负债合计	274650800
非流动资产：		非流动资产：		非流动负债：		非流动负债：	
长期投资	0	长期股权投资	0	长期借款	20350000	长期借款	20000000
		长期债券投资	0	长期应付款	3000000	长期应付款	3000000
固定资产	684500000	固定资产原值	1288480000			预计负债	50000
固定资产原值	1288400000	减：固定资产累计折旧	605463000			其他非流动负债	
减：累计折旧	603900000	固定资产净值	683017000	非流动性负债合计	23350000	非流动负债合计	23050000
在建工程	65000000	工程物资	6000000			受托代理负债	4000100
固定资产清理	500000	在建工程	40000000	负债合计	302870900	负债合计	301700900
无形资产	2930000	无形资产原值	4730000				
无形资产	4730000	减：无形资产累计摊销	1800900				
减：累计摊销	1800000	无形资产净值	2929100				
长期待摊费用	10700000	研发支出	0				
待处理财产损溢	0	公共基础设施原值	0				
		减：公共基础设施累计折旧	0				
		公共基础设施净值	0				

续表

旧制度		新制度		旧制度		新制度	
资产	期初余额	资产	期初余额	负债和净资产	期初余额	负债和净资产	期初余额
		政府储备物资	0	净资产:		净资产:	
		文物文化资产	0	事业基金	1141622700	累计盈余	1323860200
		保障性住房原值	0	专用基金	44300000	其中: 财政项目盈余	156350000
		减: 保障性住房累计折旧	0	待冲基金	156000000	医疗盈余	80000
		保障性住房净值	0	财政补助结转（余）	7080000	科教盈余	24850000
		长期待摊费用	10700000	科教项目结转（余）	19000000	新旧转换盈余	1142580200
		待处理财产损溢	500000	本期结余	0	专用基金	44300000
		其他非流动资产	0	未弥补亏损	0	权益法调整	0
非流动资产合计	763630000	非流动资产合计	743146100	净资产合计	1368002700	净资产合计	1368160200
		受托代理资产	4000100				
资产总计	1670873600	资产总计	1669861100	负债和净资产总计	1670873600	负债和净资产总计	1669861100

表 11-22 2019 年 1 月 1 日科目余额表

单位：元

序号	科目编号	科目名称	2019 年 1 月 1 日期初余额
	1	一、资产类	1669861100
1	1001	库存现金	500
	100101	本单位	400
	100102	受托代理资产	100
2	1002	银行存款	732000000
	100201	本单位	730000000
	100202	受托代理资产	2000000
3	1003	零余额账户用款额度	0
4	1021	其他货币资金	0
5	1101	短期投资	0
6	1201	财政应返还额度	6500000
7	1212	应收账款	111660000
8	1214	预付账款	31025700
9	1215	应收股利	0
10	1216	应收利息	0
11	1218	其他应收款	8600000
12	1219	坏账准备	4166400
13	1301	在途物品	500000
14	1302	库存物品	38310000
15	1303	加工物品	127200
16	1401	待摊费用	158000
17	1501	长期股权投资	0
18	1502	长期债券投资	0
19	1601	固定资产	1288480000
20	1602	固定资产累计折旧	605463000
21	1611	工程物资	6000000
22	1613	在建工程	40000000
23	1701	无形资产	4730000

续表

序号	科目编号	科目名称	2019年1月1日期初余额
24	1702	无形资产累计摊销	1800900
25	1811	政府储备物资	0
26	1891	受托代理资产	2000000
27	1901	长期待摊费用	10700000
28	1902	待处理财产损溢	500000
	2	二、负债类	301700900
1	2001	短期借款	50000
2	2101	应交增值税	150000
3	2102	其他应交税费	1060000
4	2103	应缴财政款	50000
5	2201	应付职工薪酬	74314400
6	2301	应付票据	104500
7	2302	应付账款	62950000
8	2304	应付利息	372000
9	2305	预收账款	60600000
10	2307	其他应付款	73999900
11	2401	预提费用	1000000
12	2501	长期借款	20000000
13	2502	长期应付款	3000000
14	2601	预计负债	50000
15	2901	受托代理负债	4000100
	3	三、净资产类	1368160200
1	3001	累计盈余	1323860200
	300101	其中：财政项目盈余	156350000
	300102	医疗盈余	80000
	300103	科教盈余	24850000
	300104	新旧转换盈余	1142580200
2	3101	专用基金	44300000

表 11-23 资产负债表

会政财01表
编制单位：某医院　　　　2019年1月1日　　　　单位：元

资产	期末余额	年初余额	负债和净资产	期末余额	年初余额
流动资产：			流动负债：		
货币资金		730000400	短期借款		50000
短期投资			应交增值税		150000
财政应返还额度		6500000	其他应交税费		1060000
应收票据		0	应缴财政款		50000
应收账款净额		107837600	应付职工薪酬		74314400
预付账款		31025700	应付票据		104500
应收股利		0	应付账款		62950000
应收利息		0	应付政府补贴款		0
其他应收款净额		8256000	应付利息		372000
存货		38937200	预收账款		60600000
待摊费用		158000	其他应付款		73999900
一年内到期的非流动资产		0	预提费用		1000000
其他流动资产		0	一年内到期的非流动负债		
			其他流动负债		
流动资产合计		922714900	流动负债合计		274650800
非流动资产：			非流动负债：		
长期股权投资		0	长期借款		20000000
长期债券投资		0	长期应付款		3000000
固定资产原值		1288480000	预计负债		50000
减：固定资产累计折旧		605463000	其他非流动负债		
固定资产净值		683017000	非流动负债合计		23050000
工程物资		6000000	受托代理负债		4000100
在建工程		40000000	负债合计		301700900
无形资产原值		4730000			
减：无形资产累计摊销		1800900			
无形资产净值		2929100			
研发支出		0			

续表

资产	期末余额	年初余额	负债和净资产	期末余额	年初余额
公共基础设施原值		0			
减：公共基础设施累计折旧		0			
公共基础设施净值		0			
政府储备物资		0			
文物文化资产		0	净资产：		
保障性住房原值		0	累计盈余		1323860200
减：保障性住房累计折旧		0	其中：财政项目盈余		156350000
保障性住房净值		0	医疗盈余		80000
长期待摊费用		10700000	科教盈余		24850000
待处理财产损溢		500000	新旧转换盈余		1142580200
其他非流动资产		0	专用基金		44300000
非流动资产合计		743146100	权益法调整		0
受托代理资产		4000100	净资产合计		1368160200
资产总计		1669861100	负债和净资产总计		1669861100

二、预算会计报表的衔接

（1）按照登记及调整后新账的各预算科目余额，编制2019年1月1日的科目余额表，作为新账各预算科目的期初余额，如表11-24所示。

表11-24　2019年1月1日预算科目余额表

单位：元

序号	科目编号	科目名称	2019年1月1日期初余额	
			借方	贷方
1	8001	资金结存	666950500	
	8101	财政拨款结转		6720000
	8102	财政拨款结余		80000
	8201	非财政拨款结转		19120000
	8202	非财政拨款结余		611030500
	8301	专用结余		30000000

续表

序号	科目编号	科目名称	2019年1月1日期初余额	
			借方	贷方
	8401	经营结余		0
	8501	其他结余		0
	8701	非财政拨款结余分配		0

（2）根据新账各预算科目期初余额，填列2019年预算结转结余变动表的"年初预算结转结余"项目和财政拨款预算收入支出表的"年初财政拨款结转结余"项目，如表11-25和表11-26所示。

表11-25 预算结转结余变动表

会政预02表

编制单位：某医院　　　　　　　　　2019年　　　　　　　　　单位：元

项目	本年数	上年数
一、年初预算结转结余	666950500	
（一）财政拨款结转结余	6800000	
（二）其他资金结转结余	660150500	
二、年初余额调整（减少以"-"号填列）		
（一）财政拨款结转结余		
（二）其他资金结转结余		
三、本年变动金额（减少以"-"号填列）		
（一）财政拨款结转结余		
1. 本年收支差额		
2. 归集调入		
3. 归集上缴或调出		
（二）其他资金结转结余		
1. 本年收支差额		
2. 缴回资金		
3. 使用专用结余		
4. 支付所得税		
四、年末预算结转结余	666950500	
（一）财政拨款结转结余	6800000	
1. 财政拨款结转	6720000	
2. 财政拨款结余	80000	
（二）其他资金结转结余	660150500	
1. 非财政拨款结转	19120000	
2. 非财政拨款结余	611030500	
3. 专用结余	30000000	
4. 经营结余（如有余额，以"-"号填列）	0	

表 11-26　财政拨款预算收入支出表

编制单位：某医院　　　　　　　　　　　　2019 年　　　　　　　　　　　　　会政预 03 表
单位：元

项目	年初财政拨款结转结余		调整年初财政拨款结转结余	本年归集调入	本年归集上缴或调出	单位内部调剂		本年财政拨款收入	本年财政拨款支出	年末财政拨款结转结余	
	结转	结余				结转	结余			结转	结余
一、一般公共预算财政拨款	6720000	80000									
（一）基本支出	80000										
1. 人员经费											
2. 日常公用经费	80000										
（二）项目支出	6640000	80000									
1. ××项目											
2. ××项目											
……											
二、政府性基金预算财政拨款											
（一）基本支出											
1. 人员经费											
2. 日常公用经费											
（二）项目支出											
1. ××项目											
2. ××项目											
……											
总计	6720000	80000									

第十二章　医院会计信息化应用

医院会计信息化是医院会计与信息技术的结合，运用计算机技术代替手工记账的方式，使广大财务人员从以往繁忙的日常工作中解放出来，极大地减轻了财务管理人员的工作压力，提高了工作效率，提升了工作质量。医院会计信息化推动了医院财务管理手段的现代化，加强了以财务为中心的管理工作。

2017年10月24日财政部印发了《政府会计制度——行政事业单位会计科目和报表》，2018年8月27日财政部印发了《关于医院执行〈政府会计制度——行政事业单位会计科目和报表〉的补充规定和衔接规定的通知》。随着《政府会计制度》逐步推广和执行，对医院财务信息管理提出了更高的要求，通过采用现代信息技术，对传统的会计模型和会计电算化进行重构，把信息技术与会计学高度融合，全面运用现代信息技术，通过网络系统，业务处理高度自动化，信息高度共享，主动和实时报告会计信息，提高会计管理决策能力和医院管理水平。

医院会计信息系统应全面满足医院和卫生机构对《政府会计制度》核算的各项要求：

（1）支持旧制度转为《政府会计制度》的衔接处理；

（2）凭证录入支持模板管理，凭证模板应同时能够生成财务会计凭证和预算会计凭证；

（3）支持按制度要求设立各种备查簿；

（4）系统预置功能分类、经济分类等辅助核算项；

（5）支持《政府会计制度》双功能的凭证样式，满足平行记账的要求以及各类总账、明细账簿等；

（6）系统预置《政府会计制度》规定的财务会计报表、预算会计报表，且满足一键提取生成报表的要求；

（7）财务会计系统能够支持相应的辅助核算，从而能够直接生成财务报表的各类附表。

医院会计信息系统，具有综合性、多维核算、集成性、实时性等特征。

（1）综合性。由于一个医院的经济运营活动是一个相互联系、相互制约的综合体，而会计是从价值方面综合反映和监督医院财务状况的，因此医院会计信息系统反映的信息必须是综合性的。它需要以会计为核心，将医院的预算、成本、物资耗材、固定资产、收费、退费等数据信息整合在一起，形成一个综合的、一体化的管理模式。

（2）多维核算。医院经济运行的分析、评价、决策、控制等需要内部数据和外部数据，需要反映医院核算、价格、供应商、病人、职工、科室、项目等有关方面的数据。因此，医院会计信息系统需要进行相关业务数据的整合和相关账表输出。

（3）集成性。首先实现财务会计和管理会计之间的信息集成，协调和解决会计信息真实性和相关性的矛盾；其次是在医院组织内部实现财务和业务的一体化，集成财务信息和业务信息，实现无缝连接。最后是建立医院组织与外部关系人（客户、供应商、医保、银行、税务、财政、审计等）的信息网络，实现医院组织内外信息系统的集成、信息共享。

（4）实时性。一是会计数据的采集是实时动态的，二是会计数据的处理是实时的。在会计信息系统中，会计数据一经输入系统，就会立即触发相应的处理模块，对数据进行分类、计算、汇总、更新、分析等一系列操作，以保证信息动态地反映医院的财务状况和经营成果。通过实时的会计信息系统，医院各级管理者可以随时获取最新的会计信息，并可分析特定事项的财务影响，进而向相关决策者提供辅助信息。

第一节　医院会计业务信息化整体方案

医院会计信息系统，是通过计算机信息系统对医院日常经济活动相关业务进行账务处理，按照《政府会计制度》的相关规定，实现凭证制单、凭证审核、凭证记账、往来管理、现金银行管理、票据管理、财务分析、报表管理等功能，帮助医院实现财务业务科学规范化的管理。同时，根据医院财务管理的特点，加强科教业务处理、财政专项业务处理、待摊费用和预提费用管理、医院报表等管理功能，可以大幅提高医院的会计核算效率和医院财务管理水平，为医院领导提供翔实的财务信息，并成为辅助决策依据。

医院会计信息系统应能满足医院财务管理的需要，根据《政府会计制度》和医疗卫生机构业务的需要，统一进行会计科目体系的设置，满足医院财务业务处理和财务信息实时查询的需要，全面、实时、总括地反映各单位的财务状况，并具备多种账表查询，具有表、账、证、原始单据联查功能和报表自动生成功能。

一、账务处理

账务处理是对一个医院发生的各种经济业务在财务上的反映和记录。账务处理的功能，应包括各种基础信息的设置、凭证录入、审核、记账，以及各种辅助核算账信息的输入和输出，实现现金流量核算、部门核算、职工核算、供应商核算、科研项目核算等，实现各个业务系统自动生成凭证的目标，最后生成各种会计账簿、备查簿并输出打印。

（一）基础信息设置

基础信息设置主要是实现对财务业务相关的公共基础信息进行统一维护，通过标准规范的基础数据管控规则，为各业务数据共享和交互提供基础。基础信息设置的内容，应包括账套、科目、功能分类、经济分类、业务科室、资金来源、供应商、项目等内容。会计科目设置，如图 12-1 所示。

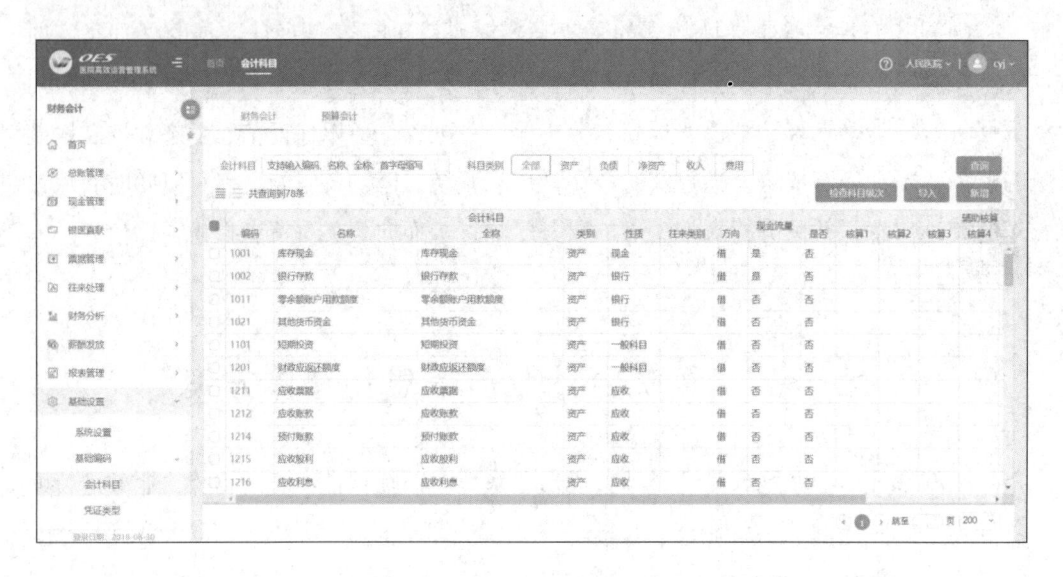

图 12-1 会计科目设置

（二）科目初始账

会计信息系统的初始账应包括科目初始账、辅助核算初始账。初次使用账务处理子系统时，在初始账中维护会计科目、辅助核算项目的初始余额；当会计信息系统已经完成了一个会计年度的业务，在完成年度结转后，上年度各科目的余额将转入下一会计年度，这时也可以使用初始账功能，对新年度的年初余额进行调整。

1. 科目余额初始化

通过科目余额初始账的维护功能，维护各会计科目的年初余额、期初借方累计、期初贷方累计、期初余额。系统应提供数据试算平衡的功能，检查借贷方的当期发生额、累计发生额是否满足平衡关系等。

2. 辅助核算余额初始化

对于设置了辅助核算的科目，通过辅助核算余额初始账的维护功能，维护各科目的辅助核算的年初余额、期初借方累计、期初贷方累计、期初余额，系统自动计算科目初始数据。系统应提供数据试算平衡的功能，检查该科目各辅助核算项借贷方的当期发生额、累计发生额是否满足平衡关系等。

（三）凭证处理

会计记账凭证是记录经济业务、明确经济责任并据以登记账簿的证明文件，记账凭证处理是会计核算工作中最频繁的工作。凭证处理主要包括凭证录入、凭证修改、凭证审核和凭证记账等业务。

1. 凭证录入、修改、审核、记账

会计信息系统，一方面应支持凭证的手工录入、审核、记账等常规业务操作，也必须支持类似自动凭证模板的功能。事先定义好各种业务操作或单据对应的会计凭证模板，当业务系统完成某项业务操作后，如果需要生成记账凭证，则会根据业务单据信息，直接生成相应的记账凭证，传递到会计信息系统中。这样，就不再需要会计人员根据业务单据等，手工录入记账凭证。

医院的各项收入、采购合同结算、日常报销支出、资金结算、往来收付款等业务，均应该通过会计信息系统的自动凭证的功能来实现。会计信息系统应预置全部符合《政府会计制度》和医院行业特点的业务场景库，业务场景库应覆盖医院日常各类业务。生成的记账凭证，不但要支持财务会计凭证，也应支持预算会计凭证。

记账凭证必须经过审核才能记账，凭证记账后将能够查询各会计科目和辅助核算项的余额表、总账、明细账等账簿。

2. 凭证汇总表

医院财务人员每月应打印凭证汇总表，一般作为一本凭证装订册的首页，与记账凭证一起装订成册，用于存档。凭证汇总表显示了该本凭证册的所有记账凭证所涉及的会计科目的金额合计。

3. 凭证打印

医院会计人员定期需要将所有审核完成的凭证进行打印，按照顺序进行装订。打印的方式按各医院的规定，采用套打纸套打的方式，或者空白纸张直接打印等方式。凭证打印的功能，要能够根据套打纸或普通纸张的实际大小进行打印样式的用户自定义。

4. 现金流量标注

医院会计人员每月应编制现金流量表，用于反映医院的现金流入流出的具体情况。会计信息系统应支持对于会计科目的属性为现金类、银行类的科目，在凭证编制时，即时标记其现金流量项目、现金流入流出方向。根据标注的结果，可以自动生成现金流量表。现金流量标注的功能，一方面要支持在录入凭证时进行直接标注，也应支持在凭证录入完成后，事后统一进行自动的批量标注。

5. 本年盈余与预算结余差异项目标注

医院财务会计和预算会计因核算基础和核算范围不同会产生本年盈余与本年预算结余数之间的差异，按《政府会计制度》要求，医院需要定期编制本年盈余与预算结余差异表。医院会计人员在录入凭证的过程中，应支持标注本年盈余与预算结余的差异，并依据标注的结果自动生成财务盈余与预算结余差异调节表。

（四）账簿管理

会计账簿，主要包括科目余额表、科目总账、科目（三栏）明细账、科目（多栏）明细账、科目日记账、辅助核算余额表、辅助核算总账、辅助核算明细账、序时账等账簿形式。

（1）科目账。包括科目总账、科目明细账、科目余额表、现金日记账、银行日记账等。科目账应支持将常用的查询条件保存为查询方案，方便快捷调用。科目余额表、科目总账、科目明细账等，应支持相互联查、层层追溯，例如，科目余额表联查科目总账，科目总账联查科目明细账，科目明细账联查记账凭证，记账凭证再联查各账簿信息等形式。

（2）辅助账。包括辅助总账、辅助明细账、辅助余额表、辅助序时账等。其中，辅助明细账如图 12-2 所示。医院的会计信息系统，应支持多种形式的辅助核算，一方面会减轻会计科目设置的复杂程度，另一方面也有利于方便财务人员用多口径来查询账簿数据。

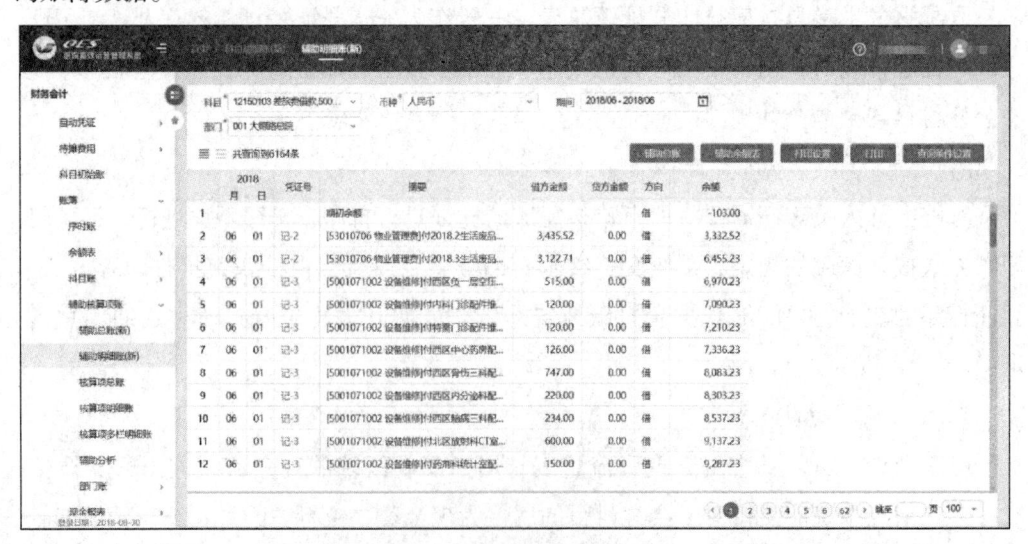

图 12-2 辅助明细账

医院涉及的辅助核算，主要包括如下内容。

①部门核算：主要为了考核科室费用收支的发生情况，及时地反映并控制科室费用的支出，对各科室的收支情况加以比较便于进行科室考核。

②供应商核算：主要处理与供应商往来款项的发生，应付款项的管理和对账工作，及时掌握应付款项的最新情况。

③医保单位核算：主要处理与医保单位往来款项的发生，应收款项的管理和对账工作，及时掌握应收款项的最新情况。

④科研项目核算：一般用来核算科研课题、专项工程等业务，以项目为中心为使用者提供各项目的成本、费用、收入等汇总与明细情况以及项目计划执行报告等。

⑤个人核算：主要进行职工个人借款、还款管理工作，以及病人欠款和还款管理，及时地控制个人借款和欠款最新情况，便于管理清欠工作。

（3）现金流量表。现金流量表是反映特定会计期间内，医院承担的医疗业务、科研业务、教学业务及其他业务等对现金及现金等价物产生的流入流出影响的会计报表。

（五）备查簿

备查簿是指对于一些在记账凭证、总分类账簿中不能记载或记载不全的经济业务进行登记的账簿。

备查簿主要包括应收款项备查簿、应收票据备查簿、应付款项备查簿、应付票据备查簿、借入租入资产备查簿、罚没物资资产备查簿、公共基础设施备查簿、文物文化资产备查簿等。

（六）期末处理

每个会计期间期末或会计年度年末，需要进行一系列的期末处理，包括试算平衡、各类转账业务、结转收入费用、盈余分配等。

（1）试算平衡：在每月结账前，要保证财务会计、预算会计的试算平衡。

（2）通用转账：通过配置通用转账模板，提取财务数据来自动生成记账凭证。

（3）结转收支：按照《政府会计制度》，在月末和年末，将相关的收入、费用类科目的余额全部转入相应的盈余科目中，并自动生成结转收支的会计凭证。

（4）盈余分配：盈余分配是医院当年盈余分配的情况和结果，按照《政府会计制度》的规定需要年末进行分配和结转。

（5）期末结账：医院的经济活动是连续不断进行的，为了总结每一个会计期间的经济活动情况、考核经营成果、编制会计报表，会计信息系统必须在每一个会计期间的期末进行结账处理，并实现自动按设置的比例分配结余。

二、现金管理

现金管理为医院提供了一个资金流入流出的平台，集中处理医院各种形态的资金，强化医院资金管理，达到降低费用成本、把好资金关口的目的，通过全方位的现金管理，提高医院现金管理的工作效率，达到风险预警、规避资金风险的功能。

现金管理的具体功能，主要包括：日常资金业务结算处理、出纳账登记、出纳对账、银行对账、现金日报表、资金监控等功能。

1. 账户初始

设置现金账户和银行存款账户的初始日期，核对各账户的初始余额。

2. 日常业务处理

银行存款类账户的日常业务的处理结算，主要包含对收款结算单、付款结算单、代发结算单、划账结算单等业务单据的处理，处理的内容包括：单据的审核、结算、生成划账单、生成登记账、生成凭证等。

医院的收款结算内容主要包括：门诊卡押金、门诊缴费、住院预交金、住院结算、还款单、科研到账、活期存款利息、保证金收款、保证金收回、收款合同收款、采购退款、药品退款、支票进账等业务。

医院的付款结算内容主要包括：日常报销、科研报销、采购付款、门诊卡押金退款、住院预交金退款、应付票据结算等业务。

3. 出纳账

医院的出纳人员根据审核后的收、付款单据，利用单据自动生成凭证的功能，自动生成现金和银行存款的收入日记账和支出日记账等。

4. 银行对账

医院的出纳人员，利用系统的银行对账功能，可以完成自动对账，并支持手工调整。实现将"银行存款日记账"中的借方和贷方的每笔记录分别与"银行存款对账单"中的贷方和借方的每笔记录，按照凭证的种类、编号、摘要内容、记账方向、金额等内容进行机器自动核对，针对复杂情况支持人工补充调整，从而快速确认是否存在未达账项。按照银行账户、按月生成银行存款余额调节表，如图12-3所示。

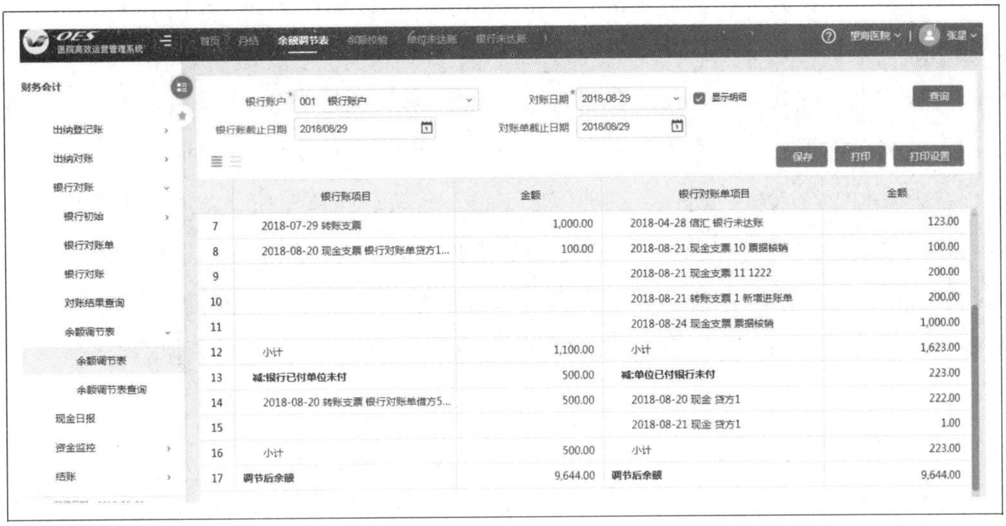

图 12-3　银行余额调节表

5. 银医直联

通过银医直联的功能，实现医院的会计信息系统与各银行的信息系统的接口，医院财务人员可以在会计信息系统中，进行实时的银行账户信息查询和业务处理，包括：网上支付指令支付、银行账户余额查询、银行交易记录下载、网银支付状态查询等。通过银医直联的应用，将极大地提高医院银行存款管理的工作效率，达到医院、银行业务的网上无缝衔接。

6. 资金监控

会计信息系统应能够实现账户日余额分析、账户现金流量分析、大额交易变动查询、账户最低余额预警、账户最高余额预警等功能。

三、票据管理

医院财务日常工作涉及的票据种类，通常包括：支票、进账单、收费票据、通用票据、电子发票、应付票据等。医院的票据管理，应包括票据分类、票据登记、票据领用、票据核销、票据作废、票据统计等业务。

1. 支票管理

支票是银行的存款人签发给收款人办理结算或委托开户行将款项支付给收款人的票据。支票管理主要实现按科目对支票进行登记、支票的领用和报销管理、支票作废、支票套打处理，并生成支票登记簿。

2. 收费票据

收费票据是医院为门诊、急诊、急救、住院、体检等患者提供医疗服务取得医疗收入时开具的收款凭证,是会计核算的原始凭证,是财政、卫生、社保、审计、监察等部门进行监督检查的依据。

门诊收费票据基本内容包括票据名称、票据编码、业务流水号、医院类型、开票时间、姓名、性别、医保类型、医保付费方式、社会保障号码、项目、金额、合计、医保统筹支付、个人账户支付、其他医保支付、自费、收款单位、收款人等信息。

住院收费票据基本内容包括票据名称、票据编码、业务流水号、医院类型、开票时间、姓名、性别、医保类型、医保付费方式、社会保障号码、项目、金额、合计、预缴金额、补缴金额、退费金额、医保统筹支付、个人账户支付、其他医保支付、自费、收款单位、收款人等信息。

3. 应付票据

应付票据是指医院在物资和设备等物品采购活动中,因采用商业汇票结算方式而发生的,由出票人出票,委托付款人在指定日期无条件支付确定的金额给收款人或者票据的持票人,它包括商业承兑汇票和银行承兑汇票。通过应付票据的登记、计息、支付等功能,自动产生医院应付票据备查簿。

4. 电子发票

电子发票同普通发票一样,采用税务局统一发放的形式给商家使用,发票号码采用全国统一编码,采用统一防伪技术,分配给商家,在电子发票上附有电子税务局的签名机制。通过解析电子发票的条形码,录入电子发票,进行校验,实现电子发票的防重。

四、往来管理

病人、职工、医保机构、供应商是医院价值链上的重要环节。加强对单位往来、个人往来的管理,不仅有利于加强往来款项的管理,减少坏账损失,加速资金周转,提高资金使用效率,而且有利于营造一个高增值的价值链,为医院的长期、快速发展提供良好的运营环境。

往来账是指应收应付账项,一般包括应收账款、应付账款、预收账款、预付账款、其他应收账、其他应付款、应收票据、应付票据等。

往来管理主要为了反映往来单位、本单位职工、部门和核算主体单位之间的资金往来情况,包括应收、应付款项的登记、核销、账龄分析和往来核销明细查询和核销清册数据,以及对应收账款的提取坏账准备等业务。

1. 往来初始设置

通过往来初始设置,确认上一年度未核销的往来明细信息,保证往来账初始信息的完整性和准确性。

2. 往来核销

系统根据应收应付类科目的借贷方向、金额、合同编号、发票号、往来单位和个人信息等条件,将往来类科目的发生额进行自动核销、手工核销,如图 12-4 所示。往来核销的时点,可以在凭证保存时即时核销,也可以定期批量核销。往来核销的方式,一方面应支持一一对应的核销方式,也应支持多对多的核销方式。通过对往来业务的定期核销,医院财务人员可以掌握应收、应付类科目的余额的具体构成情况,有利于对应收账款、应付账款的及时分析与管理,也方便个人、供应商、客户与医院之间进行定期往来的余额和明细构成的对账。

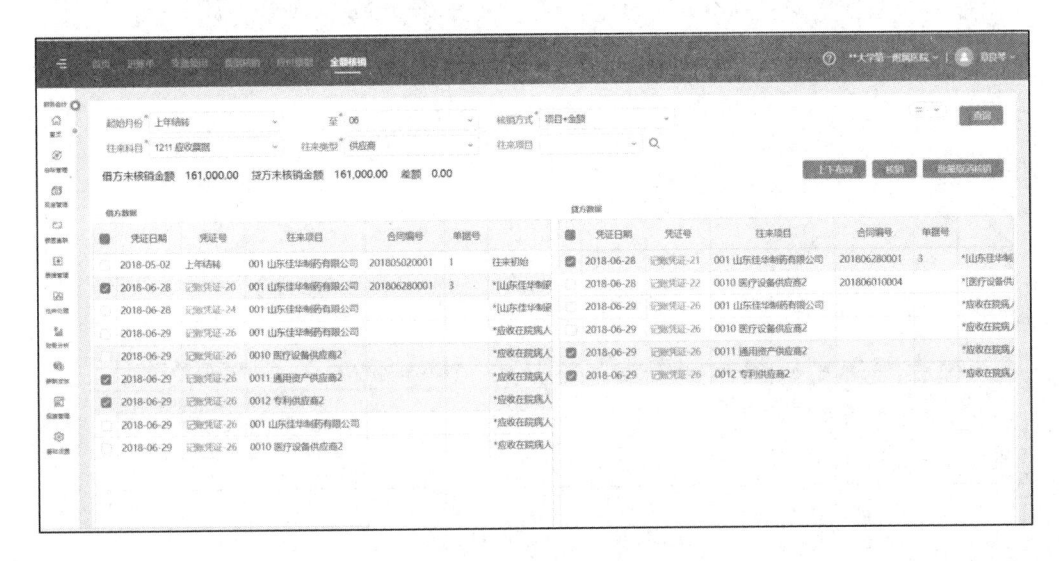

图 12-4 往来核销

3. 账龄分析

医院对应收账款、其他应收款等应收类科目,应定期按账龄长短进行分析,分析其可回收性。

系统应支持设置多个相互衔接的账龄期间、设置不同期间的坏账准备计提比例,自动检查比对各应收业务发生的时点与当前时间的差距,自动生成各项应收业务的账龄分析表。

4. 坏账提取

按《政府会计制度》的规定,医院应设置"坏账准备"科目,并定期按照"余额百分比法""账龄分析法""个别认定法"等方式,来计提坏账准备。实际发生坏账时,直接冲减已计提坏账准备、核销相应的应收账款余额。

五、财务分析

医院财务分析是以各业务数据、财务数据、报表资料及其他相关资料为依据,经过相关数据的抽取、转换、清洗以及根据相关数据模型和算法来对数据进行计算,借助动态可视化技术,对医院过去和现在有关医疗业务能力、科教研能力、营运能力、偿债能力和增长能力状况等进行分析与评价的经济管理活动。

它为医院的主管单位、医院法人、相关管理者等相关单位和组织了解医院过去、评价医院现状、预测医院未来做出正确决策提供准确的信息和依据。

医院的财务分析,包含关键指标分析、杜邦分析、资产负债分析、现金流量分析、医院收益分析等方面的内容。其中,杜邦分析图,如图12-5所示。

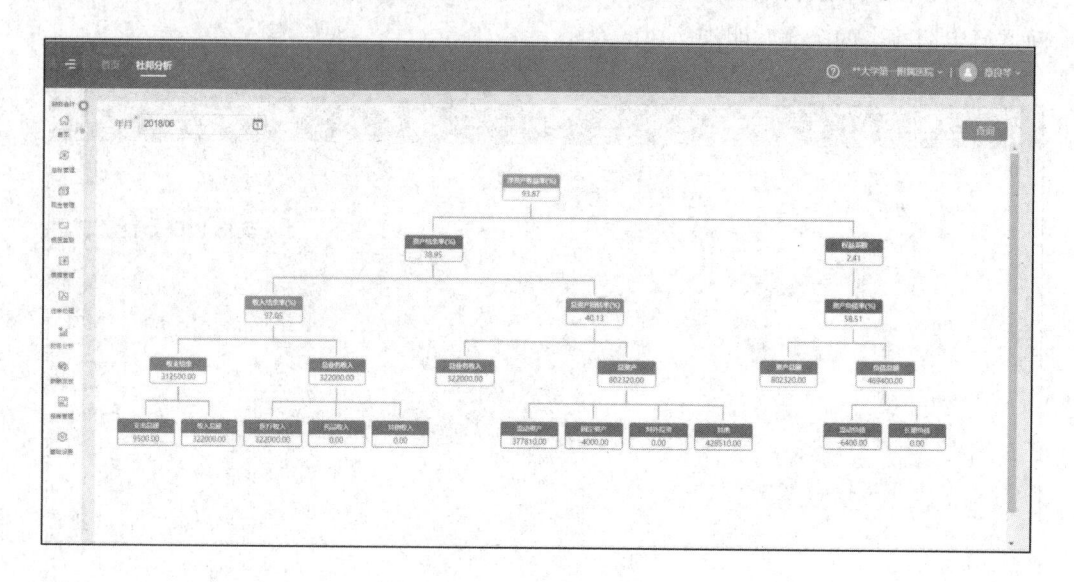

图12-5 杜邦分析图

六、薪酬发放

医院的薪酬发放实现了对医院职工和劳务人员等的基本工资、岗位津贴、福利、奖金劳务费等内容的管理,具体应包括薪资的录入、计算、发放、查询、转账、个人所得税计算,以及对公积金和社保等相关信息的管理。通过对薪酬数据的有效管理和分析,可以提高医院对人力资源支出成本的管理水平。

薪酬发放应包括:职工基础信息维护、薪酬项目定义、薪酬计算、薪酬发放、公积金管理、社保管理、个人所得税管理、工资报表、薪酬数据分析、触摸屏查询工资等方面的管理功能。

1. 基础设置

基础设置主要完成设置职工的账户、工资项目、工资项目间的计算公式、社保计提比例、公积金计提比例、个税计算公式等内容。工资项目设置,如图12-6所示。

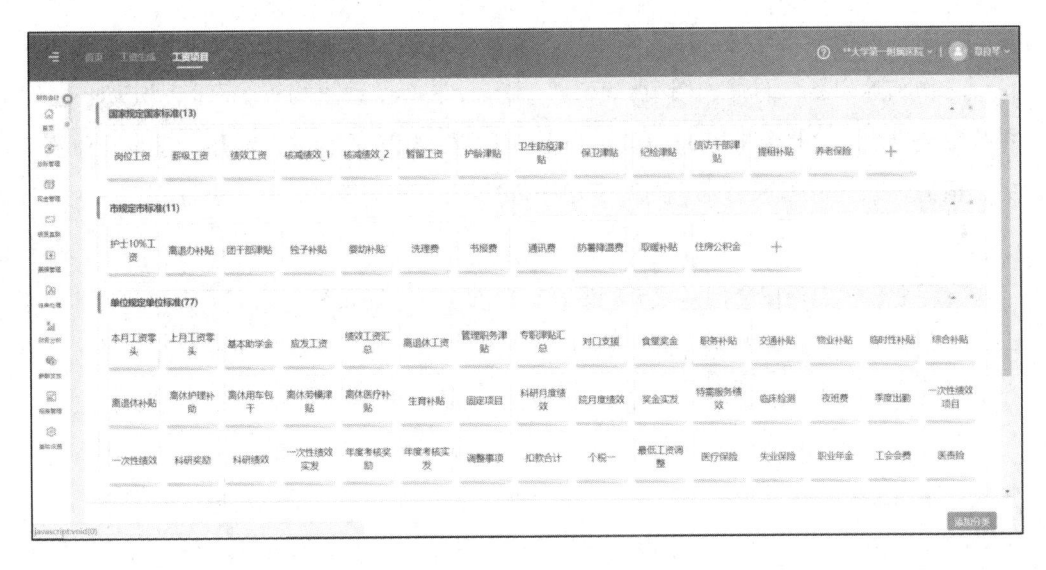

图 12-6　工资项目设置

2. 工资核定

工资核定主要包括人员变动管理、固定工资维护、变动工资维护，用于生成本月的工资表数据。

3. 薪酬发放

薪酬发放一方面要支持现金发放的形式，另一方面主要采用银行代发的形式。支持一个月内的多次发放以及年终一次性奖金的发放。

4. 职工工资条

灵活设置职工工资条的打印格式，支持工资条的多种打印方案，支持设置每种打印方案的打印列数、各行高度、栏目宽度。

5. 工资发放的记账凭证

薪酬发放系统与会计核算系统应无缝连接，当在薪酬发放系统中完成工资的发放后，通过配置的自动转账凭证模板将自动生成相应的会计记账凭证，并传递到会计核算系统。

6. 工资报表

通过对医院的薪酬数据进行多维度的统计分析，给医院管理部门提供多种形式的工资报表，主要包括：工资汇总表、工资费用分配表、工资调整变更汇总表、职工调动统计汇总表、工资结构分析表、个人所得税表等。

七、固定资产

医院的固定资产指的是医院在运营过程中所使用或控制的、使用年限较长、单位价值较高，且在使用过程中不改变实物形态的经济资源，其主要是为了医院开展正常的医疗活动或科教研活动，而不是为了出售或其他目的的资产。

从固定资产形态分类，医院固定资产主要包括房屋及建筑物；专业设备；通用设备；文物和陈列品；图书、档案；家具、用具、装具及动植物等。医院固定资产信息系统应提供固定资产基本信息管理，以及固定资产相关的购置、转移、盘点、原值变更、租借、处置清理等功能，同时满足固定资产管理、查询、统计的需求。

1. 资产卡片管理

资产卡片管理是指登记固定资产各种资料的卡片。它是每一项固定资产的全部档案记录，即固定资产从进入单位开始到退出单位的整个生命周期所发生的全部情况，都要在卡片上予以记载。固定资产卡片上的栏目应包括：类别、编号、名称、规格、型号、年月、入账时间、启用时间、原值、预计使用年限、折旧率、存放地点、使用科室、大修理日期和金额、资金来源、项目，以及停用、出借、转移、报废清理等内容。

①卡片模板设置：因为不同的医院对资产管理的要求和侧重点不同，卡片模板需要支持各医院自定义样式，既可以自定义卡片的各项信息，又可以对卡片信息进行排序和排版。

②卡片维护：通过资产入库、手工增加的方式来生成固定资产卡片。支持卡片变更记录（增加、转移和减少）、维修记录、保养记录、检测计量记录、资产使用记录、使用部门、资金来源、文档、图片，以及折旧计提的查询等功能。

2. 库房管理

通过库房管理，实现资产的科室领用、资产退货和科室退库。

①科室领用：科室通过填写申领单，通过审批后，将资产领用到科室，如图12-7所示。

②资产退货：购入的资产，在不符合验收条件的情况下，直接退还给供应商。

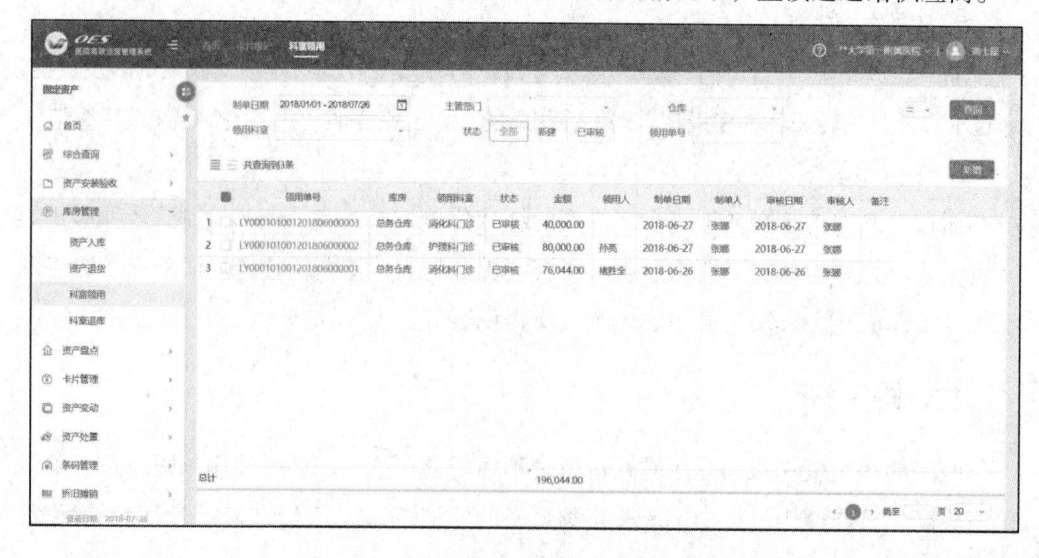

图 12-7 科室领用图

③科室退库：科室已领用的资产退还到仓库。

3. 资产变动

通过资产转移、资产处置等功能，记录医院资产的增减变动以及在医院内的流转、使用的情况。

①资产转移：支持固定资产在医院内部进行流转，包括仓库到科室、仓库到仓库、科室到仓库、科室到科室的流转。资产在院内的转移不增加或减少医院的总资产，只是改变部门使用情况，计提折旧的分摊也要做相应的调整。

②原值变动：固定资产购置后，以固定资产的买价加上运杂费、安装费等计入固定资产卡片构成固定资产原值。当医院资产进行大修时，资产价值需要重新评估，改变资产的账面价值，形成固定资产的原值变动记录。

4. 资产处置

包括固定资产的出售、转让、报废和毁损、对外投资、非货币性资产交换、债务重组等。在进行资产处置时，需要医院主管部门和国有资产管理部门的审批确认。

5. 资产折旧

《政府会计制度》规定，在固定资产的使用寿命内，应按相应的会计准则与制度进行折旧的计提，如图 12-8 所示。当月增加的固定资产，当月计提折旧；当月减少的固定资产，当月不计提折旧。固定资产提足折旧后，无论能否继续使用，均不再计提折旧；提前报废的固定资产，也不再补提折旧。医院一般使用的折旧方法有：平均年限法、工作量法、双倍余额递减法和年数总和法等。

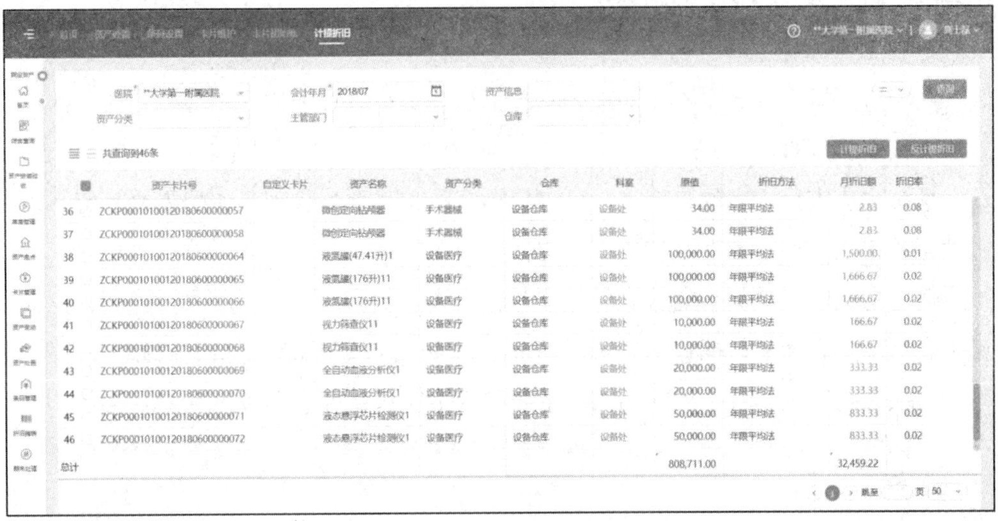

图 12-8 固定资产计提折旧图

6. 资产对账

每月月末，固定资产管理部门需要与医院财务部门进行固定资产总账的核对。

7. 租借管理

主要包括出租出借管理和租入借入管理，是医院为了提高固定资产的使用效率和资金效率的需要，租入或者租出固定资产。

租借管理需要登记出租或租入单位的名称、资产的基本信息、使用科室、使用效率、原值、租金、租用时间等。对于租入的设备，租入科室应将租借费用计入科室成本。对于租出的设备，出租科室需要计提折旧，同时记录设备出租带来的收入。

8. 资产报表

①管理报表：适用于资产管理人员，方便及时地了解各类资产的增减、变动情况，主要包括资产登记簿、资产月报明细表、资产分布情况表、资产维修明细表、逾龄资产统计表、役龄资产统计表等。

②财务报表：主要包括资产总账、资产明细账、全院资产分类汇总表、在库资产分类汇总表、在用资产分类汇总表、资产总账表、资产折旧报表等。

③统计报表：主要用于输出各种统计报表，便于医院资产管理人员随时掌握资产增减变动情况及原因，主要包括固定资产清单、资产变动情况表、数量统计表、处置情况表、部门构成分析表、价值构成分析表、类别构成分析表等。

八、报表管理

报表管理系统应支持定制报表样式的自定义，支持从各系统中提取相应的财务或业务数据，支持各种类型的计算公式，支持表内和表间审核公式的定义，支持报表的汇总，支持报表上报和退回等操作。

1. 报表样式定义

系统应预置会计制度规定的报表，包括报表名称、报表样式、取数公式、计算公式、审核公式、打印模板等。

系统也应支持报表的自定义，可以根据医院自身财务管理工作的需要，定义医院个性化的报表，用于辅助管理决策（见图12-9）。

通过对医院所要编制的报表的具体分析，要求会计信息系统的报表管理的功能，必须进行丰富和增强，能够支持行浮动报表，多张报表可以组成报表任务进行统一下发和上报，报表及其各类公式构成的报表参数可以集中导出和导入等。

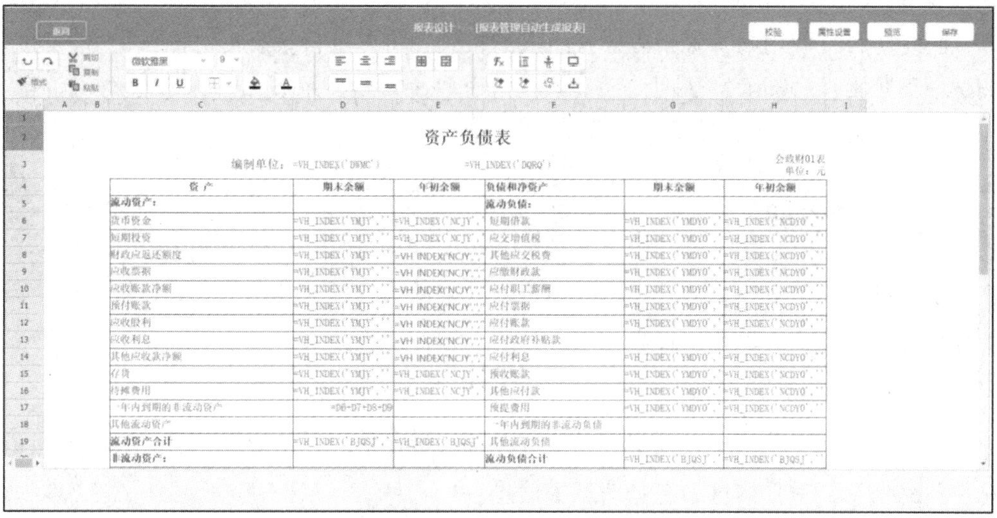

图 12 – 9　报表样式定义

（1）支持行浮动报表：行浮动表是相对于行列均固定的报表样式而言的，行在方向上支持自动或手工增加或减少。《医院各科室直接成本表》《医院临床服务类科室全成本表》《医院临床服务类科室全成本构成分析表》等报表，均是行浮动表。

（2）支持报表任务的管理：报表按业务种类可以分为财务会计报表、预算会计报表、成本报表；按报送周期可以分为月报、季报、年报等；按使用范围可以分为对外报表、内部报表等；按使用频率可以分为常规报表、临时报表等。通过将多张报表组成一个报表任务的方式，可以增强对报表的有效管理。

（3）报表参数的导出导入：《政府会计制度》及其补充规定所涉及的报表样式是各医院均应统一执行的，通过将各项报表相关内容统一以报表参数的形式来统一制订，并用导出和导入功能进行报表参数下发，将减轻各医院单独定制报表的工作量。

2. 报表数据生成

各会计期间完成凭证登记、凭证记账等操作后，选择要生成数据的报表，系统将依据已定义的报表取数公式，按月、季、年等周期，生成所需要的报表。

系统应支持报表提取业务系统数据。报表不但需要与本表内报表项目之间进行计算，也需要与其他报表的项目之间进行计算，还应支持从各业务系统提取业务数据，从而支持生成全部对内对外的财务会计报表、预算会计报表、成本报表等。

3. 报表审核

按定义的表内、表间审核公式，对报表数据进行审核，审核结果信息应包括：出错的单元格、相关的审核公式、单元格数值等。审核结果信息应支持打印和导出。报表审核不但支持单张报表的审核，也应支持多张报表的批量审核。

4. 报表汇总

医院各科室使用同一套报表样式生成的报表，可以进行报表汇总操作，将各科室的数据生成合计后的汇总数据。汇总操作可以反复执行，汇总结果也支持报表审核，能够导出和打印等。

九、系统管理

系统管理主要对医院的各项基础信息、医院集团的各项基础信息进行统一维护与管理，对信息系统的组织、权限、用户、安全监控进行统一管理。

1. 医院的系统信息管理

在医院级的系统信息管理中，设置各医院的科室信息、供应商信息、物资材料信息、药品信息、项目信息、患者信息等信息。

设置各医院的账套信息、会计期间设置、会计核算主体的基本信息，以及各账套的系统级参数等。

2. 医院集团的系统信息管理

医院集团如果采用集中的会计信息系统，为了便于集团间数据共享、便于上下级之间加强管理，需要将集团统一规定的信息系统的各项基础信息，下发到各医院来执行，各医院可以在与集团规定不冲突的前提下，扩展自己的个性化信息，从而实现统一高效的集团化信息系统建设。

医院集团的系统信息统一管理的内容，应包括：科目信息、账套信息、科室设置、项目设置、职工信息、物资信息、资产信息、药品信息、供应商信息、客户信息、患者类型、资金来源、结算方式等。

系统信息统一管理的方法，可以采用医院集团统一制订后下发各医院执行的方式，也应支持各医院在线上报申请，医院集团审批通过后再下发相应医院执行的方式。

3. 系统管理中心

在系统管理中心，实现对信息系统的组织机构、角色、用户、权限等的统一管理。

第二节　医院执行《政府会计制度》信息化业务处理

《政府会计制度》要求在同一套会计信息系统中实现财务会计和预算会计双重功能，通过资产、负债、净资产、收入、费用五个要素进行财务会计核算，通过预算收入、预算支出和预算结余三个要素进行预算会计核算;满足财务会计采用权责发生制,预算会计采用收付实现制;满足通过财务会计核算形成财务报告,通过预算会计核算形成决算报告。

财政部门依据《政府会计准则——基本准则》,并结合公立医院的实际情况,就公立医院执行《政府会计制度——行政事业单位会计科目和报表》发布了补充规定,增设了医院行业特有的明细科目,补充了医院行业特有的财务会计和预算会计报表,增加了医院成本报表。

因此,在会计信息系统的软件设计和实现上必须能够满足《政府会计制度》及相应的补充规定的最新要求,一方面充分符合制度要求,另一方面操作简洁易用、符合医院行业特点。

一、平行记账业务处理

《政府会计制度》构建了"财务会计和预算会计适度分离并相互衔接"的会计核算模式。对于纳入部门预算管理的现金收支业务,在进行财务会计核算的同时也进行预算会计核算。对于其他业务,仅需要进行财务会计核算。

在《政府会计制度》要求下,"平行记账"业务可以循序渐进地实现。

首先,通过全手工的模式,实现财务会计、预算会计同时录入。

其次,通过预算会计和财务会计科目映射,录入财务会计分录后,根据映射关系自动带出预算会计分录。

再次,可以在信息系统中内置医院和卫生医疗机构行业特色的业务场景模板,通过选择模板进行记账。

最后,根据自动凭证模板,待业务系统相关业务完成处理后,自动生成账务处理模块的记账凭证。

"平行记账"在会计信息系统中的展现方式。

在凭证展示时,应支持灵活的选择和自由切换。对于一张会计记账凭证,如果同时存在财务会计分录和预算会计分录,则应优先采用左右布局来展示;如果只有财务会计分录,或者只有预算会计分录,则优先采用上下布局来展示。其中,左右布局,如图12-10所示;上下布局,如图12-11所示。

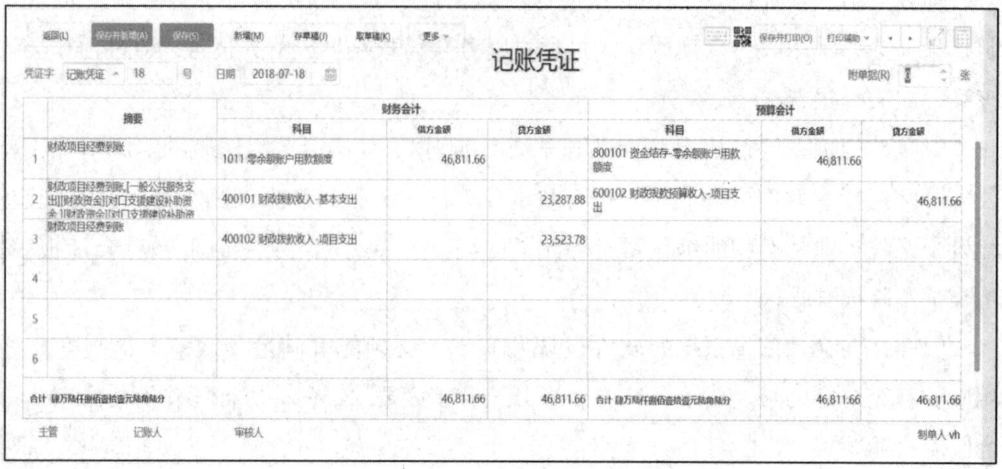

图 12-10 "左右布局"展示效果

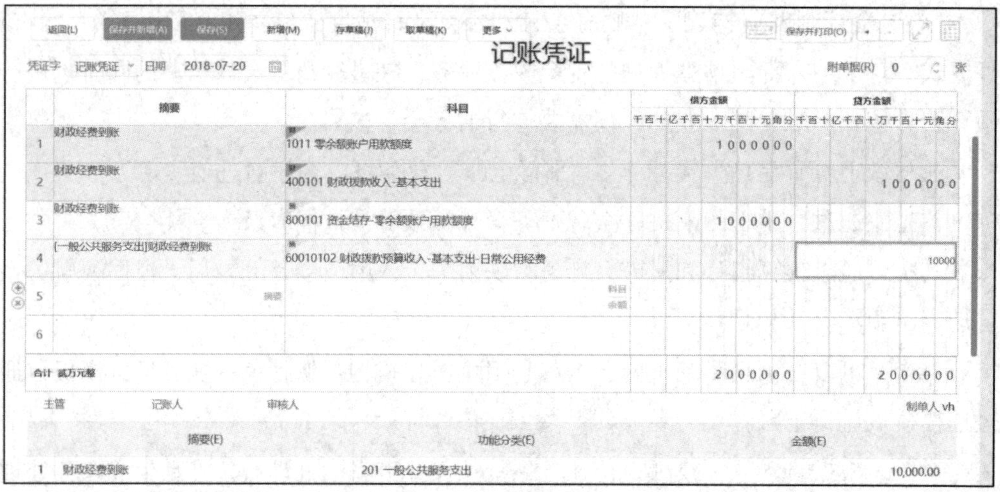

图 12-11 "上下布局"的展示效果

在账簿展示或报表展示时,因为财务会计科目和预算会计科目有明确的编码上的区分,采用现有的账簿和报表展示方式,就可以满足平行记账的展示要求。

按照《政府会计制度》的相关规定,在会计信息系统中预置医院常用的凭证模板库,如图 12-12 所示。模板同时支持财务会计分录和预算会计分录。通过业务场景名称对模板进行分级分组管理,手工选择或模糊查找模块来快速调用模板以生成记账凭证。

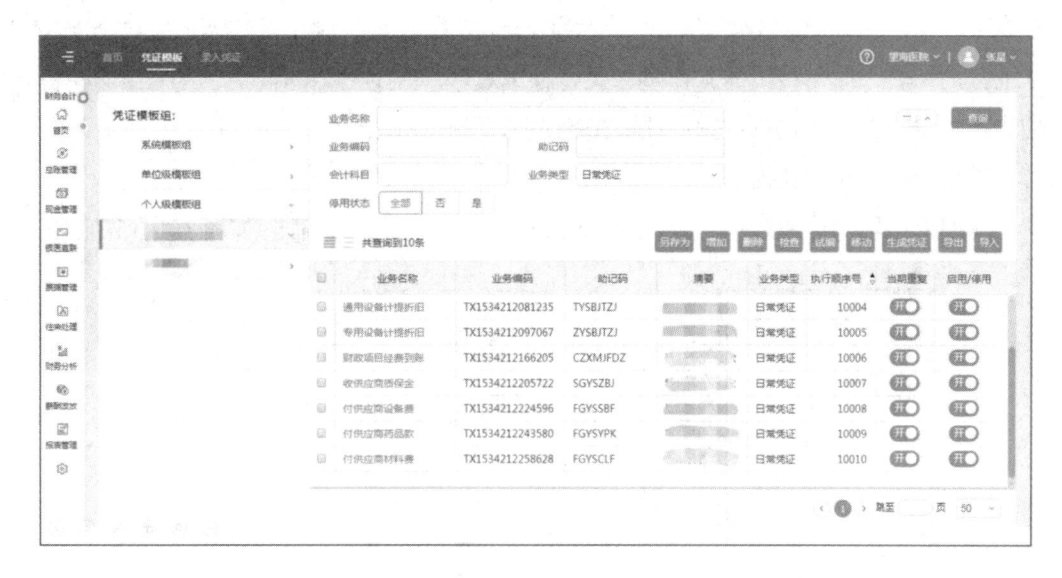

图12-12 凭证模板库

通过以"业财融合"为目标的信息系统集成建设，医院可以将会计信息系统与物流管理系统、固定资产系统、采购管理系统、智能报销系统、药品管理系统、HIS收费系统等系统有机结合，构建一体化的管理信息系统。各业务系统的业务发生后，按约定规则在会计信息系统中生成相应的记账凭证，如图12-13所示。医院采用《政府会计制度》后，通过业务系统生成的记账凭证，也将同时包含财务会计和预算会计的分录。

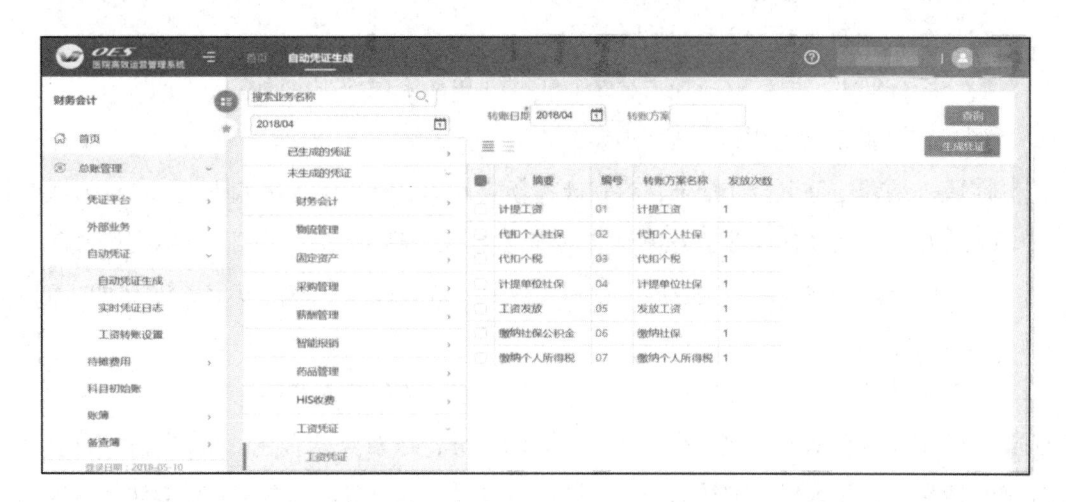

图12-13 业财融合自动生成记账凭证

二、期末结转业务处理

《政府会计制度》规定，财务会计和预算会计在期末均要进行结转业务处理。通过在会计信息系统中事先设置每月的全部结转收支的模板,调用月结模板完成全部收支业务的结转,简化结转的工作量,提高工作效率,减少出错的概率。月末结转模板应支持批量执行,在执行过程中能够按事先规定的执行顺序来有序执行,对于反复执行的模板应进行控制和提醒。

在期末结转的业务处理内容方面,财务会计的期末处理流程,如图 12-14 所示。

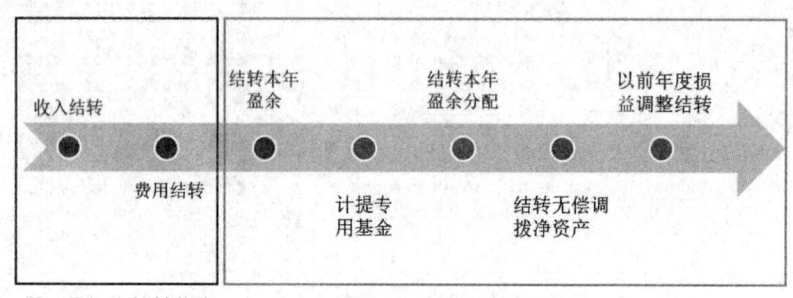

图 12-14 财务会计期末处理流程图

(一) 财务会计

1. 月末处理

财务会计的月末处理主要是进行各种收支结转。在财务会计的本期盈余科目下设财政项目盈余、医疗盈余、科教盈余明细科目。

(1) 财政项目盈余收支结转。

每个会计期末,应将财政项目各项收入、费用的本期发生额,转入本期盈余。

(2) 医疗盈余收支结转。

①收入结转:每个会计期末,将财政拨款收入中的财政基本拨款收入、事业收入中的医疗收入、上级补助收入、附属单位上缴收入、经营收入、非同级财政拨款收入、投资收益、捐赠收入、利息收入、租金收入、其他收入的本期发生额转入本期盈余——医疗盈余。

②费用结转:每个会计期末,将业务活动费用、单位管理费用中与医疗活动相关且经费性质为财政基本拨款经费和其他经费的部分,以及经营费用、资产处置费用、上缴上级费用、对附属单位补助费用、所得税费用、其他费用的本期发生额转入本期盈余——医疗盈余。

(3) 科教盈余收支结转。

每个会计期末,将科研教学产生的各项收入、费用的本期发生额,转入本期盈余。

2. 年末处理

财务会计年末结转，主要包括如下业务内容。

（1）结转本期盈余：将本期盈余下的医疗盈余转入到本年盈余分配。

（2）提取专项基金：医院根据有关规定、依据财务会计下医疗盈余（不含财政基本拨款形成的盈余）计算提取的职工福利基金；医院根据有关规定、按照财务会计下相关数据计算提取并列入费用的医疗风险基金。

（3）结余分配转出：将结余分配的科目余额转入到累计盈余科目。

（4）结转无偿调拨净资产：将无偿调拨净资产科目的余额转入到累计盈余科目。

（5）以前年度盈余调整：调整以前年度的收入、调整以前年度的费用、调整盘盈的非流动资产，然后将以前年度盈余调整科目余额转入到累计盈余。

（二）预算会计

预算会计年末结转主要包含以下的内容。

（1）预算收入结转：①将财政拨款收入本年发生额转入到财政拨款结转——本年收支结转科目。②将非财政拨款收入的本年发生额转入非财政拨款结转——本年收支结转科目。③将预算经营收入本年发生额转入到经营结余科目。④将非专项资金收入本年发生额转入其他结余科目。

（2）预算支出结转：①将财政拨款支出本年发生额转入到财政拨款结转——本年收支结转科目。②将非财政拨款支出的本年发生额转入非财政拨款结转——本年收支结转科目。③将预算经营支出本年发生额转入到经营结余科目。④将非专项资金支出本年发生额转入其他结余科目。

（3）年末冲销：①财政拨款结转。本年收支结转、年初余额调整、归集调入、归集调出、归集上缴、单位内部调剂等科目结转到累计结转科目。②非财政拨款结转。年初余额调整、归集上缴、单位内部调剂、结转转入余额转入累计结余科目。③非财政拨款结转。年初余额调整、项目间接费用或管理费、缴回资金、本年收支结转余额转入本科目累计结转。④非财政拨款结转。年初余额调整、项目间接费用或管理费、结转转入余额转入累计结余。

（4）结转结余：①结转其他结余。将其他结余转入非财政拨款结余分配。②结转经营结余。将经营结余转入非财政拨款结余分配。

（5）提取专用基金：根据有关规定提取专用基金的，按照提取的金额结转到专用基金科目。

（6）非财政拨款结余分配：将余额转入到非财政拨款结余——累计结余科目。

三、本期盈余与预算结余差异调节处理

因为财务会计的收支与预算会计收支确认的时点不同、依据不同，对于同一笔经济业务，财务会计收支和预算会计收支往往会存在差异，这就会造成预算收入支出表中"本年预算收支差额"与收入费用表中"本期盈余"不相等。《政府会计制度》要求在报表附注中披露本年盈余与预算结余的差异情况表。

本年盈余与预算结余差异情况表涉及大量记账凭证，编制难度大、容易出错。所以，快速、准确地编制出本年盈余与预算结余差异情况表将是会计信息系统的重要功能。

会计信息系统应通过如下步骤，实现自动生成差异情况表。

（1）设置差异项目的影响因素。

（2）记账凭证保存时自动检测是否存在财务会计与预算会计的收支差异。

（3）根据影响因素，自动标注差异的具体项目和差异金额，如图 12-15 所示。

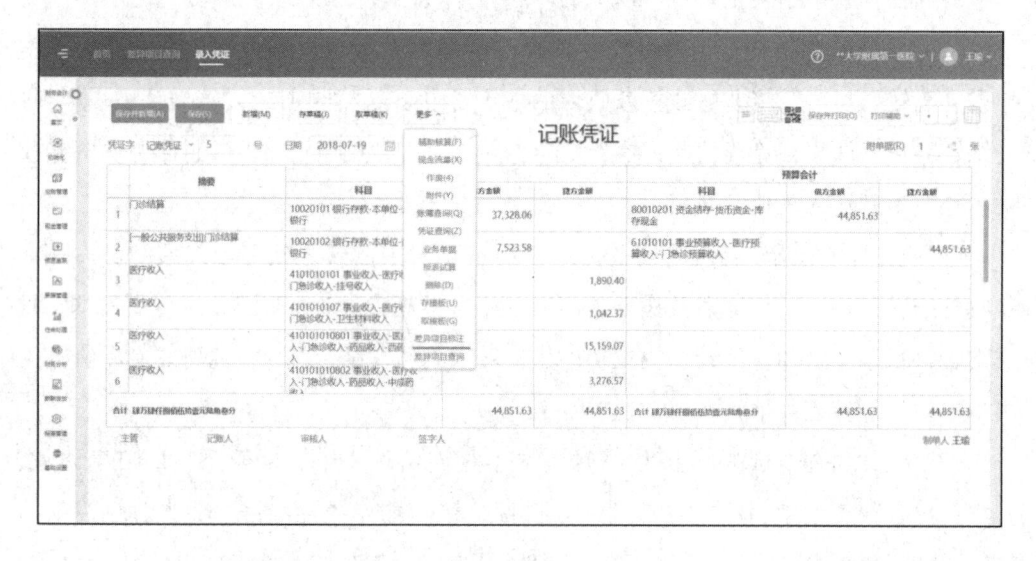

图 12-15　记账凭证的差异项目标注

（4）期末一键生成差异情况表。

四、备查簿管理

《政府会计制度》规定的备查簿，包括：应收账款备查簿、其他应收款备查簿、应付账款备查簿、其他应付款备查簿、预收账款备查簿、长期应付款备查簿、应收票据备查簿、应付票据备查簿、租入借入固定资产备查簿、公共基础设施备查簿、文物文化资产备查簿、罚没物资备查簿等。

（1）应收账款备查簿：对于账龄超过规定年限、确认无法收回的应收账款，按照规定报经批准后予以核销。按照核销金额，借记"坏账准备"科目，贷记"应收账款"科目。核销的应收账款应在备查簿中保留登记。

（2）其他应收款备查簿：对于账龄超过规定年限、确认无法收回的其他应收款，按照规定报经批准后予以核销。按照核销金额，借记"坏账准备"科目，贷记"其他应收款"科目。核销的其他应收款应当在备查簿中保留登记。

（3）应付账款备查簿：将核销的应付账款在备查簿中进行登记和注销。

（4）其他应付款备查簿：将核销的其他应付款在备查簿中进行登记和注销。

（5）预收账款备查簿：将核销的预收账款在备查簿中进行登记和注销。

（6）长期应付款备查簿：将核销的长期应付款在备查簿中进行登记和注销。

（7）应收票据备查簿：应收票据到期结清票款或退票后，在备查簿内逐笔注销。

（8）应付票据备查簿：单位应当设置"应付票据备查簿"，如图 12－16 所示，详细登记每一应付票据的种类、号数、出票日期、到期日、票面金额、交易合同号、收款人姓名或单位名称，以及付款日期和金额等。

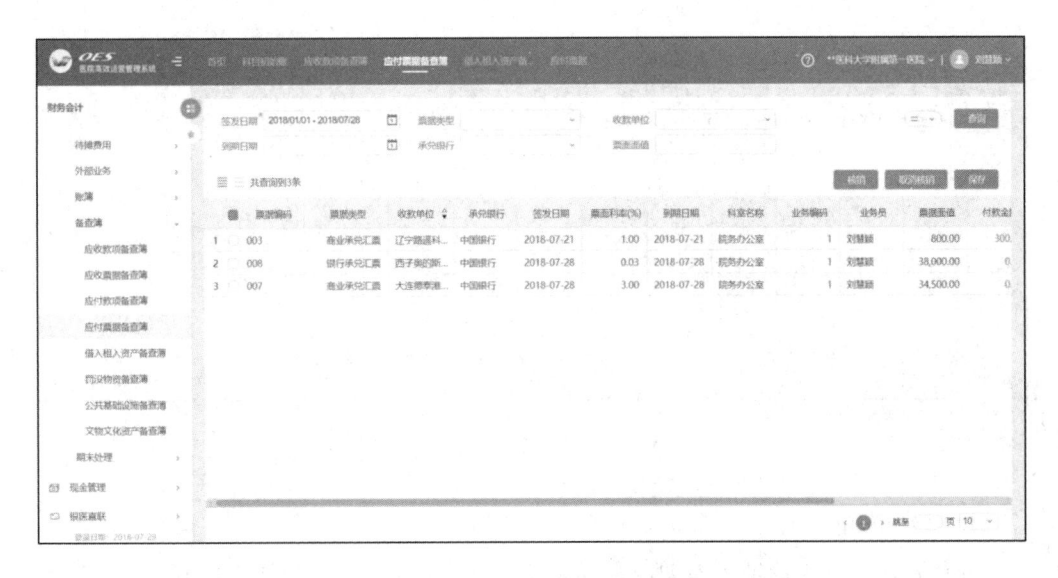

图 12－16　应付票据备查簿

（9）租入借入固定资产备查簿：以借入、经营租赁租入方式取得的固定资产，应当设置备查簿进行登记。

（10）公共基础设施备查簿：对于成本无法可靠取得的公共基础设施，单位应当设置备查簿进行登记，待成本能够可靠确定后按照规定及时入账。

（11）文物文化资产备查簿：对于成本无法可靠取得的文物文化资产，单位应当设置备查簿进行登记，待成本能够可靠确定后按照规定及时入账。

（12）罚没物资备查簿：罚没物资成本无法可靠确定的，单位应当设置备查簿进行登记。

五、待摊费用和预提费用

1. 待摊费用

待摊费用是指已经支出但应由本期和以后各期分别负担的各项费用，如低值易耗品摊销、一次支出数额较大的财产保险费、排污费、技术转让费、广告费、固定资产经常修理费、预付租入固定资产的租金等。

医院会计信息系统通过对待摊费用的管理，可以实现对待摊费用的逐项管理、按月执行、自动生成凭证等，减轻了待摊费用处理错、漏的可能性。其中，待摊费用的按月执行，如图 12-17 所示。

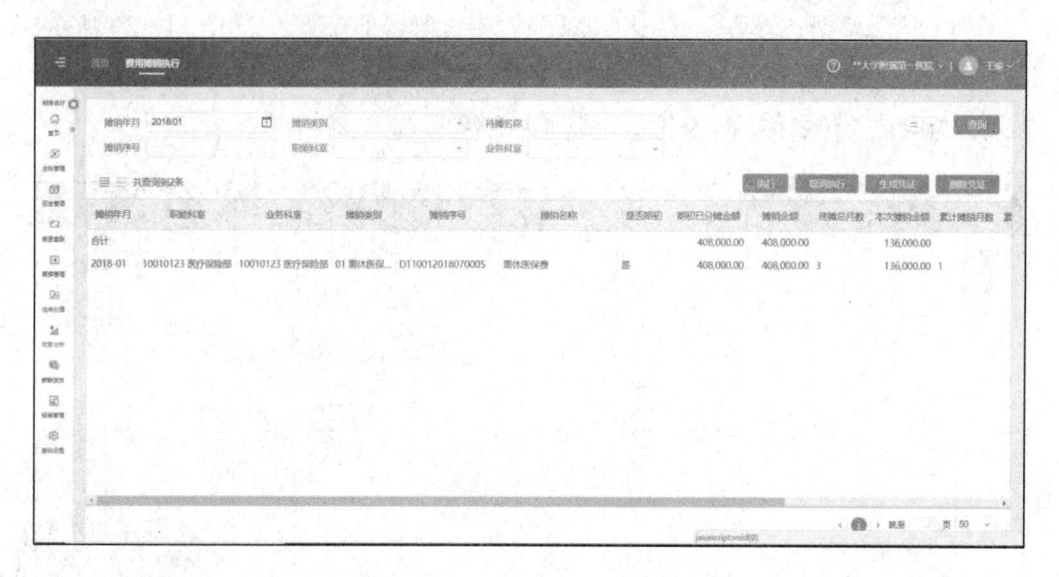

图 12-17　待摊费用按月执行

2. 预提费用

预提费用指已提前纳入当期成本或费用、在以后月份才实际支付的费用。例如，租赁房屋按季度末支付，租金应由各月份来共同负担，在各月计提该费用。

六、科教业务处理

科研教学是医疗行业的特性，对于科研教学的业务处理也要遵循《政府会计制度》及其补充规定的要求。

医院因开展科研教学活动从非同级政府财政部门取得的资金，应在"事业收入——科教收入"科目下单设"科研项目收入"和"教学项目收入"明细科目进行核算。同时,应当在"事业预算收入——科教预算收入"科目下单设"科研项目预算收入"和"教学项目预算收入"明细科目进行明细核算。

医院应当按照合同完成进度来确认科教收入。测算合同完成进度的方法,主要有:根据科研教学业务实际情况、根据合同执行时间进度、根据已发生费用占合同整体费用的比例等方法。

医院从事科教项目的支出,应在"业务活动费用""单位管理费用"科目下设置科教支出明细科目。同时,医院可根据自身的管理要求,在科教支出下按照《政府收支分类科目》中"部门预算支出经济分类科目"进行明细核算。同时,为支持预算会计的核算,应当在"事业支出"下设置"科研支出"科目进行明细核算。

月末,医院应将科研教学活动产生的各项收入、费用的本期发生额转入"本期盈余——科教盈余"科目。年末,再将其转入"累计盈余——科教盈余"。

七、财政专项业务处理

医院的财政专项业务管理,主要包括对财政拨款收入、财政拨款支出、财政盈余的专项管理。

医院通过"4001 财政拨款收入""6001 财政拨款预算收入"科目,记录财政拨款入账情况。

医院应对"5001 业务活动费用"科目按照经费性质(财政基本拨款经费、财政项目拨款经费、科教经费、其他经费)进行明细核算。应对"5101 单位管理费用"科目按照经费性质(财政基本拨款经费、财政项目拨款经费、科教经费、其他经费)进行明细核算。同时,在预算会计的"7201 事业支出"下设"财政拨款支出"明细科目。

医院应在"3001 累计盈余"科目下设置"300101 财政项目盈余""300102 医疗盈余""300103 科教盈余""300104 新旧转换盈余"明细科目。

月末,财务会计中,将医院本期财政拨款收入、业务活动费用、单位管理费用中与医疗活动相关且经费性质为财政专项部分的本期发生额,转入"本期盈余——财政项目盈余"。年末,将"本期盈余——财政项目盈余"的余额转入"累计盈余——财政项目盈余"。预算会计中通过"财政拨款结转"和"财政拨款结余",处理财政拨款的结转和结余业务。

八、报表体系设计

《政府会计制度》的报表,包括财务会计报表、预算会计报表。财务会计报表,主要包括资产负债表、收入费用表、现金流量表、净资产变动表;预算报表,主要包括预算收入支出表、预算结转结余变动表、财政拨款预算收入支出表。系统应支持对上述报表的统一管理,如图 12-18 所示。

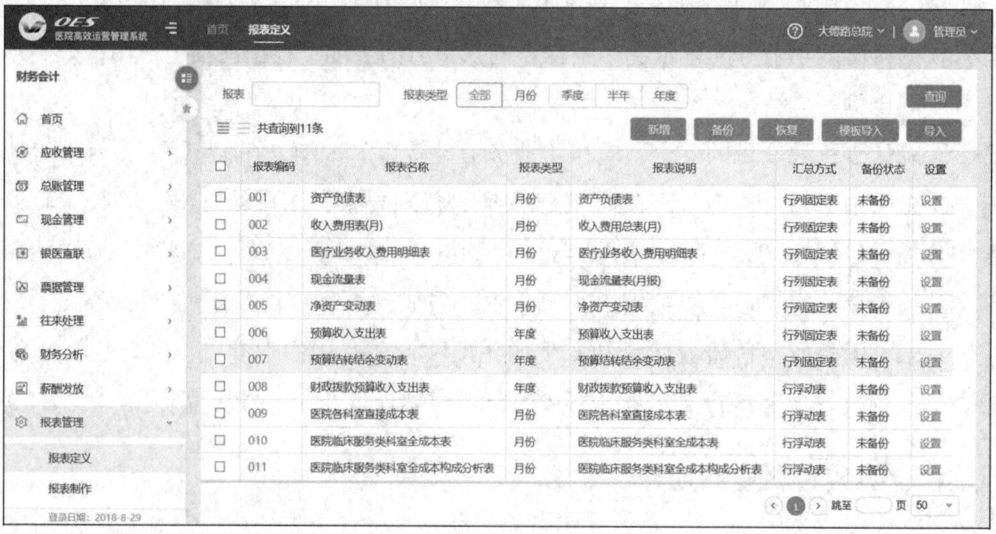

图 12-18 报表管理

财政部门下发的关于公立医院执行《政府会计制度——行政事业单位会计科目和报表》的补充规定中,针对医院的报表进行了调整和补充:

(1)收入费用表,增加了明细项目;

(2)预算收入支出表,增加了明细项目;

(3)增加了"医疗业务收入费用明细表";

(4)增加了"医院各科室直接成本表";

(5)增加了"医院临床服务类科室全成本表";

(6)增加了"医院临床服务类科室全成本构成分析表"。

第三节 医院执行《政府会计制度》的衔接信息化处理

为了确保《政府会计制度》在医院的顺利过渡,财政部门发布了"关于医院执行《政府会计制度——行政事业单位会计科目和报表》的衔接规定",其中关于新旧制度衔接的总体要求如下。

(1)自 2019 年 1 月 1 日起,医院应当严格按照新制度和补充规定的规定进行会计核算、编制财务报表和预算会计报表。

(2)医院应当按照本规定做好新旧制度衔接的相关工作,主要包括以下几个方面。

①根据原账编制 2018 年 12 月 31 日的科目余额表，并按照本规定要求，编制原账的部分科目余额明细表。

②按照新制度设立 2019 年 1 月 1 日的新账。

③按照规定要求，登记新账的财务会计科目余额和预算结余科目余额，包括将原账科目余额转入新账财务会计科目、按照原账科目余额登记新账预算结余会计科目，将未入账事项登记新账科目，并对相关新账科目余额进行调整。原账科目是指按照原制度规定设置的会计科目。

④按照登记及调整后新账的各会计科目余额，编制 2019 年 1 月 1 日的科目余额表，作为新账各会计科目的期初余额。

⑤根据新账各会计科目期初余额，按照新制度编制 2019 年 1 月 1 日资产负债表。

与现行的《医院会计制度》相比，《政府会计制度》在科目体系、账务处理、报表体系等方面都有非常大的调整，如果采用手工方式处理，则各医院财务人员在《医院会计制度》与《政府会计制度》的衔接上需要投入非常多的人力，并且要对《政府会计制度》的各项规定有非常深刻的业务理解，这样才能顺利进行过渡。

只有通过专项开发的会计信息系统，实现数据的正确转换，确保新旧账套的有序衔接，才能保证全面落实相关衔接规定、极大地减轻工作量、保障新旧制度衔接转换的科学严谨。会计信息系统中新旧制度衔接的业务流程，如图 12 - 19 所示。

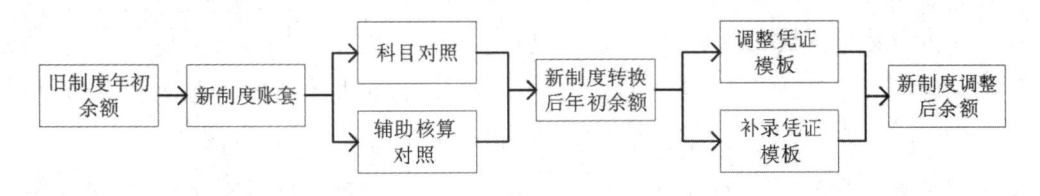

图 12 - 19　新旧制度衔接流程图

会计信息系统，在将原账数据转换到新账数据的过程中，应实现同时连接原账账套和新账账套、查看原账余额表、维护新旧科目间和新旧辅助核算项间的对照关系、执行原账余额转换成新账余额的功能、维护新账的调整凭证和补录凭证、查询新账科目余额和辅助余额等功能。

1. 同时连接原账账套和新账账套

会计信息系统通过连接原账账套，提取和查询原账的财务数据。通过连接新账账套，将提取并转换后的财务数据，存储在新账账套中。

2. 对照关系维护

①设置与维护原账和新账的会计科目之间的对照关系。②设置与维护原账和新账

的辅助核算项之间的对照关系，既维护辅助核算项类别之间的对应关系，也要维护具体的辅助核算项目之间的对应关系，如图12-20所示。

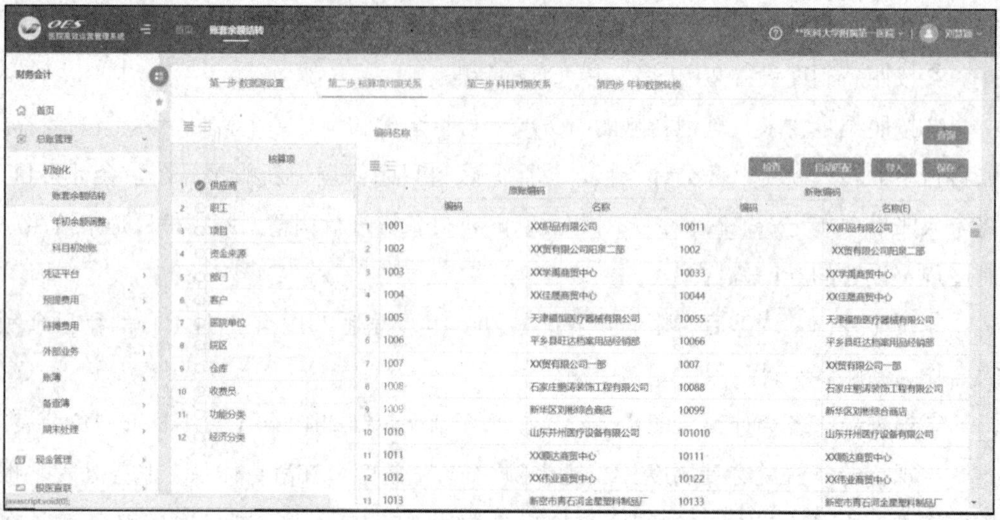

图12-20 辅助核算项对照关系图

3. 执行年初数据转换

①采集原账的科目及科目在2018年年末的余额。②依据辅助核算项间的对照关系、科目间的对照关系，将旧账下的科目余额、辅助核算项余额、往来未核销项明细余额等数据转换到新账中，并进行试算平衡校验。③转换完成后，在新账中继续完成2019年年初账套初始化的其他工作。

4. 年初余额调整

因为《医院会计制度》和《政府会计制度》在部分业务的会计处理方面存在着较大的不同之处，所以转换后的部分科目，需要编制调整凭证进行调整；部分科目，需要编制补充凭证进行登记入账，如图12-21所示。会计信息系统应提供年初调整和补录凭证的模板，涵盖《政府会计制度》及相关衔接规定的全部业务内容，通过引用凭证模板实现快速生成相关调整和补录凭证。

5. 查询数据衔接工作底稿

会计信息系统应提供随时查询原账余额表、新账余额表的功能，并提供试算平衡检查的功能。提供转换工作底稿查询的功能，实现按借/贷方来分别查询各科目的调整金额汇总数，并能够联查到调整凭证的明细分录。能够将新旧制度数据衔接的各步骤以工作底稿的形式进行导出或打印。

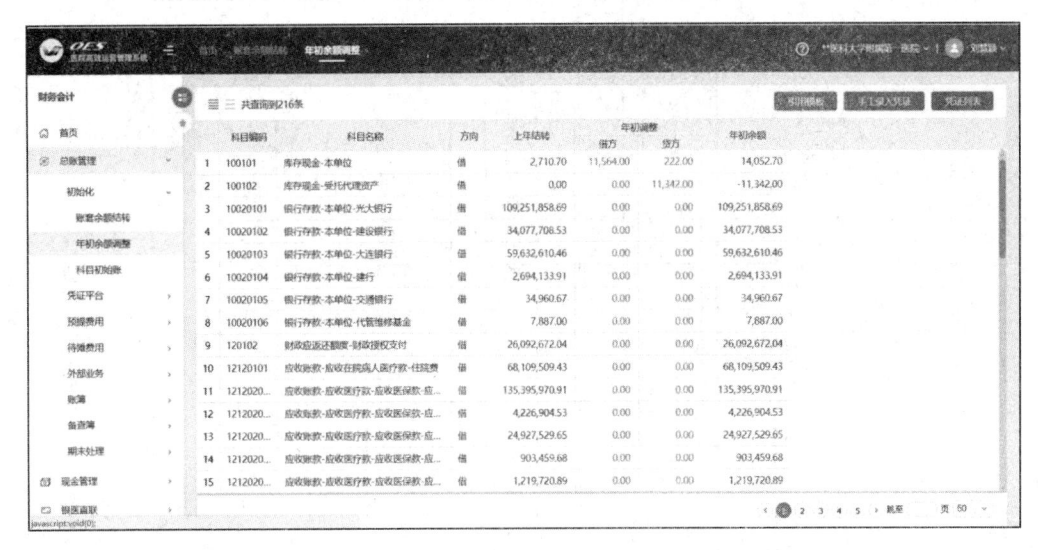

图 12-21　年初余额调整

附 录

附录一 医院 2019 年 1 月 1 日起执行的财务会计科目[①]

类型	级次	科目编码	科目名称	明细核算					备注说明
				部门	项目	个人	供应商	其他	
资产	1	1001	库存现金						根据制度规定
资产	2	100101	本单位						
资产	3	10010101	基本户						可视医院具体情况设置
资产	3	10010102	零余额账户						
资产	2	100102	受托代理资产						根据制度规定
资产	1	1002	银行存款						根据制度规定
资产	2	100201	本单位						
资产	3	10020101	基本户						可视医院具体情况设置
资产	3	10020102	定期存款						
资产	3	10020103	住房基金						
资产	3	10020104	维修基金						

[①] 本科目以《政府会计制度》所规定的科目名称和编号为基础,结合医院业务实际,按照《政府会计制度》相关科目核算与编码规则进行了必要的补充和细化,供各医院参考使用。

续表

类型	级次	科目编码	科目名称	明细核算 部门	明细核算 项目	明细核算 个人	明细核算 供应商	明细核算 其他	备注说明
资产	2	100202	受托代理资产						根据制度规定
资产	1	1011	零余额账户用款额度						根据制度规定
资产	2	101101	基本支出						可视医院具体情况设置
资产	2	101102	项目支出						
资产	1	1021	其他货币资金						根据制度规定
资产	2	102101	外埠存款						
资产	2	102102	银行本票存款						根据制度规定
资产	2	102103	银行汇票存款						根据制度规定
资产	2	102104	信用卡存款						
资产	1	1101	短期投资					按照投资的种类	
资产	1	1201	财政应返还额度						根据制度规定
资产	2	120101	财政直接支付						
资产	2	120102	财政授权支付						
资产	1	1211	应收票据		√		√		根据制度规定
资产	2	121101	银行承兑汇票		√				
资产	2	121102	商业承兑汇票		√				
资产	1	1212	应收账款	√		√	√		可视医院具体情况设置
资产	2	121201	应收在院病人医疗款						
资产	2	121202	应收医疗款						

续表

类型	级次	科目编码	科目名称	明细核算 部门	明细核算 项目	明细核算 个人	明细核算 供应商	明细核算 其他	备注说明
资产	3	12120201	应收医保款						
资产	4	1212020101	应收门急诊医保款						
资产	4	1212020102	应收住院医保款						
资产	3	12120202	门急诊病人欠费						
资产	3	12120203	出院病人欠费						根据制度规定
资产	2	121203	其他应收款						根据制度规定
资产	1	1214	预付账款		√	√	√		根据制度规定
资产	1	1215	应收股利					按照被投资单位	根据制度规定
资产	1	1216	应收利息		√	√	√	按照被投资单位	根据制度规定
资产	1	1218	其他应收款	√					可视医院具体情况设置
资产	2	121801	差旅费						
资产	2	121802	职工住院费						
资产	2	121803	周转金						
资产	2	121804	医疗赔偿款						
资产	2	121899	其他						
资产	1	1219	坏账准备						根据制度规定
资产	2	121901	应收账款坏账准备						根据制度规定
资产	2	121902	其他应收款坏账准备						
资产	1	1301	在途物品					按照供应单位和物品种类	

续表

类型	级次	科目编码	科目名称	明细核算					备注说明
				部门	项目	个人	供应商	其他	
资产	1	1302	库存物品						根据制度规定
资产	2	130201	药品						
资产	2	130202	卫生材料						
资产	3	13020201	血库材料						
资产	3	13020202	医用气体						
资产	3	13020203	影像材料						
资产	3	13020204	化验材料						
资产	3	13020205	其他卫生材料						根据制度规定
资产	2	130203	低值易耗品						
资产	2	130204	其他材料						
资产	2	130205	成本差异						
资产	1	1303	加工物品						
资产	2	130301	自制物品						根据制度规定
资产	3	13030101	直接材料						
资产	3	13030102	直接人工						
资产	3	13030103	其他直接费用						
资产	3	13030104	间接费用						
资产	2	130302	委托加工物品						

续表

类型	级次	科目编码	科目名称	明细核算					备注说明
				部门	项目	个人	供应商	其他	
资产	1	1401	待摊费用					种类	根据制度规定
资产	1	1501	长期股权投资		√				根据制度规定
资产	2	150101	成本						
资产	2	150102	损益调整						根据制度规定
资产	2	150103	其他权益变动						
资产	1	1502	长期债券投资						根据制度规定
资产	2	150201	成本						
资产	2	150202	应计利息						
资产	1	1601	固定资产					来源	根据制度规定
资产	2	160101	房屋及构筑物						按照形成固定资产的经费性质(财政项目拨款经费、科教经费、其他经费)进行明细核算
资产	2	160102	专用设备						
资产	2	160103	通用设备						
资产	2	160104	文物和陈列品						
资产	2	160105	图书档案						
资产	2	160106	家具、用具、装具及动植物						
资产	1	1602	固定资产累计折旧					来源	根据制度规定
资产	2	160201	房屋及构筑物						按形成固定资产的经费性质(财政项目拨款经费、科教经费、其他经费)进行明细核算
资产	2	160202	专用设备						
资产	2	160203	通用设备						
资产	2	160204	家具、用具、装具						

附　录

续表

类型	级次	科目编码	科目名称	明细核算					备注说明
				部门	项目	个人	供应商	其他	
资产	1	1611	工程物资						根据制度规定
资产	2	161101	库存材料						
资产	2	161102	库存设备						
资产	1	1613	在建工程					来源	
资产	2	161301	建筑安装工程投资		√				根据制度规定，按照经费性质（财政项目拨款经费、科教经费、其他经费）进行明细核算
资产	2	161302	设备投资		√				
资产	2	161303	待摊投资		√				
资产	2	161304	其他投资		√				
资产	2	161305	待核销基建支出		√				
资产	2	161306	基建转出投资						
资产	1	1701	无形资产					来源	根据制度规定
资产	2	170101	专利权						按照形成无形资产的经费性质（财政项目拨款经费、科教经费、其他经费）进行明细核算
资产	2	170102	非专利技术						
资产	2	170103	商标权						
资产	2	170104	著作权						
资产	2	170105	土地使用权						
资产	2	170106	软件						
资产	2	170107	其他						
资产	1	1702	无形资产累计摊销					来源	根据制度规定

续表

类型	级次	科目编码	科目名称	明细核算					备注说明
				部门	项目	个人	供应商	其他	
资产	2	170201	专利权						按照形成无形资产的经费性质（财政项目拨款经费、科教经费、其他经费）进行明细核算
资产	2	170202	非专利技术						
资产	2	170203	商标权						
资产	2	170204	著作权						
资产	2	170205	土地使用权						按照形成无形资产的经费性质（财政项目拨款经费、科教经费、其他经费）进行明细核算
资产	2	170206	软件						
资产	2	170207	其他						
资产	1	1703	研发支出					来源	根据制度规定，按照财政项目拨款经费、科教经费、其他经费）进行明细核算
资产	2	170301	研究支出		√				
资产	2	170302	开发支出		√				根据制度规定
资产	1	1801	公共基础设施						根据制度规定
资产	1	1802	公共基础设施累计折旧（摊销）						
资产	1	1811	政府储备物资		√				根据制度规定
资产	2	181101	在库		√				
资产	2	181102	发出		√				
资产	1	1821	文物文化资产						根据制度规定
资产	1	1831	保障性住房						根据制度规定
资产	1	1832	保障性住房累计折旧						根据制度规定

续表

| 类型 | 级次 | 科目编码 | 科目名称 | 明细核算 ||||| 备注说明 |
				部门	项目	个人	供应商	其他	
资产	1	1891	受托代理资产					按照资产的种类和委托人、受赠人	根据制度规定
资产	1	1901	长期待摊费用		√				根据制度规定
资产	1	1902	待处理财产损溢		√				
资产	2	190201	待处理财产价值						根据制度规定
资产	2	190202	处理净收入						
负债	1	2001	短期借款		√			债权人/种类	根据制度规定
负债	1	2101	应交增值税			√			
负债	2	210101	应交税金						
负债	3	21010101	进项税额						
负债	3	21010102	已交税金						
负债	3	21010103	转出未交增值税						根据制度规定
负债	3	21010104	减免税款						
负债	3	21010105	销项税额						
负债	3	21010106	进项税额转出						
负债	3	21010107	转出多交增值税						
负债	2	210102	未交税金						
负债	2	210103	预交税金						
负债	2	210104	待抵扣进项税额						
负债	2	210105	待认证进项税额						

续表

类型	级次	科目编码	科目名称	明细核算 部门	明细核算 项目	明细核算 个人	明细核算 供应商	明细核算 其他	备注说明
负债	2	210106	待转销项税额						根据制度规定
负债	2	210107	简易计税						根据制度规定
负债	2	210108	转让金融商品应交增值税						
负债	2	210109	代扣代交增值税						
负债	1	2102	其他应交税费						根据制度规定
负债	2	210201	应交城市维护建设税						
负债	2	210202	应交教育费附加						
负债	2	210203	应交地方教育费附加						
负债	2	210204	应交车船税						
负债	2	210205	应交房产税						
负债	2	210206	应交城镇土地使用税						
负债	2	210207	应交个人所得税						
负债	2	210208	单位应交所得税						
负债	2	210209	应交环境保护税						
负债	2	210210	应交其他税费						可视医院具体情况设置
负债	1	2103	应缴财政款		√			类别	根据制度规定
负债	2	210301	应缴国库款						
负债	2	210302	应缴财政专户款						可视医院具体情况设置

续表

类型	级次	科目编码	科目名称	明细核算 部门	明细核算 项目	明细核算 个人	明细核算 供应商	明细核算 其他	备注说明
负债	1	2201	应付职工薪酬						
负债	2	220101	基本工资（含离退休费）					身份	
负债	2	220102	国家统一规定的津贴补贴						根据制度规定
负债	2	220103	规范津贴补贴（绩效工资）						
负债	2	220104	改革性补贴						
负债	2	220105	社会保险费						
负债	2	220106	住房公积金						
负债	2	220199	其他个人收入						
负债	1	2301	应付票据		√		√	债权人	根据制度规定
负债	2	230101	银行承兑汇票						可视医院具体情况设置
负债	2	230102	商业承兑汇票						
负债	1	2302	应付账款		√		√	债权人	根据制度规定
负债	2	230201	应付库存物品款						可视医院具体情况设置
负债	3	23020101	应付药品款						
负债	3	23020102	应付卫生材料款						
负债	3	23020103	应付低值易耗品款						
负债	3	23020104	应付其他材料款						
负债	2	230202	应付固定资产款						

续表

类型	级次	科目编码	科目名称	明细核算					备注说明
				部门	项目	个人	供应商	其他	
负债	2	230203	应付维修费						可视医院具体情况设置
负债	2	230204	应付无形资产款						
负债	2	230205	应付工程款						根据制度规定（建设项目）
负债	2	230206	应付器材款						根据制度规定
负债	1	2303	应付政府补贴款					种类	根据制度规定
负债	1	2304	应付利息					债权人	可视医院具体情况设置
负债	2	230401	短期借款利息						
负债	2	230402	分期付息到期还本的长期借款利息						
负债	1	2305	预收账款					债权人	根据制度规定
负债	2	230501	预收医疗款						
负债	3	23050101	门急诊预收款						
负债	3	23050102	住院预收款						
负债	3	23050103	其他预收账款						
负债	2	230502	其他应付款					类别/债权人	根据制度规定
负债	1	2307	押金						可视医院具体情况设置
负债	2	230701	保证金						
负债	2	230702	公务卡欠款						
负债	2	230703	其他						
负债	2	230799							

续表

类型	级次	科目编码	科目名称	明细核算					备注说明
				部门	项目	个人	供应商	其他	
负债	1	2401	预提费用						根据制度规定
负债	2	240101	预提租金费用						可视医院具体情况设置
负债	2	240102	项目间接费用或管理费						根据制度规定（提取时）
负债	1	2501	长期借款					债权人/种类	
负债	2	250101	本金						根据制度规定
负债	2	250102	应计利息						
负债	1	2502	长期应付息					类别/债权人	根据制度规定
负债	1	2601	预计负债		✓				根据制度规定
负债	1	2901	受托代理负债						根据制度规定
净资产	1	3001	累计盈余						
净资产	2	300101	财政项目盈余						根据制度规定
净资产	2	300102	医疗盈余						
净资产	2	300103	科教盈余						
净资产	2	300104	新旧转换盈余						
净资产	1	3101	专用基金						根据制度规定
净资产	2	310101	职工福利基金						
净资产	2	310102	医疗风险基金						
净资产	1	3201	权益法调整					被投资单位	根据制度规定

续表

类型	级次	科目编码	科目名称	明细核算					备注说明
				部门	项目	个人	供应商	其他	
净资产	1	3301	本期盈余						
净资产	2	330101	财政项目盈余						根据制度规定
净资产	2	330102	医疗盈余						
净资产	2	330103	科教盈余						
净资产	1	3302	本年盈余分配						
净资产	2	330201	提取职工福利基金						根据制度规定
净资产	2	330202	转入累计盈余						
净资产	1	3401	无偿调拨净资产						根据制度规定
净资产	2	340101	无偿调入净资产						可视医院具体情况设置
净资产	2	340102	无偿调出净资产						
净资产	1	3501	以前年度盈余调整						根据制度规定
收入	1	4001	财政拨款收入						根据制度规定
收入	2	400101	财政基本拨款收入						根据制度规定
收入	2	400102	财政项目拨款收入						根据制度规定
收入	1	4101	事业收入						根据制度规定
收入	2	410101	医疗收入						根据制度规定
收入	3	41010101	门急诊收入						根据制度规定
收入	4	4101010101	挂号收入						根据制度规定

续表

类型	级次	科目编码	科目名称	明细核算					备注说明
				部门	项目	个人	供应商	其他	
收入	4	4101010102	诊察收入						根据制度规定
收入	4	4101010103	检查收入						根据制度规定
收入	4	4101010104	化验收入						根据制度规定
收入	4	4101010105	治疗收入						根据制度规定
收入	4	4101010106	手术收入						根据制度规定
收入	4	4101010107	卫生材料收入						根据制度规定
收入	4	4101010108	药品收入						根据制度规定
收入	5	4101010010801	西药收入						根据制度规定
收入	5	4101010010802	中成药收入						根据制度规定
收入	5	4101010010803	中药饮片收入						根据制度规定
收入	4	4101010109	其他门急诊收入						根据制度规定
收入	3	41010102	住院收入						根据制度规定
收入	4	4101010201	床位收入						根据制度规定
收入	4	4101010202	诊察收入						根据制度规定
收入	4	4101010203	检查收入						根据制度规定
收入	4	4101010204	化验收入						根据制度规定
收入	4	4101010205	治疗收入						根据制度规定
收入	4	4101010206	手术收入						根据制度规定

续表

类型	级次	科目编码	科目名称	明细核算				备注说明
				部门	项目	个人	供应商	其他	
收入	4	41010010207	护理收入						根据制度规定
收入	4	41010010208	卫生材料收入						根据制度规定
收入	4	41010010209	药品收入						根据制度规定
收入	5	41010010209 01	西药收入						根据制度规定
收入	5	41010010209 02	中成药收入						根据制度规定
收入	5	41010010209 03	中药饮片收入						根据制度规定
收入	4	41010010210	其他住院收入						根据制度规定
收入	3	41010103	结算差额						根据制度规定
收入	2	410102	科教收入						根据制度规定
收入	3	41010201	科研收入						根据制度规定
收入	4	41010201 01	非同级财政拨款						可视医院具体情况设置
收入	4	41010201 02	纵向收入						根据制度规定
收入	4	41010201 03	横向收入						根据制度规定
收入	3	41010202	教学收入						根据制度规定
收入	4	41010202 01	非同级财政拨款						可视医院具体情况设置
收入	4	41010202 02	其他收入						根据制度规定
收入	1	4201	上级补助收入						根据制度规定
收入	1	4301	附属单位上缴收入						根据制度规定

续表

类型	级次	科目编码	科目名称	明细核算 部门	明细核算 项目	明细核算 个人	明细核算 供应商	明细核算 其他	备注说明
收入	1	4401	经营收入						根据制度规定
收入	1	4601	非同级财政拨款收入						根据制度规定
收入	1	4602	投资收益						根据制度规定
收入	1	4603	捐赠收入						根据制度规定
收入	1	4604	利息收入						根据制度规定
收入	1	4605	租金收入						根据制度规定
收入	1	4609	其他收入						根据制度规定
收入	2	460901	现金盘盈收入						可视医院具体情况设置
收入	2	460902	科技成果转化收入						
收入	2	460903	收回已核销的其他应收款						
收入	2	460904	无法偿付的应付及预收款项						
收入	2	460999	其他					来源	根据制度规定
费用	1	5001	业务活动费用	√					根据制度规定
费用	2	500101	财政基本拨经费		√				可视医院具体情况设置
费用	3	50010101	工资福利费用						根据制度规定
费用	4	5001010101	基本工资						根据制度规定
费用	4	5001010102	津贴补贴						根据制度规定
费用	4	5001010103	奖金						根据制度规定

续表

类型	级次	科目编码	科目名称	明细核算				备注说明
				部门	项目	个人	供应商	其他	
费用	4	50010101104	伙食补助费						根据制度规定
费用	4	50010101105	绩效工资						可视医院具体情况设置
费用	4	50010101106	机关事业单位基本养老保险缴费						根据制度规定
费用	4	50010101107	职业年金缴费						根据制度规定
费用	4	50010101108	职工基本医疗保险缴费						根据制度规定
费用	4	50010101109	其他社会保障缴费						根据制度规定
费用	4	50010101110	住房公积金						根据制度规定
费用	4	50010101111	医疗费						根据制度规定
费用	4	50010101112	其他工资福利费用						可视医院具体情况设置
费用	3	5001010102	商品和服务费用						根据制度规定
费用	4	50010101201	办公费						根据制度规定
费用	4	50010101202	印刷费						根据制度规定
费用	4	50010101203	咨询费						根据制度规定
费用	4	50010101204	手续费						根据制度规定
费用	4	50010101205	水费						根据制度规定
费用	4	50010101206	电费						根据制度规定
费用	4	50010101207	邮电费						根据制度规定
费用	4	50010101208	取暖费						根据制度规定

续表

类型	级次	科目编码	科目名称	明细核算					备注说明
				部门	项目	个人	供应商	其他	
费用	4	50010010209	物业管理费						根据制度规定
费用	4	50010010210	差旅费						根据制度规定
费用	4	50010010211	因公出国(境)费用						根据制度规定
费用	4	50010010212	维修(护)费						根据制度规定
费用	4	50010010213	租赁费						根据制度规定
费用	4	50010010214	会议费						根据制度规定
费用	4	50010010215	培训费						根据制度规定
费用	4	50010010216	公务接待费						可视医院具体情况设置
费用	4	50010010217	专用材料费						根据制度规定
费用	5	500101021701	药品费						可视医院具体情况设置
费用	6	50010102170101	西药						可视医院具体情况设置
费用	6	50010102170102	中成药						可视医院具体情况设置
费用	6	50010102170103	中药饮片						可视医院具体情况设置
费用	5	500101021702	卫生材料费						可视医院具体情况设置
费用	6	50010102170201	血库材料						可视医院具体情况设置
费用	6	50010102170202	医用气体						可视医院具体情况设置
费用	6	50010102170203	影像材料						可视医院具体情况设置
费用	6	50010102170204	化验材料						可视医院具体情况设置

续表

类型	级次	科目编码	科目名称	明细核算					备注说明
				部门	项目	个人	供应商	其他	
费用	6	50010102170205	其他卫生材料						可视医院具体情况设置
费用	5	500101021703	低值易耗品						可视医院具体情况设置
费用	5	500101021704	其他材料费						可视医院具体情况设置
费用	4	5001010219	劳务费						根据制度规定
费用	4	5001010220	委托业务费						根据制度规定
费用	4	5001010221	工会经费						根据制度规定
费用	4	5001010222	福利费						根据制度规定
费用	4	5001010223	公务用车运行维护费						根据制度规定
费用	4	5001010224	其他交通费用						根据制度规定
费用	4	5001010225	税金及附加费用						根据制度规定
费用	4	5001010226	其他商品和服务费用						根据制度规定
费用	3	50010103	对个人和家庭的补助费用						根据制度规定
费用	4	5001010301	离休费						根据制度规定
费用	4	5001010302	退休费						根据制度规定
费用	4	5001010303	退职（役）费						根据制度规定
费用	4	5001010304	抚恤金						根据制度规定
费用	4	5001010305	生活补助						根据制度规定
费用	4	5001010306	救济费						根据制度规定

续表

类型	级次	科目编码	科目名称	明细核算					备注说明
				部门	项目	个人	供应商	其他	
费用	4	5001010307	医疗费补助						根据制度规定
费用	4	5001010308	助学金						根据制度规定
费用	4	5001010309	奖励金						根据制度规定
费用	4	5001010310	其他对个人和家庭的补助						根据制度规定
费用	3	50010104	固定资产折旧费						可视医院具体情况设置
费用	3	50010105	无形资产摊销费						可视医院具体情况设置
费用	3	50010106	计提专用基金						可视医院具体情况设置
费用	2	500102	财政项目拨款经费						根据制度规定
费用	3	50010201	工资福利费用						根据制度规定
费用	4	5001020101	基本工资						根据制度规定
费用	4	5001020102	津贴补贴						根据制度规定
费用	4	5001020103	奖金						根据制度规定
费用	4	5001020104	伙食补助费						根据制度规定
费用	4	5001020105	绩效工资						可视医院具体情况设置
费用	4	5001020106	机关事业单位基本养老保险缴费						根据制度规定
费用	4	5001020107	职业年金缴费						根据制度规定
费用	4	5001020108	职工基本医疗保险缴费						根据制度规定

续表

类型	级次	科目编码	科目名称	明细核算					备注说明
				部门	项目	个人	供应商	其他	
费用	4	5001020109	其他社会保障缴费						根据制度规定
费用	4	5001020110	住房公积金						根据制度规定
费用	4	5001020111	医疗费						根据制度规定
费用	4	5001020112	其他工资福利费用						根据制度规定
费用	3	50010202	商品和服务费用						可视医院具体情况设置
费用	4	5001020201	办公费						根据制度规定
费用	4	5001020202	印刷费						根据制度规定
费用	4	5001020203	咨询费						根据制度规定
费用	4	5001020204	手续费						根据制度规定
费用	4	5001020205	水费						根据制度规定
费用	4	5001020206	电费						根据制度规定
费用	4	5001020207	邮电费						根据制度规定
费用	4	5001020208	取暖费						根据制度规定
费用	4	5001020209	物业管理费						根据制度规定
费用	4	5001020210	差旅费						根据制度规定
费用	4	5001020211	因公出国（境）费用						根据制度规定
费用	4	5001020212	维修（护）费						根据制度规定
费用	4	5001020213	租赁费						根据制度规定

续表

类型	级次	科目编码	科目名称	明细核算					备注说明
				部门	项目	个人	供应商	其他	
费用	4	50010202214	会议费						根据制度规定
费用	4	50010202215	培训费						根据制度规定
费用	4	50010202216	公务接待费						可视医院具体情况设置
费用	4	50010202217	专用材料费						可视医院具体情况设置
费用	5	500102021701	药品费						可视医院具体情况设置
费用	5	500102021702	卫生材料费						可视医院具体情况设置
费用	6	50010202170201	血库材料						可视医院具体情况设置
费用	6	50010202170202	医用气体						可视医院具体情况设置
费用	6	50010202170203	影像材料						可视医院具体情况设置
费用	6	50010202170204	化验材料						可视医院具体情况设置
费用	6	50010202170205	其他卫生材料						可视医院具体情况设置
费用	5	500102021703	低值易耗品						可视医院具体情况设置
费用	5	500102021704	其他材料费						可视医院具体情况设置
费用	4	50010202219	劳务费						根据制度规定
费用	4	50010202220	委托业务费						根据制度规定
费用	4	50010202221	工会经费						根据制度规定
费用	4	50010202222	福利费						根据制度规定
费用	4	50010202223	公务用车运行维护费						根据制度规定

续表

类型	级次	科目编码	科目名称	明细核算					备注说明
				部门	项目	个人	供应商	其他	
费用	4	5001020224	其他交通费用						根据制度规定
费用	4	5001020225	税金及附加费用						根据制度规定
费用	4	5001020226	其他商品和服务费用						根据制度规定
费用	3	50010203	对个人和家庭的补助						根据制度规定
费用	4	5001020301	离休费						根据制度规定
费用	4	5001020302	退休费						根据制度规定
费用	4	5001020303	退职（役）费						根据制度规定
费用	4	5001020304	抚恤金						根据制度规定
费用	4	5001020305	生活补助						根据制度规定
费用	4	5001020306	救济费						根据制度规定
费用	4	5001020307	医疗费补助						根据制度规定
费用	4	5001020308	助学金						根据制度规定
费用	4	5001020309	奖励金						根据制度规定
费用	4	5001020310	其他对个人和家庭的补助						根据制度规定
费用	3	50010204	固定资产折旧费						可视医院具体情况设置
费用	3	50010205	无形资产摊销费						可视医院具体情况设置
费用	3	50010206	计提专用基金						可视医院具体情况设置
费用	2	500103	科教经费						可视医院具体情况设置

续表

类型	级次	科目编码	科目名称	明细核算					备注说明
				部门	项目	个人	供应商	其他	
费用	3	50010301	工资福利费用						根据制度规定
费用	4	5001030101	基本工资						根据制度规定
费用	4	5001030102	津贴补贴						根据制度规定
费用	4	5001030103	奖金						根据制度规定
费用	4	5001030104	伙食补助费						根据制度规定
费用	4	5001030105	绩效工资						可视医院具体情况设置
费用	4	5001030106	机关事业单位基本养老保险缴费						根据制度规定
费用	4	5001030107	职业年金缴费						根据制度规定
费用	4	5001030108	职工基本医疗保险缴费						根据制度规定
费用	4	5001030109	其他社会保障缴费						根据制度规定
费用	4	5001030110	住房公积金						根据制度规定
费用	4	5001030111	医疗费						根据制度规定
费用	4	5001030112	其他工资福利费用						可视医院具体情况设置
费用	3	50010302	商品和服务费用						根据制度规定
费用	4	5001030201	办公费						根据制度规定
费用	4	5001030202	印刷费						根据制度规定
费用	4	5001030203	咨询费						根据制度规定
费用	4	5001030204	手续费						根据制度规定

续表

类型	级次	科目编码	科目名称	明细核算					备注说明
				部门	项目	个人	供应商	其他	
费用	4	5001030205	水费						根据制度规定
费用	4	5001030206	电费						根据制度规定
费用	4	5001030207	邮电费						根据制度规定
费用	4	5001030208	取暖费						根据制度规定
费用	4	5001030209	物业管理费						根据制度规定
费用	4	5001030210	差旅费						根据制度规定
费用	4	5001030211	因公出国（境）费用						根据制度规定
费用	4	5001030212	维修(护)费						根据制度规定
费用	4	5001030213	租赁费						根据制度规定
费用	4	5001030214	会议费						根据制度规定
费用	4	5001030215	培训费						根据制度规定
费用	4	5001030216	公务接待费						根据制度规定
费用	4	5001030217	专用材料费						可视医院具体情况设置
费用	5	50010302 1701	药品费						可视医院具体情况设置
费用	5	50010302 1702	卫生材料费						可视医院具体情况设置
费用	4	5001030218	其他材料费						可视医院具体情况设置
费用	4	5001030219	劳务费						根据制度规定
费用	4	5001030220	委托业务费						根据制度规定

续表

类型	级次	科目编码	科目名称	明细核算					备注说明
				部门	项目	个人	供应商	其他	
费用	4	5001030221	工会经费						根据制度规定
费用	4	5001030222	福利费						根据制度规定
费用	4	5001030223	公务用车运行维护费						根据制度规定
费用	4	5001030224	其他交通费用						根据制度规定
费用	4	5001030225	税金及附加费用						根据制度规定
费用	4	5001030226	其他商品和服务费用						根据制度规定
费用	3	50010303	对个人和家庭的补助						根据制度规定
费用	4	5001030301	离休费						根据制度规定
费用	4	5001030302	退休费						根据制度规定
费用	4	5001030303	退职(役)费						根据制度规定
费用	4	5001030304	抚恤金						根据制度规定
费用	4	5001030305	生活补助						根据制度规定
费用	4	5001030306	救济费						根据制度规定
费用	4	5001030307	医疗费补助						根据制度规定
费用	4	5001030308	助学金						根据制度规定
费用	4	5001030309	奖励金						根据制度规定
费用	4	5001030310	其他对个人和家庭的补助						根据制度规定
费用	3	50010304	固定资产折旧费						可视医院具体情况设置

续表

类型	级次	科目编码	科目名称	明细核算					备注说明
				部门	项目	个人	供应商	其他	
费用	3	50010305	无形资产摊销费						可视医院具体情况设置
费用	3	50010306	计提专用基金						可视医院具体情况设置
费用	2	500104	其他经费						可视医院具体情况设置
费用	3	50010401	工资福利费用						根据制度规定
费用	4	5001040101	基本工资						根据制度规定
费用	4	5001040102	津贴补贴						根据制度规定
费用	4	5001040103	奖金						根据制度规定
费用	4	5001040104	伙食补助费						根据制度规定
费用	4	5001040105	绩效工资						可视医院具体情况设置
费用	4	5001040106	机关事业单位基本养老保险缴费						根据制度规定
费用	4	5001040107	职业年金缴费						根据制度规定
费用	4	5001040108	职工基本医疗保险缴费						根据制度规定
费用	4	5001040109	其他社会保障缴费						根据制度规定
费用	4	5001040110	住房公积金						根据制度规定
费用	4	5001040111	医疗费						根据制度规定
费用	4	5001040112	其他工资福利费用						根据制度规定
费用	3	50010402	商品和服务费用						可视医院具体情况设置
费用	4	5001040201	办公费						根据制度规定

续表

类型	级次	科目编码	科目名称	明细核算					备注说明
				部门	项目	个人	供应商	其他	
费用	4	5001040202	印刷费						根据制度规定
费用	4	5001040203	咨询费						根据制度规定
费用	4	5001040204	手续费						根据制度规定
费用	4	5001040205	水费						根据制度规定
费用	4	5001040206	电费						根据制度规定
费用	4	5001040207	邮电费						根据制度规定
费用	4	5001040208	取暖费						根据制度规定
费用	4	5001040209	物业管理费						根据制度规定
费用	4	5001040210	差旅费						根据制度规定
费用	4	5001040211	因公出国(境)费用						根据制度规定
费用	4	5001040212	维修(护)费						根据制度规定
费用	4	5001040213	租赁费						根据制度规定
费用	4	5001040214	会议费						根据制度规定
费用	4	5001040215	培训费						根据制度规定
费用	4	5001040216	公务接待费						可视医院具体情况设置
费用	4	5001040217	专用材料费						根据制度规定
费用	5	50010402 1701	药品费						可视医院具体情况设置
费用	5	50010402 1702	卫生材料费						可视医院具体情况设置

续表

类型	级次	科目编码	科目名称	明细核算					备注说明
				部门	项目	个人	供应商	其他	
费用	4	50010040218	其他材料费						可视医院具体情况设置
费用	4	50010040219	劳务费						根据制度规定
费用	4	50010040220	委托业务费						根据制度规定
费用	4	50010040221	工会经费						根据制度规定
费用	4	50010040222	福利费						根据制度规定
费用	4	50010040223	公务用车运行维护费						根据制度规定
费用	4	50010040224	其他交通费用						根据制度规定
费用	4	50010040225	税金及附加费用						根据制度规定
费用	4	50010040226	其他商品和服务费用						根据制度规定
费用	3	50010040403	对个人和家庭的补助费用						根据制度规定
费用	4	50010040301	离休费						根据制度规定
费用	4	50010040302	退休费						根据制度规定
费用	4	50010040303	退职（役）费						根据制度规定
费用	4	50010040304	抚恤金						根据制度规定
费用	4	50010040305	生活补助						根据制度规定
费用	4	50010040306	救济费						根据制度规定
费用	4	50010040307	医疗费补助						根据制度规定
费用	4	50010040308	助学金						根据制度规定

续表

类型	级次	科目编码	科目名称	明细核算					备注说明
				部门	项目	个人	供应商	其他	
费用	4	5001040309	奖励金						根据制度规定
费用	4	5001040310	其他对个人和家庭的补助						根据制度规定
费用	3	50010404	固定资产折旧费						可视医院具体情况设置
费用	3	50010405	无形资产摊销费						可视医院具体情况设置
费用	3	50010406	计提专用基金						可视医院具体情况设置
费用	1	5101	单位管理费用	√					根据制度规定
费用	2	510101	财政基本拨款经费		√			来源	可视医院具体情况设置
费用	3	51010101	工资福利费用						根据制度规定
费用	4	5101010101	基本工资						根据制度规定
费用	4	5101010102	津贴补贴						根据制度规定
费用	4	5101010103	奖金						根据制度规定
费用	4	5101010104	伙食补助费						根据制度规定
费用	4	5101010105	绩效工资						根据制度规定
费用	4	5101010106	机关事业单位基本养老保险缴费						可视医院具体情况设置
费用	4	5101010107	职业年金缴费						根据制度规定
费用	4	5101010108	职工基本医疗保险缴费						根据制度规定
费用	4	5101010109	其他社会保障缴费						根据制度规定
费用	4	5101010110	住房公积金						根据制度规定

续表

类型	级次	科目编码	科目名称	明细核算					备注说明
				部门	项目	个人	供应商	其他	
费用	4	5101010111	医疗费						根据制度规定
费用	4	5101010112	其他工资福利费用						根据制度规定
费用	3	510101002	商品和服务费用						可视医院具体情况设置
费用	4	5101010201	办公费						根据制度规定
费用	4	5101010202	印刷费						根据制度规定
费用	4	5101010203	咨询费						根据制度规定
费用	4	5101010204	手续费						根据制度规定
费用	4	5101010205	水费						根据制度规定
费用	4	5101010206	电费						根据制度规定
费用	4	5101010207	邮电费						根据制度规定
费用	4	5101010208	取暖费						根据制度规定
费用	4	5101010209	物业管理费						根据制度规定
费用	4	5101010210	差旅费						根据制度规定
费用	4	5101010211	因公出国（境）费用						根据制度规定
费用	4	5101010212	维修（护）费						根据制度规定
费用	4	5101010213	租赁费						根据制度规定
费用	4	5101010214	会议费						根据制度规定
费用	4	5101010215	培训费						根据制度规定

续表

类型	级次	科目编码	科目名称	明细核算					备注说明
				部门	项目	个人	供应商	其他	
费用	4	51010110216	公务接待费						可视医院具体情况设置
费用	4	51010110217	专用材料费						根据制度规定
费用	5	5101010217 01	卫生材料费						可视医院具体情况设置
费用	5	5101010217 02	药品费						可视医院具体情况设置
费用	4	51010110218	其他材料费						可视医院具体情况设置
费用	4	51010110219	劳务费						根据制度规定
费用	4	51010110220	委托业务费						根据制度规定
费用	4	51010110221	工会经费						根据制度规定
费用	4	51010110222	福利费						根据制度规定
费用	4	51010110223	公务用车运行维护费						根据制度规定
费用	4	51010110224	其他交通费用						根据制度规定
费用	4	51010110225	税金及附加费用						根据制度规定
费用	4	51010110226	其他商品和服务费用						根据制度规定
费用	3	510101103	对个人和家庭的补助						根据制度规定
费用	4	51010110301	离休费						根据制度规定
费用	4	51010110302	退休费						根据制度规定
费用	4	51010110303	退职(役)费						根据制度规定
费用	4	51010110304	抚恤金						根据制度规定

续表

类型	级次	科目编码	科目名称	明细核算					备注说明
				部门	项目	个人	供应商	其他	
费用	4	5101010305	生活补助						根据制度规定
费用	4	5101010306	救济费						根据制度规定
费用	4	5101010307	医疗费补助						根据制度规定
费用	4	5101010308	助学金						根据制度规定
费用	4	5101010309	奖励金						根据制度规定
费用	4	5101010310	其他对个人和家庭的补助						可视医院具体情况设置
费用	3	51010104	固定资产折旧费						可视医院具体情况设置
费用	3	51010105	无形资产摊销费						可视医院具体情况设置
费用	2	510102	财政项目拨款经费						根据制度规定
费用	3	5101020 1	工资福利费用						根据制度规定
费用	4	5101020101	基本工资						根据制度规定
费用	4	5101020102	津贴补贴						根据制度规定
费用	4	5101020103	奖金						根据制度规定
费用	4	5101020104	伙食补助费						根据制度规定
费用	4	5101020105	绩效工资						可视医院具体情况设置
费用	4	5101020106	机关事业单位基本养老保险缴费						根据制度规定
费用	4	5101020107	职业年金缴费						根据制度规定
费用	4	5101020108	职工基本医疗保险缴费						根据制度规定

续表

类型	级次	科目编码	科目名称	明细核算					备注说明
				部门	项目	个人	供应商	其他	
费用	4	5101020109	其他社会保障缴费						根据制度规定
费用	4	5101020110	住房公积金						根据制度规定
费用	4	5101020111	医疗费						根据制度规定
费用	4	5101020112	其他工资福利费用						根据制度规定
费用	3	51010202	商品和服务费用						可视医院具体情况设置
费用	4	5101020201	办公费						根据制度规定
费用	4	5101020202	印刷费						根据制度规定
费用	4	5101020203	咨询费						根据制度规定
费用	4	5101020204	手续费						根据制度规定
费用	4	5101020205	水费						根据制度规定
费用	4	5101020206	电费						根据制度规定
费用	4	5101020207	邮电费						根据制度规定
费用	4	5101020208	取暖费						根据制度规定
费用	4	5101020209	物业管理费						根据制度规定
费用	4	5101020210	差旅费						根据制度规定
费用	4	5101020211	因公出国（境）费用						根据制度规定
费用	4	5101020212	维修（护）费						根据制度规定
费用	4	5101020213	租赁费						根据制度规定

续表

类型	级次	科目编码	科目名称	明细核算 部门	明细核算 项目	明细核算 个人	明细核算 供应商	明细核算 其他	备注说明
费用	4	5101020214	会议费						根据制度规定
费用	4	5101020215	培训费						根据制度规定
费用	4	5101020216	公务接待费						可视医院具体情况设置
费用	4	5101020217	专用材料费						根据制度规定
费用	5	5101020217 01	卫生材料费						可视医院具体情况设置
费用	5	5101020217 02	药品费						可视医院具体情况设置
费用	4	5101020218	其他材料费						可视医院具体情况设置
费用	4	5101020219	劳务费						根据制度规定
费用	4	5101020220	委托业务费						根据制度规定
费用	4	5101020221	工会经费						根据制度规定
费用	4	5101020222	福利费						根据制度规定
费用	4	5101020223	公务用车运行维护费						根据制度规定
费用	4	5101020224	其他交通费用						根据制度规定
费用	4	5101020225	税金及附加费用						根据制度规定
费用	4	5101020226	其他商品和服务费用						根据制度规定
费用	3	51010203	对个人和家庭的补助费用						根据制度规定
费用	4	5101020301	离休费						根据制度规定
费用	4	5101020302	退休费						根据制度规定

续表

类型	级次	科目编码	科目名称	明细核算					备注说明
				部门	项目	个人	供应商	其他	
费用	4	5101020303	退职(役)费						根据制度规定
费用	4	5101020304	抚恤金						根据制度规定
费用	4	5101020305	生活补助						根据制度规定
费用	4	5101020306	救济费						根据制度规定
费用	4	5101020307	医疗费补助						根据制度规定
费用	4	5101020308	助学金						根据制度规定
费用	4	5101020309	奖励金						根据制度规定
费用	4	5101020310	其他对个人和家庭的补助						根据制度规定
费用	3	5101020204	固定资产折旧费						可视医院具体情况设置
费用	3	5101020205	无形资产摊销费						可视医院具体情况设置
费用	2	510103	科教经费						可视医院具体情况设置
费用	3	5101030l	工资福利费用						根据制度规定
费用	4	5101030101	基本工资						根据制度规定
费用	4	5101030102	津贴补贴						根据制度规定
费用	4	5101030103	奖金						根据制度规定
费用	4	5101030104	伙食补助费						可视医院具体情况设置
费用	4	5101030105	绩效工资						根据制度规定
费用	4	5101030106	机关事业单位基本养老保险缴费						

续表

类型	级次	科目编码	科目名称	明细核算					备注说明
				部门	项目	个人	供应商	其他	
费用	4	5101030107	职业年金缴费						根据制度规定
费用	4	5101030108	职工基本医疗保险缴费						根据制度规定
费用	4	5101030109	其他社会保障缴费						根据制度规定
费用	4	5101030110	住房公积金						根据制度规定
费用	4	5101030111	医疗费						根据制度规定
费用	4	5101030112	其他工资福利费用						根据制度规定
费用	3	51010302	商品和服务费用						可视医院具体情况设置
费用	4	5101030201	办公费						根据制度规定
费用	4	5101030202	印刷费						根据制度规定
费用	4	5101030203	咨询费						根据制度规定
费用	4	5101030204	手续费						根据制度规定
费用	4	5101030205	水费						根据制度规定
费用	4	5101030206	电费						根据制度规定
费用	4	5101030207	邮电费						根据制度规定
费用	4	5101030208	取暖费						根据制度规定
费用	4	5101030209	物业管理费						根据制度规定
费用	4	5101030210	差旅费						根据制度规定
费用	4	5101030211	因公出国（境）费用						根据制度规定

续表

类型	级次	科目编码	科目名称	明细核算					备注说明
				部门	项目	个人	供应商	其他	
费用	4	5101030212	维修(护)费						根据制度规定
费用	4	5101030213	租赁费						根据制度规定
费用	4	5101030214	会议费						根据制度规定
费用	4	5101030215	培训费						根据制度规定
费用	4	5101030216	公务接待费						可视医院具体情况设置
费用	4	5101030217	专用材料费						根据制度规定
费用	5	510103021701	卫生材料费						可视医院具体情况设置
费用	5	510103021702	药品费						可视医院具体情况设置
费用	4	5101030218	其他材料费						根据制度规定
费用	4	5101030219	劳务费						根据制度规定
费用	4	5101030220	委托业务费						根据制度规定
费用	4	5101030221	工会经费						根据制度规定
费用	4	5101030222	福利费						根据制度规定
费用	4	5101030223	公务用车运行维护费						根据制度规定
费用	4	5101030224	其他交通费用						根据制度规定
费用	4	5101030225	税金及附加费用						根据制度规定
费用	4	5101030226	其他商品和服务费用						根据制度规定
费用	3	51010303	对个人和家庭的补助费用						根据制度规定

续表

类型	级次	科目编码	科目名称	部门	项目	个人	供应商	其他	备注说明
费用	4	5101030301	离休费						根据制度规定
费用	4	5101030302	退休费						根据制度规定
费用	4	5101030303	退职(役)费						根据制度规定
费用	4	5101030304	抚恤金						根据制度规定
费用	4	5101030305	生活补助						根据制度规定
费用	4	5101030306	救济费						根据制度规定
费用	4	5101030307	医疗费补助						根据制度规定
费用	4	5101030308	助学金						根据制度规定
费用	4	5101030309	奖励金						根据制度规定
费用	4	5101030310	其他对个人和家庭的补助						根据制度规定
费用	3	510101304	固定资产折旧费						可视医院具体情况设置
费用	3	510101305	无形资产摊销费						可视医院具体情况设置
费用	2	510104	其他经费						可视医院具体情况设置
费用	3	510101401	工资福利费用						根据制度规定
费用	4	5101040101	基本工资						根据制度规定
费用	4	5101040102	津贴补贴						根据制度规定
费用	4	5101040103	奖金						根据制度规定
费用	4	5101040104	伙食补助费						根据制度规定

续表

类型	级次	科目编码	科目名称	明细核算					备注说明
				部门	项目	个人	供应商	其他	
费用	4	5101040105	绩效工资						可视医院具体情况设置
费用	4	5101040106	机关事业单位基本养老保险缴费						根据制度规定
费用	4	5101040107	职业年金缴费						根据制度规定
费用	4	5101040108	职工基本医疗保险缴费						根据制度规定
费用	4	5101040109	其他社会保障缴费						根据制度规定
费用	4	5101040110	住房公积金						根据制度规定
费用	4	5101040111	医疗费						根据制度规定
费用	4	5101040112	其他工资福利费用						可视医院具体情况设置
费用	3	51010402	商品和服务费用						根据制度规定
费用	4	5101040201	办公费						根据制度规定
费用	4	5101040202	印刷费						根据制度规定
费用	4	5101040203	咨询费						根据制度规定
费用	4	5101040204	手续费						根据制度规定
费用	4	5101040205	水费						根据制度规定
费用	4	5101040206	电费						根据制度规定
费用	4	5101040207	邮电费						根据制度规定
费用	4	5101040208	取暖费						根据制度规定
费用	4	5101040209	物业管理费						根据制度规定

续表

类型	级次	科目编码	科目名称	明细核算					备注说明
				部门	项目	个人	供应商	其他	
费用	4	51010040210	差旅费						根据制度规定
费用	4	51010040211	因公出国(境)费用						根据制度规定
费用	4	51010040212	维修(护)费						根据制度规定
费用	4	51010040213	租赁费						根据制度规定
费用	4	51010040214	会议费						根据制度规定
费用	4	51010040215	培训费						根据制度规定
费用	4	51010040216	公务接待费						可视医院具体情况设置
费用	4	51010040217	专用材料费						根据制度规定
费用	5	51010040217 01	卫生材料费						可视医院具体情况设置
费用	5	51010040217 02	药品费						可视医院具体情况设置
费用	4	51010040218	其他材料费						根据制度规定
费用	4	51010040219	劳务费						根据制度规定
费用	4	51010040220	委托业务费						根据制度规定
费用	4	51010040221	工会经费						根据制度规定
费用	4	51010040222	福利费						根据制度规定
费用	4	51010040223	公务用车运行维护费						根据制度规定
费用	4	51010040224	其他交通费用						根据制度规定
费用	4	51010040225	税金及附加费用						根据制度规定

续表

类型	级次	科目编码	科目名称	明细核算					备注说明
				部门	项目	个人	供应商	其他	
费用	4	5101040226	其他商品和服务费用						根据制度规定
费用	3	51010403	对个人和家庭的补助费用						根据制度规定
费用	4	5101040301	离休费						根据制度规定
费用	4	5101040302	退休费						根据制度规定
费用	4	5101040303	退职(役)费						根据制度规定
费用	4	5101040304	抚恤金						根据制度规定
费用	4	5101040305	生活补助						根据制度规定
费用	4	5101040306	救济费						根据制度规定
费用	4	5101040307	医疗费补助						根据制度规定
费用	4	5101040308	助学金						根据制度规定
费用	4	5101040309	奖励金						根据制度规定
费用	4	5101040310	其他对个人和家庭的补助						根据制度规定
费用	3	51010404	固定资产折旧费						可视医院具体情况设置
费用	3	51010405	无形资产摊销费						可视医院具体情况设置
费用	1	5201	经营费用						根据制度规定
费用	1	5301	资产处置费用		√			类别/处置形式	
费用	1	5401	上缴上级费用		√			收缴款项单位	
费用	1	5501	对附属单位补助费用					接受补助单位	

续表

类型	级次	科目编码	科目名称	明细核算					备注说明
				部门	项目	个人	供应商	其他	
费用	1	5801	所得税费用						
费用	1	5901	其他费用						
费用	2	590101	利息费用						
费用	2	590102	坏账损失						
费用	2	590103	罚没费用						可视医院具体情况设置
费用	2	590104	现金资产捐赠费用						
费用	2	590199	其他						

附录二 医院2019年1月1日起执行的预算会计科目[①]

类型	级次	科目编码	科目名称	明细核算				备注说明
				部门	项目	个人	供应商	其他	
预算收入	1	6001	财政拨款预算收入		√			政府性基金	根据制度规定
预算收入	2	600101	基本支出		√			根据制度规定	
预算收入	3	60010101	人员经费						根据制度规定
预算收入	3	60010102	日常公用经费						根据制度规定
预算收入	2	600102	项目支出		√				根据制度规定
预算收入	1	6101	事业预算收入	√	√				根据制度规定
预算收入	2	610101	医疗预算收入				√		根据制度规定
预算收入	3	61010101	门急诊预算收入		√				根据制度规定
预算收入	3	61010102	住院预算收入		√				根据制度规定
预算收入	2	610102	科教预算收入		√			来源	根据制度规定
预算收入	3	61010201	科研项目预算收入		√				根据制度规定
预算收入	3	61010202	教学项目预算收入		√		√		根据制度规定
预算收入	1	6201	上级补助预算收入		√		√		根据制度规定
预算收入	1	6301	附属单位上缴预算收入		√				根据制度规定
预算收入	1	6401	经营预算收入		√				根据制度规定

① 本科目以《政府会计制度》所规定的科目名称编号为基础，结合医院业务实际，按照《政府会计制度》相关科目核算与编码规则进行了必要的补充和细化，供各医院参考使用。

续表

类型	级次	科目编码	科目名称	明细核算 部门	明细核算 项目	明细核算 个人	明细核算 供应商	明细核算 其他	备注说明
预算收入	1	6501	债务预算收入						根据制度规定
预算收入	1	6601	非同级财政拨款预算收入		√		√		根据制度规定
预算收入	1	6602	投资预算收益		√		√		根据制度规定
预算收入	1	6609	其他预算收入						根据制度规定
预算收入	2	660901	捐赠预算收入						可视医院具体情况设置
预算收入	2	660902	利息预算收入						可视医院具体情况设置
预算收入	2	660903	租金预算收入						可视医院具体情况设置
预算收入	2	660904	现金盘盈收入						可视医院具体情况设置
预算收入	2	660905	科技成果转化收入						可视医院具体情况设置
预算收入	2	660999	其他						可视医院具体情况设置
预算支出	1	7101	行政支出						医院不适用
预算支出	1	7201	事业支出	√	√				根据制度规定
预算支出	2	720101	财政基本拨款支出					来源	可视医院具体情况设置
预算支出	3	72010101	工资福利支出						根据制度规定
预算支出	4	7201010101	基本工资						根据制度规定
预算支出	4	7201010102	津贴补贴						根据制度规定
预算支出	4	7201010103	奖金						根据制度规定
预算支出	4	7201010104	伙食补助费						根据制度规定
预算支出	4	7201010105	绩效工资						可视医院具体情况设置

续表

类型	级次	科目编码	科目名称	明细核算					备注说明
				部门	项目	个人	供应商	其他	
预算支出	4	720101010106	机关事业单位基本养老保险缴费						根据制度规定
预算支出	4	720101010107	职业年金缴费						根据制度规定
预算支出	4	720101010108	职工基本医疗保险缴费						根据制度规定
预算支出	4	720101010109	其他社会保障缴费						根据制度规定
预算支出	4	720101010110	住房公积金						根据制度规定
预算支出	4	720101010111	医疗费						根据制度规定
预算支出	4	720101010112	其他工资福利支出						根据制度规定
预算支出	3	72010102	商品和服务支出						根据制度规定
预算支出	4	720101020 1	办公费						根据制度规定
预算支出	4	720101020 2	印刷费						根据制度规定
预算支出	4	720101020 3	咨询费						根据制度规定
预算支出	4	720101020 4	手续费						根据制度规定
预算支出	4	720101020 5	水费						根据制度规定
预算支出	4	720101020 6	电费						根据制度规定
预算支出	4	720101020 7	邮电费						根据制度规定
预算支出	4	720101020 8	取暖费						根据制度规定
预算支出	4	720101020 9	物业管理费						根据制度规定
预算支出	4	720101021 0	差旅费						根据制度规定
预算支出	4	720101021 1	因公出国（境）费用						根据制度规定
预算支出	4	720101021 2	维修（护）费						根据制度规定

续表

类型	级次	科目编码	科目名称	明细核算 部门	明细核算 项目	明细核算 个人	明细核算 供应商	明细核算 其他	备注说明
预算支出	4	720101010213	租赁费						根据制度规定
预算支出	4	720101010214	会议费						根据制度规定
预算支出	4	720101010215	培训费						根据制度规定
预算支出	4	720101010216	公务接待费						根据制度规定
预算支出	4	720101010217	专用材料费						根据制度规定
预算支出	5	72010101021701	药品费						可视医院具体情况设置
预算支出	5	72010101021702	卫生材料费						可视医院具体情况设置
预算支出	4	720101010218	其他材料费						根据制度规定
预算支出	4	720101010219	劳务费						根据制度规定
预算支出	4	720101010220	委托业务费						根据制度规定
预算支出	4	720101010221	工会经费						根据制度规定
预算支出	4	720101010222	福利费						根据制度规定
预算支出	4	720101010223	公务用车运行维护费						根据制度规定
预算支出	4	720101010224	其他交通费用						根据制度规定
预算支出	4	720101010225	税金及附加费用						根据制度规定
预算支出	4	720101010226	其他商品和服务支出						根据制度规定
预算支出	3	720101103	对个人和家庭的补助支出						根据制度规定
预算支出	4	720101010301	离休费						根据制度规定

续表

类型	级次	科目编码	科目名称	明细核算 部门	明细核算 项目	明细核算 个人	明细核算 供应商	明细核算 其他	备注说明
预算支出	4	7201010302	退休费						根据制度规定
预算支出	4	7201010303	退职(役)费						根据制度规定
预算支出	4	7201010304	抚恤金						根据制度规定
预算支出	4	7201010305	生活补助						根据制度规定
预算支出	4	7201010306	救济费						根据制度规定
预算支出	4	7201010307	医疗费补助						根据制度规定
预算支出	4	7201010308	助学金						根据制度规定
预算支出	4	7201010309	奖励金						根据制度规定
预算支出	4	7201010310	其他对个人和家庭的补助						根据制度规定
预算支出	3	72010104	资本性支出(基本建设)						根据制度规定
预算支出	4	7201010401	房屋建筑物购建						根据制度规定
预算支出	4	7201010402	办公设备购置						根据制度规定
预算支出	4	7201010403	专用设备购置						根据制度规定
预算支出	4	7201010404	基础设施建设						根据制度规定
预算支出	4	7201010405	大型修缮						根据制度规定
预算支出	4	7201010406	信息网络及软件购置更新						根据制度规定
预算支出	4	7201010407	公务用车购置						根据制度规定
预算支出	4	7201010408	无形资产购置						根据制度规定

续表

类型	级次	科目编码	科目名称	明细核算					备注说明
				部门	项目	个人	供应商	其他	
预算支出	4	7201010409	其他基本建设支出						根据制度规定
预算支出	3	72010105	资本性支出						根据制度规定
预算支出	4	7201010501	房屋建筑物购建						根据制度规定
预算支出	4	7201010502	办公设备购置						根据制度规定
预算支出	4	7201010503	专用设备购置						根据制度规定
预算支出	4	7201010504	基础设施建设						根据制度规定
预算支出	4	7201010505	大型修缮						根据制度规定
预算支出	4	7201010506	信息网络及软件购置更新						根据制度规定
预算支出	4	7201010507	公务用车购置						根据制度规定
预算支出	4	7201010508	无形资产购置						根据制度规定
预算支出	4	7201010509	其他资本性支出						可视医院具体情况设置
预算支出	2	720102	财政项目拨款支出						根据制度规定
预算支出	3	72010201	工资福利支出						根据制度规定
预算支出	4	7201020101	基本工资						根据制度规定
预算支出	4	7201020102	津贴补贴						根据制度规定
预算支出	4	7201020103	奖金						根据制度规定
预算支出	4	7201020104	伙食补助费						根据制度规定
预算支出	4	7201020105	绩效工资						可视医院具体情况设置

续表

类型	级次	科目编码	科目名称	明细核算					备注说明
				部门	项目	个人	供应商	其他	
预算支出	4	7201020106	机关事业单位基本养老保险缴费						根据制度规定
预算支出	4	7201020107	职业年金缴费						根据制度规定
预算支出	4	7201020108	职工基本医疗保险缴费						根据制度规定
预算支出	4	7201020109	其他社会保障缴费						根据制度规定
预算支出	4	7201020110	住房公积金						根据制度规定
预算支出	4	7201020111	医疗费						根据制度规定
预算支出	4	7201020112	其他工资福利支出						根据制度规定
预算支出	3	72010202	商品和服务支出						根据制度规定
预算支出	4	7201020201	办公费						根据制度规定
预算支出	4	7201020202	印刷费						根据制度规定
预算支出	4	7201020203	咨询费						根据制度规定
预算支出	4	7201020204	手续费						根据制度规定
预算支出	4	7201020205	水费						根据制度规定
预算支出	4	7201020206	电费						根据制度规定
预算支出	4	7201020207	邮电费						根据制度规定
预算支出	4	7201020208	取暖费						根据制度规定
预算支出	4	7201020209	物业管理费						根据制度规定
预算支出	4	7201020210	差旅费						根据制度规定

续表

类型	级次	科目编码	科目名称	明细核算 部门	明细核算 项目	明细核算 个人	明细核算 供应商	明细核算 其他	备注说明
预算支出	4	7201020211	因公出国（境）费用						根据制度规定
预算支出	4	7201020212	维修（护）费						根据制度规定
预算支出	4	7201020213	租赁费						根据制度规定
预算支出	4	7201020214	会议费						根据制度规定
预算支出	4	7201020215	培训费						根据制度规定
预算支出	4	7201020216	公务接待费						根据制度规定
预算支出	4	7201020217	专用材料费						根据制度规定
预算支出	5	7201020217 01	药品费						可视医院具体情况设置
预算支出	5	7201020217 02	卫生材料费						可视医院具体情况设置
预算支出	4	7201020218	其他材料费						根据制度规定
预算支出	4	7201020219	劳务费						根据制度规定
预算支出	4	7201020220	委托业务费						根据制度规定
预算支出	4	7201020221	工会经费						根据制度规定
预算支出	4	7201020222	福利费						根据制度规定
预算支出	4	7201020223	公务用车运行维护费						根据制度规定
预算支出	4	7201020224	其他交通费用						根据制度规定
预算支出	4	7201020225	税金及附加费用						根据制度规定
预算支出	4	7201020226	其他商品和服务支出						根据制度规定

续表

类型	级次	科目编码	科目名称	明细核算					备注说明
					部门	项目	个人	供应商	其他	
预算支出	3	72010203	对个人和家庭的补助支出						根据制度规定
预算支出	4	7201020301	离休费						根据制度规定
预算支出	4	7201020302	退休费						根据制度规定
预算支出	4	7201020303	退职（役）费						根据制度规定
预算支出	4	7201020304	抚恤金						根据制度规定
预算支出	4	7201020305	生活补助						根据制度规定
预算支出	4	7201020306	救济费						根据制度规定
预算支出	4	7201020307	医疗费补助						根据制度规定
预算支出	4	7201020308	助学金						根据制度规定
预算支出	4	7201020309	奖励金						根据制度规定
预算支出	4	7201020310	其他对个人和家庭的补助						根据制度规定
预算支出	3	72010204	资本性支出（基本建设）						根据制度规定
预算支出	4	7201020401	房屋建筑物购建						根据制度规定
预算支出	4	7201020402	办公设备购置						根据制度规定
预算支出	4	7201020403	专用设备购置						根据制度规定
预算支出	4	7201020404	基础设施建设						根据制度规定
预算支出	4	7201020405	大型修缮						根据制度规定
预算支出	4	7201020406	信息网络及软件购置更新						根据制度规定

续表

类型	级次	科目编码	科目名称	明细核算					备注说明
				部门	项目	个人	供应商	其他	
预算支出	4	7201020407	公务用车购置						根据制度规定
预算支出	4	7201020408	无形资产购置						根据制度规定
预算支出	4	7201020409	其他基本建设支出						根据制度规定
预算支出	3	720102 05	资本性支出						根据制度规定
预算支出	4	7201020501	房屋建筑物购建						根据制度规定
预算支出	4	7201020502	办公设备购置						根据制度规定
预算支出	4	7201020503	专用设备购置						根据制度规定
预算支出	4	7201020504	基础设施建设						根据制度规定
预算支出	4	7201020505	大型修缮						根据制度规定
预算支出	4	7201020506	信息网络及软件购置更新						根据制度规定
预算支出	4	7201020507	公务用车购置						根据制度规定
预算支出	4	7201020508	无形资产购置						根据制度规定
预算支出	4	7201020509	其他资本性支出						根据制度规定
预算支出	2	720103	科教资金支出						可视医院具体情况设置
预算支出	3	7201 0301	工资福利支出						根据制度规定
预算支出	4	7201030101	基本工资						根据制度规定
预算支出	4	7201030102	津贴补贴						根据制度规定
预算支出	4	7201030103	奖金						根据制度规定

续表

类型	级次	科目编码	科目名称	明细核算					备注说明
				部门	项目	个人	供应商	其他	
预算支出	4	7201030104	伙食补助费						根据制度规定
预算支出	4	7201030105	绩效工资						可视医院具体情况设置
预算支出	4	7201030106	机关事业单位基本养老保险缴费						根据制度规定
预算支出	4	7201030107	职业年金缴费						根据制度规定
预算支出	4	7201030108	职工基本医疗保险缴费						根据制度规定
预算支出	4	7201030109	其他社会保障缴费						根据制度规定
预算支出	4	7201030110	住房公积金						根据制度规定
预算支出	4	7201030111	医疗费						根据制度规定
预算支出	4	7201030112	其他工资福利支出						根据制度规定
预算支出	3	7201030302	商品和服务支出						根据制度规定
预算支出	4	7201030201	办公费						根据制度规定
预算支出	4	7201030202	印刷费						根据制度规定
预算支出	4	7201030203	咨询费						根据制度规定
预算支出	4	7201030204	手续费						根据制度规定
预算支出	4	7201030205	水费						根据制度规定
预算支出	4	7201030206	电费						根据制度规定
预算支出	4	7201030207	邮电费						根据制度规定
预算支出	4	7201030208	取暖费						根据制度规定

续表

类型	级次	科目编码	科目名称	明细核算 部门	明细核算 项目	明细核算 个人	明细核算 供应商	明细核算 其他	备注说明
预算支出	4	7201030209	物业管理费						根据制度规定
预算支出	4	7201030210	差旅费						根据制度规定
预算支出	4	7201030211	因公出国（境）费用						根据制度规定
预算支出	4	7201030212	维修（护）费						根据制度规定
预算支出	4	7201030213	租赁费						根据制度规定
预算支出	4	7201030214	会议费						根据制度规定
预算支出	4	7201030215	培训费						根据制度规定
预算支出	4	7201030216	公务接待费						根据制度规定
预算支出	4	7201030217	专用材料费						根据制度规定
预算支出	5	7201030217 01	药品费						可视医院具体情况设置
预算支出	5	7201030217 02	卫生材料费						可视医院具体情况设置
预算支出	4	7201030218	其他材料费						根据制度规定
预算支出	4	7201030219	劳务费						根据制度规定
预算支出	4	7201030220	委托业务费						根据制度规定
预算支出	4	7201030221	工会经费						根据制度规定
预算支出	4	7201030222	福利费						根据制度规定
预算支出	4	7201030223	公务用车运行维护费						根据制度规定
预算支出	4	7201030224	其他交通费用						根据制度规定

续表

类型	级次	科目编码	科目名称	明细核算 部门	明细核算 项目	明细核算 个人	明细核算 供应商	明细核算 其他	备注说明
预算支出	4	7201030225	税金及附加费用						根据制度规定
预算支出	4	7201030226	其他商品和服务支出						根据制度规定
预算支出	3	7201030301	对个人和家庭的补助支出						根据制度规定
预算支出	4	7201030301	离休费						根据制度规定
预算支出	4	7201030302	退休费						根据制度规定
预算支出	4	7201030303	退职（役）费						根据制度规定
预算支出	4	7201030304	抚恤金						根据制度规定
预算支出	4	7201030305	生活补助						根据制度规定
预算支出	4	7201030306	救济费						根据制度规定
预算支出	4	7201030307	医疗费补助						根据制度规定
预算支出	4	7201030308	助学金						根据制度规定
预算支出	4	7201030309	奖励金						根据制度规定
预算支出	4	7201030310	其他对个人和家庭的补助						根据制度规定
预算支出	3	7201030304	资本性支出（基本建设）						根据制度规定
预算支出	4	7201030401	房屋建筑物购建						根据制度规定
预算支出	4	7201030402	办公设备购置						根据制度规定
预算支出	4	7201030403	专用设备购置						根据制度规定
预算支出	4	7201030404	基础设施建设						根据制度规定

续表

类型	级次	科目编码	科目名称	明细核算					备注说明
				部门	项目	个人	供应商	其他	
预算支出	4	7201030405	大型修缮						根据制度规定
预算支出	4	7201030406	信息网络及软件购置更新						根据制度规定
预算支出	4	7201030407	公务用车购置						根据制度规定
预算支出	4	7201030408	无形资产购置						根据制度规定
预算支出	4	7201030409	其他基本建设支出						根据制度规定
预算支出	3	7201030305	资本性支出						根据制度规定
预算支出	4	7201030501	房屋建筑物购建						根据制度规定
预算支出	4	7201030502	办公设备购置						根据制度规定
预算支出	4	7201030503	专用设备购置						根据制度规定
预算支出	4	7201030504	基础设施建设						根据制度规定
预算支出	4	7201030505	大型修缮						根据制度规定
预算支出	4	7201030506	信息网络及软件购置更新						根据制度规定
预算支出	4	7201030507	公务用车购置						根据制度规定
预算支出	4	7201030508	无形资产购置						根据制度规定
预算支出	4	7201030509	其他资本性支出						根据制度规定
预算支出	2	720104	其他资金支出						可视医院具体情况设置
预算支出	3	72010401	工资福利支出						根据制度规定
预算支出	4	7201040101	基本工资						根据制度规定

续表

类型	级次	科目编码	科目名称	明细核算					备注说明
				部门	项目	个人	供应商	其他	
预算支出	4	7201040102	津贴补贴						根据制度规定
预算支出	4	7201040103	奖金						根据制度规定
预算支出	4	7201040104	伙食补助费						根据制度规定
预算支出	4	7201040105	绩效工资						可视医院具体情况设置
预算支出	4	7201040106	机关事业单位基本养老保险缴费						根据制度规定
预算支出	4	7201040107	职业年金缴费						根据制度规定
预算支出	4	7201040108	职工基本医疗保险缴费						根据制度规定
预算支出	4	7201040109	其他社会保障缴费						根据制度规定
预算支出	4	7201040110	住房公积金						根据制度规定
预算支出	4	7201040111	医疗费						根据制度规定
预算支出	4	7201040112	其他工资福利支出						根据制度规定
预算支出	3	72010402	商品和服务支出						根据制度规定
预算支出	4	7201040201	办公费						根据制度规定
预算支出	4	7201040202	印刷费						根据制度规定
预算支出	4	7201040203	咨询费						根据制度规定
预算支出	4	7201040204	手续费						根据制度规定
预算支出	4	7201040205	水费						根据制度规定
预算支出	4	7201040206	电费						根据制度规定

续表

类型	级次	科目编码	科目名称	明细核算					备注说明
				部门	项目	个人	供应商	其他	
预算支出	4	7201040207	邮电费						根据制度规定
预算支出	4	7201040208	取暖费						根据制度规定
预算支出	4	7201040209	物业管理费						根据制度规定
预算支出	4	7201040210	差旅费						根据制度规定
预算支出	4	7201040211	因公出国（境）费用						根据制度规定
预算支出	4	7201040212	维修（护）费						根据制度规定
预算支出	4	7201040213	租赁费						根据制度规定
预算支出	4	7201040214	会议费						根据制度规定
预算支出	4	7201040215	培训费						根据制度规定
预算支出	4	7201040216	公务接待费						根据制度规定
预算支出	4	7201040217	专用材料费						根据制度规定
预算支出	5	7201040217 01	药品费						可视医院具体情况设置
预算支出	5	7201040217 02	卫生材料费						可视医院具体情况设置
预算支出	4	7201040218	其他材料费						根据制度规定
预算支出	4	7201040219	劳务费						根据制度规定
预算支出	4	7201040220	委托业务费						根据制度规定
预算支出	4	7201040221	工会经费						根据制度规定
预算支出	4	7201040222	福利费						根据制度规定

续表

类型	级次	科目编码	科目名称	明细核算					备注说明
				部门	项目	个人	供应商	其他	
预算支出	4	7201040223	公务用车运行维护费						根据制度规定
预算支出	4	7201040224	其他交通费用						根据制度规定
预算支出	4	7201040225	税金及附加费用						根据制度规定
预算支出	4	7201040226	其他商品和服务支出						根据制度规定
预算支出	3	7201040403	对个人和家庭的补助支出						根据制度规定
预算支出	4	7201040301	离休费						根据制度规定
预算支出	4	7201040302	退休费						根据制度规定
预算支出	4	7201040303	退职（役）费						根据制度规定
预算支出	4	7201040304	抚恤金						根据制度规定
预算支出	4	7201040305	生活补助						根据制度规定
预算支出	4	7201040306	救济费						根据制度规定
预算支出	4	7201040307	医疗费补助						根据制度规定
预算支出	4	7201040308	助学金						根据制度规定
预算支出	4	7201040309	奖励金						根据制度规定
预算支出	4	7201040310	其他对个人和家庭的补助						根据制度规定
预算支出	3	7201040404	资本性支出（基本建设）						根据制度规定
预算支出	4	7201040401	房屋建筑物购建						根据制度规定
预算支出	4	7201040402	办公设备购置						根据制度规定

续表

类型	级次	科目编码	科目名称	明细核算					备注说明
				部门	项目	个人	供应商	其他	
预算支出	4	7201040403	专用设备购置						根据制度规定
预算支出	4	7201040404	基础设施建设						根据制度规定
预算支出	4	7201040405	大型修缮						根据制度规定
预算支出	4	7201040406	信息网络及软件购置更新						根据制度规定
预算支出	4	7201040407	公务用车购置						根据制度规定
预算支出	4	7201040408	无形资产购置						根据制度规定
预算支出	4	7201040409	其他基本建设支出						根据制度规定
预算支出	3	72010405	资本性支出						根据制度规定
预算支出	4	7201040501	房屋建筑购置						根据制度规定
预算支出	4	7201040503	专用设备购置						根据制度规定
预算支出	4	7201040504	基础设施建设						根据制度规定
预算支出	4	7201040505	大型修缮						根据制度规定
预算支出	4	7201040506	信息网络及软件购置更新						根据制度规定
预算支出	4	7201040507	公务用车购置						根据制度规定
预算支出	4	7201040508	无形资产购置						根据制度规定
预算支出	4	7201040509	其他资本性支出						根据制度规定
预算支出	1	7301	经营支出		√				根据制度规定
预算支出	1	7401	上缴上级支出		√				根据制度规定

续表

类型	级次	科目编码	科目名称	明细核算					备注说明
				部门	项目	个人	供应商	其他	
预算支出	1	7501	对附属单位补助支出		√				根据制度规定
预算支出	1	7601	投资支出		√				根据制度规定
预算支出	1	7701	债务还本支出		√				根据制度规定
预算支出	1	7901	其他支出		√				根据制度规定
预算支出	2	790101	利息支出						可视医院具体情况设置
预算支出	2	790102	对外捐赠现金支出						可视医院具体情况设置
预算支出	2	790103	现金盘亏损失						可视医院具体情况设置
预算支出	2	790104	资产置换税费支出						可视医院具体情况设置
预算支出	2	790199	其他						根据制度规定
预算结余	1	8001	资金结存						根据制度规定
预算结余	2	800101	零余额账户用款额度		√				根据制度规定
预算结余	2	800102	货币资金						根据制度规定
预算结余	3	80010201	库存现金						根据制度规定
预算结余	3	80010202	银行存款						根据制度规定
预算结余	3	80010203	其他货币资金						根据制度规定
预算结余	2	800103	财政应返还额度		√				根据制度规定
预算结余	3	80010301	财政直接支付						根据制度规定
预算结余	3	80010302	财政授权支付						根据制度规定

续表

类型	级次	科目编码	科目名称	明细核算 部门	明细核算 项目	明细核算 个人	明细核算 供应商	明细核算 其他	备注说明
预算结余	1	8101	财政拨款结转						根据制度规定
预算结余	2	810101	年初余额调整						根据制度规定
预算结余	2	810102	归集调入						根据制度规定
预算结余	2	810103	归集调出						根据制度规定
预算结余	2	810104	归集上缴						根据制度规定
预算结余	2	810105	单位内部调剂						根据制度规定
预算结余	2	810106	本年收支结转						根据制度规定
预算结余	3	81010601	基本支出结转						根据制度规定
预算结余	3	81010602	项目支出结转						根据制度规定
预算结余	2	810107	累计结转		√				根据制度规定
预算结余	3	81010701	基本支出结转						根据制度规定
预算结余	3	81010702	项目支出结转						根据制度规定
预算结余	1	8102	财政拨款结余						根据制度规定
预算结余	2	810201	年初余额调整						根据制度规定
预算结余	2	810202	归集上缴						根据制度规定
预算结余	2	810203	单位内部调剂						根据制度规定
预算结余	2	810204	结转转入						根据制度规定
预算结余	2	810205	累计结余						根据制度规定

续表

类型	级次	科目编码	科目名称	明细核算					备注说明
				部门	项目	个人	供应商	其他	
预算结余	1	8201	非财政拨款结转						根据制度规定
预算结余	2	820101	年初余额调整		√				根据制度规定
预算结余	2	820102	缴回资金						根据制度规定
预算结余	2	820103	项目间接费用或管理费						根据制度规定
预算结余	2	820104	本年收支结转						根据制度规定
预算结余	2	820105	累计结转						根据制度规定
预算结余	1	8202	非财政拨款结余		√				根据制度规定
预算结余	2	820201	年初余额调整						根据制度规定
预算结余	2	820202	项目间接费用或管理费						根据制度规定
预算结余	2	820203	结转转入						根据制度规定
预算结余	2	820204	累计结余						根据制度规定
预算结余	3	82020401	科教项目结余						根据制度规定
预算结余	3	82020402	其他结余						根据制度规定
预算结余	1	8301	专用结余						根据制度规定
预算结余	2	830101	职工福利基金						根据制度规定
预算结余	1	8401	经营结余						根据制度规定
预算结余	1	8501	其他结余						根据制度规定
预算结余	1	8701	非财政拨款结余分配						根据制度规定